TRAITÉ
D'OSTÉOLOGIE COMPARÉE

PAR

G. POUCHET

Professeur d'Anatomie comparée au Muséum

ET

H. BEAUREGARD

Aide-naturaliste de la Chaire

AVEC 331 FIGURES DANS LE TEXTE

PARIS

G. MASSON, ÉDITEUR

LIBRAIRE DE L'ACADÉMIE DE MÉDECINE

120, BOULEVARD SAINT-GERMAIN, 120

1889

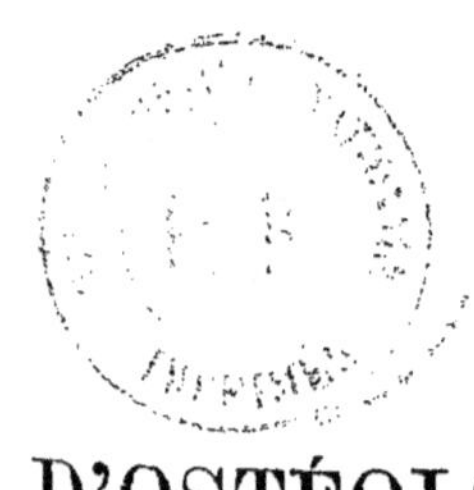

TRAITÉ

D'OSTÉOLOGIE COMPARÉE

TRAITÉ

D'OSTÉOLOGIE COMPARÉE

PAR

G. POUCHET

Professeur d'Anatomie comparée au Muséum

ET

H. BEAUREGARD

Aide-naturaliste de la Chaire

AVEC 331 FIGURES DANS LE TEXTE

PARIS

G. MASSON, ÉDITEUR

LIBRAIRE DE L'ACADÉMIE DE MÉDECINE

120, BOULEVARD SAINT-GERMAIN, 120

1889

INTRODUCTION

Le *Traité d'ostéologie comparée* que nous offrons au public n'aurait jamais vu le jour sans le zèle infatigable et dévoué de mon aide-naturaliste, M. le Dr Beauregard, qui en a rédigé la plus grande partie et qui a dessiné lui-même un bon nombre des figures. C'est le résumé d'un cours que j'ai professé deux années de suite dans la chaire d'Anatomie comparée du Muséum à un moment où l'existence de l'enseignement dont j'ai l'honneur d'être chargé, l'intégrité du Cabinet d'anatomie fondé par Cuvier et qui est aujourd'hui confié à mes soins, étaient peut être menacés...

L'ostéologie est la base de l'anatomie des animaux vertébrés aussi bien que de l'anatomie de l'homme. La connaissance déjà vingt fois séculaire de l'organisation du corps humain a conduit par un long et persévérant apprentissage, par une sorte d'empirisme pédagogique si l'on veut, ceux qui s'en sont occupés à prendre le squelette pour point de départ de l'étude statique de tous les autres organes. C'est, au reste, bien évidemment la marche rationnelle. Le squelette nous présente une série de points fixes et de repères invariables par rapport aux muscles, aux artères, aux nerfs et à tous les organes n'ayant pas la même rigidité; il s'ensuit que l'étude de ceux-ci est singulièrement facilitée par la connaissance de celui-là (¹).

Si l'Ostéologie est la base de l'Anatomie des animaux supé-

(¹) On peut généraliser ce principe et nous avons constaté nous-même l'avantage qu'il y a toujours à prendre pour point de départ, quand la nature des êtres décrits s'y prête, les systèmes anatomiques résistants. C'est ainsi

rieurs, il faut convenir qu'elle en est de beaucoup la partie dont l'étude offre le moins de difficultés. Il suffit, pour s'en convaincre, de réfléchir à la préparation si facile des os, comparée aux dissections et aux injections infiniment plus délicates que doit pratiquer le véritable anatomiste, tandis que le nettoyage ou l'ajustement d'un squelette restent communément abandonnés à des préparateurs ayant seulement une certaine habileté manuelle et quelque habitude. En outre (et au fond par les mêmes motifs) les matériaux d'étude abondent pour étudier l'Ostéologie. Il n'est pas de collection publique, pas d'école ou de faculté qui ne soit relativement riche en squelettes, en os isolés, en crânes. Il est même fréquent de voir les étudiants posséder par devers eux des pièces solides des animaux domestiques ou de ceux qu'ils ont étudiés plus particulièrement.

Ces considérations m'avaient engagé pendant plusieurs années à laisser de côté dans mes cours cette branche de l'Anatomie comparée, toutefois j'ai pu craindre que ce renoncement ne fût interprété à tort et comme un abandon de l'Ostéologie, tandis quelle est non seulement partie intégrante, mais — en ce qui touche les Vertébrés — une des parties fondamentales de l'enseignement dont je suis chargé, l'*Anatomie des animaux*. Car tel est en réalité le titre de la chaire que j'ai l'honneur d'occuper. Elle porte ce nom sur le tableau mural des chaires du Muséum et des professeurs qui en ont été successivement les titulaires. C'est plus tard seulement qu'il fut modifié sans que

---

qu'on devra faire débuter l'anatomie des Arthropodes par l'étude de leur tégument, bien qu'il ne puisse être en aucune façon homologué, ni même comparé (ainsi que l'avaient cru par erreur des anatomistes du commencement de ce siècle) au squelette des Vertébrés, et uniquement parce qu'il fournit un système de points fixes auquel il est aisé de rapporter ensuite les parties molles. Mais il n'en sera plus de même pour les Mollusques et les Vers, parce que la coquille des uns et le tube des autres — productions d'ailleurs absolument homologues — représentent une secrétion et non un véritable système organique. (voy. Pouchet, *Les Produits en Anatomie générale*, dans *Hommage à M. Chevreul*. In-4°. Paris, Alcan, 1886.)

l'objet ait changé. C'est la science même qu'on désigne partout aujourd'hui sous le nom d'*Anatomie comparée* ('), c'est l'étude statique des organes du corps des animaux, rapportés par comparaison à ceux de l'Homme. Telle est simplement, il ne faut pas l'oublier, l'origine du nom donné aujourd'hui à cette branche de la Biologie dans le monde savant de tous les pays.

Nous n'ignorons pas que certains zoologistes en France voudraient laisser entendre que l'objet de l'Anatomie comparée est seulement dans ces spéculations qui ont aussi reçu le nom d'Anatomie philosophique, où s'égarent parfois les esprits les plus distingués et sur lesquelles on a écrit des volumes dont le sort est de finir oubliés sur les rayons des bibliothèques. Faut-il rappeler les vues d'E. Geoffroy Saint-Hilaire sur la composition antithésique des Vertébrés et des Arthropodes, la vertèbre théorique et l'Archétype d'Owen, tout ce qui a été écrit depuis Gœthe sur les vertèbres céphaliques et la composition du crâne et celle encore plus incertaine des extrémités, avec autant de combinaisons que d'auteurs pour arriver à un Archiptérygium satisfaisant ?

Il est bien clair qu'en réduisant à ces spéculations subjectives le domaine de l'Anatomie comparée, on modifie singulièrement les conditions où elle doit s'enseigner; on arriverait tout droit à la dispersion du Cabinet d'Anatomie du Muséum, un des monuments les plus intéressants de l'histoire de la science française et qui peut hautement soutenir la comparaison à certains égards avec la collection huntérienne. Conçu d'après un plan différent il a reflété dès l'origine les tendances du génie de Cuvier, qui le créa dans le temps même où, traçant les pages magnifiques des *Recherches sur les ossements fossiles*, il y faisait, ne l'oublions pas, une si grande part au squelette des

---

('). *Comparative Anatomy, vergleichende Anatomie...* C'est par centaines qu'on pourrait compter les ouvrages portant ce titre; qu'il nous suffise de rappeler les magistrales *Leçons sur la Physiologie* et l'ANATOMIE COMPAREE de H. Milne Edwards.

animaux vivants. Pour l'enseignement de l'Anatomie comparée, tel que semblent le comprendre ces zoologistes, une collection qui rapproche et expose les détails caractéristiques de l'organisation des animaux de tous les types n'est plus nécessaire. Il suffit à la rigueur de quelques dizaines de pièces squelettiques bien choisies sur le volet à l'appui de toutes ces conceptions variées dont nous parlions il y a un instant, et qui font certes honneur à l'imagination de leurs auteurs, mais où manque absolument jusqu'à ce jour la base objective sans laquelle il n'y a point de science exacte...

Ces vues particulières sur l'Anatomie comparée ont surtout peut-être leur source dans la tendance actuelle de la Zoologie française. Celle-ci, pour des causes que nous n'avons pas à rechercher en ce moment, a délaissé la voie tracée par nos grands naturalistes: Réaumur, Le Roy, Buffon, Lamark, Fred. Cuvier, les deux Geoffroy Saint-Hilaire [1], la voie où Darwin s'est engagé après eux et a rencontré la gloire. Il semble que, fascinés par l'éclat des travaux de Cuvier, les zoologistes français contemporains aspirent avant tout à marcher sur sa trace et se montrent beaucoup plus préoccupés de l'organisation des animaux que des autres et multiples faces de leur histoire [2].

---

[1] On pourrait y joindre Bonnet et les deux Huber.

[2] Il convient ici de bien préciser la signification des mots. Nous appelons *Biologie*, avec les anciens auteurs français, l'ensemble des spéculations auxquelles peuvent prêter les êtres vivants, plantes ou animaux. Nous appelons *Zoologie* l'ensemble des spéculations auxquelles peuvent donner lieu les animaux, y compris évidemment les spéculations d'ordre anatomique et physiologique, mais qui ne sont ici qu'une faible partie du champ infiniment vaste offert aux zoologistes. Il comprend en effet tout ce qui est relatif non-seulement à la classification et à la systématique des animaux en général — sujet à coup sûr digne d'attacher les plus grands esprits, — mais la totalité des points de vue d'où peuvent être envisagés les êtres vivants : leur distribution dans l'espace et dans le temps, l'étude des instincts qui concourent au maintien de l'espèce, la nidification, les migrations, le problème même de l'espèce, si capital qu'il pourrait seul fournir le sujet d'un enseignement, toutes les questions d'extinction, de dispersion, d'acclimatation, d'accommodation des animaux, toute l'histoire des relations variées des animaux les uns avec les autres

Certes, ce n'est pas le professeur d'Anatomie comparée qui peut se plaindre de l'intérêt ainsi affirmé (¹) pour la science qu'il a officiellement la charge d'enseigner; mais il est en droit de demander que ces tendances nouvelles et d'ailleurs forcément passagères n'apportent aucun préjudice aux travaux de son laboratoire, et surtout aux progrès du Cabinet d'Anatomie dont il a actuellement la direction...

On ne saurait à plus forte raison trouver mauvais que le professeur chargé d'enseigner l'Anatomie des animaux embrasse dans son enseignement l'étude des Vertébrés fossiles. Nous leur avons naturellement fait une place dans les pages qui suivent. La Paléontologie se préoccupe de l'existence et de la relation des êtres dans le passé de notre Planète, l'Anatomie n'envisage que l'organisation de ces êtres directement étudiée sur les débris qui en restent, ou indirectement rétablie grâce à la connaissance qu'elle a des lois générales de l'organisme. Pour la même raison une collection d'Anatomie comparée bien comprise devra autant que possible offrir toutes les pièces propres à éclairer dans leurs traits principaux la structure des types sans représentants dans le monde actuel. Les besoins de la Paléontologie sont tout autres. Sans doute elle ne

---

(parasitisme, mutualisme, etc.), l'histoire de nos connaissances à leur sujet, intimement liée à celle de la civilisation et du développement de l'esprit humain, l'histoire de leur symbolisme, de leur iconographie en architecture, en numismatique, de leur emploi dans les arts, le luxe, en agriculture ou à la guerre, l'histoire des matières premières qu'ils fournissent, des chasses, des pêches, etc., etc...

(¹) Il existe actuellement au Muséum d'Histoire naturelle, en dehors du Laboratoire d'Anatomie comparée dépendant de la chaire de ce nom, deux autres laboratoires relevant de l'École des hautes études et qui, sous des désignations un peu différentes (Laboratoire d'anatomie Zoologique, de Zoologie comparative), sont véritablement des laboratoires d'Anatomie comparée, où l'organisation des animaux de tous les groupes est étudiée sous la direction des professeurs chargés, l'un de la chaire de Zoologie (Mammifères et Oiseaux), l'autre de la chaire de Zoologie (Annélides, Mollusques et Zoophytes).

doit pas plus que la Zoologie négliger complètement la connaissance de l'organisation des êtres qu'elle étudie, mais c'est leur présence dans les divers terrains et les conditions de leur existence et de leur devenir qui la préoccupent avant tout. Aussi la distinction des pièces fossiles qui devront figurer utilement soit dans la collection de Paléontologie, soit dans le Cabinet d'Anatomie, est-elle des plus aisées. Les pièces fossiles à placer dans ce dernier sont d'abord celles qui appartiennent à des types nettement distincts — le nombre n'en est pas considérable — ou offrant des particularités d'organisation qu'on ne trouve pas ailleurs; ces pièces devront de plus présenter des qualités intrinsèques, il faut qu'elles soient dans un état de conservation suffisant pour l'étude anatomique. Les pièces capitales pour la Paléontologie sont celles (fussent-elles en mauvais état) qui révèlent la présence d'un être quelconque à un moment déterminé du passé. Ainsi, pour prendre des exemples, les tortues fossiles, qui nous apparaissent toutes jusqu'ici si peu différentes des actuelles, n'auront point d'intérêt pour un Cabinet d'anatomie riche en pièces provenant de tortues vivantes. De même les empreintes fossiles de toute nature seront évidemment à leur place dans la collection paléontologique, tandis que des os séparés d'Ichthyosaure, par exemple, en belle conservation, une ceinture scapulaire ou un maxillaire, une côte entière si cela est possible, seront d'excellents spécimens pour l'Anatomie comparée. De même encore la carapace d'un Glyptodon relèvera très bien l'éclat d'une collection paléontologique, tandis que les os de l'articulation cervicale, dont on ne connaît point de pareille, seront à leur véritable place dans le Cabinet d'Anatomie. On peut ajouter que toute restauration devra être expressément bannie de celui-ci, tandis que la Paléontologie — rigoureuse sur la provenance — peut accepter l'incertitude des formes. Il n'y a non plus aucun inconvénient d'avoir dans la collection paléontologique un squelette construit d'os appartenant à des individus différents : c'est une

licence absolument interdite dans un Cabinet d'Anatomie digne
de ce nom.

Beaucoup de paléontologistes se croient anatomistes parce
qu'ils connaissent convenablement le squelette de certains
groupes de Vertébrés, et on pourrait presque ajouter : de vertébrés de grande taille. Rien ne démontre mieux combien l'Ostéologie est d'une étude relativement facile. Encore pourrait-on
signaler nombre d'erreurs commises, celle par exemple d'envisager les diverses aspérités d'une dent, organe essentiellement
simple, comme parties individuelles d'un organe composé. On
ne devra jamais perdre de vue que l'Anatomie comparée avec
tout l'ensemble des connaissances qu'elle comporte, variées,
lentes à acquérir, inséparablement unies à l'usage du scalpel,
est indispensable pour l'étude vraiment fructueuse d'une espèce
représentée plus ou moins complètement par ses débris exhumés
du sol ('). Les véritables paléontologistes ne se sont-ils pas
appelés ou ne s'appellent-ils pas Cuvier, De Blainville(²), Owen,
Huxley, Gegenbaur? Un de nos prédécesseurs dans la chaire
d'Anatomie comparée, M. Serres, avait au reste si bien compris
cette relation nécessaire de l'Anatomie et de la Paléontologie,
que sans s'être jamais occupé lui-même des Vertébrés éteints, et
alors qu'une chaire de Paléontologie ayant sa collection spéciale existait déjà au Muséum, il avait laissé un legs considérable « pour l'accroissement de la collection d'ossements fossiles dépendant de la chaire d'Anatomie comparée ».

Nous comprenons sous le nom d'OSTÉOLOGIE l'étude des parties dures, internes le plus ordinairement, qui servent de soutien au corps des Vertébrés : os, cartilages, dents, écailles, etc.
L'Anatomie générale permettrait une définition beaucoup

(') Voy. Pouchet. *La Paléontologie et l'Anatomie comparée au Muséum, Revue Scientifique*, 28 mars 1885.

(²) Rien de plus instructif sous ce rapport que la place faite à l'ostéologie
des animaux fossiles dans l'*Ostéographie* aussi bien qu'à celle des animaux
vivants dans les *Recherches sur les ossements fossiles*.

plus rigoureuse; mais nous avons cru devoir, dans les pages qui suivent, rester exclusivement sur le terrain de l'anatomie descriptive. Notre but a été simplement de condenser et de rapprocher, dans l'intention d'en faciliter l'étude, tout ce qui a trait à la forme et à l'agencement des organes solides qui composent ce qu'on appelle chez les animaux vertébrés le squelette, avec les parties qu'il en faut rapprocher, même alors qu'elles n'ont pas les caractères de la substance osseuse proprement dite, telles les minces écailles d'un grand nombre de Poissons téléostéens.

Une importante question à résoudre est celle de l'ordre à suivre dans tout exposé d'Anatomie comparée et spécialement dans l'étude du squelette des Vertébrés. On a laissé entendre que l'Anatomie comparée avait pour but essentiel d'envisager successivement le même organe dans tous les êtres, et d'en montrer les perfectionnements ou la décadence progressive le long de l'échelle animale. Aux zoologistes qui ont préconisé cette méthode, rappelons qu'il n'y a jamais eu en cela, qu'il ne saurait y avoir de règle fixe, et qu'il n'y a aucune raison décisive pour comparer les uns aux autres les *organes* plutôt que les appareils ou les *appareils* plutôt que les *systèmes*. Tout dépend du point de vue auquel on se place, du but qu'on veut atteindre. Et il n'est pas hors de propos de remarquer que les intérêts de l'enseignement se confondent ici comme toujours avec les meilleurs agencements à donner à un cabinet d'Anatomie comparée.

Les séries du même organe pris chez tous les animaux ne seront la plupart du temps d'aucun intérêt ni d'aucune instruction. S'il peut être bon de rapprocher certains types bien déterminés de dents, de vertèbres, d'humérus, d'astragales, de phalanges unguéales (nous citons au hasard), il n'est pas moins positif d'autre part qu'une série de scaphoïdes du carpe (en admettant qu'on les puisse toujours reconnaître chez les divers Vertébrés) ou d'os nasaux, et pour tout dire de la

plupart des pièces du squelette, sera absolument vide de signification et d'intérêt, tout autant qu'une série de nerfs médians
isolés de leurs rapports ou une série de cristallins, pour lesquels trois types, quatre peut-être, présentent un degré de variation notable. La vanité de ces rapprochements d'organes, où
l'on voudrait nous montrer la voie salutaire et la véritable méthode en Anatomie comparative, se démontre aisément. L'organe en effet ne vaut que par l'ensemble auquel il appartient, la
place qu'il occupe, ses rapports avec les organes voisins, ses
rapports de dimension avec l'organisme dont il est partie intégrante. C'est tout cela que vous lui ôtez en l'isolant dans l'absolu insignifiant de sa forme et de son volume.

Mais, dira-t-on, n'y a-t-il pas avantage, dans une collection
anatomique, à placer de façon qu'on les puisse comparer directement et saisir en quelque sorte d'un seul regard, les variétés
si considérables qu'offre le membre antérieur chez certains
Mammifères, chez les Oiseaux et les Reptiles, car l'intérêt comparatif cesse ici peut-être en arrivant aux Poissons, en tout cas
dès qu'on passe aux Arthropodes (¹). On peut répondre que ce ne
sont plus là du tout des organes, mais des appareils composés
parfois d'un nombre considérable d'organes. La main osseuse
de l'Homme à elle seule est un *complexe* anatomique au premier
chef, la main n'a jamais été « un organe » que pour les mora-
listes. De même l'œil, qui n'est pas non plus un organe, mais
un appareil, et des plus compliqués.

Les appareils comparés les uns aux autres offrent déjà plus
d'intérêt, celui-ci grandit encore dans la comparaison des systèmes, surtout quand ils représentent en même temps de véritables appareils comme le système dentaire ou le système os-

----

(1) Si la charpente solide de l'aile de la Chauve-souris se simplifie chez le
Ptérodactyle et plus encore chez l'Oiseau, pouvons-nous la comparer utilement
à celle du Poisson volant ? Cela est fort douteux. L'aile de ces derniers à son
tour n'a rien de commun, absolument rien, avec celle du Papillon ou du Dip-
tère.

seux. Mais alors il est essentiel de les étudier dans leur ensemble et aussi le plus souvent de les faire figurer comme ensemble dans la collection anatomique, plutôt que d'aligner à part le même os de vingt espèces animales, comme les pièces isolées de vingt jeux de patience.

La nécessité de présenter, d'étudier, d'enseigner le squelette dans son ensemble et non par organes détachés, ni même par régions distinctes, comme l'ont fait d'excellents anatomistes, ressort de l'importance que prennent partout en anatomie les connexions, importance si bien mise en lumière par Geoffroy Saint-Hilaire et sur laquelle on ne saurait trop insister. On voit dans certains Cabinets ou laboratoires des têtes désarticulées (dites à la Beauchêne), où les os ont été artificiellement maintenus à distance les uns des autres, dans une position plus ou moins en rapport avec celle qu'ils occupent à l'état naturel. De telles préparations peuvent être jusqu'à un certain point instructives pour montrer, par exemple, le nombre des organes premiers qui composent la tête osseuse d'un Poisson, ou encore l'uniformité presque complète et si frappante du nombre des os de la tête chez les Mammifères. Ces pièces désarticulées ne sont d'aucun usage pour l'enseignement ou pour l'étude. La connaissance pratique des os de la tête comme du reste du squelette ne peut jamais résulter que de celle de leurs rapports et de leurs connexions soit entre eux, soit avec certaines parties telles que l'œil (pour le frontal), les nerfs crâniens, etc. Une expérience déjà longue nous a montré combien les élèves, avec un peu d'attention, arrivent à déterminer aisément les os sur les crânes les plus aberrants (ceux des Cétacés, par exemple, parmi les Mammifères), simplement en se guidant sur la règle des connexions, c'est-à-dire à la condition d'observer les os en place et distincts seulement les uns des autres par leurs sutures.

Pour la même raison, tous les groupes d'os solidement reliés entre eux devront être étudiés dans une vue d'ensemble, plutôt que les os individuellement et séparément, ainsi le carpe, le tarse, les diverses régions de la colonne vertébrale. On ne saurait d'ailleurs tracer ici de règle fixe. Nous renvoyons, pour montrer l'avantage de ce système, à la description que nous donnons de la tête osseuse des Poissons, qui n'offre en réalité aucune difficulté quand, au lieu de s'attacher à décrire successivement chacun des nombreux os qu'on y trouve, on la décompose en appareils qui ont de plus ici le grand avantage de représenter des sortes d'unités embryonnaires.

Et nous arrivons finalement à cette conclusion que la meilleure façon d'étudier ou d'enseigner l'Ostéologie n'est point de prendre tel organe, c'est-à-dire tel os, ni même tel appareil, c'est-à-dire la tête, ou l'épaule, ou le membre, et d'envisager cet organe ou cet appareil indépendamment du reste du squelette dans la série des Vertébrés ; mais de s'attacher au contraire à la connaissance de la charpente solide tout entière du corps dans les divers types de chaque classe, en marquant les principales différences qu'elle présente d'un groupe à l'autre.

Ce point établi, une autre question se pose. Quel ordre zoologique convient-il d'adopter, qu'il s'agisse d'ailleurs d'ostéologie ou de toute autre partie de l'anatomie des Vertébrés ? Suivra-t-on la série ascendante ou la série descendante ? Va-t-on commencer par la Lamproie, qui nous apparaît comme le Vertébré le plus rudimentaire qu'on connaisse aujourd'hui (¹), ou par l'Homme, qui est sans conteste le représentant supérieur du type. Aucune hésitation n'est ici possible. C'est une nécessité, dans toute étude comme dans tout enseignement, de pro-

---

(1) Comme on le voit, nous ne faisons pas rentrer l'Amphioxus dans le groupe des Vertébrés. Nous n'avons pas à exposer ici les raisons qui nous guident. L'écart entre l'organisation de l'Amphioxus et celle des Vertébrés est considérable, sans qu'on voie comment le combler, assez grand en tout cas pour assigner à celui-là une place à part à côté des Vertébrés, entre eux et les Tuniciers, dans les classifications zoologiques.

céder du connu à l'inconnu : l'inconnu, c'est le squelette cartilagineux de la Lamproie; le connu, c'est le squelette humain étudié depuis des siècles dans sa structure, ses variétés, son développement, etc... De plus — et ceci a bien son importance — c'est le squelette humain qui va nous fournir la nomenclature des os des autres animaux, nomenclature à laquelle il reste fort peu à ajouter pour tout l'ensemble des Vertébrés.

La prétendue simplicité relative des formes animales inférieures — même sans sortir du type Vertébré — est une conception qui ne soutient par l'examen. Pour ne parler que du squelette, on ne voit pas bien en quoi la charpente cartilagineuse fort compliquée de la tête et de l'appareil branchial de la Lamproie représente le thème — si on veut nous permettre cette expression — des variations de la tête et de l'appareil hyoïdien des autres Poissons. En quoi le crâne d'un Saurien ou d'un Crocodilien nous présente-t-il une simplification relative, comparé au crâne d'un Mammifère quelconque et de l'Homme lui-même? C'est le contraire qui est la vérité. Il faut convenir que nos appréciations de dignité organique des formes regardées comme inférieures ou supérieures, primitives ou dérivées, ont la plupart du temps leur source dans des impressions toutes subjectives, ou dans l'importance variable attribuée selon l'état de la science et la mode du jour à tel ou tel système organique, à tel ou tel appareil.

En étudiant le squelette on ne devra jamais perdre de vue qu'il peut, dans une même espèce, offrir d'assez grandes différences (1). Nous ne parlons pas des animaux domestiques. Il y a longtemps que nous avons signalé ces écarts chez le Grand Fourmilier (2). S'il est une espèce sauvage nettement définie, c'est Myrmecophaga jubata. Elle est d'ailleurs répandue sur une

---

(1) Naturellement, il ne saurait être question ici des différences sexuelles ou de celles qui dépendent de l'âge.

(2) *Mémoire sur le Grand Fourmilier*. In-4°. Paris, Masson.

aire géographique restreinte, ce qui est déjà une condition favorable à son unité. Aucun zoologiste ne contestera qu'elle soit
parfaitement homogène et toujours pareille à elle-même.
Cependant on trouverait difficilement deux squelettes de Grand
Fourmilier qu'on puisse identifier pour le nombre des côtes
ou celui des vertèbres lombaires, pour l'agencement des iliaques
et des ischions avec la colonne vertébrale, etc... M. R.-W.
Schofeldt a fourni récemment un autre exemple bien topique de
ces variations du squelette chez les individus d'une même espèce

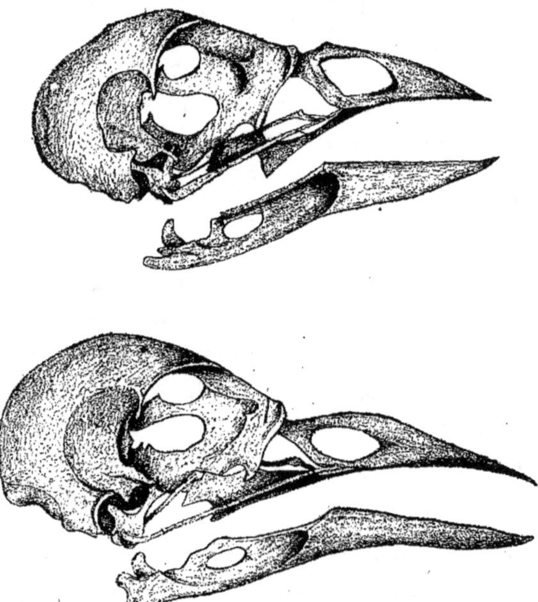

sauvage (¹). Il a choisi dans une collection de crânes de Xan-
thornus xanthocephalus tués dans la même région les deux
crânes les plus dissemblables et il les figure avec une rigoureuse exactitude. Nous reproduisons le dessin qu'il en donne,

---

(¹) Specific Variation in the Skeleton of Vertebrates (*Nature*, april 29, 1887).

comme particulièrement instructif. M. Schœfeldt a pris évidemment le bon procédé, il est parti de la similitude extérieure pour nous montrer la variété dans le fond de l'organisme, tandis que trop souvent on a fait l'inverse, bâtissant des espèces sur des variations squelettiques presque insignifiantes (telles, par exemple, que le retournement plus ou moins prononcé du maxillaire sur des crânes de Suidés) avant de savoir si les os envisagés ne provenaient pas d'individus d'une même espèce aussi parfaitement définie par ses caractères extérieurs que Myrmecophaga jubata ou X. Xanthocephalus ([1]).

Ce fait parfaitement établi aujourd'hui des variations étendues et fréquentes du squelette sous des formes extérieures identiques, c'est-à-dire dans la même espèce, doit nécessairement nous mettre en défiance des groupements taxonomiques, quels qu'ils soient, basés sur la considération du squelette et, d'une manière plus générale, sur toute particularité anatomique profonde.

Si nous sommes bien forcés d'invoquer les caractères squelettiques pour faire rentrer les espèces éteintes à leur place dans le cadre de celles actuellement vivantes, on ne devra jamais oublier que nombre de variations osseuses n'ont à ce point de vue aucune valeur. On a pu se servir de caractères tirés du squelette pour classer certains animaux vivants, tels que les grands Cétacés, tant que leurs formes extérieures sont restées presque aussi indécises aux yeux des zoologistes que pouvaient l'être celles d'un animal fossile ; mais à mesure que nos connaissances progressent, on constate de plus en plus qu'il n'est point d'*espèce* vraiment digne de ce nom qui ne soit nettement reconnaissable et nettement distincte de toute autre

---

([1]) Les paléontologistes sont ici à coup sûr beaucoup plus excusables que les zoologistes, mais ne sauraient de leur côté montrer trop de prudence à créer, comme ils font souvent, des espèces pour des fragments qui ne présentent point avec ceux déjà connus plus d'écart que n'en offrent parfois entre elles les mêmes parties squelettiques d'une espèce actuelle.

par ses traits extérieurs, qu'il n'est point de catégorisation meilleure que celle qui s'appuie sur les signes visibles au dehors.

Un exemple emprunté à une classification proposée par un naturaliste éminent nous montrera une fois de plus le peu de valeur des caractères tirés du squelette. M. Huxley a groupé les oiseaux d'après la disposition des os de la face, il a établi sur cette base des coupes principales, des subdivisions, etc. La première de ces coupes comprend un seul genre, le Tinamou, carinate par le sternum, ratite par l'agencement des os de la face, de même que Strygops, carinate par le reste de son organisation, est ratite par le sternum. Que ces espèces aient disparu de la Terre, qu'on exhume le sternum d'un Strygops ou le crâne d'un Tinamou, et les voilà versés précisément dans les groupes où ils ne doivent pas être, alors qu'à l'ensemble de leurs caractères extérieurs nul ne se trompera.

C'est donc toujours une erreur de systématique et qui tient à cet entraînement vers l'Anatomie auquel se laisse aller aujourd'hui la Zoologie, que de s'appuyer, pour classer les animaux, sur des caractères qui ne sont pas appréciables extérieurement. On peut ajouter qu'au point de vue même des doctrines transformistes cette importance dominante attribuée aux particularités anatomiques internes est une sorte de pétition de principe. Dès qu'on admet l'influence des causes extérieures — aussi variées et nombreuses qu'on le voudra — pour modifier l'organisme, c'est évidemment la forme, l'apparence extérieure, qui devront changer primitivement, ce ne peut être l'agencement des organes internes, moins directement soumis aux influences du milieu. Toute disposition squelettique vraiment propre à une espèce donnée ne pourra donc se produire que consécutivement ou tout au moins corrélativement à des changements offerts par les parties superficielles du corps, et spécialement par les productions épidermiques, dont on peut ici rapprocher les dents comme dérivant — par l'organe adamantin — du feuillet externe du blastoderme. Et c'est pour cela en même temps que les analogies squelettiques profondes entre des groupes éloignés par leurs caractères extérieurs prendront une importance et un intérêt particuliers comme indication phylogénique à ne point négliger. Nous pouvons citer l'épaule des Ornithodelphes.

L'étude du squelette des animaux, pour être complète, devrait comprendre aussi celle des ligaments qui unissent les os. Nous nous sommes un peu conformés à l'usage en négligeant cette catégorie d'organes dont il faut bien reconnaître cependant l'importance. Ce sont là des sortes de conventions qui s'établissent à la longue dans la science, bien que rien ne les justifie. Au contraire, il y aurait tout avantage à ne point séparer l'histoire des os de celle des liens qui les rassemblent, autant que des organes fibreux qui les séparent quelquefois, comme au genou ou à l'articulation de la mâchoire des Mammifères, et qui appartiennent, en définitive, au système général de soutien du corps exactement au même titre que les cartilages et les os.

En offrant au public laborieux des écoles ce *Traité d'ostéologie comparée*, les auteurs ne sauraient espérer d'avoir atteint du premier coup la perfection. Ils allégueront pour excuse que la voie où ils s'engagent était assez peu fréquentée. En effet, les *Ossements fossiles* de Cuvier, l'*Ostéographie* de de Blainville, ne pouvaient nous guider pour un traité élémentaire. L'ouvrage de Flower est consacré aux seuls Mammifères. D'autre part, les traités classiques d'Anatomie comparée sont tous conçus d'après un plan qui n'était pas le nôtre. Dans les limites que nous nous traçions, il fallait savoir quels points développer ou tout au moins indiquer, et quels autres sacrifier ; notre enseignement lui-même n'était pas un guide certain, parce que dans nos cours, aussi bien que dans nos leçons pratiques, grâce aux richesses du Cabinet d'anatomie du Muséum, l'élève voit passer sous ses yeux et peut étudier chaque objet avec toute la facilité désirable. Les contours fort irréguliers des os, les rapports souvent très compliqués qu'ils affectent entre eux sont aisément saisis sur les pièces, tandis qu'il est toujours difficile, pour ne pas dire impossible, de les faire connaître par une description soit longue et alors forcément obscure, soit brève et alors forcément incomplète. Il faut se rappeler que les modèles de description même succinte que nous offrent les traités d'Anatomie humaine ont été l'œuvre de plusieurs siècles d'efforts constants depuis Vésale, et que rien de tel n'a jamais été fait et ne pouvait l'être pour les animaux.

Nous ne saurions trop répéter à qui veut étudier l'Ostéologie — et nous terminons par ce conseil pratique — que, comme pour toute autre partie de l'Anatomie, les livres ne suffisent pas. Il y faut la fréquentation des choses. C'est en face du squelette, c'est à manier les os qu'on apprend l'Ostéologie. En général, les étudiants négligent beaucoup aujourd'hui la visite des collections. Nous ne saurions trop la recommander. Notre ambition a été de mettre entre leurs mains un guide pour une étude qu'il faut faire avant tout *de visu*. Les représentations figuratives elles-mêmes n'ont plus ici autant d'importance que pour les autres branches de l'anatomie où la préparation des organes offre ordinairement un caractère fugitif qu'il est toujours avantageux de fixer par le dessin afin d'en conserver la mémoire. Pour l'ostéologie, l'examen facile des pièces rend presque inutiles les dessins qu'on en pourrait faire, et qui ne les montrent jamais que sous un de leurs aspects. Nous n'avons pas cru cependant pouvoir nous dispenser de donner un grand nombre de figures, et les auteurs doivent ici adresser tous leurs remerciements à l'éditeur dont le bienveillant concours et les conseils ne leur ont jamais fait défaut.

Pour leur part, ils s'estimeront heureux s'ils ont pu être utiles à tous ceux qui veulent étudier l'anatomie comparée des Vertébrés, trop négligée, semble-t-il, aujourd'hui pour celle des animaux inférieurs, à coup sûr beaucoup moins laborieuse et moins féconde en résultats propres à accroître la somme de nos connaissances en Biologie générale, c'est-à-dire la somme des notions positives sur l'état statique et dynamique de la matière organisée.

G. Pouchet.

Au Muséum, le 1er février 1889.

TRAITÉ

D'OSTÉOLOGIE COMPARÉE

CHAPITRE PREMIER

GÉNÉRALITÉS

ANATOMIE GÉNÉRALE — TISSUS QUI COMPOSENT LE SQUELETTE —
ODONTOLOGIE

L'anatomie comparée a pour objet l'anatomie des animaux.

L'ostéologie comparée est donc l'ostéologie des animaux. Pour les os, comme pour les autres organes on a dû employer la nomenclature consacrée par les anatomistes descripteurs du corps humain.

L'existence d'un squelette, groupe de parties plus ou moins dures et résistantes formant un appareil de soutien ou de protection, n'est pas l'apanage exclusif des Vertébrés, mais chez ces derniers seuls, le squelette revêt un ensemble de caractères qui en font un système anatomique spécial. L'ostéologie comparée est donc une étude limitée aux animaux Vertébrés. Origine, situation relative aussi bien que structure et composition chimique distinguent en effet le squelette des Vertébrés de celui des Invertébrés. C'est ainsi que les tissus qui forment le squelette des Vertébrés dérivent exclusivement du feuillet moyen, tandis que le squelette des Invertébrés, abstraction faite de quelques pièces internes de soutien, est d'origine le plus souvent ectodermique.

Très généralement aussi, les pièces du squelette des Vertébrés sont internes (endosquelette), contrairement à ce qui a lieu chez les Invertébrés (exosquelette).

Chez les premiers enfin le squelette est formé en majeure partie par le tissu cartilagineux et le tissu osseux, et il est à remarquer que le tissu osseux leur est absolument propre, tandis que le tissu cartilagineux a une répartition plus étendue et se trouve, plus ou moins modifié il est vrai, chez certains Invertébrés, principalement dans le crâne des Céphalopodes. On peut y joindre le tissu particulier qui sert de soutien à la masse musculaire buccale des Gastéropodes, aux tentacules des Annélides telles que les Sabelles, peut être aussi au contenu de la corde dorsale de l'Amphioxus et des larves des Tuniciers (¹).

En un mot, il n'existe au point de vue morphologique tout au moins que des relations très éloignées entre le système squelettique des Vertébrés et celui des Invertébrés ; par contre, chez tous les Vertébrés on trouve dans la composition, la forme et l'arrangement des organes qui constituent le squelette, une homogénéité qui donne le plus grand intérêt aux études comparatives.

Il ne faudrait pas être trop absolu et nier toute relation entre le système squelettique des Vertébrés et celui des Invertébrés. En ce qui concerne le cartilage céphalique des Céphalopodes par exemple, il dérive comme le crâne primordial des Vertébrés, de la vésicule auditive. Au moment de leur apparition les deux capsules auditives chez certains embryons de Poisson (Labre, par exemple) ont un aspect absolument identique aux vésicules auditives de l'embryon du Calmar.

I

Tissus composant le squelette.

Les tissus qui composent le squelette des Vertébrés ne se réduisent pas aux deux espèces principales susdites (osseux et cartilagineux). Diverses modifications de ces tissus telles que : fibro-cartilage, cartilage calcifié, substance ostéoïde, interviennent pour une plus ou moins grande part dans sa constitution.

Nous allons rapidement passer en revue les caractères principaux de ces tissus, et, suivant en cela l'ordre d'apparition, nous commencerons par le tissu cartilagineux.

(¹) L'un de nous a proposé de grouper ces différents tissus, qui forment probablement un genre distinct, sous le nom de tissu *funiculaire*.

§ 1. — Tissu cartilagineux.

Le tissu cartilagineux est formé d'une *substance fondamentale* amorphe, solide, élastique, de consistance cornée, creusée de cavités qui reçoivent le nom de *chondroplastes*. Ces chondroplastes sont remplis par des *cellules cartilagineuses*.

SUBSTANCE FONDAMENTALE. Elle est formée d'une matière organique qui a reçu le nom de « cartilagéine [1] ». La cartilagéine diffère de la substance fondamentale de l'os en ce qu'elle ne donne pas de gélatine, mais de la chondrine, après ébullition dans l'eau. Elle ne se présente pas toujours sous le même aspect, et, suivant les caractères qu'elle revêt, on peut distinguer deux sortes de cartilages : les cartilages *hyalins*, et les *fibro-cartilages*.

1° Dans les *cartilages hyalins*, la substance amorphe est hyaline, parfois un peu granuleuse, le plus souvent homogène. D'après les recherches de Tillmanns (1) et de Baber (2) cette structure homogène ne serait qu'apparente ; elle serait en réalité fibrillaire, mais cette disposition serait masquée par ce fait que la substance cimentaire a le même indice de réfraction que les fibrilles qu'elle unit.

Les cartilages fœtaux sont le type du cartilage hyalin ; chez l'adulte on en retrouve des exemples dans les cartilages articulaires, ainsi que dans ceux de la trachée, du nez, de la trompe d'Eustache. La plupart des cartilages du larynx, ceux de la sclérotique chez la Grenouille, de même que les pièces squelettiques qui, pendant toute la vie, restent à l'état cartilagineux chez les Amphibiens et les Poissons appartiennent au même groupe. A la façon des cartilages articulaires, ces pièces squelettiques ne sont d'ailleurs pas autre chose que des cartilages fœtaux persistants.

2° Dans les *fibro-cartilages*, la subtance fondamentale perd sa transparence par suite de la présence de fibres lamineuses parfois mélangées de fibres élastiques qui s'y sont développées sur place, et qui, se croisant dans tous les sens, donnent une ap-

---

[1] Suivant Morechowetz (3), la cartilagéine est composée chimiquement de substance collagène et de mucine ; pour Leboucq (4), le cartilage ne différerait du tissu conjonctif que par l'existence d'une plus grande quantité de mucine.

parence toute particulière aux préparations que l'on en fait pour l'examen au microscope. Comme types de ces fibro-cartilages,

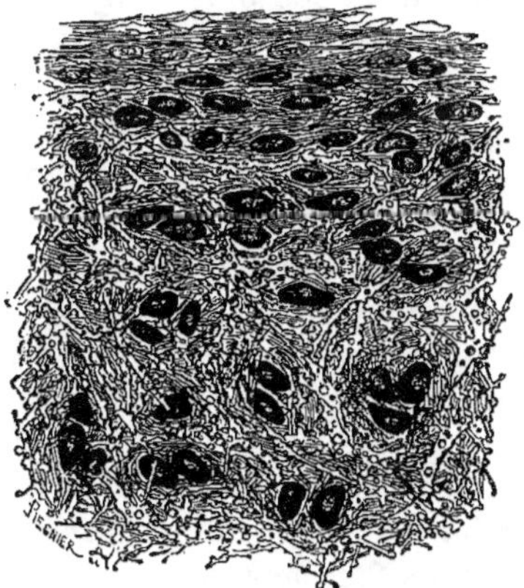

Fig. 1. — (D'après Pouchet et Tourneux.) Fibro-cartilage de l'épiglotte du Bœuf. (Gr. 350/1.)

nous citerons ceux de l'oreille, de l'épiglotte, les cartilages de Santorini, de Wrisberg et aussi les disques intervertébraux et certains ménisques articulaires.

Les cartilages costaux établissent comme un intermédiaire entre les cartilages hyalins et les fibro-cartilages ; ils doivent à leur texture fibroïde leur aspect satiné.

Cellules cartilagineuses. Les cellules cartilagineuses sont ordinairement de forme régulière bien qu'on en puisse trouver d'étoilées, dans les cartilages de la Chimère par exemple (Pouchet et Tourneux) (5). Le corps est homogène, granuleux, contenant deux ou trois grosses gouttelettes graisseuses (cartilages costaux, cartilages du larynx du lapin). Il remplit exacte-.

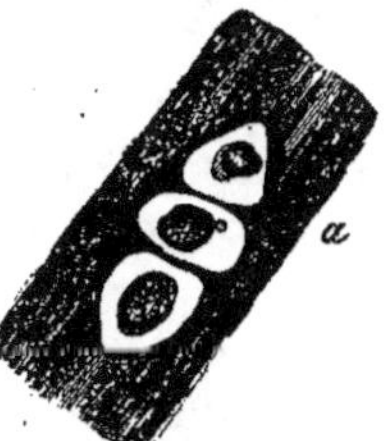
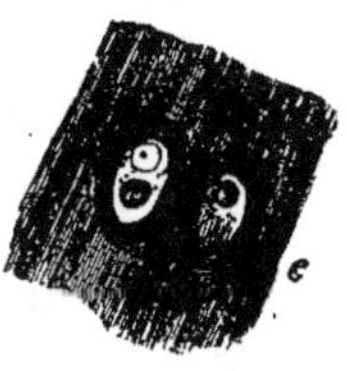

Fig. 2. — (D'après Kölliker). Cellules cartilagineuses : *a*, famille de 3 cellules avec une coque commune (cartilage costal) ; *c*, deux cellules enveloppées de leurs capsules (corne de l'hyoïde). Des gouttelettes de graisse dissimulent en partie le noyau.

ment la cavité du chondroplaste. Le noyau est ovoïde et renferme parfois des granulations et un nucléole.

La multiplication des cellules cartilagineuses se fait par division ; sur des coupes convenables, on assiste en quelque sorte à toutes les phases de cette multiplication, et l'on peut même, grâce à l'immobilisation des éléments dans la substance fondamentale, reconnaître plus facilement qu'ailleurs les cellules qui proviennent de la segmentation d'une même cellule d'origine. La substance qui sépare les cellules ainsi produites peut se montrer très différente d'aspect, selon qu'on l'envisage au voisinage immédiat de la cellule ou un peu plus loin. Ainsi, chez le Veau, dans le cartilage de la cloison des fosses nasales, les cellules d'une même famille sont séparées par une substance homogène hyaline; entre les familles de cellules, au contraire, la substance devient progressivement grenue, presque opaque. D'autres fois on observe autour de chaque cellule individuellement des couches concentriques bien limitées, bien distinctes par leurs caractères optiques, et enveloppées à leur tour, pour toutes les cellules d'une même famille, par d'autres couches non moins bien limitées. Cette disposition est surtout fréquente dans les cartilages costaux sur les sujets âgés (fig. 2, *a*). On a donné le nom de *capsules* à ces enveloppes ou coques. Elles ont été considérées à tort comme partie intégrante de la cellule cartilagineuse et peuvent atteindre 3 à 8 μ d'épaisseur.

Chondroplastes. — Ce sont les cavités ménagées dans la substance fondamentale et que remplissent les cellules cartilagineuses. La forme de ces cavités varie dans une certaine mesure tout en se modelant toujours sur les cellules qu'elles renferment. Ainsi, dans les cartilages fœtaux, les chondroplastes sont étroits, fusiformes ou triangulaires sur la coupe; les rapports de leurs deux diamètres pouvant être comme 1 à 8.

Dans les cartilages articulaires, cette forme diffère suivant les points que l'on examine. A la périphérie, les chondroplastes sont lenticulaires, comme aplatis, disposés parallèlement à la surface libre de l'organe. Dans la profondeur, ils prennent une forme plus arrondie et se présentent par groupes.

Dans les cartilages du nez, du larynx, de la trachée, les chondroplastes de la périphérie sont discoïdes et rapprochés les uns des autres; au centre ils sont ovoïdes et plus volumineux. C'est la forme qu'ils affectent le plus souvent dans les fibro-cartilages.

Chez les Poissons osseux, ils sont en général petits et espacés, excepté toutefois dans les pièces primordiales de la face où ils sont aplatis et rapprochés comme en pile.

§ 2. — Cartilage calcifié.

On sait que chez l'homme, certains cartilages sont susceptibles de subir une altération sénile spéciale qui consiste en un dépôt de sels calcaires dans la substance fondamentale.

Il semble qu'on peut rapprocher de ces formations, le cartilage calcifié qu'on observe à l'état normal dans le crâne de la Grenouille (¹). Ici le *cartilage calcifié* est caractérisé par le dépôt au milieu de la substance hyaline de granules terreux irrégulièrement arrondis, mamelonnés et formés de couches concentriques. Ces granules prennent, comme la substance osseuse, une coloration verte, par l'action de l'acide chromique. Ils n'ont pas d'ailleurs pour centre de développement les cellules cartilagineuses, et la substance fondamentale ne présente autour d'eux aucune modification appréciable.

Il n'en est plus de même de la *calcification homogène* qu'on observe au centre des rayons cartilagineux de la Raie. C'est dans ce cas une véritable calcification directe de la substance

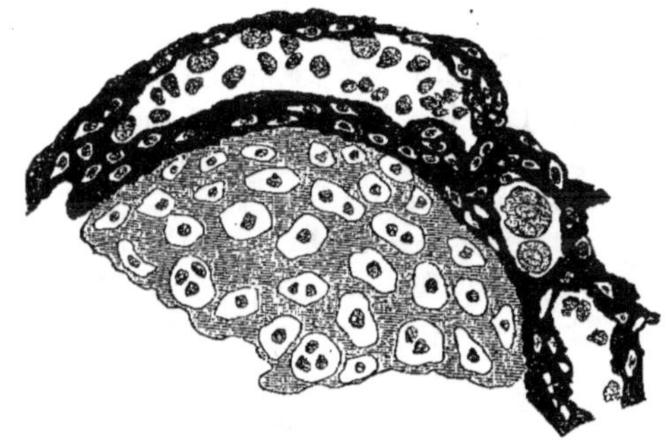

Fig. 3. — (D'après Pouchet et Tourneux). Fragment considérable de cartilage calcifié persistant dans le fémur d'un embryon humain de 45 millimètres de long. Dans une excavation entre les deux lamelles qui constituent à cette époque l'os sous-périostique, on voit deux myéloplaxes, dont l'une présente 3 noyaux ovoïdes.

cartilagineuse dont les chondroplastes deviennent par suite des sortes d'ostéoplastes. Cette calcification homogène se retrouve au début de l'ossification enchondrale dans les phalanges. On la reconnaît à l'aspect réfringent que prend la substance fondamentale cartilagineuse sans cesser d'être hyaline. Elle devient en même temps dure, compacte et présente des réactions

(¹) Les meilleures coupes pour observer ce tissu seront celles qui passeront au niveau de l'ethmoïde. En ce point, en effet, on rencontre à la fois, sur un petit espace, du cartilage hyalin, du cartilage calcifié et de la substance osseuse.

analogues à celles de la substance osseuse. Le cartilage calcifié
qui se forme ainsi peut dans certains cas n'être envahi que tardivement par l'ossification et constituer au milieu de l'os des régions de cartilage calcifié qui ne disparaissent que plus tard
par les progrès de la résorption modelante (Voyez plus loin § 9).

§ 3. — Développement du cartilage.

Les cartilages dérivent du feuillet moyen. Les cellules cartilagineuses au début présentent un corps cellulaire extraordinairement réduit renfermant un noyau ovoïde. D'abord rapprochées,
elles se trouvent bientôt séparées par le dépôt d'une matière
amorphe hyaline. Matière amorphe et
cellules s'accroissent en même temps,
et le cartilage se trouve ainsi constitué.
Sa transparence et sa solidité le distinguent nettement, du tissu lamineux ou
périchondre, qui l'environne d'ordinaire.
Suivant les cas, la multiplication ultérieure des cellules cartilagineuses se fait
par division (cartilage de la mâchoire
de certains Poissons), ou par adjonction

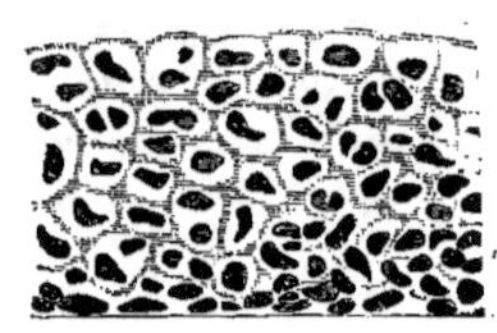

Fig. 4. — (D'après Pouchet et Tourneux). Portion de cartilage fœtal
au-dessus d'une fissure articulaire nouvellement formée entre
deux phalanges d'un embryon
humain de 4 mois (Gr. 350/1).

de nouvelles cellules provenant du tissu lamineux ambiant (os
carré de certains Poissons). Les deux procédés de multiplication peuvent se rencontrer dans le même organe.

§ 4. — Tissu osseux.

Le tissu osseux forme à la fois les organes de soutien du corps
chez certains Vertébrés supérieurs, et d'autres annexes, telles
que le cément des dents, les bois des Cervidés, et les plaques
dermiques de nombre d'espèces. Ce tissu est composé de cellules
ramifiées incluses dans des cavités ou *ostéoplastes*, limitées de
toutes parts par une substance fondamentale très résistante en
raison des sels calcaires qui entrent dans sa composition.

SUBSTANCE FONDAMENTALE. — La substance fondamentale
osseuse est composée d'*osséine* et de sels calcaires. Cette osséine
est une matière azotée donnant de la *gélatine* après ébullition
prolongée dans l'eau. Elle est unie par combinaison ou dissolution aux sels terreux. Vue au microscope elle est homogène,

granuleuse, et présente parfois une disposition en zones plus ou moins transparentes (fig. 5). Dans cette substance fondamentale, il existe des fibres (*fibres perforantes de Sharpey*) qu'on s'accorde aujourd'hui à considérer comme des faisceaux lamineux, du tissu au milieu duquel s'est développé l'os. Ces fibres auraient été emprisonnées dans le cours de l'ossification. Un excellent

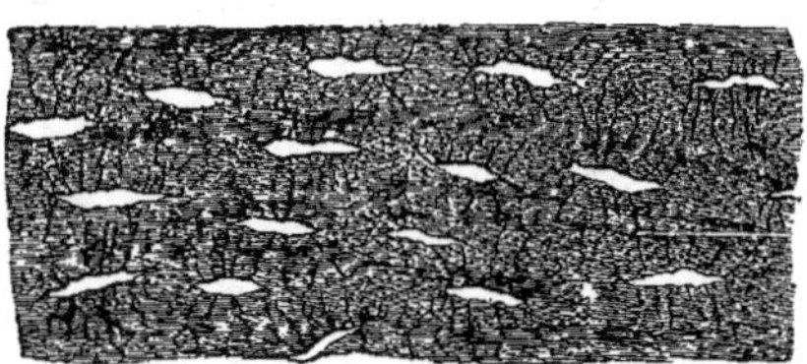

Fig. 5. — (D'après Kölliker) Coupe mince d'un fragment de substance osseuse desséchée montrant les zones de la substance fondamentale et les ostéoplastes comme autant de vides irrégulièrement fusiformes (Gr. 250/1).

exemple de cette transformation des fibres lamineuses en fibres de Sharpey est offert dans l'ossification des tendons chez les Gallinacés (Ranvier) (6). On voit la substance osseuse se déposer sous forme de travées pourvues d'ostéoplastes, dans les minces cloisons lamineuses qui séparent les faisceaux tendineux; mais en même temps la substance collagène de ces faisceaux se modifiant, ils ne reprennent plus leur flexibilité première après la décalcification, et ne se laissent plus décomposer en fibrilles élémentaires.

Les fibres de Sharpey s'observent particulièrement bien dans les os du crâne (pariétal, frontal) ainsi qu'à la périphérie des os longs, et d'après Ranvier, dans les systèmes de lamelles incomplets de ces os.

D'autre part, on peut reconnaître, dans les couches sous-périostiques, des *fibres élastiques* teintes en jaune par le picro-carmin. Il suffit pour cela, après décalcification et coloration, de pratiquer des coupes sur un os long de Mammifère. Cet objet d'étude n'est toutefois pas très satisfaisant, car les fibres élastiques sont ordinairement très rudimentaires chez les Mammifères et ne se distinguent souvent pas des fibres de Sharpey. Suivant J. Renaut (7), les os longs des Oiseaux sont beaucoup plus favorables. En effet d'après lui, dans la diaphyse de ces os, il existe un système de fibres élastiques bien développé, qui siège principalement à la périphérie de l'os.

OSTÉOPLASTES; CANALICULES OSSEUX. — Dans la substance osseuse homogène, de petites cavités sont creusées qui communiquent entre elles par un réseau délié de *Canalicules*. Ces cavités appelées *Ostéoplastes* sont ordinairement lenticulaires ; leur largeur varie entre 6 μ et 16 μ leur longueur entre 20 μ et 30 μ. Les ostéoplastes sont ramifiés et leur nombreuses ramifications constituent autant de petits *canalicules* très fins, dont le·

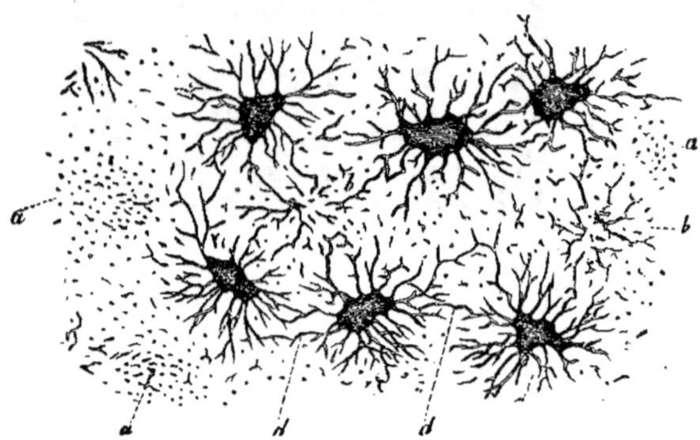

Fig. 6. — (D'après Kölliker). Ostéoplastes dans une coupe mince provenant du pariétal. — *a*, *b*, canalicules coupés plus ou moins complètement en travers. — *d*, anastomoses des canalicules. (Gr. 450/1).

diamètre ne dépasse guère 1 μ, qui se divisent bientôt et s'anastomosent avec les canalicules des ostéoplastes voisins, au milieu de la substance fondamentale dans laquelle ils s'étendent. Ajoutons que canalicules et ostéoplastes forment un système continu de lacunes venant s'ouvrir dans les diverses cavités de l'os (canaux de Havers, canal médullaire) ou à la périphérie de l'organe, par l'intermédiaire des canalicules des ostéoplates les plus voisins de ces cavités.

CELLULES OSSEUSES. — Dans l'intérieur de chaque ostéoplaste il existe au moins, à l'origine, un élément cellulaire. Il est assez difficile de le mettre en évidence dans l'os complètement développé où l'on ne peut apercevoir, le plus souvent, qu'un amas granuleux rétracté, qui n'a qu'imparfaitement les caractères du noyau d'une cellule.

§ 5. — Texture des os. Systèmes de Havers.

Lorsqu'on examine des lames osseuses d'une très faible épaisseur (trabécules du tissu spongieux), on n'observe rien de plus que ce que nous venons d'indiquer. Mais, si l'on examine des parties du squelette atteignant de plus grandes dimensions, on reconnaît dans la substance osseuse une texture particulière.

Cette texture est surtout apparente dans la diaphyse des os longs. Si l'on pratique sur quelque os de ce genre une coupe perpendiculaire à l'axe, que l'on prélève sur cette coupe une lame assez fine pour être observée à la lumière transmise, et qu'on l'étudie avec un grossissement de 60 à 80 diamètres, voici ce que l'on voit : d'abord un certain nombre d'orifices régulièrement taillés, ronds ou un peu ovales; puis autour d'eux des zones mesurant en moyenne 7 à 9 μ d'épaisseur disposées parallèlement les unes aux autres et séparées par des lignes de démarcation qui peuvent être d'une grande netteté.

Les orifices représentent la coupe de canaux dans lesquels circulent les capillaires (canaux de Havers). Les zones représentent la coupe d'autant de lames cylindriques de la substance osseuse. Celles qui occupent la périphérie sont ordinairement incomplètes, coupées qu'elles sont par les lames des systèmes voisins. En étudiant la structure des lames osseuses, on constate que les ostéoplastes ont leur grand axe parallèle à la surface des zones qu'elles forment; leurs canalicules

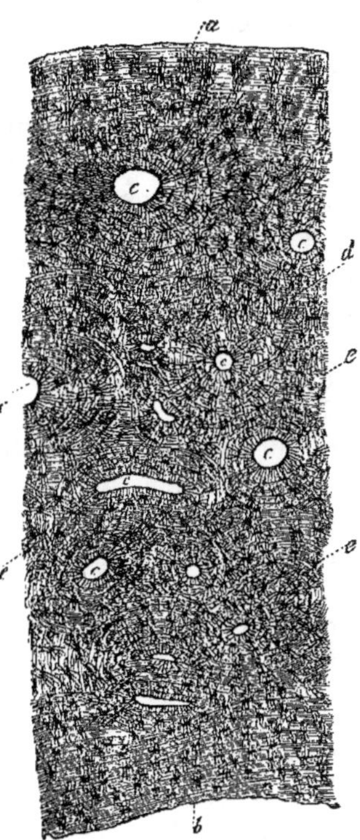

Fig. 7. — (D'après Kölliker). Portion d'une tranche horizontale d'un métacarpien. — *a*, *b*, systèmes de lamelles externes et internes concentriques à l'os; *c*, canaux de Havers avec leurs systèmes propres; *d*, *ee*, systèmes intermédiaires (Gr. 90/1.)

s'anastomosent vers la ligne de séparation de ces zones et perpendiculairement à leur direction.

On peut concevoir chaque système de Havers avec son canal vasculaire central, son système lamellaire et ses canalicules, comme représentant un petit os élémentaire. Chez certains animaux d'ailleurs (Grenouille), on trouve des os longs formés par un seul système de Havers. Ajoutons pour compléter ce qui a trait à la texture des os, que dans les os longs des Mammifères, entre les systèmes de Havers précédemment décrits, on trouve des systèmes intermédiaires, *incomplets*, formés de lamelles osseuses indépendantes des canaux de Havers. Enfin les surfaces de l'os tant périostique que médullaire présentent deux autres systèmes de lamelles qui sont concentriques à l'os et non aux canaux de Havers. Dans les os courts, les lamelles concentriques aux canaux de Havers sont peu nombreuses. Il en est de même dans les parties spongieuses des os longs : le système des lamelles périphériques y est également peu accentué.

Canaux de Havers. — La direction des canaux de Havers varie suivant qu'on observe leur trajet dans les os plats, courts ou longs. Dans les premiers, ils sont généralement parallèles aux surfaces de l'os. Dans les os courts, ils ont une direction dominante variable. Dans les os du tarse et du carpe, par exemple, ils marchent parallèlement à l'axe du membre. Dans le corps des vertèbres au contraire ils affectent une direction perpendiculaire à l'axe de l'organe. Enfin, dans les os longs (diaphyse) les canaux de Havers forment un réseau à mailles polygonales allongées. Tous ces canaux renferment des capillaires. Dans les plus larges d'entre eux, il existe plusieurs capillaires qui sont alors entourés de moelle. De là à considérer la cavité centrale des os longs remplie de moelle et de vaisseaux comme un canal de Havers de grandes dimensions, il n'y a qu'un pas.

§ 6. — Moelle des os.

La moelle n'existe pas chez tous les animaux. Les os des Oiseaux voiliers, par exemple, et une partie de ceux des marcheurs sont remplis d'air. Leur cavité est alors tapissée d'une mince membrane périostique. Chez les animaux où elle existe, la moelle peut revêtir des caractères différents qui la font distinguer en : moelle rouge, moelle gélatiniforme et moelle grasse.

1° *Moelle rouge.* Cette variété, qui se trouve dans les corps vertébraux, a la même couleur rouge que le sang. Cependant, elle n'est pas rouge en raison du sang qu'elle contient mais bien par elle-même. Elle est essentiellement constituée de deux espèces d'éléments ; les myéloplaxes et les médullocelles.

Les *myéloplaxes* (Robin) sont des éléments colorés en rouge, de forme généralement arrondie et qui peuvent avoir jusqu'à 100 µ de diamètre (fig. 8). Elles ont, dans leur milieu ou quelquefois sur les côtés, un grand nombre de noyaux ovoïdes, longs de 30 µ environ. Le corps des myéloplaxes est granuleux; il a une certaine affinité pour l'acide picrique qui le colore en jaune.

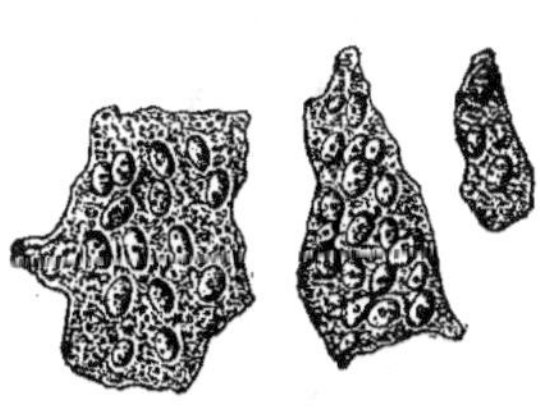

Fig. 8.—(D'après Lebert).
Myéloplaxes (Gr. 200/1).

Les *Médullocelles* (Robin) sont les éléments fondamentaux de la moelle, plus nombreux et plus petits que les myéloplaxes avant lesquelles ils apparaissent. On leur donne quelquefois, le nom de leucocytes de la moelle, nom mal choisi, car ils sont rouges, vus en masse. Les médullocelles, mesurent 8 à 9 µ. Leur corps, toujours très réduit, enveloppe un noyau sphérique. Par les progrès de l'âge, les médullocelles sont susceptibles de se modifier profondément; le noyau se flétrit et tend à disparaître, et le corps cellulaire se charge de la matière colorante propre aux hématies (dégénérescence hémoglobique). Ainsi transformés, pour certains auteurs ils tombent dans le torrent circulatoire par l'intermédiaire des capillaires de la moelle, et deviennent les globules rouges du sang. Pour nous, ils n'ont pas cette destinée ; ils diminuent simplement de volume sur place et disparaissent pendant que d'autres naissent à côté d'eux et suivent la même évolution.

La *moelle rouge fœtale* est formée des mêmes éléments, médullocelles et myéloplaxes plongés dans une matière amorphe peu abondante, en même temps qu'elle renferme des corps fibro-plastiques étoilés et des capillaires. Ces vaisseaux fort nombreux forment des mailles très petites par rapport à leur diamètre, inversement à ce qui se passe dans les moelles gélatiniforme et grasse.

2° La *moelle gélatiniforme* qu'on rencontre surtout chez les Rongeurs (Pouchet et Tourneux, *loc. cit.*) est formée d'une substance amorphe très abondante, transparente, dans laquelle sont contenus divers éléments. On y trouve des corps fibro-plastiques et des fibres lamineuses. Les éléments de la moelle normale y sont rares. Des vaisseaux capillaires dont le diamètre ne mesure pas plus de 5 à 6 μ forment au milieu de cette moelle de larges mailles.

3° La *moelle grasse* ou moelle adipeuse est formée d'une substance amorphe peu abondante où se voient de rares éléments de la moelle rouge, des capillaires à larges mailles et des corps fibro-plastiques transformés en cellules adipeuses, qui sont ici l'élément dominant et donnent au tissu une teinte jaune.

§ 7. — Périoste.

Le périoste est une couche de fibres lamineuses et de fibres élastiques abondamment pourvue de vaisseaux et de nerfs, qui recouvre les os. On y peut reconnaître une zone extérieure composée de tissu lamineux et une couche profonde (ostéogène) appliquée contre l'os, riche en fines fibres élastiques et traversée par les capillaires et les filets nerveux qui se rendent dans les canaux de Havers.

§ 8. — Substance ostéoïde.

La substance *ostéoïde* ou *spiculaire* (Pouchet), (8), qui se rencontre en quantités plus ou moins considérables dans le squelette des Poissons, a été signalée dès 1859 par Kölliker, qui désignait sous ce nom un tissu du squelette des Poissons osseux, caractérisé par ce fait qu'on n'y découvre en général ni ostéoplastes, ni canalicules osseux. Les substances osseuse proprement dite et ostéoïde peuvent coexister dans la même espèce, voire dans la même région d'un organe ; ce fait avait échappé à Kölliker qui avait cru pouvoir classer les Poissons en groupes divers, selon qu'ils présentent ou non des ostéoplastes proprement dits. Quoi qu'il en soit, les caractères de la substance ostéoïde sont les suivants :

Tantôt elle est absolument hyaline, transparente, comme vitreuse ; elle se distingue alors facilement de la substance fondamentale du cartilage par sa grande affinité pour les solutions carminées. Tantôt elle présente des noyaux plus ou moins atrophiés, à peine apparents, restes des cellules du tissu générateur au sein duquel la substance ostéoïde s'est développée. Ailleurs, elle offre un aspect fibreux ; d'autres fois enfin, elle

semble formée de couches irrégulièrement superposées, épaisses de 3 à 4 μ, d'une substance finement granuleuse, au milieu de laquelle on peut encore distinguer des traces de noyaux (plaques dermiques des Syngnathes par exemple).

Tel est l'ensemble des tissus qui composent le squelette; il nous reste à montrer maintenant comment se développent les os.

II

Développement du tissu osseux — Ossification.

§ 9.

L'ossification s'opère dans des circonstances en apparence diverses. Elle semble toutefois pouvoir être ramenée à un mode général unique. Quels que soient en effet le lieu et le tissu où la substance osseuse se dépose, on la voit toujours se former au contact de certains éléments anatomiques signalés pour la première fois par Gegenbaur (1863) et auxquels il a donné le nom d'*Ostéoblastes*. Ce sont de petites cellules régulières, polyédriques, parfois arrondies, finement granuleuses et mesurant de 20 à 25 μ de diamètre. Leur noyau est ovoïde. Ces éléments dérivent des cellules embryonnaires.

Voici en effet comment les choses se passent, quand on suit l'apparition d'un os dans le tissu embryonnaire. On voit une partie des cellules embryonnaires, se grouper en deux rangées (sur les coupes) ou lames parallèles très rapprochées. Bientôt entre ces deux rangées de cellules apparaît une fine lamelle qui, par ses réactions, se montre être de la substance osseuse. Les cellules embryonnaires ont donc changé de caractère et de fonction. De caractère, car elles sont plus volumineuses et ont perdu leurs prolongements du côté où elles sont voisines les unes des autres et où apparaît la substance osseuse. De fonction, car il est hors de doute qu'elles président à une fonction nouvelle, spéciale; c'est en effet sous leur influence que se forme la substance osseuse. Ces éléments nouveaux dérivés des cellules embryonnaires sont précisément ceux que nous venons de décrire, sous le nom d'*Ostéoblastes*.

La lamelle osseuse qui s'est déposée entre les deux rangées d'ostéoblastes s'accroît assez rapidement. En certains points

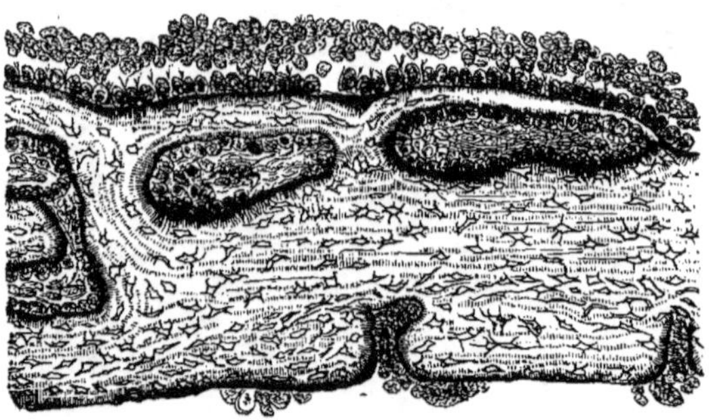

Fig. 9. — (D'après Pouchet et Tourneux.) Portion de diaphyse d'un os long en développement pour montrer la formation des lamelles osseuses entre les couches opposées d'ostéoblastes. On voit entre ces éléments disposés en série, des fibres de Sharpey perpendiculaires à la direction des couches osseuses en formation. (Gross. 350/1).

ceux-ci perdent leur continuité et, à mesure que l'épaississement de la lame se fait, quelques-uns d'entre eux (pour ainsi dire attardés), sont englobés par la substance osseuse. Cet enveloppement se produit toujours à des distances à peu près égales et déterminées, sans que nous connaissions la loi qui le régit. Quoi qu'il en soit, c'est ainsi que se forment, dans la substance fondamentale, les cavités dites *ostéoplastes*, à l'intérieur desquelles les ostéoblastes demeurent sous le nom de *cellules osseuses*.

Nous avons dit que la substance osseuse apparaît en lames au milieu et au contact des ostéoblastes. Il importe de remarquer qu'à ce moment elle ne présente pas une composition moléculaire tout à fait semblable à celle qu'elle offre plus tard. Elle renferme une quantité moindre de sels calcaires. La teneur de la substance osseuse en sels calcaires offre d'ailleurs de grandes différences selon les âges, les espèces, les os considérés. Elle est plus grande chez le vieillard que chez l'enfant; elle est beaucoup plus faible dans les écailles lamelleuses des Poissons que dans les os des Vertébrés supérieurs; de même, elle paraît généralement beaucoup plus faible, dans la substance osseuse en cours de genèse que plus tard (¹). Elle a reçu par

---

(¹) Elle diminue chez l'homme dans les cas de rachitisme, sans qu'on puisse dire que la substance osseuse a cessé d'exister.

suite de cette variation, différents noms. La substance osseuse flexible des arêtes et des écailles lamelleuses des Poissons a été désignée, comme nous l'avons dit plus haut, sous le nom de *substance ostéoïde* (voy. § 8). La substance osseuse en cours de genèse a de même reçu le nom de *substance préosseuse* (voyez Robin et Herrmann) (9 et 10).

Ces dénominations peuvent être conservées, mais comme désignant, dans la nomenclature des tissus, une échelle de variétés et non des espèces.

On ne devra en effet jamais perdre de vue en anatomie générale cette particularité qu'un grand nombre de substances organiques peuvent présenter une variation notable de constitution susceptible de leur donner, même dans un organe continu, des caractères et des réactions absolument différents. Les humeurs, telles que le sérum, la substance amorphe du tissu lamineux, peuvent se charger d'eau en quantité variable. Les éléments figurés du sang depuis le moment où l'hémoglobine y apparaît jusqu'à leur état adulte présentent une proportion croissante d'hémoglobine. Les pièces chitineuses mandibulaires des Céphalopodes ou celles qui constituent les soies du Lombric sont encore d'excellents exemples ; elles sont beaucoup plus colorées, denses, et résistantes aux réactifs à leur pointe et à leur extrémité libre, que sur les bords et à leur extrémité profonde.

Quand on suit le développement des os, la substance préosseuse encore presque dépourvue de sels calcaires (analyse de Henninger, dans le mémoire susdit de Robin et Herrmann), forme à la surface de l'os plus complètement calcifié une couche d'épaisseur variable. Elle est à peine visible ou nulle quand la substance osseuse se forme au sein d'un cartilage préexistant. Elle acquiert au contraire, en certains points, une épaisseur considérable qui peut atteindre plus d'un centimètre à l'extrémité des bois en formation des Ruminants. Elle forme là une couche épaisse au sein de laquelle sont plongés les ostéoblastes destinés à se transformer en cellules osseuses à mesure que la calcification de ce tissu préosseux fera des progrès. C'est de même par une masse de substance préosseuse que se forme l'extrémité de la phalangette (Retterer) (11). On remarquera cette abondance relative, de la substance préosseuse, aux extrémités périphériques du squelette.

Nous avons décrit le procédé d'ossification type. Si la marche du phénomène est toujours la même au fond, il y a cependant des variations qui relèvent de la manière dont se comportent les tissus au sein desquels se fait l'ossification. En considérant ces circonstances, on a été amené à distinguer deux sortes d'ossifications, savoir : 1° l'ossification *directe* qui se fait dans le tissu lamineux ; 2° l'ossification *enchondrale* qui se fait dans les cartilages.

§ 10. — Ossification directe.

L'ossification dans le tissu lamineux s'opère exactement comme nous l'avons décrit plus haut, et offre le type parfait de la formation de la substance osseuse. Toutefois pour un grand nombre d'organes osseux les choses ne se passent pas ainsi ; mais on peut très bien suivre ce processus chez les Poissons (os dermiques) et dans la production du *cément* des dents ou *Cortical osseux* (Robin).

D'ordinaire, les lamelles osseuses se forment en grand nombre au sein du tissu générateur, et, comme elles se rencontrent sous des incidences variées au cours de leur accroissement, elles constituent un tissu aréolaire ou spongieux dont les cloisons sont représentées par des lamelles osseuses incomplètes laissant communiquer les aréoles entre elles. Bientôt, dans les couches superficielles de l'organe formé par ce tissu spongieux, de nouvelles lamelles osseuses se déposent au contact des premières formant avec elles des systèmes concentriques (systèmes de Havers), au centre de chacun desquels l'aréole réduite persiste sous le nom de *canal de Havers*. Le tissu conjonctif intra-aréolaire subit à son tour une série de modifications qui aboutissent à la formation des médullocelles, myéloplaxes et autres éléments de la moelle.

Tel est le mode d'évolution que suit, par exemple, un os plat (comme ceux qui forment la voûte du crâne) depuis son apparition dans le tissu lamineux embryonnaire, jusqu'à son entier développement.

§ 11. — Ossification enchondrale.

L'ossification des cartilages se fait encore par l'intermédiaire des ostéoblastes du tissu lamineux ; certains histologistes cependant admettent une transformation directe de la substance cartilagineuse en substance osseuse, ou tout au moins pensent que les cellules' du cartilage prennent une certaine part à la formation de celles des os (¹).

Pour nous, nous croyons avoir démontré que le cartilage ne prend pas part à la formation de l'os et qu'il est *remplacé* par celui-ci.

Là où l'ossification va se produire, la substance fondamentale du cartilage devient le siège d'un dépôt calcaire granuleux; en même temps, les cellules cartilagineuses se multiplient et les chondroplastes s'accroissent en diamètre aux dépens de la substance fondamentale voisine. Ils ne sont bientôt plus séparés les uns des autres que par de minces cloisons lorsque ces cloisons subsistent, car il arrive le plus souvent que les chondroplastes agrandis se rejoignent les uns les autres. Dans l'intérieur des chondroplastes, les cellules cartilagineuses se flétrissent.

A ce moment, des anses vasculaires et du tissu lamineux contenant des ostéoblastes envahissent le cartilage, crèvent la paroi des chondroplastes par résorption et pénètrent dans leur cavité. Les ostéoblastes déposent alors contre la paroi interne de la cavité formée par les chondroplastes éventrés des lamelles de substance osseuse qui tapissent ainsi la substance cartilagineuse restante, jusqu'au moment où par suite de la résorption modelante (§ 12) la lamelle osseuse qui vient d'être formée et les travées de substance cartilagineuse calcifiée qui ont persisté sont résorbées pour faire place à de nouvelle substance osseuse.

§ 12. — Accroissement des os.

Dès 1739, Duhamel, ingénieur français, profitant de la propriété qu'a la garance de colorer les os des animaux qu'on nourrit de cette racine, avait pu observer que le corps des os longs se développe par juxtaposition de lamelles nouvelles aux parties existantes.

Hunter (1780), tirant parti de ces expériences, une quarantaine d'années plus tard, établit que la face interne de la diaphyse se

---

(¹) Leboucq (4) conclut dans ce sens. Il admet que les cellules cartilagineuses prennent une part très active dans la formation des os longs chez les Mammifères. Il se fonde sur des recherches qu'il a faites en utilisant l'action de l'iode. Ce réactif qui colore en brun les cellules cartilagineuses permettrait de les suivre dans leurs évolutions ultimes.

fond en quelque sorte pendant que la face externe s'accroît. Ce phénomène de disparition ou fonte, concomitant de l'accroissement de l'os, a gardé le nom de *résorption modelante* que l'observateur anglais lui donna. Les expériences et les recherches les plus récentes ont confirmé les conclusions des deux expérimentateurs du XVIIIe siècle.

Toutefois les anatomistes modernes ne paraissent pas complètement d'accord. Les uns soutiennent avec Duhamel et Hunter que l'accroissement des os se fait uniquement par

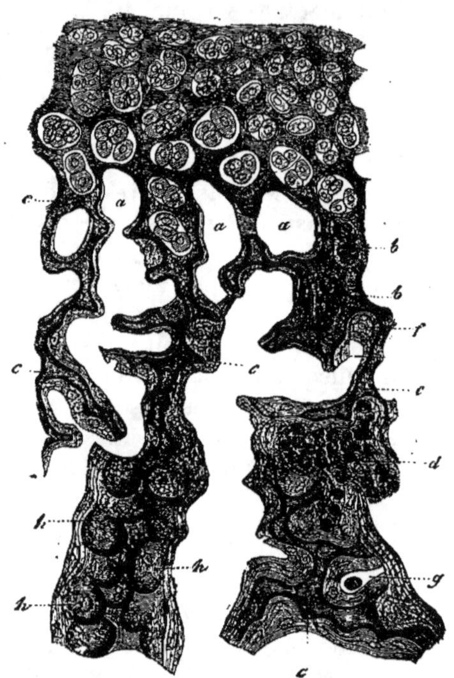

Fig. 10. — (Empruntée à Müller), n'est qu'en partie exacte; la substance calcifiée n'y est point partagée en zone hyaline et en région granuleuse. — En haut, cellules cartilagineuses se multipliant dans les capsules. — *a, a, a*, excavations résultant de l'envahissement des capsules cartilagineuses par le tissu lamineux à ostéoblastes et les vaisseaux. — *b, b, b*, les mêmes avec leur contenu, tissu médullaire et vaisseaux.— *c, c*, cartilage calcifié persistant et tapissé de substance osseuse avec ostéoplastes; — *h, h*, excavations vues de face et tapissées également de substance osseuse avec ostéoplastes. — *g*, cavité contenant un vaisseau et tapissée de substance osseuse déjà en partie résorbée en dehors pour faire place à des couches de nouvelle formation parallèles.

l'apposition de parties nouvelles, tandis que d'anciennes se résorbent. D'autres auteurs, en reconnaissant que l'apposition et la résorption jouent le rôle principal, admettent qu'en même temps la substance osseuse s'accroît directement par une véritable multiplication de ses ostéoplastes et de ses lamelles osseuses, ou tout au moins par une augmentation dans l'écartement des premiers et l'épaisseur des secondes : c'est ce qu'ils appellent l'accroissement interstitiel. Il est certain que, si les expériences de Ollier (13) démontrent que cet accroissement interstitiel est à peu près nul dans le sens de la longueur des os longs des Vertébrés, son intervention n'est pas niable dans certains cas. Hermann Mayer et Julius Wolff ont montré que les plaques osseuses scléroticales de certains oiseaux grandissent avec l'âge sans qu'il y ait augmentation du nombre des ostéoplastes. On est bien contraint d'admettre alors leur réel accroissement interstitiel. Il est donc probable que les deux modes coexistent, mais il est certain que le premier est de beaucoup le plus actif.

§ 13. — Ossification des os longs. — Points d'ossification.

Les os longs, au début de leur développement, sont représentés par des cartilages qui rappellent plus ou moins la forme de l'os futur. Ils offrent donc un corps ou *diaphyse* et deux extrémités ou *épiphyses*. L'ossification de la diaphyse résulte d'un double envahissement de substance osseuse qui se fait : 1° aux dépens du tissu lamineux ambiant (ossification directe ou sous-périostique) et 2° aux dépens du *cartilage calcifié* (ossification enchondrale). Les lamelles osseuses, qui résultent de l'ossification sous-périostique, deviennent de plus en plus longues à mesure qu'elles se superposent, puisque le cartilage n'a pas cessé de s'allonger par ses extrémités. De là, l'apparence dite « en sablier » que présentent les coupes des os longs en formation. Les deux cônes à sommets opposés que laissent au milieu d'elles les couches osseuses concentriques répondent au cartilage calcifié, au sein duquel l'ossification continue par le mode enchondral.

Les extrémités ou *épiphyses* des os longs restent cartilagineuses pendant un temps variable suivant les espèces, et qui peut atteindre plusieurs années. Elles continuent alors à se développer par accroissement interstitiel. Puis, un point d'ossification apparaît au milieu de chacune d'elles, par l'intervention de capillaires qui, en pénétrant jusqu'en leur centre, y amènent le tissu lamineux embryonnaire et par conséquent les ostéoblastes.

L'ossification gagne peu à peu tout le cartilage épiphysaire, et il ne reste bientôt plus de ce dernier que deux minces couches, l'une du côté de la cavité articulaire, qui persistera et deviendra plus tard le cartilage articulaire ; l'autre couche située (') entre la diaphyse et l'épiphyse. La couche interposée à l'épiphyse et à la diaphyse est connue sous le nom de cartilage de *conjugaison* ou *d'accroissement*. C'est par l'intermédiaire de ce cartilage et parce qu'il continue de croître à mesure qu'il s'ossifie de part et d'autre, que le développement de l'os en longueur continue ; par suite le développement s'arrête dès que ce dernier vestige cartilagineux a été envahi par l'ossification.

Il nous reste à dire quelques mots de la répartition des modes d'ossification que nous venons d'indiquer.

L'ossification directe assez limitée chez les Vertébrés supérieurs (os de la voûte du crâne : frontal, pariétaux, squameux ; os de la face, vomer excepté) est au contraire très répandue chez les Vertébrés moins élevés en organisation. Les os qui doivent leur origine à ce mode d'ossification, sont souvent appelés *os dermiques* parce qu'ils sont généralement voisins de la surface du corps ; *os de membrane* parce qu'ils sont souvent précédés, comme au crâne, d'une membrane fibreuse, solide ; ou encore *os de recouvrement* parce qu'ils sont superficiels par rapport au squelette profond.

L'ossification par substitution au cartilage nous offre, de son côté, une gradation des plus marquées. De toutes ses variantes, l'ossification périchondrale paraît être la forme la plus simple et la plus ancienne ; elle respecte le substratum cartilagineux et l'enveloppe simplement d'une gaine osseuse comme cela a lieu chez beaucoup de Poissons, et chez les Batraciens urodèles. De là nous passons à un autre mode où la formation de la gaine osseuse sous-périostique est accompagnée de la destruction du cartilage sous-jacent, plus tard remplacé par de la moelle comme chez les Batraciens. Enfin, chez les Vertébrés supé-

---

(') Il est à remarquer qu'entre les trois points d'ossification qui se produisent dans l'os, ces deux zones cartilagineuses persistent tant qu'il s'accroît ; ces zones représentent avec les cartilages d'encroûtement une partie persistante du cartilage primordial.

rieurs nous assistons à l'ossification enchòndrale proprement dite où le cartilage primitif est envahi et détruit pour faire place à la substance osseuse.

Une observation est encore à faire. On sait que les points d'ossification ont une importance capitale en anatomie comparée. Mais tous les points d'ossification n'ont pas la même valeur. Dans les os longs, par exemple, il y a en général trois points d'ossification dont un *primaire* qui apparaît tout d'abord et deux *secondaires* ou complémentaires qui ne se montrent souvent que beaucoup plus tard. Or il n'est pas toujours aussi facile dans les autres os, de distinguer entre eux les points primaires et les points secondaires. Il peut arriver également que les points secondaires se multiplient. De là des difficultés dont il faut tenir grand compte dans l'étude du développement des os et dans la comparaison des parties provenant de différents points d'ossification du même os.

III

Caractères généraux des parties constituant le squelette.

Lorsqu'il s'agit de squelette, on fait en général seulement allusion aux os qui le forment, et cela en raison de la résistance et de la solidité de ces organes. On néglige les parties cartilagineuses, et même dans les collections d'anatomie comparée on ne s'astreint pas en général à conserver dans les squelettes les parties composantes autres que les os. En réalité cependant, les cartilages forment dans le système squelettique un ensemble de pièces important, et si cet ensemble est moindre comme masse chez les Vertébrés supérieurs adultes, il prend au contraire une importance dominante chez certains Vertébrés inférieurs et l'on s'expose à de grossières méprises lorsqu'on n'en tient pas compte.

§ 14. — Système cartilagineux.

Réduit en quantité chez les Vertébrés allantoïdiens, le cartilage prend une grande place, et même une prédominance marquée chez les Anallantoïdiens. Il y a là une opposition qu'il n'est pas sans intérêt de rapprocher de celle que fait naître la comparaison des âges chez les Allantoïdiens. On sait en effet que chez ceux-ci le squelotte est principalement cartilagineux,

tandis que plus tard il devient presque complètement osseux.
Il y a donc des cartilages transitoires, en apparence au moins,
puisque ces cartilages laissent comme résidu les surfaces articulaires, et il y a des cartilages permanents.

Il faut voir dans le peu de résistance à la destruction des cartilages une des
causes de l'absence de nomenclature propre à ces organes chez les Anallantoïdiens. Dans les cas où il a paru nécessaire de leur donner des noms, les
dénominations ont été empruntées aux régions correspondantes du système
osseux des Vertébrés élevés en organisation.

Le cartilage est d'un jaune grisâtre par transparence, et bleu
quand il est vu par réflexion au-dessus d'un fond absorbant la
lumière (phénomène d'épipolisme que le cartilage partage
d'ailleurs avec la substance du derme).

Les organes qu'il forme sont généralement résistants et inex-
tensibles, mais doués par contre d'une assez grande élasticité.

Ces caractères physiques sont en corrélation avec le rôle que
les cartilages sont appelés à jouer. Ce sont en effet des organes
de soutien, et bien qu'inférieurs aux os sous le rapport de la
dureté et de la rigidité, ils ont sur eux l'avantage de la flexibilité et de l'élasticité. Nous les verrons servir généralement au
glissement des surfaces articulaires les unes sur les autres.

Le tissu cartilagineux est peu vasculaire et les vaisseaux y
sont logés dans des conduits comparables aux canaux de
Havers et remplis par un tissu analogue à la moelle. Il en est
ainsi, par exemple, des cartilages costaux où de rares capillaires forment dans leur substance des mailles de plusieurs
millimètres de diamètre. Cette vascularisation, d'ailleurs, n'apparaît dans les cartilages permanents que lorsque l'organe
premier dépasse une épaisseur de plusieurs millimètres. Toutefois, certains cartilages des plus volumineux, tels que chez
l'Homme, le cartilage articulaire de la tête de l'humérus ne sont
pas vasculaires et se nourrissent alors de proche en proche aux
dépens des tissus voisins. En règle générale, l'ossification des
cartilages est précédée d'un accroissement notable de leur vas-
cularité.

§ 15. — Système osseux.

La masse de la substance osseuse comparée dans le squelette
adulte à la masse de la substance cartilagineuse est considérable, sauf toutefois chez les Poissons cartilagineux.

L'étude des os a par là même un intérêt capital, mais en outre elle est comme la base de nos connaissances anatomiques, car la charpente qu'ils forment semble donner au corps ses reliefs principaux, et d'autre part leur texture et leur composition en font des organes particulièrement résistants et durables. Il en résulte que l'étude du squelette ou des pièces osseuses peut s'étendre des formes vivantes aux espèces depuis longtemps éteintes et qui n'ont point laissé d'autres traces que ces parties résistantes de leur organisme. Cette étude permet jusqu'à un certain point de rétablir les caractères extérieurs de ces êtres, et de les comparer aux formes actuelles. Il ne faudrait pas s'imaginer, pourtant, qu'avec un os ou une dent — comme on l'a fait dire à Cuvier — l'anatomiste le plus exercé peut retracer tout le squelette ou la forme complète de l'être auquel ont appartenu ces organes. Que de fois même, avec de plus amples documents, n'a-t-on pas prêté à certains animaux des formes que l'on a dû complètement rejeter plus tard, quand on a pu retrouver à peu près intacts les moulages, empreintes ou squelettes de ces êtres.

C'est ainsi qu'avec le bras d'une Chauve-souris, il serait impossible de reconstituer l'animal et que l'on reconnaîtrait même difficilement son sternum pour appartenir à un Mammifère. Jamais également, avec la partie antérieure tout entière d'un squelette de Kanguroo, on n'aurait imaginé la partie postérieure et inversement. On notera cette particularité que les Vertébrés *terrestres* éteints sont en général les seuls animaux qui présentent des différences profondes avec les êtres actuellement existants. Dans le sol on trouve des types de Reptiles entièrement disparus, des Oiseaux et des Mammifères qui n'ont plus aucun représentant parmi les espèces vivantes. Il n'en est pas ainsi des Poissons. Les Poissons fossiles connus, sauf de très rares exceptions, ressemblent aux Poissons actuels, et ils se comportent comme les Invertébrés au point de vue des rapports de la faune passée avec la faune actuelle. On donnera des raisons pour expliquer ces faits, mais les explications qui peuvent nous paraître les plus logiques n'ont en réalité rien de positif ni de scientifique. Notre ignorance sur les causes de l'évolution organique est encore considérable.

Donc, s'il faut toujours se rappeler que la paléontologie est un utile complément de l'anatomie comparée, il ne faut pas perdre de vue que les connaissances que nous empruntons à cette science sont forcément limitées et incomplètes, tandis qu'elle-même ne vit que par l'anatomie.

Le *nombre* des os qui rentrent dans la composition du squelette est des plus variables et ces variations reconnaissent des causes multiples. D'une part, les os, comme tous les organes sont soumis à la loi générale en raison de laquelle certaines parties du corps peuvent s'atrophier et dès lors disparaître en plus ou moins grand nombre. D'autre part, des os distincts chez une espèce déterminée, peuvent se souder chez une autre (soudure des os pairs et symétriques du crâne); de même un os unique chez l'une peut être représenté par deux os chez l'autre (os central du carpe par dédoublement du scaphoïde). On peut rencontrer également des cas de multiplication anormale de certains os (os wormiens etc.). Signalons encore les variations individuelles et sexuelles (absence de cornes chez les femelles), ainsi que celles qui se manifestent avec l'âge. On peut dire d'une manière générale que le nombre des os diminue avec l'âge (les Poissons osseux toutefois font exception à cette règle). Si l'on recherche les causes de la multiplication considérable des pièces osseuses chez certaines espèces et de leur rareté, chez d'autres, on constate encore une fois qu'il est impossible de répondre. Pourquoi, par exemple, la colonne vertébrale est-elle si réduite chez les Batraciens anoures qu'elle ne donne pas même la notion de la longueur du tronc? On n'explique pas davantage le nombre considérable des os qui forment le squelette des Serpents chez lesquels, par suite de répétitions des vertèbres et des côtes, on peut compter plus de six cents os. — Il est à remarquer en outre que chez les Poissons où s'observent aussi ces répétitions, le nombre des os du squelette dans une espèce donnée cesse d'être constant; il varie dans des proportions parfois très grandes avec la taille de l'animal, et c'est là un fait qui ne s'observe pas ailleurs. On sait en effet que la taille d'un Mammifère, par exemple, n'a généralement aucune influence sur le nombre des pièces qui composent son squelette.

Le *volume* des os considérés individuellement est d'ordinaire proportionnel à la taille et à l'âge de l'animal.

Le *poids absolu* d'un os offre peu d'intérêt à connaître (¹). On sait qu'il diminue avec l'âge, en raison de certaines modifications dans la composition chimique et dans la morphologie de l'organe considéré.

La *densité* des os, qui est supérieure à celle de tous les autres tissus, varie avec les parties du squelette que l'on considère, et aussi avec les animaux. Les renseignements que l'on possède à cet égard sont d'ailleurs incomplets, et l'on ne sait même pas si le squelette d'un Oiseau, toutes proportions gardées, est moins dense que celui des autres Vertébrés, comme le fait supposer le pneumatisme des os qui forment ce squelette.

La *solidité* de la substance osseuse en fait le tissu le plus dur de l'organisme, après le tissu dentaire. L'os en certains points du squelette est cassant à la manière du verre et de l'acier, ou bien il s'écrase sous un faible effort. Dans la substance ostéoïde des Poissons, l'élasticité se rapproche de celle du cartilage en raison de la moindre proportion de sels terreux.

Le tissu osseux est généralement *incolore* quand il a été débarrassé de la matière grasse qui l'imprègne ou lorsqu'il est vu en lame très mince (écailles des Poissons osseux). Il est blanc par suite des phénomènes de réflexion et de réfraction dont il est le siège, lorsqu'il a une certaine épaisseur. Chez quelques Poissons cependant, tout ou partie du squelette est coloré en vert (²) (*Esox belone, Scorpœna porcus. Cottus Scorpius.*)

La *forme* des os varie dans des limites très étendues et est en relation avec les fonctions physiologiques qu'ils sont appelés à remplir. Ce sont des colonnes creuses lorsqu'ils sont destinés à agir comme leviers ; de simples tables ou lamelles, lorsqu'ils servent à délimiter des cavités, etc. A peu près constante dans une espèce, la forme d'un os déterminé est parfois susceptible des plus grandes variations chez des espèces voisines, et tel os

---

(¹) Cependant, il peut être intéressant de comparer le poids d'un os déterminé, ou d'une partie du squelette, à celui de quelque autre partie d'un système quelconque de l'organisme. Nous renvoyons à ce sujet aux considérations qu'a développées M. Manouvrier (22) sur la signification physiologique des diverses parties du squelette.

(²) Il est à noter que cette coloration n'est pas, comme on l'a dit quelquefois à tort, propre aux organes squelettiques ; elle est répandue dans tous les tissus, principalement dans la région dorsale. Cette coloration résiste à l'action de la glycérine pure et à la cuisson.

qui tire son nom de sa forme, comme le *pisiforme,* par exemple, qui chez l'homme a, en effet, la forme d'un pois, ne justifie plus sa dénomination lorsqu'on le considère chez les animaux les plus proches, les Singes, entre autres.

Remarquons en passant qu'un même os peut différer considérablement de figure sans cesser d'occuper la même place et d'avoir les mêmes rapports avec les autres. Mais outre les variations correspondant aux formes extérieures, il en est d'autres encore qui découlent des rapports des os avec les organes environnants. Les modifications du relief de l'os sont souvent en rapport avec l'insertion de tendons ou ligaments, et avec le trajet de vaisseaux ou de nerfs. Enfin la traction musculaire opère des changements parfois très sensibles; cette relation de la forme des os et des puissances qui s'exercent sur eux a été mise hors de doute par les expériences de Fick; elle ressort d'autre part de tout ce que nous montre l'anatomie comparée et surtout de tout ce que nous enseigne la pathologie.

Les saillies de la surface des os ont reçu divers noms, suivant leur destination et leur forme. On désigne d'une façon générale, sous le nom d'*apophyse,* toute éminence de la surface. Celles qui servent à ménager l'union entre deux os voisins et concourent à une articulation, ont été désignées sous les noms de *têtes, condyles, trochlées,* tirés, comme on le voit, de leur forme. Celles qui servent à l'insertion des muscles et ligaments ont été appelées *arêtes, épines, tubérosités,* etc.

On constate également dans les os, des cavités ou des dépressions qui servent à recevoir les apophyses articulaires (telles sont les *cavités articulaires* cotyloïdes, glénoïdes) ou qui logent divers organes. Ces dernières sont tantôt des *trous* (trou occipital, etc.), tantôt des *fosses* (fosse de l'omoplate), tantôt des *sinus* (sinus frontaux), des *cellules* (cellules mastoïdiennes), ou des *gouttières.* Dans ce dernier cas, elles peuvent n'être que de simples dépressions parcourues par des vaisseaux, des nerfs ou des tendons. Ajoutons enfin que les os présentent à leur surface, en des points bien déterminés et d'ordinaire constants, divers orifices qui leur sont propres. Ce sont surtout de nombreux petits trous qui abondent vers les épiphyses des os longs, tandis que rien de pareil ne se voit sur la diaphyse, où l'on n'aperçoit guère que l'orifice plus grand (trou nourricier) du conduit vasculaire spécial qui met en communication avec l'extérieur la cavité médullaire et qui occupe une place et une direction déterminées. Cette direction n'est pas la même pour tous les os dans un même membre. Ainsi, le trou nourricier de l'humérus est dirigé de haut en bas ; celui des os de l'avant-bras, de bas en haut. Au membre inférieur, le trou nourricier du fémur est oblique de bas en haut ; ceux des os de la jambe obliques de haut en bas. Ces trous nourriciers, dans les os longs, correspondent au point primitif d'ossification.

Dans la nomenclature des os en anatomie comparée, on conserve les noms des os du squelette humain. Certains de ces noms ont existé de tout temps : ce sont évidemment les bouchers et les prêtres qui les ont créés dans l'exercice de leur métier. D'autres sont dus aux anatomistes, qui ont, en général, cherché à rappeler la forme de l'os qu'ils dénommaient. Le mot clavicule, par exemple, du latin *clavicula,* petite clef, paraît avoir été spécialement appliqué à l'homme où la forme de cet os rappelle celle des clefs anciennes.

La *rotule* signifie petite roue, comme aussi le mot *rouelle,* que les anciens anatomistes français appliquaient aux vertèbres.

Malgré leur grande diversité de formes, on a essayé de ramener les os à trois types généraux, et on les a classés en : os longs (fémur, etc.); os courts (vertèbres, etc), et os plats (omoplate). Mais cette classification, tout au plus applicable en anatomie humaine, ne saurait être utilisée pour la plupart des Vertébrés. Elle est d'ailleurs affaire d'appréciation, et nous n'utiliserons les dénominations ci-dessus qu'autant qu'elles ne prêteront à aucune équivoque.

§ 16. — Composition chimique des os.

Au point de vue chimique, l'os est une combinaison ou dissolution réciproque intime d'une matière albuminoïde et de sels calcaires.

La substance albuminoïde débarrassée des sels prend le nom *d'osséine*, et s'obtient aisément en traitant l'os par l'acide chlorhydrique dilué. Par cette opération tous les sels disparaissent et il ne reste plus que la matière albuminoïde qui, si le traitement a été bien conduit, conserve la forme normale de l'organe.

La substance osseuse dont la matière organique a été complètement détruite par le feu au point de ne laisser aucun résidu charbonneux (comme dans les appareils crématoires), est d'un blanc éblouissant.

Pour doser les sels calcaires, on soumet l'os à la calcination dans un creuset de platine; mais, comme à la haute température qu'il faut atteindre, le carbonate de chaux est décomposé, on restitue l'acide carbonique en traitant les cendres par le carbonate d'ammoniaque.

La proportion des substances terreuses dans les os est la suivante, d'après Heintz :

Phosphate de chaux.	85,62
Carbonate de chaux.	9,06
Fluorure de calcium	3,57
Phosphate de magnésie.	1,75
	100,00

C'est aux matières minérales que les os doivent leur dureté, c'est à elles surtout qu'ils doivent d'échapper à la destruction. Dans les os fossiles toutefois on retrouve encore en général de la matière organique. Les essais de M. Frémy lui ont donné 8 à 20 0/0 de matières albuminoïdes ([1]). Dans le cours de la fossilisation, l'envahissement de l'os par les matières minérales du sol peut être complet, il perd en ce cas jusqu'à ses sels calcaires, et il ne reste plus que sa forme. Mais cette substitution se fait molécule à molécule si lentement et si exactement que non seulement la figure extérieure de l'os mais même son agencement intime sont ménagés ; le microscope y révèle encore de fines cavités (canaux de Havers et ostéoplastes) qui permettent d'attester que la nature du tissu osseux des Vertébrés n'a pas varié depuis les temps les plus reculés. Il est à peine utile d'ajouter que les os fossiles sont toujours dépouillés de leurs parties cartilagineuses, celles-ci se détruisant bien avant que la fossilisation n'ait commencé.

§ 17. — Texture des os.

On trouve ordinairement dans les os deux modes de texture

([1]) Des analyses faites par l'un de nous sur des os fossiles lui ont donné 12 à 13 0/0 de matière organique. Ces essais étaient entrepris pour servir de termes de comparaison dans des analyses d'os dont l'origine fossile était incertaine. Ils ont permis d'affirmer que les os en litige n'étaient pas fossiles, car ils ont fourni 25.5 et 29 0/0 de matière organique (canon de mouton), 27.5 0/0 (fémur de bœuf) et 30 0/0 (humérus de mouton).

de leur substance. C'est d'une part une substance très dure, et résistante, *compacte ;* et d'autre part une *substance spongieuse* constituée par de fines lamelles qui, en s'entre-croisant, délimitent des cavités ou aréoles de dimensions variables en communication les unes avec les autres. Parfois la substance compacte (rocher, bord supérieur du trou occipital chez les grands Cétacés), acquiert une dureté considérable et prend le nom de substance *éburnée*. Alors l'organe résiste à des chocs violents, ou se brise et éclate avec une cassure nette comme celle de la porcelaine.

La substance *spongieuse* constitue les épiphyses et est particulièrement bien représentée dans les os pneumatiques des Oiseaux.

Chez l'Homme et la plupart des Mammifères, la répartition de ces deux espèces de substances osseuses dans les diverses catégories d'os est la suivante :

1° dans les os longs, la diaphyse est formée d'un manchon de substance éburnée qui entoure une couche relativement réduite de substance spongieuse. Les épiphyses sont, au contraire, à peu près uniquement formées de tissu spongieux, celui-ci seulement revêtu à sa surface d'une mince lamelle de tissu compact. Cette règle n'est toutefois pas absolue ; chez les Cétacés, par exemple, les os des membres sont formés de tissu spongieux sans aucun autre revêtement de tissu compact qu'une lame papyracée.

2° Les os courts ont la texture des épiphyses des os longs.

3° Les os plats, spécialement ceux de la voûte du crâne, se composent d'une couche de tissu spongieux (*diploé*) comprise entre deux lames (*tables*) de tissu compact.

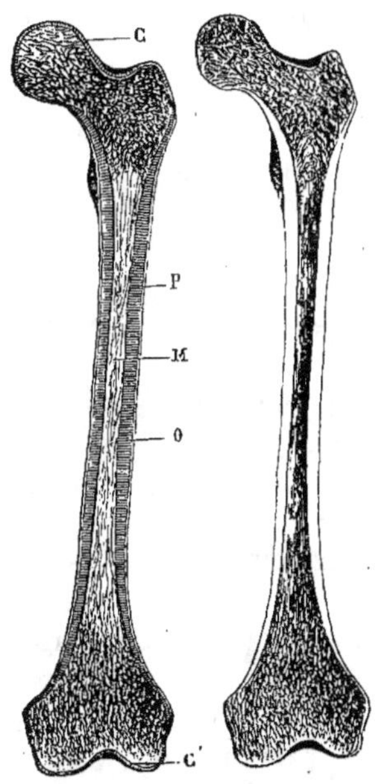

Fig. 11. — A gauche, fémur à l'état frais, coupé en long et montrant en P le périoste ; O, l'enveloppe compacte ; C, le cartilage qui recouvre la tête articulaire ; M, le canal médullaire. — A droite, coupe en long du même os sec, montrant les rapports du tissu spongieux et du tissu compact.

Les lamelles qui composent la substance spongieuse des os ne s'entre-coupent pas d'une manière quelconque et dans toutes les directions. Un certain ordre préside à leur arrangement et est en rapport avec les résistances et les pressions à supporter. Entrevu par Duhamel dès 1744, cet agencement des lamelles de la substance spongieuse a été étudié depuis, surtout par Zaiger et von Meyer. Les recherches de ce dernier anatomiste lui ont permis de distinguer plusieurs types dont trois fondamentaux : 1° un type à mailles arrondies, répandu dans les os courts et propre à résister indifféremment aux pressions dans tous les sens; 2° un type à lamelles longitudinales, répandu dans les diaphyses des os longs et approprié à supporter une pression ou une traction dans le sens axial de l'os; 3° Un type intermédiaire que l'on trouve dans certains os courts ne supportant de pressions que de deux côtés opposés; là, les lamelles s'étendent d'un côté à l'autre de l'os comme dans le type à lamelles longitudinales.

Dans les diaphyses des os longs, les trois types se combinent.

Les os du squelette forment en général une série continue, et on trouve rarement des os isolés chez les Vertébrés. Certains Ruminants, cependant, le Bœuf, le Cerf, etc..., ont un *os du cœur;* certains Carnassiers, d'autre part, ont un *os pénial.*

Quand les os sont plus ou moins mobiles les uns sur les autres, leurs extrémités sont en général revêtues de cartilage et leurs mouvements sont toujours limités par des ligaments. Ailleurs, des ligaments unissent directement la plus grande étendue des surfaces osseuses en rapport.

Lorsque les os sont immobiles les uns sur les autres, comme, par exemple, les os de la tête, leurs bords sont généralement dentelés et s'ajustent exactement. Chez l'individu adulte la soudure devient souvent complète.

En anatomie comparée, il est une chose qu'il ne faut jamais perdre de vue, c'est la connexion des parties. Elles peuvent changer de forme d'une manière illimitée comme nous l'avons dit, ce qui ne change jamais, c'est leur rapport mutuel; ainsi le frontal, quelle que soit sa forme, se distinguera toujours par ses rapports avec l'orbite; le temporal par ses rapports avec l'oreille, etc. Dans le crâne du Dauphin par exemple, on retrouve tous les os du crâne humain, mais pour la plupart méconnaissables, pris un à un; considérés en place, au contraire, rien n'est plus facile que de les homologuer.

IV

Odontologie.

§ 18.

Les dents sont des organes qui se rattachent mais indirectement au squelette. Ce n'est pas seulement leur composition et leur texture qui en font des organes à part, mais aussi leur rôle, et leur mode de développement.

Tandis que nous pouvions dire d'une manière générale que les pièces du squelette constituent un ensemble, un système servant à la fois de soutien et de protection aux organes mous, nous ne saurions étendre cette définition aux dents qui ont un rôle tout particulier et qui sont, somme toute, les annexes de l'appareil digestif prenant simplement leur point d'appui sur des pièces du squelette. Tandis que les os se développent comme nous l'avons indiqué, entièrement aux dépens du feuillet moyen, les dents, pour une part au moins de leur substance, doivent être regardées comme des dépendances du feuillet externe.

Ces considérations une fois rappelées, on comprendra qu'on ait séparé de l'ostéologie proprement dite l'étude des dents sous le nom d'*Odontologie*. Cette branche de l'anatomie a une importance d'autant plus grande que l'étude des dents a fourni aux zoologistes d'excellents caractères distinctifs entre les genres, voire même entre les espèces.

On remarquera en effet que les modifications subies par le squelette en passant d'une forme donnée à une forme voisine ne sont point en rapport nécessaire avec les modifications que peuvent subir les dents, annexes de l'appareil digestif; les dents sont soumises à des transformations qui nous apparaissent comme fonction du régime de l'animal, alors que le squelette semble exiger pour présenter des variations appréciables un concours d'influences beaucoup plus considérable. C'est ainsi que parmi les Chéiroptères, les Roussettes ont des dents appropriées à un régime spécial. Bien plus, nous voyons chez les Mammifères le système dentaire subir des modifications de nombre et disparaître même complètement pendant que les pièces de la charponte du corps se modifient relativement peu.

Comme exemple de cette relation entre les dents et l'appareil digestif, rappelons la particularité que nous présentent les Ruminants. On constate que tout animal qui rumine est dépourvu d'incisives à la mâchoire supérieure.

Ajoutons que, par suite de leur composition qui en fait des pièces solides et résistantes, les dents persistent après la mort et durent à l'égal des os; aussi l'anatomie comparée trouve-t-elle dans ces organes de précieux renseignements lorsqu'il s'agit de rétablir les êtres fossiles et d'éclairer l'évolution des formes actuelles.

Les dents, chez l'Homme ('), sont composées essentiellement d'une *pulpe*, de *dentine*, d'*émail*, de *cément* et du *périoste alvéolodentaire*. Ce dernier est un tissu fibreux qui contribue à nourrir la dent et à la fixer, en s'attachant à l'os maxillaire.

§ 19. — Émail.

L'*émail* est une couche de revêtement remarquable par sa dureté et son aspect luisant et lisse. Ordinairement incolore, il

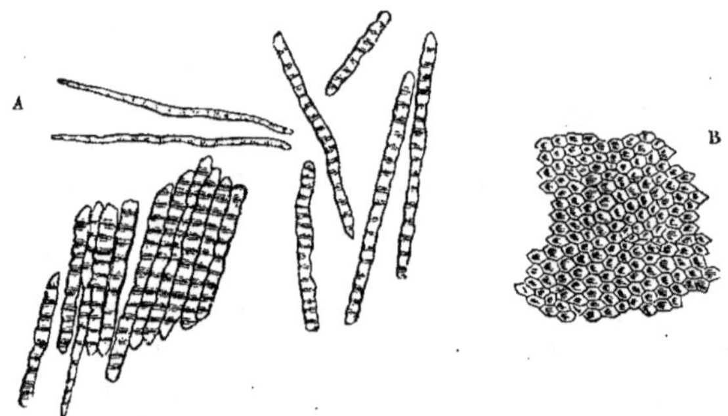

Fig. 12 (d'après Kölliker). — A, Prismes de l'émail traités par l'acide chlorhydrique faible et en partie isolés; B, les mêmes vus par leur extrémité, normalement à la surface de la dent (Gr. 350/1).

peut être coloré (chez l'homme par l'usage du bétel) en noir (Otarie), en rouge (Musaraigne), ou en jaune rougeâtre (face antérieure des incisives d'un grand nombre de Rongeurs). Il est

---

(¹) Les diverses parties que nous énumérons ici ne se rencontrent pas dans les dents de tous les animaux, et leur répartition est sujette à de nombreuses variations.

formé de petits prismest adhérant les uns aux autres, sans

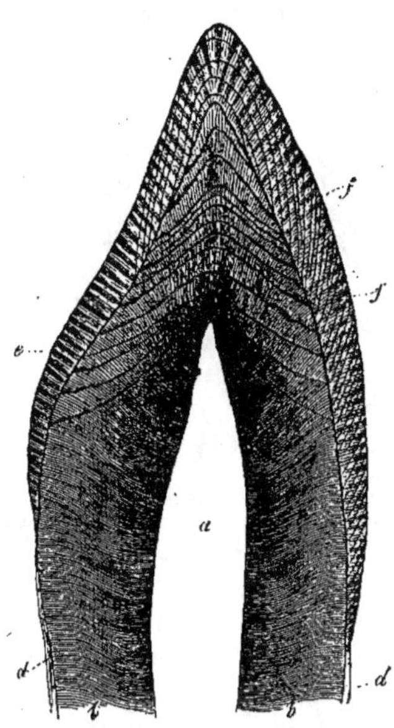

Fig. 13 (d'après Kölliker). — Coupe mince d'une incisive montrant la disposition générale des canalicules dentaires dans l'ivoire *b* ; *a*, cavité de la pulpe ; *e,f*, émail ; *dd*, cément (Gr 7/1) .

interposition d'aucune substance et pressés entre eux comme des colonnes basaltiques. Une de leur base est libre, et l'autre repose sur la dentine. Ces prismes sont en général à six pans, ainsi qu'on peut s'en assurer par des coupes parallèles à la surface de la dent, mais cette forme peut varier. Généralement rectilignes, ils se montrent parfois (défense des Mastodontes) infléchis et courbés. Leur longueur égale l'épaisseur de l'émail ; leur diamètre varie de 5 à 10µ.

Les prismes de l'émail contiennent une forte proportion de fluor. L'action des acides qui les débarrasse des substances minérales permet de les isoler. Ce sont des éléments anatomiques du corps de l'adulte mais non pas des éléments cellulaires.

Chez l'Homme, l'émail revêt la *couronne* ou partie de la dent saillante au-dessus de la gencive. Parmi les Mammifères, sa disposition varie. Ainsi, chez les Rongeurs il est très épais sur la face antérieure des incisives et très mince sur la face postérieure, ce qui explique comment ces dents s'usent en biseau aux dépens de la face postérieure. Les défenses des Mastodontes offrent cette particularité de n'avoir qu'une épaisse bande d'émail courant sur toute leur longueur ; les défenses de l'éléphant sont complètement dépourvues d'émail.

§ 20.— Ivoire.

L'ivoire ou *dentine* (Owen) est une substance d'une grande dureté qui a certaines analogies avec l'os ; comme l'os, en particulier, la *dentine* donne de la gélatine par la coction. Cette substance est homogène ; mais, lorsqu'on l'examine sur des coupes, on voit qu'elle est traversée par de très fins *canalicules* (canalicules dentaires), qui, partant de la cavité pulpaire, s'étendent jusqu'à la limite externe de la dentine. Le diamètre de ces ca-

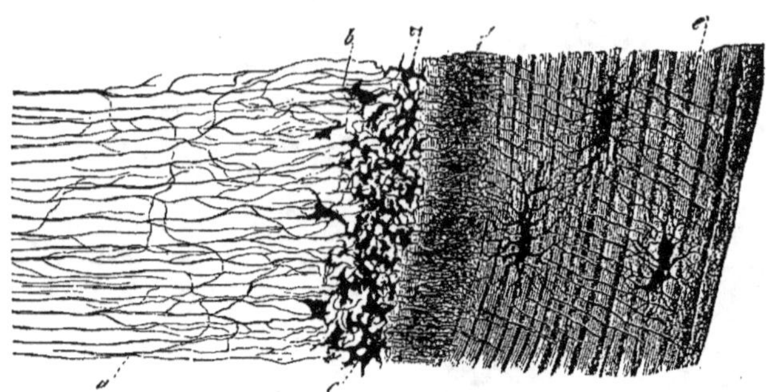

Fig. 14 (d'après Kölliker). — Fragment de la racine d'une dent, pris vers la superficie. D'un côté *a* sont les canalicules dentaires, qui viennent s'aboucher dans un réseau lacunaire extrêmement développé *b,c,* vers la face-externe de l'ivoire. Au delà est le cément *e,* formé de couches super-posées au milieu desquelles on distingue trois ostéoplastes (Gr. 350/1).

nalicules est d'environ 2 µ. Leur direction est à peu près perpendiculaire aux deux surfaces profonde et superficielle de la couche de dentine, et leur trajet est un peu onduleux ce qui donne aux coupes un aspect moiré. A leurs deux extrémités, les canalicules se comportent différemment : partis de la cavité dentaire, ils se bifurquent bientôt et leurs branches d'une ténuité extrême s'effilent ainsi jusqu'à l'émail et s'anastomosent en anses. Parfois, les canalicules viennent au contact avec l'émail en tombant dans de petites lacunes irrégulières, étoilées.

§ 24. — Pulpe et Cément.

La *pulpe* est formée d'un tissu (tissu *phanérophore*) ([1]), propre aux dents, qui consiste presque uniquement en cellules étoilées plongées dans une substance amorphe dense et finement grenue. Les cellules sont petites, irrégulières, rapprochées, avec prolongements très nombreux anastomosés. D'abondants capillaires et des nerfs à myéline parcourent ce tissu.

Les cellules de la pulpe, au voisinage de l'ivoire, prennent une configuration spéciale et deviennent les éléments désignés

([1]) De Blainville appelle Phanères les organes qui partent du fond des tissus pour se montrer au dehors.

sous le nom de *cellules de la dentine*. Placées côte à côte comme les pieux d'une palissade, elles ne présentent chacune qu'un seul prolongement, absolument hyalin, qui s'engage dans un canalicule de l'ivoire et l'occupe tout entier en se ramifiant pour pénétrer dans les branches de ce canalicule.

Cément. — Le cément est de l'os. La substance osseuse y est disposée en zones concentriques, dépourvues de canaux de Havers quand le cément ne forme qu'une couche mince ; mais, avec l'âge, l'épaisseur du cément augmente et les canaux de Havers apparaissent.

De ce qui précède, on peut conclure que, si au point de vue chimique, la composition de la dentine est très semblable à celle de l'os, il n'en est plus de même au point de vue histologique. Dans les os, les cellules osseuses, pourvues de ramifications qui s'anastomosent avec celles des cellules voisines, sont enveloppées par la substance fondamentale et occupent les lacunes (Ostéoplastes) creusées dans cette substance. Dans les dents, le corps des cellules de la dentine n'est pas enveloppé par la dentine, et son prolongement *unique* (bifurqué au loin) plonge seul dans la substance solide, en se prolongeant dans les canalicules. Ce n'est pas là toutefois une différence essentielle, et la similitude entre les deux substances s'accentue encore lorsqu'on examine certaines régions d'os ou de cément dans lesquelles les ostéoplastes offrent tous leurs prolongements orientés du même côté.

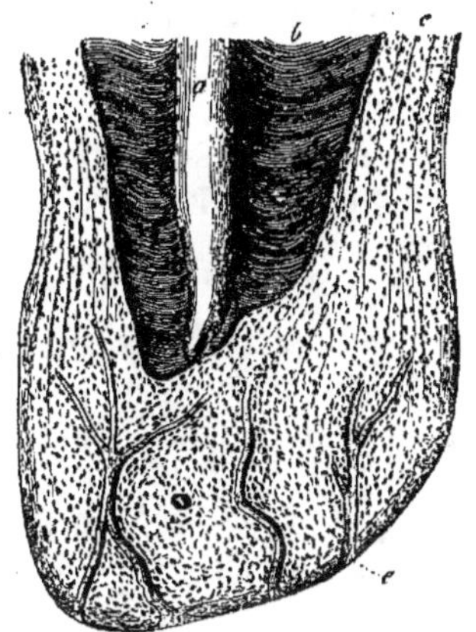

Fig. 15. — Coupe de l'extrémité de la racine d'une vieille dent (d'après Kölliker). *a*, cavité de la pulpe; *b*, dentine avec ses canalicules dentaires ; *c*, cément avec *c* canaux de Havers (Gr. 40/1).

§ 22. — Vaso-Dentine.

Ces analogies nous aident à comprendre que la dentine comme l'os peut être vasculaire. Quand les vaisseaux y affectent une disposition régulière, elle prend le nom de *vaso-dentine* (¹).

(¹) La disposition des vaisseaux dans la vaso-dentine n'est cependant pas toujours régulière. Ainsi on peut trouver chez le Cachalot une sorte de vaso-

Chez certains animaux, et en particulier chez le Cachalot, on peut trouver, se formant dans la pulpe, soit de petits noyaux *osseux* avec rares ostéoplastes, soit des noyaux plus volumineux de vaso-dentine. Ces noyaux finissent par être enveloppés par l'ivoire et finalement font corps avec lui.

Ailleurs, la vaso-dentine prend les caractères d'un tissu faisant normalement partie de la dent à côté de la dentine et du cément. Ainsi, des coupes sur des dents de *Mégathérium* nous montrent au dehors une couche de cément de trois millimètres d'épaisseur, très vasculaire. Puis, en dedans, une couche à peu près d'égale épaisseur de dentine, et enfin un tissu où les vaisseaux sont disposés avec une régularité parfaite, chacun d'eux faisant une anse au contact de la dentine. La substance interposée à ces vaisseaux paraît présenter des canalicules comparables à ceux de la dentine.

Chez les Édentés actuels, on trouve une disposition voisine de celle-ci. Ainsi chez l'Unau, on voit la dentine recouverte par du cément, et, en dedans de cette dentine, la partie supérieure de la dent est remplie par de la vaso-dentine, dans laquelle toutefois les anses vasculaires ne sont pas aussi régulières que chez le Mégathérium. On n'y distingue pas de canalicules.

———

V

Développement des dents.

§ **23.**

Les premières recherches sur la genèse des dents remontent à Goodsir (1838).

Suivant cet anatomiste (14), le sommet de la région gingivale de l'embryon se creuse sur une certaine étendue d'un sillon au fond duquel les dents apparaissent comme autant de papilles qui, plus tard, sont séparées et se trouvent enfermées dans autant de follicules par le cloisonnement du sillon. Ces idées furent pendant longtemps universellement adoptées.

Les recherches de Kölliker (1863) sur la genèse des dents de

---

dentine à vaisseaux irrégulièrement distribués. Dans ce cas, les canalicules affectent, eux aussi, une disposition irrégulière.

l'Homme, reprises bientôt et complétées par Waldeyer, Legros, Magitot, etc., modifièrent la manière de voir adoptée depuis Goodsir.

Les travaux de Tomes, de Hertwig et de Santa-Sirena, d'autre part, sur le développement des dents chez les Vertébrés ([1]), ont démontré que leur évolution se fait chez tous les animaux d'après un mode uniforme quoique offrant une complication plus ou moins grande d'un groupe à l'autre, et que nous allons essayer de retracer succinctement.

Au début, une involution de l'épithélium qui revêt la cavité buccale se produit au niveau du bord dentaire des gencives vers leur profondeur. Ainsi se forme une lame épithéliale dont la hauteur est des plus variables et qui correspond à la région de

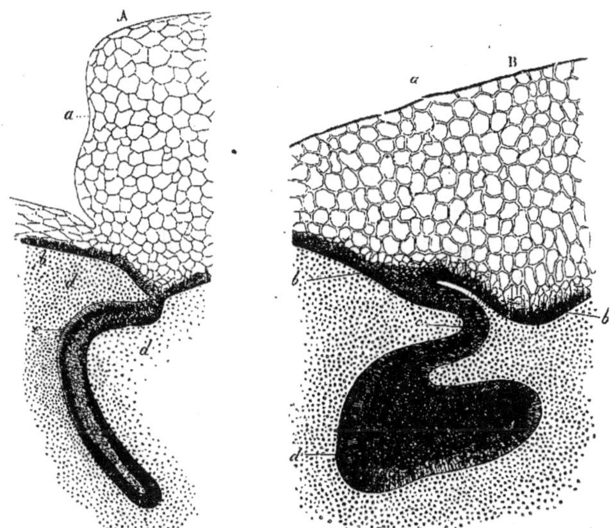

Fig. 16 (d'après Kölliker). — Mur gingival, lame épithéliale et formation de l'organe adamantin sur le veau (Gr. 100/1). A, coupe de la lame épithéliale ; B, coupe de la lame au niveau d'un organe adamantin. *a*, mur gingival ; *b*, couche épithéliale profonde s'invaginant pour former la lame ; *c*, lame donnant naissance en B à l'organe adamantin ; *d*, tissu lamineux embryonnaire où plonge la lame.

la gencive où se trouveront les dents. Cette lame épithéliale a reçu le nom de *lame dentaire*. De sa face externe (*face ada-*

([1]) Voyez aussi Pouchet et Chabry (22), sur le développement des dents chez les Mammifères.

mantine) partent des prolongements qui, d'abord représentés par de simples bourgeons, s'élargissent bientôt à leur extrémité libre et prennent finalement la forme de cloches ou de capuchons qui restent reliés à la lame dentaire par autant de minces pédicules. Plus tard, le pédicule se détruit, ou du moins les éléments qui le forment se dispersent dans le tissu gingival, et la cloche reste isolée ; c'est *l'organe adamantin*. En même temps également, la lame dentaire se sépare de l'épithélium buccal, de sorte que cette lame se trouve isolée, plongée dans le tissu de la gencive.

L'organe adamantin conserve la forme d'une cloche qui s'excave peu à peu en dessous, se creuse et, en se développant, embrasse une certaine portion du tissu sous-jacent qui se trouve ainsi isolé, sauf par la base. Cette portion de tissu prend alors des caractères nouveaux et devient le tissu phanérophore ou pulpe (*papille dentaire*). La portion de la dent qui va se développer immédiatement au-dessous de l'organe adamantin formera la *couronne* et sera enveloppée d'émail ; la dentine continuant de s'accroître au delà des limites de l'organe adamantin constituera la *racine*.

Le concours des deux organes (papille et organe adamantin) est nécessaire au développement normal des dents ; à chacun d'eux échoit un rôle spécial. A la surface de la papille dentaire, se produit l'ivoire ou dentine, tandis que l'organe adamantin fournit l'émail. L'extrémité de la papille étant conique, la dentine qui apparaît à ce niveau, prend la configuration d'un cône creux appelé *chapeau de dentine*.

Bientôt, par suite de l'adjonction de couches nouvelles de dentine en dedans de la première, la papille dentaire se trouve coiffée d'une sorte de calotte qui l'enveloppe. En même temps, l'organe adamantin ne reste pas inactif, et l'on voit se produire entre sa surface libre et le chapeau de dentine une mince couche d'émail qui va s'épaississant en reproduisant exactement la configuration de la couche épithéliale dont il dérive. Ce sont en quelque sorte les variations de contour de l'organe adamantin qui déterminent la forme de la dentine et par suite de la dent. L'épaisseur, l'étendue de l'émail sont déterminées par la persistance et l'activité plus ou moins grande des différentes régions de l'épithélium adamantin.

Dents à couronne irrégulière. — A des replis de l'organe

adamantin correspondent exactement des cavités de la dentine et réciproquement. Les dents à couronne non lobée, celles de beaucoup de Vertébrés inférieurs, les canines et les incisives, ont en général un organe adamantin en forme de cloche; l'organe adamantin des molaires présente un capuchon complexe dont les lobes correspondent aux replis de l'émail et les sinus aux saillies de ces dents. Il en est de même pour les autres dents à structure en apparence compliquée qu'on rencontre chez certains Mammifères. Ainsi, chez le Cheval, l'organe adamantin des incisives a la forme d'une cloche pourvue d'un battant : la dentine offre alors la forme d'un cornet dont l'excavation est tapissée d'émail.

Sur les molaires de l'Agouti, l'organe de l'émail présente des lames qui pénètrent profondément dans la substance du bulbe; aussi la couronne montre-t-elle une série de lames parallèles. Chez l'Éléphant, les molaires, au début de leur développement, offrent le même aspect; mais ici, les lames de la couronne, au

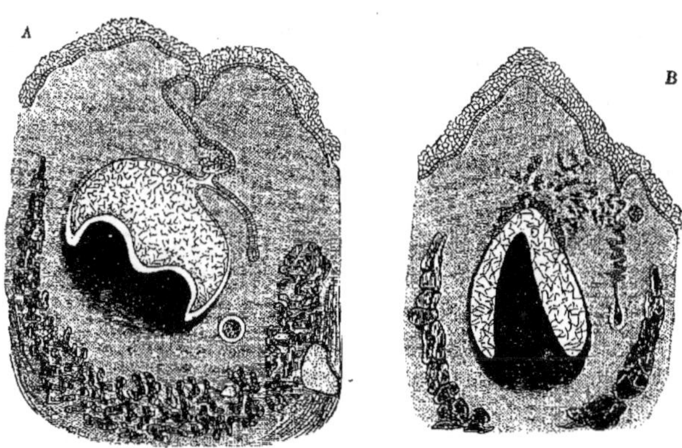

Fig. 17 (d'après Legros et Magitot). — A, coupe d'une molaire temporaire sur un embryon humain de 20 centimètres; on voit à droite la lame encore unie au collet de l'organe adamantin de la dent en formation. La lame commence à présenter en dehors des bourgeonnements épithéliaux (Gr. 60/1). B, coupe d'une incisive d'un embryon humain de 38 centimètres. Ici également un espace clair réticulé représente l'organe de l'émail. Le bulbe est figuré par une masse foncée. La lame en partie dissociée au voisinage de la gencive reste complètement isolée dans la profondeur.

lieu de rester isolées, comme chez l'Agouti, sont réunies ultérieurement par du cément.

Les dents à couronne irrégulière changent considérablement d'aspect par suite de l'usure. Une molaire de jeune Cheval, ou de jeune Bœuf, par exemple, sera très différente d'une vieille molaire usée, et l'apparence variera, suivant qu'une ou plusieurs éminences de la dent auront été entamées, ou que les dépôts de cément existant entre ces éminences auront complètement disparu.

§ 24. — Genèse de la dentine.

Nous avons dit que le bulbe dentaire renfermé sous la cloche adamantine est formée de tissu phanérophore. Au contact de l'organe adamantin, les cellules de ce tissu se disposent en ordre les unes à côté des autres (*Cellules de la dentine, odontoblastes* de Waldeyer), et bientôt entre cette couche de cellules et l'organe adamantin, une substance homogène apparaît (*membrane préformative des auteurs*), d'abord molle et qui durcit peu à peu. A mesure que cette couche augmente, les cellules de la dentine reculent en même temps qu'elles laissent leurs prolongements dans la couche de dentine de nouvelle formation. Ceux-ci toutefois ne s'étendent pas jusqu'à la limite externe de cette couche.

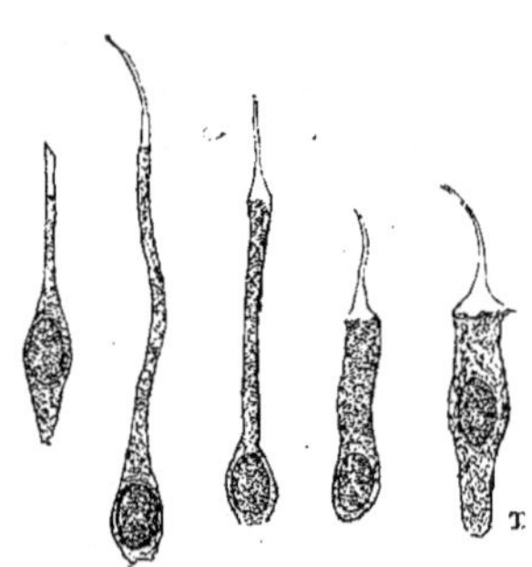

Fig. 18. — Cellules de la dentine d'un jeune chat, quelques jours après la naissance. Le corps cellulaire granuleux est surmonté d'un prolongement hyalin qui s'enfonce dans la dentine. (Gross. 350/1).

Si l'on suit, par exemple, le développement d'une incisive, on voit que la dentine apparaît tout d'abord au fond de la cloche et y forme un cône creux très mince (*chapeau de dentine*). C'est ce cône qui grandit et s'épaissit jusqu'à former tout l'ivoire de la dent.

§ 25. — Genèse de l'émail.

Pendant que la dentine se dépose, l'organe de l'émail ne reste pas inactif. Examiné à l'époque de son plein fonctionnement, on peut lui reconnaître une *paroi externe*, un *tissu central* et une *paroi interne*.

La *paroi externe* est composée de cellules qui ne conservent qu'en partie leur caractère épithélial. Elles forment une couche qui paraît discontinue, et qui contracte des adhérences avec le tissu cellulaire de la gencive composé de cellules étoilées noyées dans de la matière amorphe. Ce tissu, extérieur à l'organe adamantin, est vasculaire ; mais, chez aucun animal connu, les vaisseaux ne franchissent la paroi externe de l'organe, bien que les cellules de cette paroi paraissent dissociées et laisser passer les prolongements des cellules étoilées du tissu de la gencive.

Le *tissu central* de l'organe adamantin est formé de cellules étoilées anastomosées les unes avec les autres, séparées par des espaces à peu près égaux à leur diamètre, remplis par une substance d'une transparence parfaite.

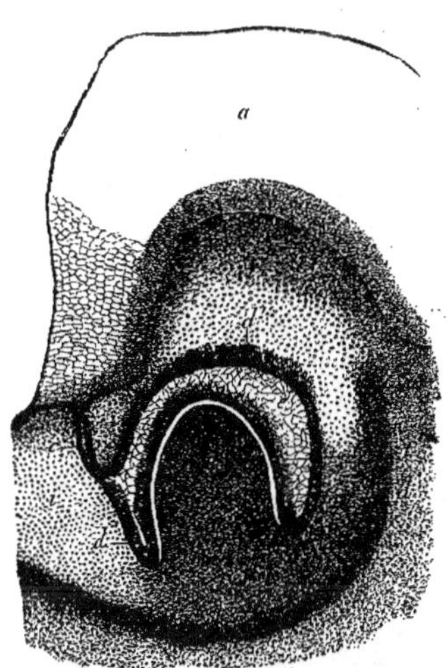

Fig. 19. — Dent de veau en évolution, montrant l'organe adamantin excavé à sa face profonde pour loger le bulbe. *a*, mur gingival ; *c*, lame ; *d e f*, épithélium superficiel, central et profond de l'organe adamantin ; *h i*, tissu embryonnaire de la gencive et du bulbe en continuité. (Gr. 23/1).

Quant à la *paroi interne* de l'organe adamantin, elle conserve de la manière la plus nette son caractère épithélial. Elle est formée d'un rang de cellules prismatiques disposées les unes à côté des autres et mesurant environ 7 μ de large et 30 μ de hauteur.

Cette structure de l'organe adamantin se voit particulièrement bien dans sa partie médiane, la plus épaisse ; sur les bords de la cloche, ces trois couches sont encore reconnaissables, mais leurs caractères sont moins tranchés.

Pendant que la dentine se forme à la surface de la papille dentaire, les cellules de la paroi interne de l'organe adamantin produisent une couche d'émail, chacune d'elles déposant pour son compte un prisme d'émail. Ce dépôt se fait de telle sorte que la couche d'émail augmente en épaisseur en même temps que la dentine. En réalité, l'émail peut être considéré comme formé par les *plateaux* des cellules de la couche interne de l'organe adamantin. Quand les prismes d'émail ainsi nés ont atteint une certaine longueur, les cellules qui les sécrètent se détruisent et c'est ainsi qu'est limitée l'épaisseur de ce revêtement de la dentine (¹).

(¹) Suivant Tomes (15), l'émail résulterait de la solidification directe des cellules de l'organe adamantin. Cette solidification progressive débuterait par l'extrémité interne des cellules et gagnerait peu à peu l'autre extrémité.

§ 26. — Genèse du cément.

Pour comprendre comment se forme le cément, il faut remonter au début du développement de la dent. Au moment où le tissu phanérophore est enveloppé par l'organe adamantin, on voit s'organiser en dehors de ce dernier une épaisse couche de tissu fibreux qui constitue la *paroi folliculaire*. Cette paroi tend à produire à sa partie interne de la substance osseuse, mais elle n'en produit qu'autant qu'elle n'est pas séparée de la partie solide de la dent en formation par l'organe adamantin. Dans les points où l'organe adamantin s'atrophie ou disparaît, on voit donc se former du cément qui revêt l'émail. Dans les parties où la dentine est au contact de la paroi folliculaire, le cément se dépose au contact même de la dentine. Ainsi chez l'Homme, la dent pour faire éruption perce l'organe adamantin, et la couronne qui a été protégée par cet organe n'est pas recouverte de cément. Mais, chez le Cheval, on peut voir en suivant le développement des incisives, que l'organe de l'émail s'atrophie et disparaît alors que la dent est encore cachée dans la gencive. Aussi l'émail de la couronne, se trouvant de même que la dentine de la racine au contact de la paroi folliculaire, se recouvre-t-il de cément.

§ 27. — Dents de remplacement.

On a vu que la lame dentaire persistait après la première dentition. Elle reste en dedans des dents déjà formées ; puis, à un moment donné, elle recommence à fonctionner et produit sur sa face adamantine de nouveaux organes adamantins ; ceux-ci se trouvent au voisinage des racines des dents existantes et en provoquent peu à peu la disparition, suivant cette loi : qu'un tissu mou en développement détruit les tissus durs au contact desquels il se trouve.

Le développement des dents de remplacement se fait comme celui des dents premières nées. Puis, la lame dentaire se désagrège et on n'en trouve plus que des débris dans la gencive. Toutefois, chez l'homme, elle continue d'exister en arrière pour donner plus tard la dent de sagesse. Chez l'Éléphant, et le Lamantin, cette extrémité postérieure de la lame persiste de

même pour produire les dents nouvelles de remplacement.
Suivant Tomes (15) le mode de renouvellement des dents que nous venons d'exposer, s'appliquerait non seulement aux Mammifères, mais aussi aux Reptiles, aux Batraciens et aux Poissons cartilagineux. Chez les Poissons osseux, au contraire, les germes des dents de remplacement dériveraient comme les germes des dents primitives, directement de l'épithélium superficiel. Au sujet des Poissons cartilagineux, nos recherches (voir Pouchet et Chabry, *loc. cit.*) sur *Spinax acanthias* nous

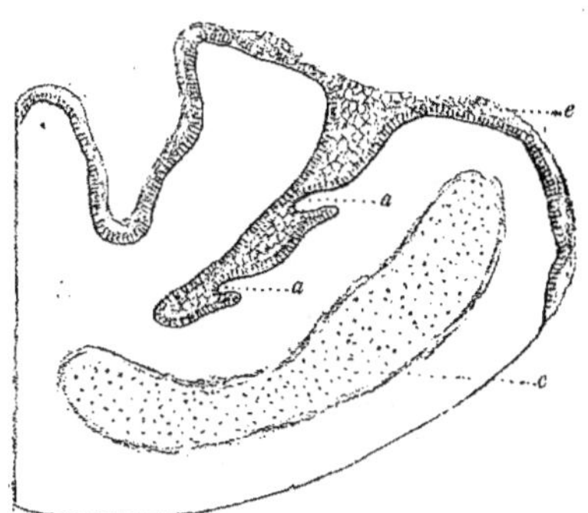

Fig. 20. — Coupe antéro-postérieure de la mâchoire inférieure d'un embryon de Spinax acanthias de 9 centimètres au voisinage de la ligne médiane. La lame dentaire située en arrière du cartilage maxillaire *c* est très épaisse et se montre creusée de deux cavités adamantines.

ont montré que les nombreux organes adamantins que présente la mâchoire inférieure, naissent rapprochés les uns des autres à la face antérieure d'une grande lame dentaire qui descend du plancher buccal dans les tissus mous de la mâchoire. Ces organes adamantins ne sont pas pédiculés, la cloche est creusée dans l'épaisseur même de la lame dentaire. L'existence de cette lame dentaire n'est pas chez les Poissons cartilagineux, limitée à la période embryonnaire, elle persiste toute la vie et son activité semble même augmenter avec l'âge, si on en juge par le grand nombre de dents que portent les animaux adultes. Somme toute, si on compare la succession en nombre indéfini des dents des Sélaciens aux deux dentitions que présentent la plupart des Mammifères, on reconnaît qu'il n'y a entre elles aucune différence essentielle. Dans les deux cas, les dents sont disposées à la face adamantine de la lame dentaire en séries à la fois horizontales et verticales, d'où résulte que les dents apparaissent à des époques différentes et se suivent verticalement, les unes au-dessous des autres (sauf de très rares exceptions) (¹). Chez les Mammifères, la lame donne deux rangées.

(¹) Chez l'Éléphant et le Lamantin, le remplacement des dents se fait d'arrière en avant et non de bas en haut.

horizontales *(Diphyodontes)* ou une seule *(Monophyodontes)*; chez les Sélaciens, elle en donne un nombre indéfini, on peut appeler ces animaux *Polyphyodontes*.

§ 28. — Dents à croissance continue.

Les dents dont il a été question jusqu'ici s'arrêtent à un moment donné dans leur développement, et ne sont plus modifiées alors que par l'usure. Mais il existe des dents qui se montrent susceptibles d'une croissance *continue*. Telles sont les incisives de l'Éléphant, des Rongeurs et les molaires de beaucoup d'entre ces derniers. Dans ces circonstances, on remarque que le tissu phanérophore de la pulpe conserve toutes les qualités qu'il a dans une dent embryonnaire. Il conserve aussi une forme allongée conique et par conséquent ne donne jamais naissance à une racine véritable. A la base du chapeau de dentine, là où il ne mesure qu'une très faible épaisseur, on trouve

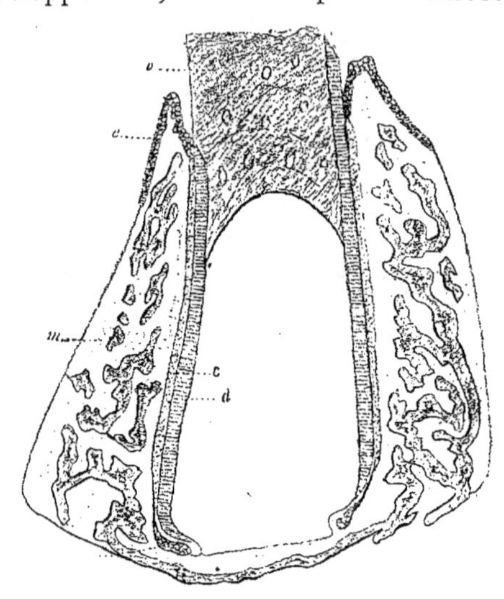

Fig. 21. — Coupe transversale du maxillaire inférieur *m* au niveau de la deuxième molaire, chez un fœtus de Paresseux tridactyle de 17 centimètres. Cette dent est formée de cément *c*; de dentine *d*; et de vaso-dentine *v*; au pourtour de l'orifice pulpaire se voit le reste *a* de l'organe adamantin. En *e*, l'épithélium gingival.

en général un résidu *annulaire* de l'organe adamantin. Cet anneau épithélial ne produit d'ailleurs que peu ou point d'émail, et il peut arriver que la dentine aussitôt qu'elle s'est dégagée de cet anneau adamantin se recouvre de cément (Paresseux, fig. 21). Quelquefois cet anneau épithélial conserve sur une partie de son pourtour toute sa puissance formatrice. A ce niveau, il dépose sur la dentine en formation une couche d'émail. C'est ainsi qu'a dû se développer l'épaisse bande d'émail qu'on observe sur les incisives supérieures des Mastodontes et que se développe celle qu'on trouve à la face antérieure des incisives des Rongeurs.

VI

Modes d'union des os.

§ **29**.

Les os qui forment le squelette sont réunis les uns aux autres par des ligaments, des disques, etc., qui assurent à la fois leur mobilité réciproque et leur continuité. On ne trouve chez les Mammifères qu'un petit nombre d'exceptions à cette règle, telles : l'os du cœur des Ruminants et l'os du pénis si développé chez certains Carnassiers et spécialement chez le Morse. On appelle *articulation* l'union de deux os. Tantôt les os conservent en s'unissant une mobilité complète : l'articulation est alors une *diarthrose;* tantôt ils s'immobilisent en partie et l'articulation prend le nom d'*amphiarthrose ;* tantôt enfin ils s'immobilisent complètement, l'articulation est dite *synarthrose.*

Les *diarthroses* sont très nombreuses : l'articulation de la hanche, celles de l'épaule, du coude, des phalanges entre elles ou avec les métacarpiens, l'articulation temporo-maxillaire, celle du genou, etc., sont des *diarthroses.* Des *ligaments* (intra- ou extra-articulaires) maintiennent rapprochées les surfaces des os en contact. Ces surfaces ou *surfaces articulaires* sont recouvertes de cartilage, et baignées de synovie produite par une *membrane synoviale* qui s'applique sur toutes les parties limitant la cavité articulaire.

Dans les diarthroses deux variétés principales peuvent être considérées, suivant que les surfaces articulaires se correspondent ou non. Lorsque les surfaces se correspondent (hanche, épaule, etc.), il y a contact exact entre les deux surfaces; l'une d'elles est le plus souvent concave tandis que l'autre est convexe, ou bien encore elles sont planes toutes deux (articulations du carpe) : on trouve d'ailleurs toutes les variétés de formes. Lorsque, au contraire, les surfaces articulaires ne se correspondent pas exactement, qu'il n'y a plus contact entre les surfaces elles-mêmes, l'intermédiaire d'un *fibro-cartilage* devient nécessaire. Il en est ainsi, par exemple, pour l'articulation temporo-maxillaire et pour celle du genou. Entre les surfaces convexes de l'extrémité dorsale du fémur et les surfaces planes du tibia, il existe deux cartilages dits *semi-lunaires* recouvrant l'extrémité du tibia, et excavées en dessus de manière à s'adapter aux surfaces du fémur.

Les *amphiarthroses*, désignées souvent aussi sous le nom de *symphyses*, sont des articulations qui toutes siègent sur la ligne médiane du corps (symphyse du pubis, articulation des corps vertébraux). Les surfaces articulaires sont solidement unies par dés disques fibro-cartilagineux interarticulaires et par des ligaments périphériques qui ne laissent à l'articulation qu'une mobilité très restreinte.

Les *synarthroses* sont des articulations complètement immobiles. On les rencontre au crâne et à la face. On dit plus particulièrement qu'il y a *suture* lorsque les deux os s'unissent par engrènement (pariétaux, occipital et pariétaux, etc.). Leurs bords sont alors profondément et irrégulièrement crénelés en dehors. Il y a *suture harmonique* lorsque les bords en contact ne présentent que des dentelures presque imperceptibles, et *schindylèse* lorsqu'une lame osseuse est reçue dans une gouttière d'un autre os, comme dans le cas de l'union de la base du vomer avec la crête médiane du corps du sphénoïde.

CHAPITRE II

L'HOMME

Nous nous bornerons à indiquer les traits généraux de l'organisation du système squelettique chez l'Homme, en insistant plus particulièrement sur les points qui offrent un spécial intérêt au point de vue de l'Anatomie comparée. En un mot, supposant connu le squelette de l'Homme, nous nous attacherons principalement à relever les points de repère pour l'étude du squelette des animaux dont nous avons seulement à nous préoccuper.

Le squelette est formé de deux groupes principaux d'appareils : un groupe central ou axial comprenant la tête, la colonne vertébrale et la cage thoracique, et un groupe périphérique formé de parties appendiculaires (membres) rattachées au premier par des ceintures osseuses.

Il importe peu de commencer l'étude du squelette par une de ces parties plutôt que par l'autre. Nous débuterons, comme font communément les anatomistes, par la tête en y joignant l'étude des dents.

1

Tête osseuse.

§ **30.**

La tête osseuse est un ensemble d'os dans lequel on distingue deux groupes. L'un délimite une vaste cavité (cavité crânienne) et protège l'encéphale ; il comprend aussi l'oreille et porte le nom de *crâne*. L'autre circonscrit des cavités multiples destinées aux autres organes des sens et porte le nom de *face*. Le crâne et la face forment un tout dont les parties sont intimement unies, mais dans lequel la face paraît comme une partie ajoutée au crâne. C'est sur une coupe sagittale de la tête qu'on se rendra particulièrement bien compte de ces rapports. On y verra que la face chez l'Homme occupe, relativement au crâne, une très petite étendue, tandis qu'il n'en est plus de même chez la plupart des animaux. On trouve ici tous les intermédiaires entre la tête humaine et ce qu'on observe chez le Cheval, par exemple, ou chez les Ruminants. Une section médiane de la tête montre chez ces animaux que la face l'emporte considérablement sur le crâne. Déjà, d'ailleurs, dans les races humaines inférieures, on constate que la face tend à proéminer davantage (prognathisme). Dès longtemps, les anatomistes ont été frappés de ces faits qui leur parurent constituer des caractères sériaires de réelle valeur, propres à ranger les races humaines et les espèces animales dans un ordre répondant au degré de leur développement intellectuel. Camper, le premier, proposa de prendre pour mesure de ces rapports entre le crâne et la face, un angle (*angle facial*) ayant pour côtés : 1° une ligne tirée du bord inférieur des incisives médianes au point le plus saillant de la bosse nasale ; 2° une ligne tirée du conduit auditif à l'épine nasale. Le sommet de l'angle était virtuel, car les côtés ne se rencontraient qu'en les prolongeant. L'ouverture de l'angle facial ainsi construit variait de telle sorte que, suivant Camper, il atteignait 80 degrés dans la race caucasique, descendait à 75 degrés dans la race mongole et à 70 degrés dans la race nègre ou éthiopique. Chez quelques peuplades africaines, il descendrait même à 64 degrés. On voit donc la valeur de l'angle facial augmenter avec l'état de la civilisation (¹).

Appliquée aux Singes, la mesure de l'angle facial donne également quelques résultats intéressants. C'est ainsi qu'on voit cet angle diminuer des Anthropomorphes aux Makis. Mais la méthode appliquée aux autres animaux paraît ne donner aucun renseignement comparatif. Ainsi, chez le Cheval et le Porc, l'angle facial est de 11 degrés environ ; il est de 16 à 17 degrés chez le Bœuf, de 25 à 26 chez le Mouton et la Chèvre, de 26 à 30 chez le Chien, de 30 à 36 chez le Chat.

(¹) Les anciens avaient si bien compris d'intuition l'importance de ce caractère, qu'ils l'exagéraient même souvent dans les statues qu'ils élevaient aux dieux. Ainsi, pour l'Apollon du Belvédère, la mesure de l'angle facial donne 95 degrés, et près de 100 pour le Jupiter olympien.

L'angle facial de Camper eut un grand succès. Cependant son application donnait lieu parfois à des résultats évidemment contradictoires. On chercha à remédier à ce que pouvait présenter de défectueux la méthode employée et, sur la proposition de Cuvier et de Geoffroy Saint-Hilaire, on adopta un nouvel angle facial. On prit pour sommet de l'angle l'épine nasale, le côté inférieur fut une ligne partant de ce point et coupant la

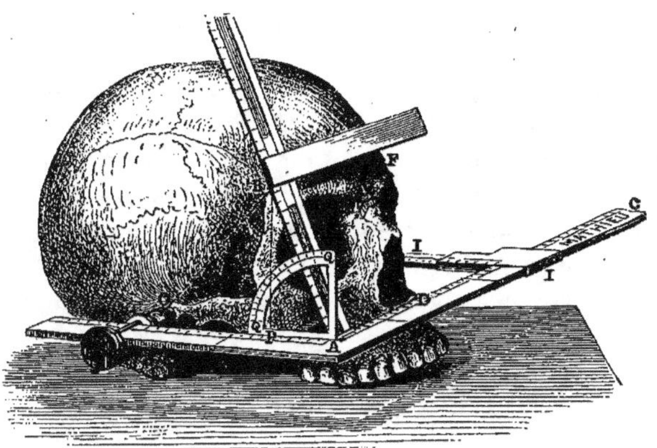

Fig. 22.

ligne de jonction des deux conduits auditifs. Mais de même que l'angle facial de Camper ne pouvait se mesurer que par projection, de même celui de Cuvier ne pouvait être pris que sur une section sagittale (¹) ou au moyen d'une construction spéciale dans le détail de laquelle nous n'entrerons pas ici. Plus tard, on construisit des goniomètres pour la mesure de ces angles et Jacquart prenant l'épine nasale pour point d'appui du goniomètre qu'il fit construire, on donne aujourd'hui le nom *d'angle de Jacquart* à l'angle facial dont le sommet est placé sur l'épine nasale. La figure ci-contre (fig. 22) du goniomètre employé par Broca, nous dispense d'entrer dans une description de ces appareils.

Malgré ces perfectionnements, la méthode des angles faciaux ne donna pas de résultats vraiment satisfaisants. C'est ainsi

---

(¹) Le terme *sagittal* s'entend d'un plan vertical antéro-postérieur médian, parallèle à l'axe du corps. Le terme *frontal* s'entend d'un plan vertical perpendiculaire au précédent.

qu'en s'en rapportant à la mesure de l'angle facial, certaines races sauvages se trouveraient, dans l'échelle établie d'après cette base, au-dessus de certaines races civilisées et l'enfant au-dessus de l'adulte. On chercha donc autre chose.

L'angle sphénoïdal, ayant pour sommet le centre de la gouttière optique et pour côtés deux lignes aboutissant, l'une à la suture fronto-nasale, l'autre au bord antérieur du trou occipital, fut imaginé par MM. Virchow et Welcker. Il a dû son succès au rétablissement de l'ordre théorique non obtenu par l'angle de Camper et de Cuvier. Il place, la femme au-dessous de l'homme, l'enfant au-dessous de l'adulte. Mais il placerait trop avantageusement les idiots ([1]). Il n'est donc point encore complètement satisfaisant. Cuvier, d'ailleurs, avait déjà proposé de remplacer les mesures d'angle par les mesures des aires comparatives du crâne et de la face. M. Segond est très ingénieusement parvenu à appliquer ce système.

Nous renvoyons pour tout ce qui a trait à ces mensurations aux mémoires spéciaux.

A. Crâne.

§ 31.

Forme. — Le crâne est une sorte de boîte osseuse (boîte crânienne) à la partie antérieure et inférieure de laquelle est suspendue la face.

La forme de cette boîte est assez variable, et ces variations tiennent à la prédominance plus ou moins grande du diamètre frontal sur le diamètre sagittal. Le rapport du premier de ces diamètres au second est ce qu'on appelle l'*indice céphalique*. Mais cet indice ne suffit pas pour donner une idée exacte de la forme du crâne ; il faut lui adjoindre l'*indice frontal*, qui est le rapport de la largeur moindre (frontale) à la largeur la plus grande (occipitale).

Quoi qu'il en soit, c'est en se basant sur l'indice céphalique que Retzius établit sa division des crânes humains en deux groupes, les *Dolichocéphales* ou crânes allongés, et les *Brachycéphales* ou crânes courts ou arrondis. Un groupe intermédiaire fut établi plus tard sous le nom de *Mésaticéphales*.

([1]) L. Manouvrier (22).

Broca attachait une grande importance à l'*indice nasal*, qui est le rapport de la longueur de la région du nez (de la racine du nez à l'épine nasale) à la largeur maxima des narines. En effet, les trois divisions de l'indice nasal correspondent précisément aux trois divisions naturelles de la série des races humaines. On sait que les races du type caucasique sont *microsèmes* [1] (petits indices, Dolichocéphales), que celles du type éthiopique sont *mégasèmes* (grands indices, Brachycéphales), et que celles du type mongolique sont *mésosèmes* (indices moyens), à l'exception toutefois des Esquimaux, qui sont Dolichocéphales et microsèmes. Étant donnée la correspondance de l'indice nasal avec ces trois divisions, on pourrait avantageusement remplacer les expressions générales de *mégasèmes*, *mésosèmes* et *microsèmes* par les termes *platyrhinien*, *mésorhinien* et *leptorhinien* [2].

Volume. — Le volume du crâne présente de très grandes différences. Mais, dans la comparaison des résultats obtenus en mesurant la capacité des crânes, soit au moyen de grains de millet, comme le faisait Tiedmann, soit au moyen de grains de plomb suivant la méthode de Morton et de Broca, on ne doit pas oublier que de multiples influences, individuelles, sexuelles, pathologiques, etc., interviennent en même temps que les influences de race. Cependant, les recherches de Broca, qui ont porté sur un nombre considérable de sujets, ont démontré que la capacité du crâne se réduit très notablement en passant des races européennes à la race nègre, et de cette dernière à la race australienne.

En somme, le développement considérable du crâne, proportionnellement au développement de la face, et spécialement à celui des mâchoires, est une des particularités qui contribue, pour la plus grande part, à différencier le crâne de l'Homme de celui des animaux. La conséquence de ce grand développement du crâne est que la face se trouve surplombée par la boîte cranienne (Homme et Anthropomorphes), au lieu de se projeter en avant, comme chez les autres animaux.

Un autre caractère intéressant du crâne chez l'Homme est son adaptation toute particulière à la station verticale. Contrairement en effet à ce qui se voit chez les Mammifères, la tête est comme en équilibre au sommet de la colonne vertébrale, et dans une position telle que le grand diamètre du trou occipital est horizontal. Le poids de la face entraînerait la tête en avant, si

---

[1] Les expressions *microsème*, *megasème* et *mésosème*, sont empruntées du mot grec σημεῖον signe, et signifient petits, grands et moyens indices.

[2] BROCA, instructions craniologiques (27).

les muscles de la partie postérieure du cou, qui s'attachent à l'occipital ne la retenaient dans sa position.

Structure du crâne.

§ 32.

Le crâne est formé par un certain nombre d'os unis entre eux par des *sutures* très sinueuses extérieurement. Ces os ont leurs bords en général coupés obliquement en biseau, aux dépens de la table interne ou de la table externe suivant les régions.

Parmi les sutures, nous signalerons la *suture sagittale,* ou suture médiane longitudinale, qui répond à l'union des deux pariétaux; cette suture sagittale se divise en arrière pour embrasser l'os occipital, en prenant le nom de suture *lambdoïde*. En avant, elle tombe perpendiculairement sur la suture *fronto-pariétale*, qui unit le frontal aux pariétaux.

Dans le premier âge, les sutures sont très lâches. Le crâne, à ce moment, n'est pas une boîte osseuse solide. Les os, qui plus tard entreront en connexion si intime, ne se touchent même pas en certains endroits et sont séparés par des espaces membraneux qui ont reçu le nom de *fontanelles* ([1]). Parmi ces fontanelles, la *médiane antérieure* qui répond à l'union des pariétaux avec les deux moitiés du frontal est la plus étendue. Elle persiste longtemps encore après la naissance, tandis que la *médiane postérieure*, qui est comprise entre les deux pariétaux et l'angle supérieur de l'occipital n'existe plus qu'à l'état de vestige à cette époque.

On peut distinguer les os du crâne en *os de la voûte* et *os de la base*.

1º OS DE LA VOUTE DU CRANE.

§ 33.

Ils comprennent : un os impair antérieur, le *frontal;* deux os pairs, les *pariétaux*, situés en arrière du précédent; et un os impair postérieur, l'*occipital*.

([1]) Le terme de *fontanelle* semble avoir pris son origine dans l'idée que se faisaient les anciens de la circulation. Ils regardaient les vaisseaux comme autant de ruisseaux qui s'écoulaient du sommet du crâne. (Voy. Pouchet, la *Biologie Aristotélique* (28).

a. Frontal. — Le frontal (os coronal) forme en avant le bord supérieur des orbites, et sur la ligne médiane, s'unit aux os du nez. Ce rapport constant du frontal avec les yeux est essentiel à connaître. C'est un excellent point de repère pour retrouver le frontal ou les frontaux, s'il y en a deux, chez les animaux dont la forme du crâne s'écarte le plus de la forme du crâne de l'Homme. Au-dessus de chaque orbite, le frontal est relevé d'une saillie arquée *(arcade sourcilière)* parfois très développée chez certains individus, et qui devient tout à fait caractéristique chez les Anthropomorphes. Au niveau de ces arcades sourcilières, l'os est creusé de sinus *(sinus frontaux)* qui communiquent avec les fosses nasales au niveau de la bosse nasale. On donne le nom d'*arcades orbitaires* aux bords supérieurs des orbites.

Développement. — Le frontal se développe par deux points d'ossification apparaissant du quarantième au quarante-cinquième jour, au-dessus des arcades orbitaires membraneuses. Ces points se rejoignent au deuxième mois et ne sont soudés dans toute leur hauteur qu'à la naissance. En général, chez l'adulte, on ne trouve plus trace de cette soudure ; dans certains cas cependant, le frontal reste double. Chez les Mammifères, le frontal est le plus souvent un os pair ; il faut excepter toutefois l'Éléphant, le Rhinocéros, les Insectivores, les Chéiroptères, les Prosimiens et les Primates.

Quant aux sinus frontaux, ils apparaissent très tard (6 à 8 ans) et se forment aux dépens du tissu spongieux situé entre les deux tables de l'os (Sappey).

b. Pariétaux. — Ces os, qui forment une grande partie de la voûte crânienne, se développent chacun par un point d'ossification central. Ils se soudent parfois avec l'âge chez l'Homme, et il ne reste plus trace de la suture sagittale. Cette soudure est normale chez beaucoup de Mammifères, et en particulier chez les Ruminants, les Solipèdes, beaucoup de Marsupiaux et les Monotrèmes.

c. Occipital. — Il forme la région postérieure du crâne et en même temps une portion de sa base. Il comprend deux parties distinctes, tant par leur forme générale et leur situation que par leur mode de développement. Ce sont : 1° la *portion écailleuse*, qui constitue la partie postérieure du crâne ; 2° la *portion basi-*

laire ou os *basi-occipital* qui entre dans la formation de la base du crâne.

La *portion écailleuse* de l'occipital offre sur sa surface extérieure, au-dessous d'une région lisse, deux *lignes courbes* circulaires concentriques. Ces lignes, parfois très marquées limitent entre elles des surfaces plus ou moins rugueuses qui donnent insertion à des muscles. Parmi ces muscles, le grand et le petit *droits postérieurs*, le *splenius*, le *grand complexus*, etc., prennent leur insertion fixe sur le tronc et leur action tend à attirer la tête en arrière ou à lui imprimer des mouvements de latéralité et de rotation ; le *trapèze* pouvant, en certains cas, prendre sur l'occipital son insertion fixe agit alors dans l'élévation et l'adduction de l'épaule.

La *partie basilaire* de l'occipital consiste en un prolongement médian antérieur qui reçoit le nom d'*apophyse basilaire*. En arrière de cette apophyse, se trouve le *trou rachidien*. Sur les côtés et en avant du trou rachidien, extérieurement, on voit deux surfaces articulaires elliptiques, à grands axes convergents : ce sont les *condyles de l'occipital* qui reposent sur les deux surfaces articulaires correspondantes de l'atlas. — Dans cette région, nous signalerons plus particulièrement, en avant de chaque condyle, un trou percé horizontalement, le trou *condyloïdien antérieur* ou *précondylien* qui livre passage au nerf grand hypoglosse.

Développement. — Nous avons dit que la division de l'occipital en deux régions distinctes correspond à son mode de développement. Cet os, en effet, est un de ceux, assez nombreux dans le crâne, qui se développent pour une part aux dépens d'un cartilage primordial (ossification enchondrale) et pour une autre part, indépendamment de tout cartilage préexistant (ossification directe). La portion basilaire et condylienne dérive d'un cartilage primordial. La portion écailleuse se développe par ossification directe. Chez les Marsupiaux, parmi les Mammifères, ces parties demeurent distinctes ; mais, dans la règle, elles se soudent.

Dans le cartilage primordial de l'occipital basilaire, l'ossification débute par trois points, qui sont : 1° Un point médian pour l'apophyse basilaire, et, 2° deux points latéraux pour les condyles. Si l'on compare ce mode de développement à celui des vertèbres qui naissent aussi par trois points d'ossification, dont un pour le corps et deux pour les lames, on ne peut méconnaître l'analogie frappante que présentent ces os. Tout indique que l'occipital est une vertèbre modifiée. (Voir, § 43.) Au besoin, sa forme seule le démontrerait : l'apophyse basilaire répond au corps vertébral et continue la colonne rachidienne, l'écaille répond à l'arc vertébral.

Quand à la portion écailleuse, son point d'ossification apparaît avant ceux du cartilage formant à cette époque les condyles et la région basilaire. Il est au niveau des protubérances occipitales. Il peut arriver toutefois qu'un second point d'ossification se montre au-dessus du précédent. Ce centre anormal donne naissance à un os spécial connu sous le nom d'*os épactal* (os surajouté) (¹). Quoi qu'il en soit, la soudure de l'écaille avec la région basilaire de l'occipital se fait assez rapidement; vers la deuxième année, en général.

De ce qui précède, il résulte que quatre points d'ossification dont : un pour la région basilaire, deux pour les régions condyliennes et un pour la région écailleuse, concourent à former l'occipital. Ce fait est d'autant plus intéressant à constater, que les quatre points d'ossification en question répondent aux quatre os dont l'occipital est formé chez un grand nombre d'animaux, et qui ont reçu les noms de *basi-occipital, occipitaux latéraux* et *occipital supérieur*.

d. INTERPARIÉTAUX. OS WORMIENS. — On peut trouver chez les Mammifères des os interposés à l'occipital et aux pariétaux; ces os prennent même parfois un grand développement. Nous aurons à décrire, chez les Cétacés, par exemple, entre les pariétaux, des os *interpariétaux* qui ne semblent être que les homologues de l'os épactal ici divisé.

Parfois et plus fréquemment chez l'Homme, on trouve au niveau des sutures, de petits os interposés soit aux pariétaux, soit aux pariétaux et à l'occipital. Ces os, qui ont reçu le nom d'os *wormiens* (²), sont dus à des points d'ossification accidentels se présentant au voisinage des points normaux. Ils contrarient

---

(¹) Cet os avait été d'abord appelé par Tschudi, *os incé* ou *os des Incas*, parce que cet anatomiste l'avait rencontré sur des crânes de vieux Incas. Le nom ne put être conservé quand de nombreuses observations signalèrent la même particularité dans le crâne des races les plus diverses.

(²) Worms, médecin danois, mort en 1654 à Copenhague. La découverte de ces os date de 1611.

le développement de ces derniers, et altèrent par suite la forme des os qui en naissent. C'est là un accident qui peut se rencontrer partout où des os voisins offrent le même mode de développement et de suture que les os du crâne. On peut l'observer en particulier dans les os constituant la carapace des Tortues. Le Cabinet d'anatomie renferme divers exemples typiques de ce mode d'anomalie. Parmi les os wormiens du crâne, il convient d'en citer un de forme losangique, à grand axe transversal; il occupe parfois chez l'homme la place de la fontanelle de Gerdy, fontanelle qui se voit chez quelques jeunes enfants dans la région de l'obélion, localisée par Broca, environ à l'union des trois quarts antérieurs au quart postérieur de la suture sagittale. Cet os wormien obélique paraissait propre à l'Homme : M. Chambellan, après avoir examiné cinquante-trois crânes de Singes anthropoïdes, ne l'avait rencontré sur aucun. Cependant, M. Féré (16) a eu l'occasion d'en observer la présence sur le crâne d'un jeune Gorille mort au Muséum (¹).

2° OS DE LA BASE DU CRANE

§ 34.

Les os qui concourent à former la base du crâne sont : le sphénoïde, *impair*, et les temporaux. Il faut y ajouter le frontal en avant et l'ethmoïde. Ce dernier, cependant, doit être considéré plutôt comme un os de la face, et nous l'étudierons avec les os de la face.

a. SPHÉNOÏDE (σφήν coin) (²). — Le sphénoïde est un os impair qui présente à considérer : un corps (*basi-sphénoïde*) et deux paires d'ailes. La paire antérieure (*petites ailes, apophyses d'Ingrassias, alœ orbitales, orbito-sphénoïdes*), forme avec la portion correspondante du corps une partie distincte connue sous le nom de *sphénoïde antérieur*. La paire postérieure (*grandes ailes, ali-sphénoïdes*) forme avec la portion correspondante du corps le *sphénoïde postérieur*. L'aile antérieure de chaque côté est séparée de l'aile postérieure par une fente (fente sphénoïdale)

(¹) Cette pièce est inscrite au Laboratoire d'Anatomie comparée sous le n° 1884-389.

(²) Parce que, sur le crâne vu de profil, il s'avance comme un coin entre le temporal et le frontal. Cette comparaison conviendrait d'ailleurs beaucoup mieux au rocher.

qui donne passage à de nombreux nerfs ; sur la petite aile reposent en partie les lobes antérieurs du cerveau, sur la grande aile repose le lobe moyen ou sphénoïdal.

Cette division du sphénoïde en deux régions distinctes répond à la fois à la configuration générale de l'os et à son mode de développement.

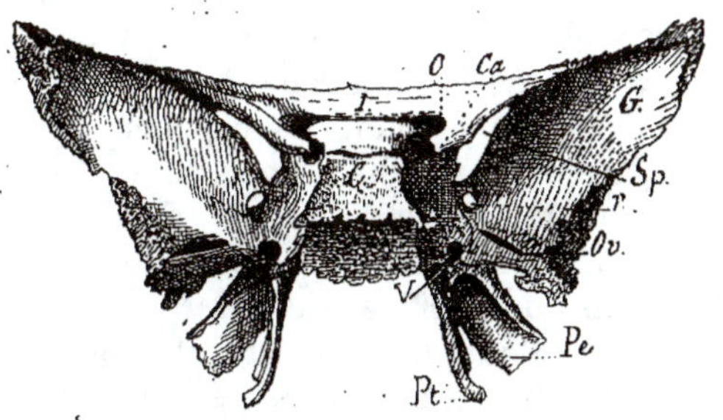

Fig. 23. — Sphénoïde, faces postérieure et supérieure. I, partie antérieure du corps et petites ailes. — C, partie postérieure du corps. — G, grandes ailes. — Pt et Pe ailes interne et externe de l'apophyse ptérygoïde. — Ca, apophyses clinoïdes antérieures. — Sp, Fente sphénoïdale. — r, trou rond ou maxillaire supérieur. — Ov, trou ovale ou maxillaire inférieur. — V, orifice postérieur du conduit ptérygoïdien.

Le sphénoïde, avec ses quatre ailes étendues, est en connexion avec tous les os du crâne, et il en est comme la clef de voûte.

A sa *face supérieure*, il offre à considérer, d'avant en arrière : à la base des petites ailes, les *trous optiques* qui sont aux extrémités d'une gouttière transversale (*gouttière optique*) du corps de l'os, et qui donnent passage aux nerfs optiques et à l'artère ophthalmique. Exceptionnellement chez l'Homme, le trou optique se confond avec la fente sphénoïdale, mais ce fait est très fréquent chez les animaux.

En arrière de la gouttière optique, la région qui correspond à la partie centrale du corps est excavée et porte le nom de *selle turcique*. Cette excavation reçoit le corps pituitaire ; chez beaucoup d'animaux, elle est peu accusée, parfois même nulle.

Enfin, un peu en arrière, à la base des grandes ailes du sphénoïde, on voit 3 orifices : 1° Le trou *grand rond*, qui donne passage au nerf maxillaire supérieur ; 2° Le *trou oval*, plus large et destiné au nerf maxillaire inférieur ; 3° en arrière et en dehors de ce dernier, le trou *petit rond* ou *sphéno-épineux* par lequel l'artère méningée moyenne pénètre dans le crâne.

A sa *face inférieure*, le sphénoïde offre à considérer : une crête médiane terminée en avant par une saillie plus ou moins accusée qui porte le nom de *bec du sphénoïde*, et latéralement deux longues apophyses dites apophyses *ptérygoïdes* qui se dirigent verticalement en bas, et par leur face interne servent de limite à l'orifice postérieur des fosses nasales. A la base de ces apophyses, il existe un conduit, le conduit *ptérygoïdien* ou *vidien* horizontalement percé d'avant en arrière et qui livre passage au nerf vidien et à l'artère vidienne. Son orifice postérieur se voit à la base des apophyses ptérygoïdes, en dedans du trou ovale ; son orifice antérieur en dedans et au-dessous de l'orifice antérieur du trou grand rond. Ces rapports sont intéressants parce qu'ils permettent de distinguer du vrai canal vidien, un autre conduit qu'on trouve chez beaucoup de Mammifères et que l'on désigne sous le nom de *canal alisphénoïdal* (Turner, 17) ('). Tandis, en effet, que l'orifice antérieur du vrai canal vidien est toujours en dedans du trou grand rond, celui du canal alisphénoïdal est toujours en dehors. Le canal alisphénoïdal s'ouvre postérieurement un peu en dedans et en avant du trou ovale. Il existe chez beaucoup de Carnassiers, chez tous les Rongeurs à l'exception des Léporides, et chez les Périssodactyles parmis les Ongulés. Il fait défaut chez les Artiodactyles, les Édentés et les Marsupiaux qui possèdent, au contraire de la plupart des Mammifères, un canal vidien bien développé.

Le corps du sphénoïde est creusé de cavités ou *sinus sphénoïdaux* en communication avec les fosses nasales.

Développement. — Le sphénoïde se développe par ossification enchondrale. M. Sappey compte 14 points d'ossification pour le sphénoïde : 2 pour la partie antérieure du corps ; 2 pour les petites ailes ; 4 pour la partie postérieure du corps ; 2 pour les grandes ailes et les ailes externes des apophyses ptérygoïdes ; 2 pour les ailes internes de ces apophyses, et 2 pour les sinus sphénoïdaux (²).

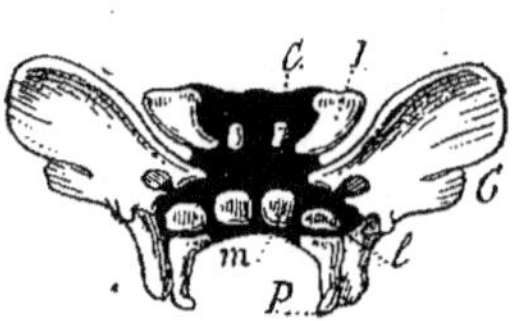

Fig. 24. — (D'après Sappey). Sphénoïde d'un fœtus humain de 3 mois 1/2 à 4 mois Points d'ossification : *C*, pour la partie antérieure du corps ; *m*, *l*, pour la partie postérieure du corps ; *I*, pour les petites ailes ; *G*, pour les grandes ailes ; *P*, pour les apophyses ptérygoïdes (ailes internes).

(') Le canal alisphénoïdal a été longtemps confondu avec le canal vidien.
(²) Suivant Cruveilhier et Marc Sée, il n'y aurait que douze points d'ossification ; ces auteurs n'accusent, en effet, que deux points d'ossification pour la partie postérieure du corps.

Les deux points des grandes ailes se montrent à deux mois et demi. Tous, excepté ceux des sinus, sont apparus à la fin du quatrième mois. Les premiers qui se soudent, sont les deux points internes du corps du sphénoïde postérieur. Les deux sphénoïdes commencent à s'unir vers la fin du septième mois. A la naissance, ils sont soudés supérieurement; c'est à la même époque que les grandes ailes se soudent au corps.

Chez beaucoup d'animaux, les deux sphénoïdes restent séparés, de plus les ailes internes des apophyses ptérygoïdes forment des os distincts (ptérygoïdiens). L'histoire du développement du sphénoïde est donc d'un grand intérêt au point de vue de l'anatomie comparée.

§ 35.

b. Temporal. — Le temporal mérite de fixer l'attention, tant par sa situation et ses rapports intimes avec l'oreille, que par les modifications qu'il présente chez les Vertébrés. Il est la portion de la tête qui apparaît la première chez l'embryon. On ne voit en effet encore aucune trace du squelette primordial, que déjà l'oreille est accusée et que la capsule auditive est formée. Elle est chez les Poissons le point de départ des organes premiers cartilagineux constituant le squelette du crâne.

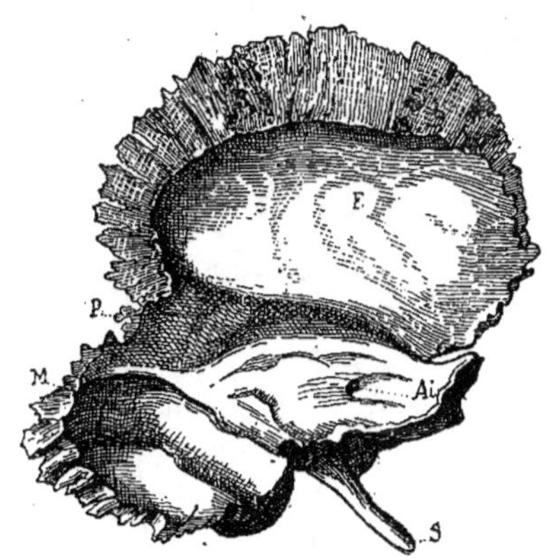

Fig. 25. — Temporal, face interne. E, portion écailleuse. P, portion pierreuse. M, portion mastoïdienne. S, apophyse styloïde. Ai, conduit auditif interne.

Le temporal, chez l'Homme se prolonge et s'engage à la façon d'un coin pyramidal entre l'occipital et le sphénoïde. Toutefois, dans une large étendue, ce coin est sans adhérences, car, en avant, il est séparé du sphénoïde par le *trou déchiré antérieur* et, en arrière, il est séparé de l'occipital par le *trou déchiré postérieur.* Le temporal se compose de trois parties principales : le *rocher*, le *squameux* et l'apophyse *mastoïde.*

1° Le *rocher* est la portion du temporal qui s'engage entre l'occipital et le sphénoïde. Elle a reçu de Cuvier le nom de *rocher* par lequel cet anatomiste a traduit l'ancienne dénomination latine *pars petrosa*. C'est en effet la portion la plus dense du squelette. Chez les animaux, le rocher est essentiellement un os de la paroi latérale du crâne ; s'il occupe chez l'homme la base du crâne, cette situation paraît être une conséquence de l'élargissement en diamètre de celui-ci. La base de la pyramide formée par le

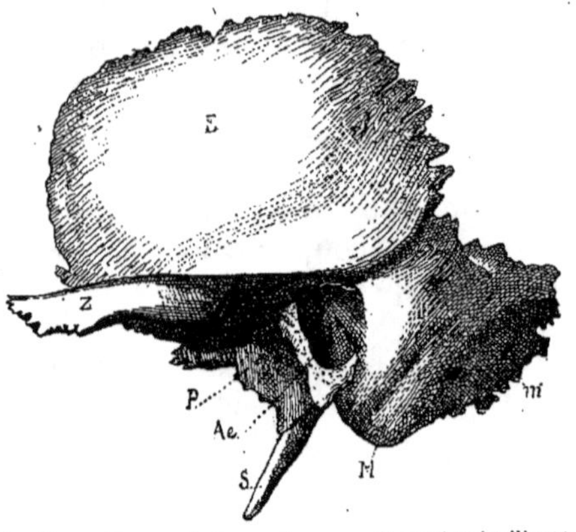

Fig. 26. — Temporal, face externe. — E, portion écailleuse. Z, apophyse zygomatique. M, apophyse mastoïde. P, paroi inférieure du conduit auditif externe. S, apophyse styloïde. *Ae*, méat auditif externe. *m*, trou mastoïdien (qui donne passage à une veine et n'est pas constant).

rocher prend le nom de *région tympanique* et présente le méat auditif externe. En dedans de ce méat et au-dessous du rocher, on voit saillir une apophyse grêle, pointue et parfois très allongée. C'est l'*apophyse styloïde* qui ne se soude que tardivement au temporal et qui établit une relation entre cet os et l'hyoïde.

2° Le *squameux* ou *écaille du temporal* est une lame osseuse remarquable par sa faible épaisseur et qui forme la *tempe*.

Chez l'Homme et les Primates, le squameux participe dans une assez large mesure à la constitution de la paroi interne de la cavité cranienne. Chez les Cétacés et les Ruminants, il n'y prend plus qu'une très faible part, qui va diminuant encore chez les Monotrèmes. A sa partie inférieure et antérieure, l'écaille du temporal donne naissance à l'*apophyse zygomatique* qui relie le temporal aux parties latérales de la face, et dessine une arcade au-dessous et derrière laquelle passent les fibres du muscle temporal.

3° L'*apophyse mastoïde* est une saillie épaisse et massive située en arrière et au-dessous de l'écaille. Elle forme avec l'écaille un angle rentrant occupé par la *région tympanique*.

Examiné par sa face inférieure, le temporal offre à considérer divers orifices disposés à peu près régulièrement sur une ligne réunissant l'aphophyse mastoïde à l'extrémité interne du rocher et dont les principaux sont :

1° Le *trou stylo-mastoïdien* entre les deux apophyses styloïde et mastoïde; il livre passage à la 7ᵉ paire (N. facial). C'est l'orifice extérieur de l'aqueduc de Fallope, conduit creusé dans l'épaisseur du rocher et qui, passant entre le limaçon et les canaux demi-circulaires, va s'ouvrir dans le crâne au fond du trou auditif interne ;

2° Le *trou carotidien* (fig. 27) en avant et en dedans de l'apophyse styloïde; c'est un large orifice; il se prolonge en un canal (*canal carotidien*), qui s'incline à angle droit et vient s'ouvrir dans le crâne au sommet de la pyramide formée par le rocher; son orifice interne est ainsi placé au point de conjonction du trou déchiré antérieur et du trou déchiré postérieur;

3° La *fosse jugulaire;* c'est une fosse lisse située en dehors et un peu en arrière du trou carotidien. Elle se confond avec le trou déchiré postérieur et contribue à loger le golfe de la veine jugulaire. On voit, par suite, que l'artère carotide et la veine jugulaire sont voisines à ce niveau. Mais, en dedans

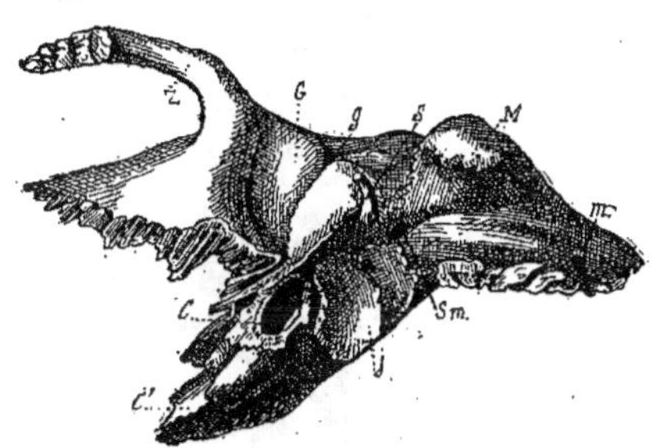

Fig. 27. — (D'après Sappey). Temporal, face inférieure. *C*, orifice inférieur du canal carotidien. *C'*, orifice supérieur de ce canal. *G*, cavité glénoïde. *g*, fêlure de Glaser; *j*, fosse jugulaire. *M*, apophyse mastoïde ; *m*, trou mastoïdien. *Sm*, trou stylo-mastoïdien. *S*, apophyse styloïde.

du crâne, elles se montrent écartées grâce à la direction horizontale que prend le canal carotidien dans le rocher. La fosse jugulaire termine la large gouttière ordinairement bien accusée qui loge le sinus veineux compris dans l'insertion de la tente du cervelet. A partir de la ligne médiane, cette gouttière descend successivement sur l'occipital, sur l'écaille du temporal (à la base et en arrière du rocher) et se dessine de nouveau sur l'occipital pour s'aboucher dans le sinus de la veine jugulaire.

Extérieurement aux orifices susdits, on voit une large dépression destinée à recevoir le condyle de la mâchoire inférieure. C'est la *cavité glénoïde*. De forme semi-ovoïde chez l'Homme, à grand axe oblique de dehors en dedans et d'avant en arrière, cette cavité occupe tout l'espace compris entre la base de l'apophyse zygomatique et le trou auditif en dehors, l'apophyse styloïde et le trou carotidien en dedans. Dans son fond elle présente une fente dite *fêlure de Glaser* ou *fissure glénoïdale,* qui s'ouvre dans la caisse du tympan et livre passage à l'apophyse grêle du marteau ainsi qu'à l'artère tympanique. En arrière la cavité glénoïde est séparée du trou auditif par une lame osseuse saillante. Chez beaucoup de Mammifères une apophyse dite *post-glénoïde* se développe à ce niveau, au bord postérieur de la cavité glénoïde.

Caisse du tympan. — Le trou auditif, sur des os secs, conduit directement dans une cavité qui en est séparée sur le vivant par la membrane du tympan, et qui constitue la cavité de l'oreille moyenne, ou *caisse du tympan.*

Cette caisse a la forme d'un cylindre, haut de 2 millimètres à peine, à bases rentrantes. La base externe correspond au tympan. La base opposée est osseuse et présente deux orifices : l'un, supérieur, est la *fenêtre ovale (vestibulaire)* exactement fermée par l'étrier ; l'autre, inférieur, est la *fenêtre ronde (cochléaire),* fermée par un membrane mince.

Un troisième orifice se voit sur la paroi antérieure de la caisse du tympan. Cet orifice est celui de la *trompe d'Eustache,* conduit qui va s'ouvrir d'autre part dans l'arrière-cavité des fosses nasales, et fait ainsi communiquer l'air extérieur avec la caisse du tympan.

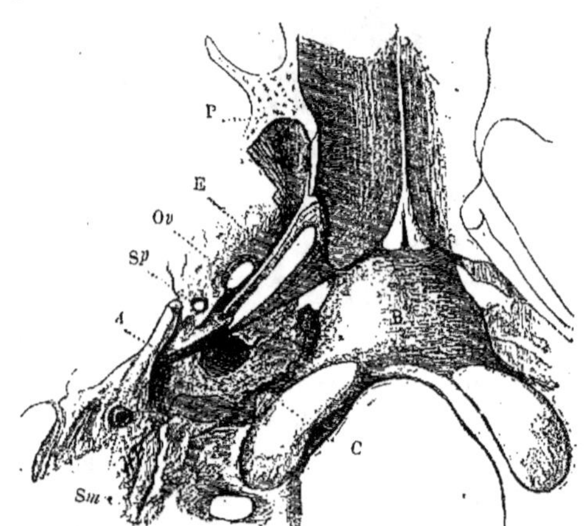

Fig. 28. — (D'après Cruveilhier). Base du crâne avec le cartilage E de la trompe d'Eustache. A, apophyse styloïde. B, basi-occipital. C, entrée du canal carotidien. *Ov,* trou ovale ; *Sp,* trou sphéno-épineux ; *Sm,* trou stylo-mastoïdien. P, section de l'apophyse ptérygoïde.

L'orifice du canal osseux qui loge la trompe d'Eustache ne se voit pas sur l'os en place. Il occupe le sommet de l'angle rentrant formé par le bord antérieur du rocher avec la portion squameuse. Si on examine cet orifice sur un os séparé, on voit qu'il est accolé à un autre orifice, tous deux rappelant la disposition d'un fusil à double canon. De ces deux orifices l'inférieur est l'orifice du canal osseux de la trompe d'Eustache, le supérieur loge le muscle interne du marteau.

Un quatrième orifice s'ouvrant dans la caisse fait communiquer celle-ci avec les cellules mastoïdiennes. Si l'on veut considérer ces cellules comme des sinus, on peut dire que ces sinus s'ouvrent comme tous les autres dans les fosses nasales par la trompe d'Eustache et la caisse du tympan. L'importance de ces cellules mastoïdiennes doit être signalée au point de vue comparatif. Chez un grand nombre de Vertébrés en effet, les diverticulums de la caisse prennent un développement considérable.

Chez beaucoup de Mammifères (Carnassiers, Rongeurs, Cétacés, etc.), on voit, à la face inférieure du crâne, une saillie arrondie (*bulle auditive*) qui n'est autre qu'une expansion de la caisse. Chez les Ruminants et les Chevaux, elle s'étend en bas et en arrière dans une puissante apophyse de l'occipital (apophyse *para-occipitale*). Chez les Paresseux, elle se prolonge dans la base de l'apophyse zygomatique (Sappey). Nous verrons également chez les Oiseaux de multiples expansions de la cavité aérienne de l'oreille moyenne (¹).

Enfin, le rocher est creusé de cavités réservées à l'organe de l'ouïe. Ce groupe de cavités ou *labyrinthe* comprend : le *vestibule* au centre, auquel correspond la *fenêtre ovale* ; le *limaçon* en avant, auquel correspond la *fenêtre ronde;* enfin les *canaux semi-circulaires*, situés en arrière.

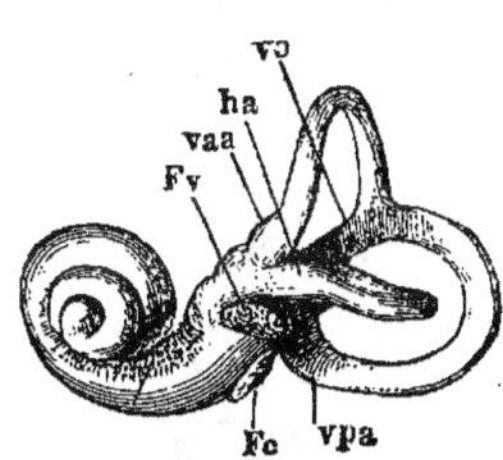

Fig. 29. — Labyrinthe gauche artificiellement isolé, vu par sa face externe. **Fv**, fenêtre vestibulaire. **Fc**, fenêtre cochléenne. **Vaa**, ampoule du canal vertical antérieur. **ha**, ampoule du canal horizontal ; **vpa**, ampoule du canal vertical postérieur ; **vo**, branche commune des deux canaux verticaux.

DÉVELOPPEMENT. — L'étude du développement du temporal

(¹) Quand on jette un coup d'œil sur les Vertébrés supérieurs, on assiste à une sorte de développement progressif des diverticules aériens des voies respiratoires : chez l'Homme : sinus frontaux, sphénoïdaux et maxillaires, trompe d'Eustache, caisse, cellules mastoïdiennes. Singes anthropomorphes : diverticules laryngés, sacs aériens. Oiseaux : diverticules trachéens, pulmonaires, nombreux sinus en communication avec la caisse tympanique. Chez les Cétacés, on ne trouve, en dehors de la caisse, aucun diverticule aérien dans les os.

offre un grand intérêt, car on peut retrouver à l'état fœtal, chez l'Homme, des divisions qui ne sont plus apparentes chez l'adulte, et des points d'ossification qui reproduisent avant leur soudure, des os que nous verrons persister indépendants chez certains Vertébrés.

On peut dire que le temporal d'un crâne humain adulte est un produit synthétique, surtout par rapport à la région temporale des Vertébrés anallantoïdiens, et qu'on retrouve cette région dissociée et à l'état analytique dans le crâne fœtal. La nomenclature du temporal usitée pour le crâne humain adulte est donc absolument insuffisante quand il s'agit de la région temporale d'un Oiseau ou d'un Reptile, voire de certains Mammifères. Il devient urgent de la compléter en donnant, avec Huxley (30), aux diverses parties du temporal embryonnaire les noms qui leur correspondent dans la série des Vertébrés où ces parties restent distinctes à l'état adulte.

Le temporal se développe en partie par ossification directe, en partie par ossification enchondrale. L'écaille du temporal et le cercle tympanal s'ossifient directement; le rocher et l'apophyse mastoïde sont précédés d'un cartilage primordial.

Écaille. — Le point unique d'ossification de l'écaille débute au troisième mois; il répond à la base de l'apophyse zygomatique et donne naissance à la lame osseuse ainsi qu'à son apophyse.

Cercle tympanal. — C'est une sorte d'anneau incomplet qui engendre la paroi inférieure du conduit auditif externe et qui de très bonne heure encadre le tympan. Le cercle tympanal primitivement séparé du rocher, se soude plus tard avec lui, et la scissure de Glaser est un reste de la séparation complète au début entre les deux os. Chez beaucoup d'animaux, la région tympanale reste

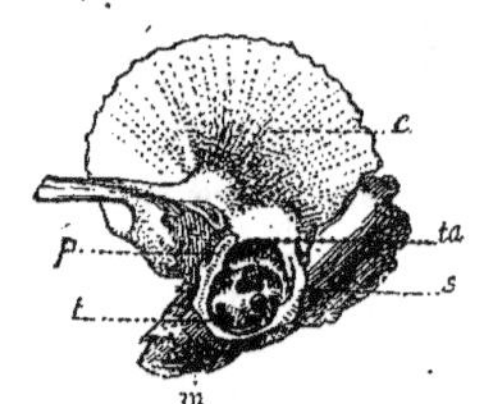

Fig. 30. — (D'après Sappey). Temporal d'un enfant nouveau-né vu par sa face externe; *c*, portion écailleuse; *t*, cercle tympanal; *ta*, extrémité antérieure de ce cercle déjà soudée à la portion écailleuse; *s*, son extrémité postérieure également soudée; *p*, origine antérieure du pont osseux qui formera la paroi inférieure du conduit auditif externe.

séparée du rocher, elle prend alors le nom de : *os tympanique.*

Rocher et *apophyse mastoïde.* — Trois points d'ossification concourent à former ces deux régions du temporal, dont 2 pour le rocher et 1 pour l'apophyse mastoïde.

Les points d'ossification du rocher sont :

1° Un point d'ossification antérieur (*prootique*), qui donne naissance à la plus grande partie de la région du rocher visible à l'intérieur du crâne, recouvre le limaçon, enveloppe les canaux semi-circulaires, au moins en partie, constitue la moitié supérieure de la circonférence de la fenêtre ovale et forme une portion considérable de la région mastoïdienne.

2° Un point d'ossification inférieur et postérieur (*opisthotique*) qui engendre toute la région du rocher visible à la base du crâne, fournit le plancher du limaçon, entoure la fenêtre ronde, concourt à former la moitié inférieure de la fenêtre ovale, et donne enfin le canal carotidien.

3° Le troisième point d'ossification (*épiotique*) est supérieur et postérieur et concourt avec les deux précédents à former la région mastoïdienne.

Si chez l'Homme les points d'ossification désignés sous les noms de *prootique*, *opisthotique* et *épiotique* s'unissent et se soudent intimement pour former les portions pierreuse et mastoïdienne du temporal, il arrive que chez le plus grand nombre des Vertébrés ovipares les trois os restent distincts. Ils reçoivent alors les noms que nous venons d'indiquer pour les points d'ossification du temporal humain.

L'opisthotique et l'épiotique se soudent fréquemment avec les parties voisines de l'occipital ; le prootique garde seul alors son individualité.

Quant à la région *mastoïde*, elle n'existe pas en réalité chez les Vertébrés ovipares, et l'*épiotique* qu'on trouve chez ces animaux n'en représente qu'une portion, puisque, chez l'Homme, la région mastoïdienne est formée à la fois par l'épiotique et par l'extension des deux éléments constitutifs de la région pierreuse (opisthotique et prootique).

Chez l'Homme, la soudure entre les trois parties du temporal s'opère de bonne heure. Il n'en est pas de même d'une quatrième partie, l'apophyse styloïde, dont le point d'ossification n'apparaît qu'après la naissance. Cette apophyse ne se soude avec le temporal que vers la quinzième année ; cette soudure ne se fait même pas toujours, aussi ne retrouve-t-on pas l'apophyse styloïde sur tous les crânes. Cette indépendance devient la règle chez un grand nombre de Mammifères ; en réalité l'apophyse styloïde n'appartient pas au crâne, elle représente le point de départ ou l'expansion, comme on voudra, de l'hyoïde que nous verrons chez nombre d'animaux en relation directe avec la région mastoïdienne par un os homologue de l'apophyse styloïde.

§ 36. — Trous de la base du crâne.

La base du crâne composée des os que nous venons de passer, en revue, présente un certain nombre d'orifices pour le passage des nerfs craniens. Les rapports de ces orifices entre eux ou avec les os voisins, leur donnent une grande importance en anatomie comparée comme points de repère. Nous les avons signalés en décrivant chacun des os qu'ils perforent ; mais il nous paraît utile d'en mettre une vue d'ensemble sous les yeux du lecteur. On sait que la base du crâne, examinée par sa face supérieure, dessine 3 étages : un antérieur, un moyen et un inférieur ou postérieur. La limite entre les deux premiers passe entre les deux portions du sphénoïde ; la limite entre l'étage moyen et l'étage inférieur est marquée par la crête saillante du rocher. Ceci posé, voici comment se présentent les principaux orifices crâniens :

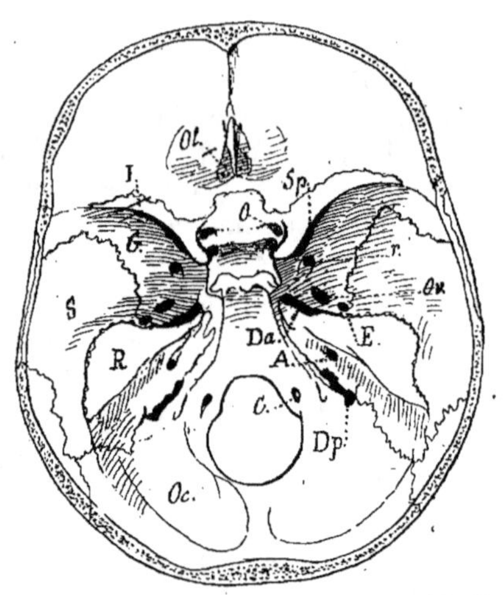

Fig. 31. — Base du crâne. I, petites ailes du sphénoïde G, grandes ailes. S, écaille du temporal. R, rocher. Oc, occipital. Ol, lame criblée de l'ethmoïde. O, trou optique. Sp, fente sphénoïdale. r, trou grand rond. Ov, trou oval. E, trou petit rond. Da, trou déchiré antérieur. A, trou auditif interne. Dp, trou déchiré postérieur. C, trou condylien antérieur.

1° Dans le premier étage siègent les nombreux trous de la *lame criblée* de l'ethmoïde servant au passage des filets du nerf olfactif et séparés en deux groupes par une crête médiane dite apophyse *crista-galli*.

2° Dans l'étage moyen :

a. A la base des petites ailes du sphénoïde, le *trou optique* livre passage au nerf optique.

b. En arrière et de chaque côté, entre les ailes du sphénoïde, la *fente sphénoïdale* (S*p*) est traversée par les 3°, 4°, 6° paires craniennes et une portion de la 5° (branche ophthalmique de Willis).

c. A la base des grandes ailes, trois trous sont visibles, savoir, d'avant en arrière : 1° le *trou grand rond* (nerf maxillaire supérieur) ; 2° en dehors, le *trou ovale* (nerf maxillaire inférieur) ; 3° le *trou petit rond* ou *sphéno-épineux* (artère méningée moyenne).

Le *trou vidien*, qui se trouve à la base de l'apophyse ptérygoïde, n'est pas visible à cause de sa situation horizontale.

d. Dans l'étage moyen il y a encore à signaler le *trou déchiré antérieur*, grande fente qui, de chaque côté, sépare le temporal des grandes ailes du sphénoïde. Cette fente est fermée par la dure-mère.

3° Dans l'étage inférieur, on trouve :

a. En arrière de la crête du rocher et sur cet os, le trou *auditif interne* qui reçoit le nerf facial et le nerf acoustique.

b. Entre le temporal et l'occipital, une fente, dite *trou déchiré postérieur*, divisée en deux parties par une crête osseuse. La partie antérieure donne passage aux 9°, 10° et 11° paires nerveuses. La partie postérieure, plus large, constitue la *fosse jugulaire* et loge le *golfe de la veine jugulaire*.

c. Enfin signalons encore le *trou occipital* et, de chaque côté en avant et en dehors des condyles, les trous *condyliens antérieurs* ou *précondyliens* qui sont traversés par les nerfs de la 12° paire (*grand hypoglosse*).

La plupart de ces orifices se retrouvent chez les Mammifères et conservent les mêmes rapports.

§ 37. — Osselets de l'ouïe.

Dans l'oreille moyenne, il existe une chaîne de quatre petits os, le *marteau*, *l'enclume*, l'os *lenticulaire* et l'*étrier* qui établit une intime relation entre l'oreille interne et l'oreille externe.

1° Le *marteau* doit son nom à sa configuration générale. On peut lui reconnaître une *tête*, un *col* et un *manche*. La *tête* s'articule avec l'enclume par une surface cartilagineuse ; le *col* porte deux apophyses, l'une externe, courte et conique, l'autre, *apophyse grêle* ou *apophyse de Rau*, allongée, très mince et fragile. Cette dernière présente parfois une longueur assez grande et s'engage alors dans la fêlure de Glaser ; elle donne attache au *muscle externe du marteau*. Quant au *manche*, c'est une sorte de longue apophyse logée dans l'épaisseur de la membrane du tympan.

2° L'*enclume*, placée en arrière du marteau et disposée dans un plan vertical, se trouve auprès de l'orifice de communication des cellules mastoïdiennes avec la chambre tympanique. Elle est formée d'un corps et de deux branches inégales. L'inférieure plus longue offre une petite facette concave qui s'articule avec l'os *lenticulaire*.

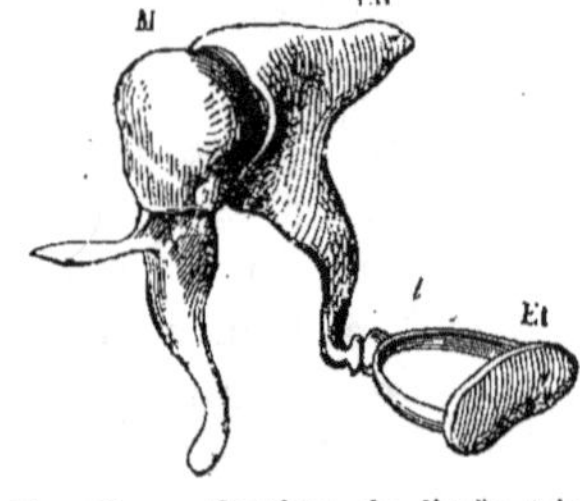

Fig. 32. — Osselets de l'ouïe très grossis. M, marteau. En, enclume. Et, étrier. m. manche. l, os lenticulaire.

3° L'os *lenticulaire*, très petit, doit son nom à sa forme chez l'Homme.

4° L'*étrier* fait suite pour ainsi dire à l'enclume dont il est séparé par le lenticulaire. Il est placé dans un plan horizontal, par conséquent perpendiculaire au plan de l'enclume, et par sa base il ferme la fenêtre ovale.

Développement. — La présence de deux cartilages articulaires sur l'enclume et sur le marteau fait prévoir que le développement des deux os a lieu par ossification enchondrale.

Les osselets de l'ouïe se développent en effet chacun aux dépens d'un cartilage primordial. Mais le développement du

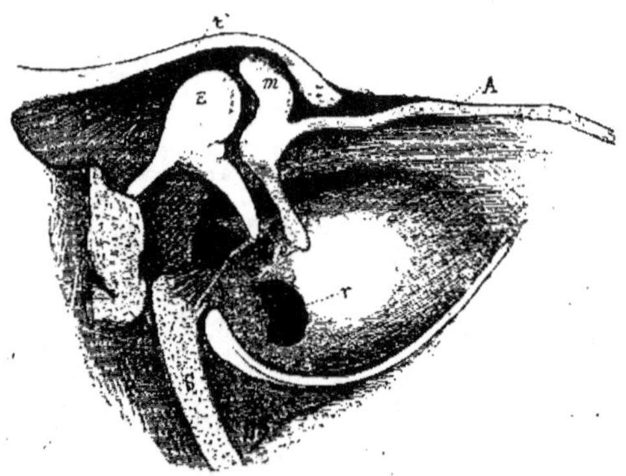

Fig. 33. — (D'après Huxley). Osselets de l'ouïe chez un fœtus d'environ 5 mois (la membrane du tympan, la portion tympanique du temporal et la mandibule ont été enlevés). — A, longue apophyse du marteau se continuant par le cartilage de Meckel. E, enclume. m, marteau. e, étrier. é, prolongement cartilagineux qui s'étend de l'os lenticulaire au muscle de l'étrier. S, apophyse styloïde, cartilagineuse. r, fenêtre ronde. t, cercle tympanique.

marteau offre un grand intérêt et mérite de nous arrêter un instant.

Si l'on dissèque les pièces solides de l'oreille moyenne sur un très jeune fœtus, on constate que les cartilages primordiaux qui les représentent, sont déjà bien développés et que de bonne heure ils ont atteint leur volume définitif. Mais, à la place de l'apophyse grêle du marteau, on trouve un prolongement cartilagineux considérable terminé par un renflement en massue, si bien que la portion qui constituera le marteau paraît relativement tout à fait secondaire. Ce prolongement cartilagineux est le *cartilage de Meckel* (portion ventrale de l'arc branchial antérieur) ([1]), il se prolonge jusqu'à l'extrémité antérieure de la future mâchoire, et en ce point, chez beaucoup d'animaux, il s'unit avec celui du côté opposé. Chez l'Homme, les deux cartilages de Meckel restent souvent séparés. Ils apparaissent dès le premier mois de la vie embryonnaire, et commencent à s'atrophier dans le cours du quatrième mois pour disparaître bientôt. Leur portion proximale persiste seule et c'est elle qui forme l'apophyse de Raw.

B. — Os de la face.

§ 38.

La face placée en avant et au-dessous du crâne est formée d'un certain nombre d'os qui, à l'exception de la mâchoire inférieure, sont unis par des sutures semblablement aux os du crâne. Parmi les os de la face, trois sont impairs et médians, ce sont : 1° l'*ethmoïde*, avec les cornets supérieurs et moyens; 2° le *vomer;* 3° la *mâchoire inférieure*. Six sont pairs et symétriques, savoir : 1° les *nasaux* ([2]), 2° les *lacrymaux* ([3]), 3° les *cornets* inférieurs, 4° les *palatins*, 5° les *maxillaires supérieurs* et 6° les *jugaux* ou *malaires*.

([1]) Ce cartilage signalé par Meckel en 1821, reçut de Serres (1822) le nom de *maxillaire inférieur temporaire*. Il se trouve placé au-dessous de l'orifice buccal et occupe en réalité la place qu'occupera la mâchoire inférieure. Il la représente dans le squelette primordial. Nous verrons toutefois qu'il ne prend aucune part à sa formation.

([2]) Les nasaux sont peu développés chez les Cétacés.

([3]) Les lacrymaux manquent chez les Dauphins et perdent leur individualité chez les Pinnipèdes.

Pour la description des os de la face nous renvoyons aux traités d'anatomie de l'homme. Rappelons seulement quelques particularités importantes. Les *maxillaires supérieurs* contribuent à former en avant des palatins la voûte du palais ; ils paraissent massifs, mais sont creusés de sinus considérables, *sinus maxillaires*, en communication avec les fosses nasales. L'os *malaire* ou *jugal* a une certaine importance au point de vue comparatif. Chez l'Homme, il établit l'union entre trois os : le maxillaire supérieur en dedans, le frontal en haut, l'apophyse zygomatique du temporal en dehors ; mais l'union qu'il établit entre le temporal et le maxillaire est sa véritable caractéristique. Quant à la branche ascendante de jonction avec le frontal, elle contribue chez l'Homme à limiter l'orbite et en forme tout le bord externe, mais elle manque complètement chez un grand nombre de Mammifères.

§ 39. — Cavités de la face.

La face peut être considérée comme formant une série de cavités et d'excavations qui résultent de la disposition réciproque des os qui la constituent.

Ces cavités peuvent sembler destinées comme l'orbite à loger les organes des sens (¹). Toutefois, les *fosses nasales* et la cavité *buccale* sont les orifices respiratoires et digestif ; enfin, la cavité buccale contient les dents et sa capacité varie par suite des mouvements dont est susceptible le maxillaire inférieur.

Mentionnons encore la *fosse temporale* destinée à loger les muscles élévateurs de la mâchoire inférieure, et la *fosse zygomatique* qui occupe la région externe de la face. Elle est limitée par l'ali-sphénoïde, d'une part, le maxillaire et la facette externe de l'apophyse ptérygoïdienne du palatin, d'autre part.

Outre ces cavités ou fosses, on observe sur la face un certain nombre d'orifices dont trois sont plus particulièrement importants comme points de repère en anatomie comparée. Ce sont : 1° au-dessus de l'orbite, le trou *sus-orbitaire;* 2° au-dessous de cette cavité, le trou *sous-orbitaire*, et 3° le trou *mentonnier*, orifice

---

(¹) On pourrait en rapprocher, sous ce rapport, la cavité tympanique du temporal formée chez l'Homme aux dépens d'un seul os mais à laquelle plusieurs os prennent part chez beaucoup d'animaux.

externe du conduit dentaire inférieur. Ces trous livrent passage aux rameaux des nerfs sensitifs de la face (5ᵉ paire).

a. Fosses nasales. — Ouvertes en avant, ces cavités présentent

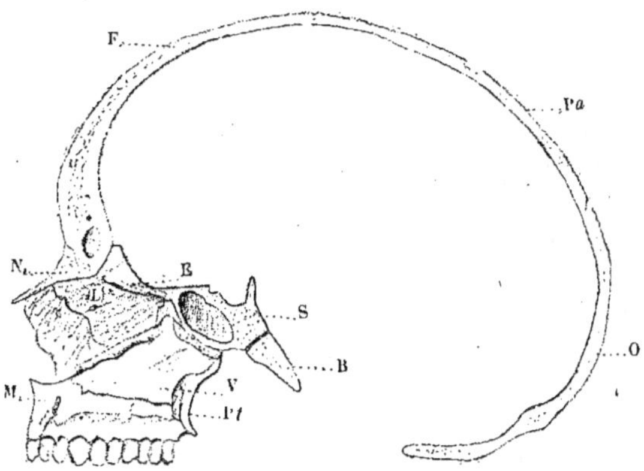

Fig. 34. — Section sagittale du crâne et de la face. — B, portion basilaire de l'occipital. E, ethmoïde. F, frontal. M, maxillaire. N, nasal. O, occipital. Pa, pariétal. Pt, apophyse ptérygoïde. S, sphénoïde. V, vomer. L, lame perpendiculaire de l'ethmoïde.

également des orifices postérieurs limités latéralement par l'aile interne des apophyses ptérygoïdes (relation très importante sur laquelle nous avons déjà insisté). Les cavités sont séparées par une cloison médiane que forment en haut la *lame perpendiculaire de l'ethmoïde* (*mésethmoïde* des auteurs anglais), puis le *vomer* et plus en avant un cartilage médian. Le côté interne de chaque fosse nasale est par suite lisse. Il n'en est plus de même en dehors. Au côté externe, en effet, elles présentent des involutions de lames osseuses très minces qui ont reçu le nom de *cornets*. Ces cornets, chez l'Homme, sont au nombre de trois; le supérieur et le moyen sont des dépendances de l'ethmoïde (*ethmoturbinaux*); l'inférieur est un os indépendant (*maxilloturbinal*). On voit chez certains animaux ces involutions osseuses se compliquer considérablement et leur épaisseur diminuer au point qu'elles apparaissent comme de véritables dentelles enroulées d'une manière plus ou moins élégante.

Le plancher osseux des fosses nasales est constitué, en avant, par les maxillaires supérieurs, en arrière, par les palatins. Quant à leur partie supérieure, elle répond à la lame criblée de l'ethmoïde.

Les involutions osseuses, qui constituent les cornets, se superposent régulièrement de manière à diviser la cavité nasale de chaque côté en trois étages où l'on trouve les orifices qui font communiquer les fosses nasales avec les divers sinus signalés dans les os de la face et du crâne : sinus des maxillaires supérieurs, sinus frontaux, sinus sphénoïdaux. Les sinus se creusent généralement dans le tissu spongieux des os existants. Toutefois le sinus maxillaire aurait d'après Laguesse (18) un développement spécial.

b. Cavités orbitaires. — Chez l'Homme et chez quelques Singes, l'orbite est une cavité osseuse complètement délimitée. Les os qui forment ses parois sont, en haut : le frontal et les petites ailes du sphénoïde ; en bas, le maxillaire supérieur ; en dehors, le jugal et le sphénoïde ; en dedans, une lame très mince qui dépend de l'ethmoïde, et l'os lacrymal.

La cavité orbitaire a la forme d'une pyramide dont le sommet est en arrière. On trouve sur ses parois divers orifices, savoir :

1° tout à fait au fond, le *trou optique* creusé dans la base des petites ailes du sphénoïde ; il livre passage au nerf optique.

2° Deux fentes qui convergent vers le sommet de la pyramide. L'une, supérieure et externe, sépare les deux ailes du sphénoïde, c'est la *fente sphénoïdale ;* elle livre passage aux nerfs des 3ᵉ, 4ᵉ et 5ᵉ paires et à une portion de la 6ᵉ, et chez l'Homme fait communiquer l'orbite avec la fosse temporale.

L'autre fente, inférieure et externe, sépare le sphénoïde du maxillaire, elle est donc limitée par ces deux os et prend le nom de fente *sphéno-maxillaire.* Son extrémité antérieure est fermée par l'os jugal.

L'orbite présente enfin, sur son bord interne dans la région lacrymale, la *gouttière lacrymale,* continuée par un canal qui va déboucher dans les fosses nasales. *Canal lacrymal* et *os lacrymaux* sont généralement constants chez les Mammifères.

c. Fosses temporale et zygomatique. — Dans l'énumération que nous avons faite plus haut, nous avons distingué la fosse temporale de la fosse zygomatique ; en anatomie humaine, on considère en effet séparément ces deux régions. Une semblable distinction a moins d'importance en anatomie comparée.

Chez tous les Mammifères, la paroi profonde de la fosse temporale est en majeure partie formée par l'écaille du temporal. Les grandes ailes du sphénoïde et les apophyses ptérygoïdes la complètent. Quant à l'arcade zygomatique qui s'étend au devant et en dehors, de la fosse temporale, elle est formée par l'apophyse zygomatique du temporal unie à une branche du jugal par

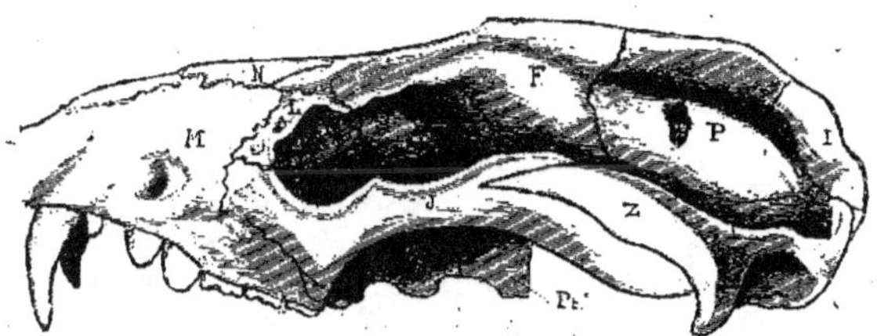

Fig. 35. — Tête de Sarigue crabier vue de côté et montrant l'arcade zygomatique formée par l'apophyse zygomatique Z et la branche J du jugal. Les fosses orbitaire et temporale sont confondues.

l'intermédiaire duquel le temporal rejoint ainsi le maxillaire supérieur. Telle est bien la région temporo-jugale chez certains Mammifères, par exemple, chez les Didelphes. Mais chez beaucoup d'autres les connexions de l'os jugal ne se bornent pas à l'union du temporal et du maxillaire. Déjà, chez les Carnassiers, le jugal offre une apophyse montante qui tend à rejoindre une apophyse descendante du frontal (fig. 36). Chez les Ruminants, cette disposition s'accentue, l'apophyse montante du jugal rejoint l'apophyse descendante du frontal, de sorte que le bord externe de l'orbite est limité. Enfin, chez l'Homme, non seulement le frontal et le jugal s'unissent, mais les grandes ailes du sphénoïde se développent en une lame qui entre en relation à la fois avec ces deux os, de telle sorte que l'orbite se trouve complètement séparé de la fosse temporale avec laquelle il ne communique plus que par la fente sphéno-maxillaire. En réalité on peut dire que, chez l'Homme, les fosses orbitaire et temporale sont complètement séparées. Chez les Ruminants, la paroi externe de l'orbite n'étant formée que par les apophyses montante du jugal et descendante du frontal, les deux fosses communiquent largement. Chez les Carnassiers, la com

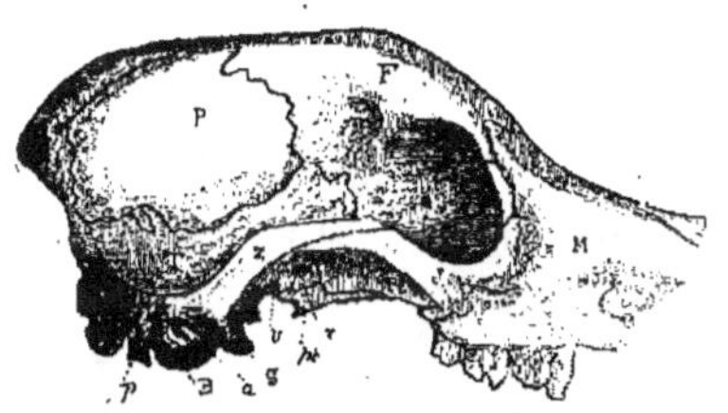

Fig. 36. — Tête de Chien vue de côté, et montrant la tendance qu'ont à se rejoindre l'apophyse montante du jugal J et l'apophyse du frontal F. Bien que largement ouverte en arrière, la fosse orbitaire est nettement dessinée.

munication est plus grande encore et il n'y a qu'un indice de bord externe. Chez les Didelphes (fig. 35), il n'y a plus aucune trace d'apophyse du jugal. Enfin une dernière simplification se voit

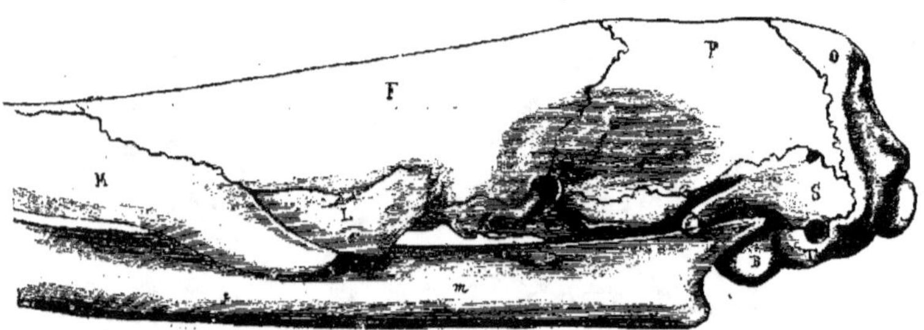

Fig. 37. — Tête de Grand fourmilier vue latéralement et montrant l'absence d'arcade zygomatique. — B, bulle auditive ; T, région tympanique ; S, squameux ; O, occipital ; P, pariétal ; F, frontal ; M, maxillaire ; L, lacrymal ; m, mandibule.

chez certains Édentés (Grand fourmilier) (fig. 37) où le jugal ne rejoint pas l'apophyse zygomatique, de telle sorte qu'il n'y a pas d'arcade zygomatique osseuse.

d. Cavité buccale. La cavité buccale est limitée à sa partie supérieure : 1° en avant, par les maxillaires supérieurs, 2° en arrière, par les palatins ; ces os forment le plafond de la cavité buccale. Ce plafond présente à considérer trois orifices, dont deux placés symétriquement de chaque côté se voient en arrière, sur les palatins, ce sont les *trous palatins postérieurs.* Le 3e siège à la partie antérieure, sur la ligne médiane, et est appelé trou *palatin antérieur ;* ce trou est l'orifice inférieur du conduit palatin qui se bifurque supérieurement et s'ouvre dans les fosses nasales par deux orifices placés à droite et à gauche de la cloison médiane.

Développement. — Les os de la face se développent en général par ossification directe et la plupart par un seul point d'ossification : il faut excepter l'ethmoïde, le maxillaire supérieur et le vomer.

Ethmoïde. — M. Sappey compte 4 points d'ossification : 2 pour les masses latérales, 2 pour l'apophyse crista-galli, la lame criblée et la lame perpendiculaire. Les deux premiers apparaissent vers le cinquième mois (ossification enchondrale); les deux points d'ossification de l'apophyse crista-galli se montrent après la naissance; ils forment la lame criblée et plus tard la lame perpendiculaire. Vers la fin de la première année, la lame criblée se soude aux masses latérales.

Os malaire. — Un seul point d'ossification (directe) apparaissant vers la fin du deuxième mois.

Os nasaux. — Un seul point d'ossification (directe) également; il apparaît vers les premiers jours du troisième mois.

Os lacrymaux. — Un seul point d'ossification (directe) apparaissant au quatrième mois.

Os palatins. — Un seul point d'ossification également.

Cornet inférieur. — Un seul point d'ossification apparaissant quelques mois après la naissance.

Vomer. — Le développement du vomer est plus compliqué. D'après Sappey, de chaque côté du vomer cartilagineux apparaissent 2 points d'ossification, se montrant du cinquième au sixième mois. Ces deux points osseux se soudent d'abord en bas et enveloppent le cartilage de la cloison. On trouve par suite la lame cartilagineuse persistante à l'intérieur de l'os, pendant plusieurs années.

Maxillaire supérieur. — Quant au maxillaire supérieur il se développe par 5 points d'ossification (ossification directe), dont un antérieur est le point *incisif*. C'est ce point qui, chez les animaux, forme un os séparé connu sous le nom d'os *intermaxillaire*, os *prémaxillaire* ou *os incisif* (¹).

L'attention a été appelée par Gœthe (19) sur ce dernier point d'ossification en 1780. Voici comment il s'exprime à ce sujet :

« Lorsque je commençai, vers l'année 1780, à m'occuper beaucoup d'anatomie, sous la direction du professeur Loder, je travaillais à l'établissement d'un type ostéologique, et il me fallait par conséquent admettre que toutes

______

(¹) P. Albrecht (31) a soutenu dans ces dernières années une théorie très différente de celle de Gœthe. D'après cet anatomiste, il y aurait chez l'homme 4 intermaxillaires soudés entre eux et avec les mâchoires supérieures à l'état normal. Pour désigner ces os, Albrecht propose les noms de *Endognathion* (intermaxillaire interne) ; *Mesognathion* (intermaxillaire externe); *exognathion* (la mâchoire supérieure). D'où les sutures *interendognathique*, entre les 2 intermaxillaires internes ; *endomésognathique*, entre l'intermaxillaire interne et l'externe; *endoexognathique*, entre l'intermaxillaire interne et la mâchoire supérieure ; *mesoexognathique*, entre l'intermaxillaire externe et la mâchoire supérieure ; l'*interexognathique* entre les deux mâchoires supérieures. La théorie d'Albrecht est fondée sur de nombreuses observations de becs-de-lièvre doubles montrant la fente passant de chaque côté entre la précanine (incisive externe) et l'incisive interne et non entre la canine et l'incisive externe. De semblables observations ont été récemment publiées par A. Broca (32).

les parties de l'animal, prises ensemble ou isolément, doivent se trouver dans tous les animaux ; car l'anatomie comparée dont on s'occupe depuis si longtemps ne repose que sur cette idée. Il se trouve que l'on voulait alors différencier l'Homme du Singe, en admettant chez le second un os inter-maxillaire dont on niait l'existence dans l'espèce humaine. Mais, cet os ayant surtout cela de remarquable qu'il porte les dents incisives, je ne pouvais comprendre comment l'homme aurait eu des dents de cette espèce sans posséder en même temps un os dans lequel elles sont enchâssées. J'en recherchai donc les traces chez le fœtus et l'enfant et il ne me fut pas difficile de les trouver. »

On voit comment procède Gœthe en partant du principe fécond des connexions : Puisque l'homme a des incisives, il doit avoir un os incisif. Toutefois, le raisonnement est ainsi mal déduit, ou du moins, depuis Gœthe, les anatomistes ont complètement changé leur point de vue. Ils appellent incisives toutes les dents qui naissent de l'incisif, après avoir appelé l'os intermaxillaire os incisif, du nom donné de toute antiquité aux dents médianes de l'homme. Nous n'avons donc point à établir la réalité de l'existence de l'os incisif chez l'homme par la preuve des incisives, mais à dire simplement que le maxillaire de l'homme répond à la fois au maxillaire et à l'incisif des animaux qui ont cet os ; et, de plus, qu'un des points d'ossification du maxillaire paraît en effet répondre à cet os chez les autres Mammifères. D'ailleurs, il n'est pas rare quand on examine un certain nombre de crânes de trouver chez l'homme à la partie anté-rieure de la voûte palatine, un sillon qui se dirige transversa-lement de la ligne médiane de séparation des deux maxil-laires comme pour venir tomber de chaque côté entre la deuxième incisive et la canine. Cette suture partielle a été regardée comme le dernier vestige chez l'homme de la division du maxillaire supérieur ([1]).

§ 40. — Maxillaire inférieur.

Le maxillaire inférieur de l'homme contrairement à ce qui se voit fréquemment chez les animaux, n'offre pas de suture le divisant en deux parties symétriques.

Cet os porte les dents inférieures; il présente à considérer un corps en forme de fer à cheval terminé de chaque côté en arrière, par une branche montante qui forme postérieurement

---

([1]) Voir Hamy (20).

l'*angle* de la mâchoire. Le bord supérieur de cette branche, présente l'apophyse *coronoïde* qui se place en dedans de l'arcade zygomatique et donne attache au muscle temporal. Une échancrure (échancrure sigmoïde) la sépare du *condyle*.

Le condyle de la mâchoire, chez l'homme, est à peu près cylindrique, à axe transversalement dirigé, ou mieux un peu oblique de dehors en dedans et d'avant en arrière. La surface articulaire de ce condyle comparée à l'étendue de la cavité glénoïde a des proportions assez réduites. D'ailleurs, sur le vivant, il n'y a pas contact direct entre les deux surfaces articulaires. Elles sont séparées par un ligament, sorte de coussin fibreux qui permet à la fois des mouvements latéraux de la mâchoire et des mouvements d'avant en arrière qui correspondent à l'élévation et à l'abaissement de cet os.

La mâchoire inférieure nous présente à considérer deux orifices ; en dedans du point où le corps se continue avec la branche ascendante, on aperçoit le *trou dentaire inférieur ;* vers l'extrémité antérieure du corps, et à sa face externe, un autre orifice, le *trou mentonnier*. Enfin, le bord supérieur de la mandibule (¹) est creusé de cavités ou *alvéoles* dans lesquelles sont implantées les dents.

Développement de la mâchoire inférieure. — Comme les os de la voûte du crâne et comme ceux de la face, la mâchoire inférieure se développe par ossification directe.

En parlant du marteau, nous avons dit qu'il portait à l'état cartilagineux un long prolongement (cartilage de Meckel), et que les cartilages de chaque côté venaient se mettre en contact à l'extrémité antérieure de la mâchoire. Ils ont donc la place qu'occuperont plus tard les branches de la mandibule. Avec le temps, on voit ces cartilages disparaître, et l'apophyse grêle du marteau, avons-nous dit, est tout ce qui en restera : le cartilage de Meckel ne se transforme pas en branche de la mâchoire inférieure. Celle-ci apparaît alors que le cartilage de Meckel existe encore, il est vrai, mais indépendamment de lui ; si on fait une coupe transversale de la mâchoire d'un embryon, vers son milieu à peu près, on aperçoit, au centre de la section, le cartilage de Meckel, puis, en dehors et à une

---

(¹) Nous emploierons plus particulièrement le nom de *mandibule* quand les 2 branches du maxillaire inférieur sont soudées.

certaine distance, la lame osseuse du maxillaire qui se développe par ossification directe.

Les deux points d'ossification (un pour chaque branche) du maxillaire apparaissent vers le trente-cinquième jour. Plus tard on ne trouve plus trace du cartilage de Meckel et la mandibule continue de se développer.

Avant l'apparition des dents, la branche du maxillaire inférieur forme avec le corps un angle plus ouvert qu'il n'est ultérieurement. Cet angle est d'environ 150° chez le nouveau-né. Plus tard, quand les dents sont apparues, cet angle ne mesure plus guère que 130°. Enfin, chez le vieillard, les dents étant tombées, l'angle a une tendance à s'ouvrir de nouveau et est d'environ 135°.

II

Appareil hyoïdien.

§ 41.

L'os hyoïde n'a pas en général chez l'Homme le développement que nous lui verrons prendre chez certains Vertébrés. C'est un os impair, médian, situé en arrière de la mandibule et qui offre à considérer un *corps* et deux paires d'appendices latéraux. La paire inférieure est connue sous le nom de *grandes cornes* ou *cornes thyroïdiennes* de l'hyoïde ; elles supportent le larynx, et n'ont que peu d'intérêt au point de vue comparatif. La paire supérieure au contraire, ou *petites cornes* (cornes *styloïdiennes*), est importante. Ce sont deux petits prolongements situés au bord supérieur de l'os, et qui s'unissent à l'apophyse styloïde du temporal par un ligament (stylo-hyoïdien).

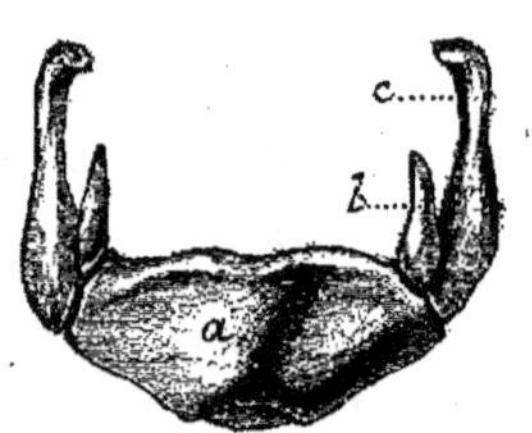
Fig. 38. — Hyoïde de l'homme. — *a*, corps de l'hyoïde ; *b*, petites cornes ; *c*, grandes cornes.

Il n'est pas rare de trouver dans ce ligament au voisinage du crâne un os plus ou moins développé, qui vient se souder, à une époque avancée de la vie, avec l'apophyse styloïde proprement dite. On observe alors sur ces crânes une apophyse styloïde relativement considérable. Nous avons devant les yeux

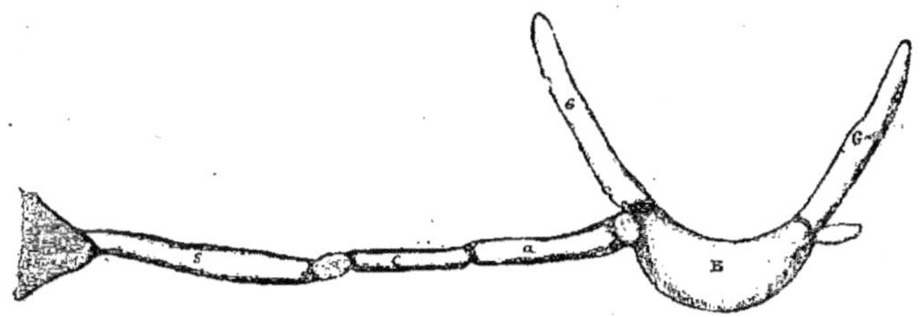

Fig. 39. — Appareil hyoïdien figuré par Geoffroy Saint-Hilaire. — B, basihyal. G, grandes cornes (thyrohyal). a, petites cornes (cératohyal). C, épibyal (cératohyal de Geoffroy Saint-Hilaire). s, stylhyal.

un crâne humain sur lequel l'apophyse styloïde ainsi allongée,

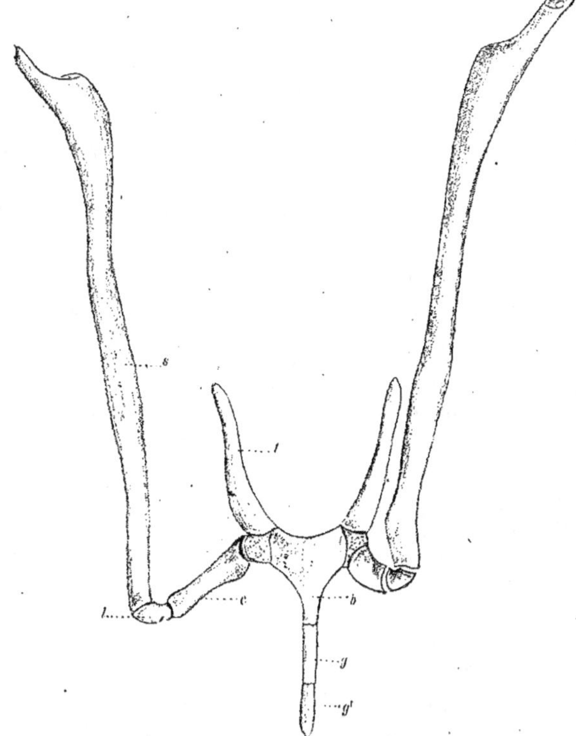

Fig. 40. — (D'après Geoffroy Saint-Hilaire.) — Hyoïde de cheval. b, basihyal ; g, g glossohyal c, cératohyal ; l, épibyal ; s, stylhyal ; t, thyrohyal (grandes cornes).

conique, contournée sur elle-même, a près de trois centimètres.

Nous adoptons pour ces parties de l'appareil hoïdien la nomenclature de Owen ('). Le corps de l'hyoïde sera appelé *basihyal*, la grande corne *thyrohyal*, la petite corne, *cératohyal*, l'osselet intermédiaire de la chaîne, *épihyal*, enfin l'apophyse styloïde qui se soude au temporal et qui, on se le rappelle, se développe par un point d'ossification spécial, recevra le nom de *stylhyal*. Cette constitution de l'hyoïde s'observe chez beaucoup de Mammifères.

§ 42. — Développement de l'appareil hyoïdien.

L'appareil hyoïdien se développe aux dépens du second arc branchial. Nous avons vu plus haut le mode d'évolution de l'arc branchial antérieur (arc mandibulaire) que forment le cartilage de Meckel dans sa portion ventrale et le marteau dans sa portion supérieure. En ce point les deux arcs (mandibulaire et hyoïdien) s'articulent l'un à l'autre ; l'arc hyoïdien se divise en deux régions, l'une auriculaire qui formera l'enclume, l'autre ventrale qui se divise pour donner les diverses parties de l'hyoïde y compris l'apophyse styloïde. Quant à la région moyenne de l'arc hyoïdien, comprise entre la partie auriculaire et la partie ventrale, elle s'ossifierait et s'unirait au périotique ; ce serait le *tympanohyal* de Parker.

Ces idées sur le développement de l'arc hyoïdien sont celles de Huxley et de Parker ; elles ne sont toutefois pas encore complètement adoptées. C'est ainsi que l'opinion de Reichert qui regardait le marteau et l'enclume comme étant tous deux des dépendances de l'arc mandibulaire, a été acceptée par Gunther, Kölliker et plus récemment par Salensky. Quant à cette autre idée de

---

(') C'est à Geoffroy Saint-Hilaire (21) que l'on doit le premier essai d'une nomenclature des diverses parties de l'appareil hyoïdien. Les termes qu'il avait adoptés ne correspondent pas exactement à ceux de la nomenclature d'Owen admise aujourd'hui par tous les anatomistes. Pour prévenir les confusions nous croyons bon de donner un tableau comparatif de ces deux nomenclatures.

	GEOFFROY.	OWEN.
Corps de l'hyoïde	*Basihyal.*	*Basihyal.*
Grandes cornes	*Glossohyal.*	*Thyrohyal.*
Petites cornes	*Apohyal.*	*Cératohyal.*
Pièce intermédiaire de la chaîne	*Cératohyal.*	*Épihyal.*
Apophyse styloïde	*Stylhyal.*	*Stylhyal.*
Pièce impaire antérieure supportée parfois par le corps de l'hyoïde	*Ento- et Urohyal.*	*Glossohyal.*

Reichert, que l'étrier est une dépendance de l'arc hyoïdien, elle n'a pas été admise par Parker et Salensky qui considèrent cet osselet comme complètement indépendant.

III

Colonne vertébrale.

La colonne vertébrale est formée de pièces plus ou moins intimement unies entre elles qui ont reçu le nom de *vertèbres* (¹). A partir de l'origine des membres postérieurs jusqu'à l'extrémité terminale elle est constituée par deux os dans lesquels, il est facile de reconnaître le résultat de la soudure de plusieurs vertèbres. Ces deux os sont le *sacrum* et le *coccyx*.

L'ensemble de la colonne vertébrale n'est pas rectiligne. Chez l'Homme, elle présente quatre courbures, savoir : une cervicale, convexe en avant ; une dorsale, convexe en arrière ; une lombaire convexe en avant ; une sacro-coccygienne convexe en arrière. Tandis que les trois premières passent insensiblement de l'une à l'autre, la quatrième succède brusquement à la troisième ; il en résulte à ce point un angle saillant en avant et rentrant en arrière, l'angle *sacro-vertébral*.

Notons qu'à la naissance, la colonne vertébrale est sensiblement rectiligne.

Le nombre de ces courbures varie avec les animaux (²).

§. 43. — Vertèbres.

On perçoit, dès le premier coup d'œil des différences considérables dans la configuration des vertèbres. Vers la partie anté-

---

(¹) Il nous paraît inutile d'insister sur la théorie coloniale, doctrine qui voudrait reconnaître dans chaque vertèbre un zoonite, et considérer l'individu entier comme une colonie d'individus groupés en série linéaire. Le principe de la répétition des organes suffit à expliquer le grand nombre des os qui forment la colonne vertébrale. (Voyez Pouchet. Leçon d'ouverture, *Revue scientifique*, 10 février 1883.)

(²) Parmi les Oiseaux, les Manchots, caractérisés par une attitude verticale un peu analogue à celle de l'Homme, présentent un ensemble de courbures que nous décomposons comme suit sur les sujets entre nos mains : 1° une courbure cervicale à convexité postérieure ; 2° une seconde à convexité

rieure du corps, elles se compliquent tandis qu'elles se simplifient vers l'extrémité postérieure (¹).

Chez l'homme les vertèbres se composent d'un *corps*, d'un *arc neural* et d'*apophyses*. Le corps est uni à l'arc neural par l'intermédiaire des *pédicules*, et entre cet arc et le corps il existe un vide, le *trou rachidien*.

1° Le *corps* forme une masse osseuse dont les faces antérieure et postérieure sont légèrement excavées ; c'est l'espace laissé par ces excavations superficielles entre 2 vertèbres, que remplissent les disques intervertébraux. La face supérieure (postérieure chez l'homme) du corps est concave et fait partie du canal vertébral.

2° *L'arc neural* est formé par 2 *lames* osseuses qui s'unissent sur la ligne médiane, au-dessus du canal rachidien.

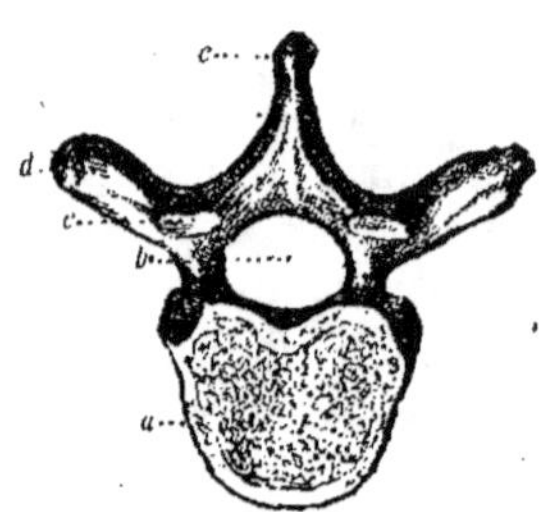

Fig. 41. — Vertèbre vue par sa face antérieure. *a*, corps. *b*, trou rachidien. *c*, apophyse articulaire. *d*, apophyse transverse. *e*, apophyse épineuse.

3° Les *apophyses* sont de trois sortes : *a*, une *apophyse épineuse* qui se détache des lames à leur point d'union et se prolonge en haut ; *b*, *apophyses transverses* situées de chaque côté à la base du pédicule et dirigées horizontalement en dehors ; *c*, deux paires d'*apophyses articulaires* situées de part et d'autre de l'apophyse épineuse au bord antérieur et au bord postérieur des lames.

Les apophyses articulaires antérieures d'une vertèbre correspondent aux apophyses articulaires postérieures de la vertèbre qui précède. C'est la vertèbre antérieure qui chevauche sur la vertèbre postérieure, et les surfaces articulaires sont orientées en conséquence.

Lorsque les vertèbres sont réunies, elles laissent entre elles de chaque côté un trou, dit *trou de conjugaison*. Ces trous livrent

---

antérieure ; 3° une courbure dorsale à convexité postérieure comme chez l'homme ; 4° une courbure lombaire très faiblement accusée, à convexité antérieure ; 5° une courbure sacrée, correspondant à la courbe sacro-coccygienne de l'homme, à convexité postérieure ; 6° une courbure coccygienne.

(¹) Nous employons les termes *antérieur* et *postérieur* de préférence aux termes *supérieur* et *inférieur* qui ne sont guère applicables qu'à l'homme, vu sa station verticale.

passage à des nerfs et à des vaisseaux, et résultent d'échancrures que portent les bords antérieur et postérieur des pédicules (¹).

On considère dans la colonne vertébrale cinq régions, savoir, d'avant en arrière :

1° La région *cervicale*, comprenant sept vertèbres, nombre qui ne varie pas chez les Mammifères, à l'exception de certains Édentés ;

2° La région *dorsale* composée de douze vertèbres à chacune desquelles correspond une paire de côtes ;

3° La région lombaire formée de cinq vertèbres ;

4° La région sacrée ou *sacrum* formée de 5 vertèbres soudées ;

5° La région coccygienne ou *coccyx*, formée par la soudure plus ou moins complète de 4 vertèbres (²).

Les caractères généraux offerts par les vertèbres des différentes régions sont les suivants :

(¹) L'étude des vertèbres dans la série des Vertébrés a conduit Owen à considérer la vertèbre *type* (archétype vertébral), comme formée d'un corps supportant une arcade inférieure et une arcade supérieure surmontées chacune d'une apophyse, et flanquées latéralement d'un autre prolongement osseux. Le corps est appelé *centrum*. Sous l'arc supérieur passe la moelle, d'où le nom d'*arc neural* qu'il prend dans la nomenclature. Sous l'arc inférieur passent les gros vaisseaux, d'où le nom d'*arc hæmal*. Les apophyses qui surmontent ces arcs sont respectivement dites *neurapophyse* et *hæmapophyse*. Enfin les apophyses transverses sont appelées *pleurapophyses* et les apophyses articulaires *pré-* et *post-zygapophyses*.

(²) Suivant les théories qui considèrent le crâne comme formé de vertèbres modifiées, il conviendrait de compter, outre les régions susdites, la région céphalique comprenant le crâne. On est d'ailleurs bien loin de s'entendre sur le nombre de vertèbres modifiées pour former le crâne. Oken, qui, le premier (1807), proposa cette théorie, admettait trois vertèbres. Goodsir en décrivit quatre, puis Geoffroy Saint-Hilaire, en 1824, crut pouvoir en compter six. Actuellement on en reconnaît le plus souvent trois, savoir:

1° Une vertèbre occipitale, dont le corps est formé par l'apophyse basilaire et l'arc par l'écaille occipitale: le trou occipital est le trou rachidien ;

2° Une vertèbre sphénoïde, dont le corps est représenté par le corps du sphénoïde postérieur, et les lames par les grandes ailes, les temporaux et les pariétaux ;

3° Enfin une troisième vertèbre aurait pour corps le corps du sphénoïde antérieur, pour lames les apophyses d'Ingrassias et le frontal, le crible ethmoïdal figurant le trou rachidien.

De ces trois vertèbres, la première est celle qui semble le moins problématique. Il nous paraît d'ailleurs qu'il n'y a guère autre chose qu'un intérêt historique dans l'exposé de ces vues purement théoriques. Il se pourrait que le crâne ne fût en réalité formé que d'une seule vertèbre modifiée. C'est ainsi qu'il est, selon toute apparence, constitué chez les Poissons.

§ 44. — Région cervicale.

Les vertèbres cervicales, chez l'Homme, se reconnaissent de suite à de nombreuses particularités qui les éloignent plus ou moins du type que nous avons précédemment décrit. Le corps a un diamètre transversal qui l'emporte très manifestement sur le diamètre antéro-postérieur ; la face antérieure, sensiblement concave, est pourvue de chaque côté, sur son bord, d'une saillie aplatie (apophyses *semi-lunaires*). Ces saillies embrassent le corps de la vertèbre placée en avant. Les lames sont larges et minces. Les apophyses épineuses sont longues, inclinées en arrière ; leur sommet est plus ou moins bifide ; leur bord postérieur est creusé en gouttière, de telle sorte qu'elles peuvent, en s'appliquant sur l'apophyse de la vertèbre suivante, l'emboîter exactement. Les apophyses transverses offrent un caractère très particulier aux vertèbres de cette région. Leur base (la 7e cervicale exceptée) est percée d'un orifice considérable. Ces orifices se correspondent de haut en bas dans toute la hauteur de la région cervicale et forment un canal qui loge l'artère vertébrale.

Parmi les vertèbres cervicales, il en est deux qui méritent une description spéciale, ce sont les deux premières, l'atlas et l'axis.

a. ATLAS. L'atlas, ou première cervicale, vertèbre qui supporte le crâne, est très profondément modifiée. Le corps semble faire défaut, du moins n'est-il représenté que par une sorte d'arc transversal qui forme anneau avec les *lames* réduites également à un arc osseux. On conçoit, dès lors, qu'un des caractères de cette vertèbre se trouvera aussi dans la grande dimension de son trou rachidien. Cet orifice est toutefois considérablement réduit par la présence d'un prolongement osseux de l'axis, l'*apophyse odontoïde*, qui vient s'articuler avec une facette spéciale de la face supérieure du corps de l'atlas. L'embryogénie semble indiquer, d'ailleurs, que cette apophyse n'est pas autre chose que le corps de l'atlas détaché en quelque sorte de sa vertèbre et soudé à l'axis de manière que l'axis aurait deux corps vertébraux (voir § 50).

Quoi qu'il en soit, l'atlas se distingue encore par l'absence d'apophyse épineuse et par la grandeur et la direction des apophyses articulaires antérieures, dont les surfaces concaves reçoivent les condyles de l'occipital.

Ajoutons enfin que l'orifice antérieur du trou vertébral se continue de chaque côté en une gouttière qui se prolonge dans une échancrure des pédicules et par laquelle l'artère vertébrale arrive dans le trou occipital.

b. AXIS. La deuxième vertèbre cervicale qui porte le nom d'*axis*, le doit à un prolongement osseux, l'*apophyse odontoïde* qui, nous l'avons vu, s'articule avec le corps de l'atlas, et devient l'axe autour duquel tourne l'ensemble formé par l'atlas et la tête. La forme aplatie des apophyses articulaires supérieures de l'axis facilite encore ces mouvements de rotation.

L'axis se distingue aussi par ses lames épaisses et élevées, par son apophyse épineuse bifide, extraordinairement développée, pour donner insertion à des muscles puissants (muscles *grand oblique* et *grand droit postérieur* de la tête).

Les autres vertèbres cervicales rentrent dans la description générale que nous avons donnée.

§ 45. — Région dorsale.

Les vertèbres de la région dorsale se caractérisent très facilement par des modifications en rapport avec les articulations qu'elles donnent aux côtes. Les côtes, mobiles sur les vertèbres, s'articulent avec elles par des surfaces correspondant à des facettes semblables sur les corps vertébraux. On trouve, en effet, de chaque côté du corps de la vertèbre, deux demi-facettes articulaires pour la tête des côtes correspondantes, chaque côte s'unissant à la fois à deux vertèbres. Toutefois, la première vertèbre dorsale porte en avant une facette articulaire complète à la base du pédicule, pour l'articulation de la première côte, et en arrière une demi-facette articulaire, pour la seconde côte. La dixième vertèbre dorsale ne porte qu'une seule demi-facette articulaire de chaque côté pour l'articulation de la dixième côte, la onzième côte ne s'articulant qu'avec la onzième vertèbre et de même la douzième côte avec la douzième vertèbre. Les vertèbres dorsales présentent, en outre, une surface articulaire au-dessous du sommet de l'apophyse transverse, surface qui est en rapport avec la tubérosité de la côte correspondante.

Les apophyses épineuses ainsi que les apophyses transverses des vertèbres dorsales sont longues et dirigées en arrière.

§ 46. — Région lombaire.

Les vertèbres lombaires se distinguent par leur corps volu-lumineux, leurs apophyses épineuses horizontales, aplaties latéralement, et par leurs apophyses transverses longues, à peine déjetées en arrière, revêtant tous les caractères de côtes rudimentaires.

§ 47. — Sacrum.

Le sacrum, formé de cinq vertèbres soudées, offre la forme d'une pyramide quadrangulaire, dont la base est en avant (en haut chez l'homme). Un *canal sacré*, correspondant aux trous rachidiens des cinq vertèbres, le parcourt dans toute sa longueur. Sur la ligne médiane de la *face supérieure* de la pyramide une crête, *crête sacrée,* représente les apophyses épineuses des vertèbres composantes. De part et d'autre de cette crête, il existe une série de trous, *trous sacrés*, au côté interne desquels on voit une série de saillies figurant les apophyses articulaires, tandis qu'à leur côté externe, d'autres saillies représentent les apophyses transverses. Sur les côtés de la *face inférieure* (antérieure chez l'homme), on aperçoit également quatre trous sacrés. Enfin, latéralement, une large surface désignée sous le nom de *facette auriculaire* est solidement unie avec l'os iliaque ; le sacrum se trouve de la sorte comme une sorte de coin encastré dans les os du bassin auquel il est uni par de puissants ligaments.

§ 48. — Coccyx.

Le coccyx représente, à un état rudimentaire, l'appendice caudal, parfois très développé chez les Vertébrés. Chez l'Homme il est réduit à un petit corps pyramidal formé par la soudure de cinq vertèbres à ce point atrophiées que la dernière n'est plus représentée que par un tubercule de la grosseur d'un pois ([1]).

([1]) Des recherches récentes de Hermann Fol (Comptes rendus Ac. des sc., 1885) semblent établir que vers la troisième ou la quatrième semaine de la vie fœtale, l'embryon humain possède un nombre de cartilages primordiaux plus considérable que le nombre des corps vertébraux soudés qui forment ultérieurement le coccyx. Quatre d'entre eux disparaissent ensuite.

§ 49. — Mode d'union des vertèbres.

Seules les vertèbres des trois premières régions sont mobiles les unes sur les autres. D'autre part, la continuité de la colonne qu'elles forment, est réalisée, au moyen des ligaments interosseux ou fibro-cartilages intervertébraux placés entre leurs corps. Ces ligaments ou disques unissant les surfaces revêtues de cartilage font des articulations des corps vertébraux des amphiarthroses parfaites (voir § 29).

§ 50. — Développement de la colonne vertébrale.

Corde dorsale (ou *Chorde dorsale*). Le développement de la colonne vertébrale est précédé, chez tous les Vertébrés, par l'apparition dans le feuillet moyen, d'un organe particulier temporaire, mais dont on retrouve les traces jusque chez l'adulte, et qui porte le nom de *corde dorsale*. Cet organe se montre dans la région où apparaîtront les vertèbres. Il a la forme d'un filament cylindrique, atténué à ses extrémités et épais chez l'Homme d'environ 50 μ. La corde dorsale est une sorte de colonne de cellules très adhérentes les unes aux autres, enveloppée d'une gaine mince. Elle est le centre d'apparition des cartilages qui doivent plus tard former les corps vertébraux. Sur des coupes, il est facile de se rendre compte de ce phénomène. On voit la substance cartilagineuse se développer à espaces réguliers au contact de la corde dorsale, et, en ces points, l'envelopper bientôt à la façon d'un anneau. Tous les cartilages vertébraux sont, pour ainsi dire, enfilés comme les grains d'un chapelet, la corde dorsale jouant le rôle de fil. Quand les vertèbres vont commencer à s'ossifier, on voit la corde se renfler au niveau de chaque disque intervertébral et être ainsi l'origine de la cavité qui, jusqu'à un âge avancé, occupera le centre du disque. Quant aux portions de la corde comprises dans le corps des vertèbres, elles diminuent d'abord de diamètre, puis disparaissent. On reste alors en présence des vertèbres cartilagineuses. Le cartilage qui forme chacune d'elles a la forme générale, bien qu'assez grossière, de la future vertèbre qu'il représente. On y reconnaît (premier mois de la vie intra-utérine) le corps, les pédicules, les lames et l'apophyse épineuse, le trou rachidien, etc. Dans le cours du second mois, l'ossification commence. Elle se fait par *trois points primitifs* et un nombre de *points complémentaires* variable avec les régions.

Points primitifs. — Les trois points d'ossification primitifs sont : 1 point *médian* pour le corps et 2 points *latéraux.*

Le point médian apparaît le premier dans toutes les vertèbres, sauf dans celles de la région cervicale où il est précédé par les points latéraux. Ce point osseux débute à la partie supérieure du corps de la vertèbre, et son apparition est très rapidement suivie de celle des points latéraux. Ceux-ci occupent de chaque côté la région des apophyses articulaires antérieure et postérieure. Ils s'étendent : en haut, dans les lames et l'apophyse épineuse ; en bas, dans les pédicules ; en dehors, dans l'apophyse transverse correspondante. Bientôt la soudure entre les trois points d'ossification s'opère et l'on a une vertèbre osseuse formée d'une seule pièce.

Points complémentaires. — Ces points osseux varient de nombre suivant les régions. Dans la région dorsale, ils sont au nombre de 5 qui se départagent comme suit : un point pour chacune des extrémités antérieure et postérieure du corps de la vertèbre, un point à l'extrémité de l'apophyse épineuse, et un autre à l'extrémité de chaque apophyse transverse. Soit en tout cinq points osseux ; leur apparition a lieu vers cinq ou huit ans ; leur soudure ne se fait pas avant vingt ou vingt-cinq ans, au moins pour les épiphyses du corps des vertèbres.

a. Développement de l'atlas et de l'axis. — Le développement des deux premières vertèbres cervicales présente quelques particularités.

Il n'y a pas pour le corps de *l'atlas* de point d'ossification primitif, mais seulement deux points répondant aux deux moitiés de l'arc vertébral. Ce n'est que beaucoup plus tard (2 ans ou 2 ans 1/2) qu'on voit apparaître pour l'arc antérieur tantôt un point impair, tantôt deux points, qui doivent, vu leur époque tardive d'apparition être considérés comme des points d'ossification complémentaires.

Pour *l'axis*, le développement est généralement semblable à celui des autres vertèbres. Toutefois, outre les trois points primitifs, on trouve : 1° deux points complémentaires pour l'apophyse odontoïde ; 2° deux points complémentaires pour le corps, situés de chaque côté entre les points primitifs des pédicules et le point primitif du corps. Enfin, plus tardivement, on voit se développer deux autres points d'ossification complémentaires, l'un à la face postérieure du corps, l'autre à la face antérieure de l'apophyse odontoïde ([1]).

b. Développement du sacrum. — Les vertèbres sacrées se développent d'abord individuellement puis se soudent entre elles. Il y a toutefois quelques particularités à signaler dans le nombre des points d'ossification. Pour la plupart de ces vertèbres, en effet, il y a cinq points d'ossification primitifs (Sappey), savoir : 1 point pour le corps, 2 points latéraux et postérieurs pour les apophyses articulaires, les lames et l'apophyse épineuse, et 2 points latéraux antérieurs pour les apophyses transverses. En outre 3 points complémentaires se montrent ultérieurement, dont un point pour chacune des faces supérieure et inférieure de la vertèbre et un point à l'extrémité de l'apophyse épineuse.

Enfin, lorsque la soudure des vertèbres est déjà à peu près entièrement accomplie, on voit paraître des points d'ossification marginaux, parmi lesquels nous signalerons ceux qui se développent sur les surfaces *auriculaires*.

c. Au sujet du *coccyx*, il nous suffira d'insister sur l'apparition tardive des points d'ossification (4 à neuf ans) et sur l'extrême rapidité avec laquelle toutes les phases du développement s'opèrent, si bien que la soudure des vertèbres coccygiennes commence à se faire alors que les vertèbres sacrées conservent encore toute leur indépendance (Sappey). Nous avons dit déjà que, d'après H. Fol, le nombre des cartilages primordiaux dépasse, chez l'embryon, le nombre des vertèbres soudées chez l'adulte.

IV

Thorax.

§ 51.

Chez la plupart des Vertébrés on trouve une cavité thoracique limitée par un ensemble de pièces : vertèbres dorsales, côtes,

---

([1]) D'après les recherches de Froriep (45) sur le Poulet, l'arc antérieur de l'atlas se formerait uniquement par la réunion des deux extrémités anté-

cartilages costaux ou côtes sternales et sternum. Résistance, solidité et élasticité, telles sont les propriétés de la *cage thoracique*. Nous la verrons varier de forme dans certaines limites. C'est ainsi qu'aplatie d'arrière en avant chez l'Homme, elle est aplatie latéralement chez les quadrupèdes. Elle forme un appareil, dont toutes les pièces sont solidaires et mobiles. Son existence paraît liée au mode spécial de respiration aérienne. Le cas des Batraciens toutefois enlève à cette observation son caractère absolu.

§ 52. — Côtes.

Leurs relations avec les vertèbres dorsales ont permis de supposer que les côtes représentent l'arc hæmal (voir § 43) de ces vertèbres ; elles protègent en effet, dans le large canal rachidien qu'elles circonscrivent, le cœur et les plus gros troncs vasculaires. Les vertèbres cervicales ou lombaires avoisinant la région dorsale peuvent d'ailleurs présenter des côtes *supplémentaires*, toujours très petites et réduites, il est vrai.

Lorsque ces côtes supplémentaires, cervicales ou lombaires, existent, on trouve chez l'Homme 13 paires de côtes au lieu de 12, nombre normal. A ce propos, nous rappelerons que Broca a signalé la variabilité dans le nombre des côtes chez les Anthropomorphes, et qu'on l'observe également chez certains autres Mammifères (Tamanoir, Cétacés). Chez les Cétacés, comme chez l'homme, la côte cervicale supplémentaire n'est généralement libre que dans une partie de son étendue. Elle se soude à sa face postérieure avec la face antérieure de la première thoracique, qui semble avoir alors deux têtes et est désignée sous le nom de *côte bicipitale*. — Inversement, il peut y avoir diminution du nombre des côtes, par soudure de la première dorsale avec la seconde, qui est en ce cas également bicipitale. (Voir Leboucq, Van Beneden, Turner, R. Blanchard, etc.)

Les côtes se divisent en *vraies* et en *fausses* côtes. Les vraies côtes, au nombre de 7, se continuent par un cartilage qui va s'appuyer sur le sternum. Les fausses côtes, sont au nombre de 5. Elles sont pourvues de cartilages, mais ceux-ci ne s'unissent pas au sternum. De ces cinq côtes (*côtes asternales*), les trois premières en général ont des cartilages qui s'unissent entre eux

---

rieures de l'arc vertébral. Quant au corps il resterait indépendant de cet arc et se souderait ultérieurement au corps de l'axis pour constituer ainsi l'apophyse odontoïde. L'apophyse odontoïde représenterait donc le corps de l'atlas. (Voyez sur cette question le mémoire de Robin sur *la notocorde*.)

et au cartilage de la septième côte. Quant aux deux dernières fausses côtes, leurs cartilages se perdent au milieu des muscles de l'abdomen, et elles doivent à cette particularité le nom de *côtes flottantes*.

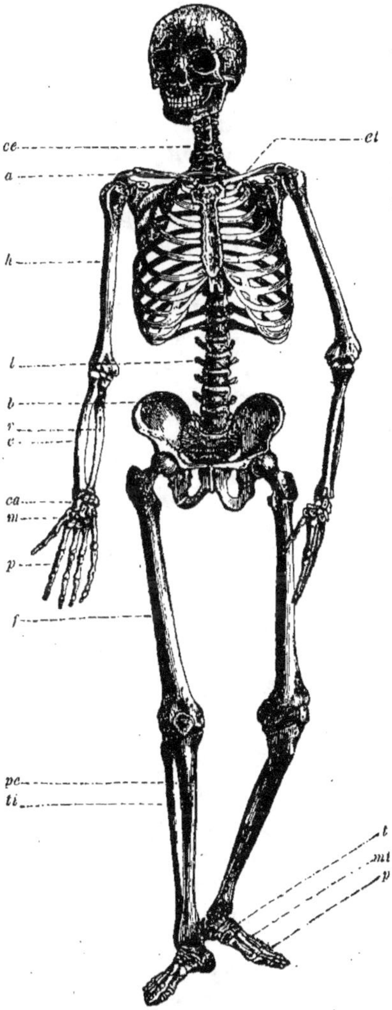

Envisagées en elles-mêmes, les côtes nous présentent à considérer : 1° une *tête* portant deux demi-facettes articulaires pour l'articulation avec les corps des vertèbres correspondantes. Il faut excepter toutefois la première et les 2 dernières côtes dont la tête ne porte qu'une seul facette articulaire (voyez § 45) ; 2° un *col*, portion rétrécie soutenant la tête ; 3° une *tubérosité* située à la base du col ; cette tubérosité porte la surface articulaire pour l'articulation avec la facette que présente l'apophyse transverse de la vertèbre correspondante. Elle manque aux deux dernières côtes.

Les côtes, chez l'Homme, ont leur corps aplati de dehors en dedans. Elles sont courbes et leur courbure est telle qu'elles ne peuvent reposer dans toute leur étendue sur un plan. En outre, au niveau du point où la paroi postérieure du thorax se continue avec la paroi latérale, les côtes présentent un *angle*, sorte de coude dû à un brusque changement de direction qui les ramène vers le sternum.

Fig. 42. — Squelette de l'Homme. *cl*, clavicule. *ce*, région cervicale. *a*, acromion. *h*, humerus, *l*, région lombaire. *b*, bassin. *c*, cubitus. *r*, radius. *ca*, carpe. *m*, métacarpe. *p*, phalanges. *f*, fémur. *ti*, tibia ; *pe*, péroné. *t*, tarse. *mt*, métatarse.

Enfin, il est à noter que le bord supérieur des côtes est marqué d'un sillon dont les 2 lèvres donnent attache aux muscles inter-costaux, et que le bord inférieur est creusé d'une gouttière qui loge les vaisseaux et les nerfs intercostaux.

La première côte offre certaines particularités. Elle est aplatie de haut en bas et non de dehors en dedans. Beaucoup moins longue et sensiblement plus large que les autres, elle offre sur sa face supérieure une excavation ou large gouttière divisée en deux, par un tubercule qui donne attache au muscle scalène. De part et d'autre du tubercule, dans chacune des gouttières pas-sent la veine sous-clavière (en avant) et l'artère sous-clavière (en arrière).

On s'accorde à peu près aujourd'hui à reconnaître que les côtes naissent indépendamment des corps vértébraux, à l'inté-rieur du tissu conjonctif de la paroi abdominale. Quoi qu'il en soit, un seul point d'ossification qui apparaît de très bonne heure existe pour chaque côte.

§ 53. — Sternum.

Le sternum, *bréchet* en vieux français (voy. Paré, XIII, 1), nom conservé pour une portion du sternum des Oiseaux, est un os impair, médian comme les vertèbres, qui se trouve en avant du thorax et sur lequel viennent s'appuyer les clavicules et les sept cartilages des vraies côtes. Cet os est aplati et allongé et a été comparé à une épée. Il se présente très souvent divisé en deux parties ; l'une supérieure, s'étend jusqu'au cartilage de la deuxième côte, l'autre comprend le reste de l'organe.

La première partie est le *manubrium* ou manche, la seconde portion est la *lame*. Celle-ci se continue en une languette carti-lagineuse qui reçoit le nom d'*appendice xyphoïde*. Cet appendice prend, chez certains animaux, un développement considérable, et fait place, chez les Édentés, à un os important.

L'extrémité supérieure du sternum offre à considérer une échancrure qui a reçu le nom de *fourchette*, et de chaque côté une surface excavée pour l'union avec les clavicules.

Enfin sur les côtés de l'os sept paires de surfaces articulaires toutes assez semblables reçoivent les cartilages des vraies côtes.

Développement. — Les cartilages costaux de chaque côté se renflent et se soudent entre eux, puis la lamelle cartilagi-neuse ainsi formée à droite se soude à la lamelle semblable de gauche ; ainsi, se trouve constitué le cartilage primordial médian. Dans ce cartilage, on voit ultérieurement apparaître : 1° à la partie supérieure, un point d'ossification pour le manubrium ; 2° dans le reste du cartilage, un certain nombre de points d'ossification, tantôt quatre, tantôt neuf, irrégulièrement distribués à droite et à gauche, mais avec cette particularité constante, qu'ils correspondent toujours à des intervalles costaux. Ces points se soudent ensuite en une pièce. Chez les Mammifères le sternum est formé en règle générale de plusieurs pièces. On les appelle *sternèbres*, leur nombre est en rapport avec celui des points d'ossification, et chaque sternèbre s'articule par ses extrémités avec les deux paires de côtes à l'intervalle desquelles il correspond.

V

Ceintures et Membres.

§ 54. — Ceinture supérieure.

Chez les Animaux vertébrés, le corps présente quatre membres. Ce nombre n'est jamais dépassé mais il peut être réduit jusqu'à disparition complète.

On a remarqué que les membres chez l'Homme et un grand nombre de Vertébrés se trouvent correspondre à des régions de la colonne vertébrale dépourvues de côtes et qu'ils reçoivent précisément les nerfs de ces régions (plexus cervical pour le membre antérieur et plexus lombaire pour le membre postérieur).

Les membres sont rattachés au tronc par des ceintures osseuses.

La ceinture *supérieure* ou *thoracique* est formée chez l'Homme de deux os pairs : la *clavicule* et l'*omoplate*.

a. La CLAVICULE est un os long, contourné en S, placé à la partie supérieure du thorax. Elle s'attache au sternum, d'une part, à l'*acromion* (apophyse de l'omoplate), d'autre part. Cet os est rudimentaire chez certains Rongeurs (Agouti) et certains Carnassiers. Il disparaît complètement chez les Ruminants, les Pachydermes, les Cétacés, etc.

b. OMOPLATE. — On donne ce nom à un os plat triangulaire, qui occupe la partie postérieure et supérieure du thorax, où il est appliqué contre les côtes. Chez l'Homme, l'omoplate est dans un plan à peu près frontal, tandis que, chez les quadrupèdes, elle occupe un plan sagittal. Sur son bord externe, elle porte, au niveau de l'angle supérieur et antérieur, une cavité, peu excavée, *cavité glénoïde*, qui reçoit la tête de l'humérus. Sur sa face libre postérieure, elle présente, à l'union du quart supérieur avec les trois quarts inférieurs une crête élevée, ou *épine*, qui divise la surface en deux régions inégales ; la supérieure, vaste gouttière, reçoit le nom de *fosse sus-épineuse ;* l'inférieure, beaucoup plus grande et moins profonde, est dite *fosse sous-épineuse*. L'épine, à son extrémité supérieure, se contourne et se termine en une large apophyse, appelée *acromion*, qui forme le sommet de l'épaule et s'articule avec la clavicule. En anatomie comparée, l'acromion n'a qu'une valeur de second ordre et disparaît promptement chez les Mammifères. Il

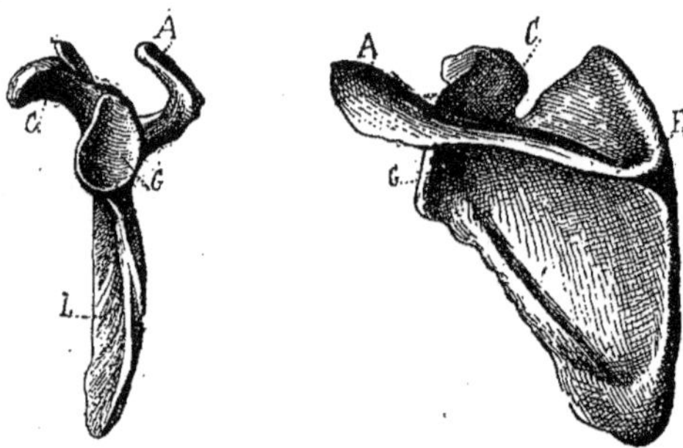

Fig. 43. — A gauche, bord externe de l'omoplate gauche. A, acromion ; C, apophyse coracoïde ; G, cavité glénoïde ; L, face antérieure de l'os, vue obliquement. — A droite, face postérieure de l'omoplate. E, épine scapulaire.

n'en est pas de même d'une autre apophyse, l'apophyse *coracoïde*, qui doit son nom à ce qu'elle est en forme de bec de corbin et qui surmonte immédiatement la cavité glénoïde. Chez l'Homme, l'extrémité de cette apophyse se place au-dessous de la clavicule. Ce qui la caractérise, c'est qu'elle est en rapport intime et immédiat avec la cavité glénoïde. Contrairement à l'acromion, l'apophyse coracoïde prend, dans la série des Vertébrés, un rôle considérable, et chez les Sauropsides, elle devient un os distinct, l'os *coracoïde*.

Développement. — L'omoplate se développe par 1 point d'ossification primitif et 6 points complémentaires.

Le point primitif constitue, à lui seul, la presque totalité de l'omoplate, il donne l'épine et la plus grande partie de l'acromion (Sappey). Les six points complémentaires sont : 2 points pour l'apophyse coracoïde, 1 point pour l'acromion, 1 point pour la cavité glénoïde, 1 pour l'angle inférieur de l'os, et 1 pour son bord spinal.

Il est intéressant de noter la différence très grande qui existe dans le fonctionnement de la ceinture scapulaire chez l'Homme et les Singes anthropomorphes d'une part, et chez les quadrupèdes d'autre part. Si on se représente l'Homme dans l'attitude quadrupède, la face antérieure de l'os regardant en bas, l'omoplate sera sensiblement parallèle au sol. Chez les vrais quadrupèdes, comme le Bœuf et le Cheval, il n'en est plus de même; l'omoplate est comprise dans un plan à peu près perpendiculaire au sol. Elle fonctionne alors d'une manière toute particulière. Sur son bord spinal s'attache un muscle puissant, le muscle grand dentelé, qui vient s'insérer aux côtes. Il en résulte que la portion antérieure du tronc des Mammifères quadrupèdes est, pour ainsi dire, portée sur une sorte de sangle musculaire soutenue à ses extrémités par les deux membres antérieurs.

<h3 align="center">§ 55. — Membre antérieur (1).</h3>

Position d'étude du membre antérieur — L'étude du membre antérieur présente, au point de vue comparatif, une difficulté d'un ordre tout particulier. Seul parmi les Mammifères, l'Homme est véritablement bipède, n'appuyant jamais ses mains sur le sol dans la progression. Cette disposition anatomique tend à s'effacer déjà chez les Singes anthropomorphes, et il semble que la prédominance du diamètre transversal de la poitrine sur l'antéro-postérieur soit en rapport avec ce détournement de la fonction primitive et originelle du membre.

Il suit de là que, chez l'Homme également, le membre antérieur a été placé par les anatomistes qui étudient l'Homme,

---

(¹) C'est le nom qu'il convient de donner, en anatomie comparée, au membre supérieur.

dans une attitude qu'il ne présente plus chez les autres Mammifères. Les anatomistes non comparateurs le décrivent la face palmaire tournée en avant et les deux os de l'avant-bras, par conséquent, parallèles dans un plan frontal ; mais ce mode de description qu'on peut étendre à la rigueur à quelques Singes ne convient plus du tout aux autres Mammifères qui ne peuvent en aucune manière prendre cette attitude. Il est préférable pour nous de ramener de suite l'avant-bras et la main de l'Homme à l'attitude qu'ils conserveront dans la série des Mammifères tout au moins, et à envisager le membre la face palmaire tournée en arrière, la face dorsale tournée en avant, précisément dans l'attitude où nous envisagerons le membre postérieur.

Dans ces conditions, la description à donner de l'avant-bras s'écarte notablement de celle qu'on trouve dans les traités d'anatomie humaine :

L'avant-bras est formé de deux os croisés l'un devant l'autre, de telle façon que celui qui est le plus externe en haut, le *radius*, devient le plus interne en bas. Il est en même temps placé devant le *cubitus*. Celui-ci en haut, est plus en dedans, en bas plus en dehors. En bas il est par conséquent en corrélation, avec le cinquième doigt. Chez l'Homme, toute l'importance de l'articulation du coude paraît reposer sur le cubitus, toute l'importance de l'articulation carpienne sur le radius.

La disposition réciproque des deux os de l'avant-bras subit naturellement dans la série des Mammifères des modifications considérables, mais dont la loi paraît nous échapper. La disposition tant croisée que parallèle de ces deux os se retrouve chez les animaux selon les groupes auxquels ils appartiennent. Ce qui est propre à l'Homme et aux Quadrumanes voisins de lui, c'est essentiellement la mobilité, la rotation de l'un des deux os sur l'autre. Non seulement chez les autres Mammifères cette mobilité n'est jamais aussi grande, mais, de plus, un des deux os l'emporte en volume sur l'autre qui, dans certains, cas disparaît même complètement ; alors c'est toujours le cubitus. Parfois la disposition réciproque des deux os se modifie plus ou moins, soit au niveau de l'articulation du coude soit au niveau du carpe. Nous devons nous borner à signaler ici un certain nombre de ces modifications dont la loi, nous le répétons, nous échappe complètement.

Chez l'Éléphant, les deux os sont très nettement croisés l'un au devant de l'autre, mais l'os principal paraît être le cubitus.

Chez le Rhinocéros, les Carnassiers, les Édentés, etc..., le cubitus et le radius restent sensiblement de même volume, seulement la disposition croisée des os tend à s'effacer. Le radius prend une place de plus en plus considérable dans l'articulation du coude. La partie supérieure du cubitus est complètement reléguée en arrière.

Chez les Solipèdes, les Ruminants, les Chéiroptères, où le membre a cependant des fonctions bien différentes, le cubitus subit une atrophie considérable, et se réduit presque à l'apophyse olécrâne continuée par un mince prolongement osseux.

Chez les Pinnipèdes et surtout les Cétacés, les deux os, courts, élargis se placent dans un parallélisme complet et parfois même se soudent entre eux.

Torsion de l'humérus. — La station particulière de l'Homme, où le membre antérieur ne prend plus aucun contact avec le sol, a une autre conséquence morphologique qu'on entrevoit déjà chez les grands Singes et dont les anthropologistes se sont fort préoccupés, sous le nom de torsion de l'humérus. Établissons bien d'abord que rien dans la structure interne de l'os ne dénonce une torsion quelconque de sa substance. Il est vrai qu'une gouttière spirale creusée sur sa diaphyse lui donne jusqu'à un certain point l'apparence d'une tige tordue. Mais il n'y a rien dans la réalité qui réponde à cette configuration toute extérieure. L'humérus est dans les conditions d'une colonne qu'on sculpte avec l'apparence d'une masse tordue sur elle-même; l'humérus est tors, il n'est pas tordu. Ce qui a faussement fait attribuer une certaine importance à cette apparente torsion de l'humérus c'est qu'elle coïncide avec un déplacement réel de la tête articulaire par rapport à l'axe de l'articulation huméro-cubitale. En effet la surface articulaire supérieure de l'humérus est déplacée de 90 degrés en avant si on la compare à sa position chez la plupart des Mammifères, le Cheval, par exemple, et même les Singes cynocéphales.

Il est très aisé de se rendre compte des rapports de cette prétendue torsion avec l'attitude verticale de l'homme; il suffit pour cela d'envisager la situation des parties constituantes du membre antérieur du Cheval, par exemple, et celles de l'homme dans la position quadrupède qu'il peut prendre accidentellement. Le membre reposant par la face palmaire sur lo sol, l'articulation du coude occupe une position transversale perpendiculaire au plan de flexion de l'avant-bras sur l'humérus. Dans la même situation, qui est normale chez le Cheval, la tête de l'humérus (celui-ci étant légèrement incliné) regarde en *haut* et en *arrière ;* l'omoplate, appliquée contre la surface articulaire, se trouve dans le plan même du membre, c'est-à-dire dans un plan sagittal, de chaque côté du thorax comprimé latéralement. Au contraire quand l'homme prend l'attitude quadrupède, la tête humérale regarde en dedans, l'omoplate est dans le plan frontal, perpendiculaire au plan occupé par l'humérus, l'avant-bras et la main (qui ont conservé les mêmes rapports que chez les autres quadrupèdes).

Il en résulte, supposant toujours l'Homme dans la position quadrupède, que, pour ramener la partie supérieure de son humérus et de son omoplate à la position que ces parties ont chez les autres Mammifères, il faudra imprimer à la tête humérale une torsion de 90 degrés en haut. Inversement donc, on peut dire que l'attitude verticale de l'homme a pour corollaire une torsion de 90 degrés de la tête de l'humérus en bas, si on le considère dans l'attitude quadrupède, en dedans, si on l'envisage dans sa situation normale verticale.

Cela posé, nous allons rapidement décrire les os du membre antérieur chez l'homme.

a. L'HUMÉRUS présente à son extrémité supérieure une *tête* hémisphérique, qui s'articule avec la cavité glénoïde, et deux *tubérosités.*

Le *corps* de l'os est allongé. Sur sa face externe, la gouttière de torsion loge l'artère humérale profonde ; sur sa face interne, une gouttière spéciale (coulisse bicipitale) reçoit le tendon de la longue portion du muscle biceps.

A l'extrémité inférieure de l'humérus, deux éminences dites *épitrochlée* et *épicondyle* limitent la surface articulaire formée en dedans d'une *poulie* ou *trochlée humérale*, en dehors d'un *condyle.* Une gouttière sépare le condyle de la trochlée, et ces

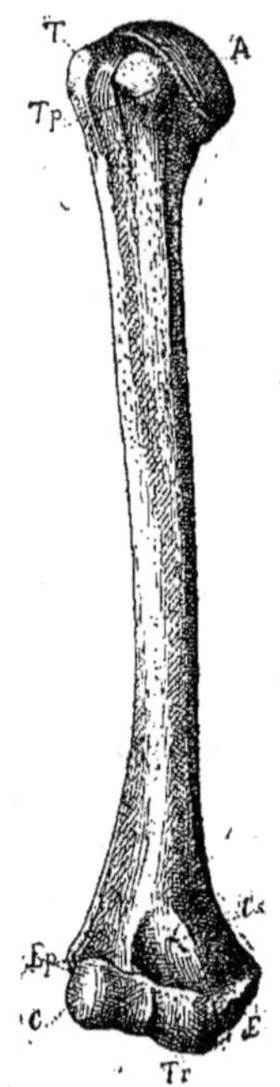

Fig. 44. — Humérus, face antérieure. A, tête. T, grosse tubérosité. Tp, petite tubérosité. C, condyle ; Tr, trochlée. E, épitrochlée. Ep, épicondyle ; Cs, cavité coronoïdienne.

trois parties, condyle, gouttière et trochlée ne forment qu'une seule surface articulaire. Ainsi constituée, l'extrémité inférieure de l'humérus se trouve avoir un développement transversal considérable, à peu près triple de son diamètre antéro-postérieur. Sur sa face antérieure, au-dessus de la surface articulaire, elle est creusée d'une petite cavité (cavité coronoïdienne) qui reçoit l'apophyse coronoïde du cubitus dans la flexion de l'avant-bras ; sur sa face postérieure, une cavité plus profonde (cavité olécranienne) reçoit le bec de l'olécrâne du même os. Le fond de cette cavité est rarement chez l'Homme, mais souvent chez les Singes anthropomorphes, percée d'un trou (trou olécranien).

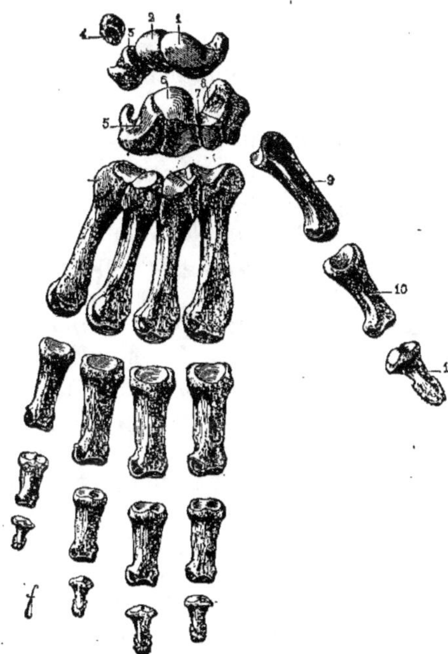

Fig. 45.— Os de la main. 1, radial ; 2, intermédiaire ; 3, cubital ; 4, pisiforme ; 5, 4ᵉ carpien ; 6, 3ᵉ carpien ; 7, 2ᵉ carpien ; 8, 1ᵉʳ carpien ; 9, 1ᵉʳ métacarpien ; 10, 11, phalanges du pouce.

b. Le CUBITUS est en rapport avec la trochlée humérale, et le *radius* avec la région condylienne. Considérés comme formant un système unique, ce qui est le vrai point de vue en anatomie comparée, l'ensemble des deux os n'est susceptible que de mouvements trochléens, c'est-à-dire de mouvements limités à un plan ; dans l'espèce le plan est celui dans lequel se meut l'avant-bras sur le bras. Le *cubitus* est un os long ; son corps est volumineux dans sa partie proximale (¹), grêle au contraire dans sa partie distale. Son extrémité proximale présente deux saillies, l'une verticale est dite *olécrâne*, l'autre horizontale, antérieure, reçoit le nom d'apophyse *coro-*

______

(¹) La partie *proximale* d'un organe est la partie de cet organe la plus voisine de l'axe du corps. La partie *distale* est la partie la plus éloignée.

noïde. Il existe en outre deux surfaces articulaires dites cavités *sigmoïdes*. La grande cavité sigmoïde formée par l'olécrâne et en partie aussi par l'apophyse coronoïde correspond à la trochlée humérale; la petite cavité sigmoïde en dehors et au-dessous de la précédente correspond à la partie interne de la tête du radius. Dans les mouvements du système cubito-radial sur l'humérus, l'extrémité de l'olécrâne recourbée en *bec* vient buter dans la cavité olécranienne et limite ainsi le mouvement d'extension de l'avant-bras, de même que, en avant, le bec de l'apophyse coronoïde en se plaçant dans la cavité coronoïdienne contribue à limiter le mouvement de flexion.

Le RADIUS (¹), contrairement au cubitus, est plus volumineux à son extrémité inférieure qu'à son extrémité supérieure. L'extrémité supérieure présente une *tête* creusée en cupule cylindrique, dont la surface glisse sur le condyle huméral; au côté interne une facette articulaire est en rapport avec la petite cavité sigmoïde du cubitus. Un *col* sépare la tête du corps; au-dessous se voit une tubérosité ovoïde appelée tubérosité *bicipitale*, où s'insère le tendon du biceps. L'extrémité inférieure du radius s'articule latéralement avec le cubitus et présente une large surface articulaire transversale pour les os du carpe.

Développement. — Suivant Sappey, l'*humérus* se développe par 1 point d'ossification primitif et 7 points complémentaires, savoir : 3 pour l'extrémité supérieure et 4 pour l'extrémité inférieure. Ces points complémentaires n'apparaissent qu'après la naissance.

Le *cubitus* se développe par un point primitif et 3 points complémentaires, dont 2 pour l'extrémité supérieure et un pour l'extrémité inférieure.

Le *radius* enfin se développe, par un point primitif et 2 points complémentaires, un pour chacune de ses extrémités.

§ 56. — Main.

La main, depuis le poignet jusqu'à la naissance des premières phalanges, constitue un système d'os disposés en trois rangées

---

(¹) Le *radius* a été ainsi nommé parce qu'il a été comparé au rayon d'une roue. A ce point de vue ce terme n'est guère justifié qu'en anatomie humaine, car, ainsi que nous l'avons dit déjà, chez les animaux, la forme du radius diffère notablement de celle qu'il présente chez l'homme.

savoir : deux rangées d'os courts formant le *carpe* et une rangée d'os longs formant le *métacarpe*. Si on excepte le premier métacarpien mobile sur la seconde rangée, tous les autres os sont sensiblement immobiles les uns relativement aux autres.

a. CARPE. — Le carpe est formé par la réunion de huit os courts, disposés en deux rangées. Ces os, en partant du bord radial sont : pour la 1ʳᵉ rangée, le *scaphoïde* ou *naviculaire*, le *semi-lunaire*, le *pyramidal* et le *pisiforme ;* pour la 2ᵉ rangée, le *trapèze*, le *trapézoïde*, le *grand os* et l'*os crochu* ou *unciforme.*

Les trois premiers os de la première rangée solidement unis forment une masse dont la face supérieure représente un segment de sphère qui s'articule avec le radius. Le *pisiforme* se fait remarquer chez l'homme par son petit volume et par sa forme, à laquelle il doit son nom ; elle se modifie beaucoup chez les animaux.

Développement. — Tous les os du carpe se développent par ossification enchondrale, ils offrent chacun un point d'ossification, central chez l'Homme.

Faut-il, avec la plupart des anatomistes actuels, considérer le

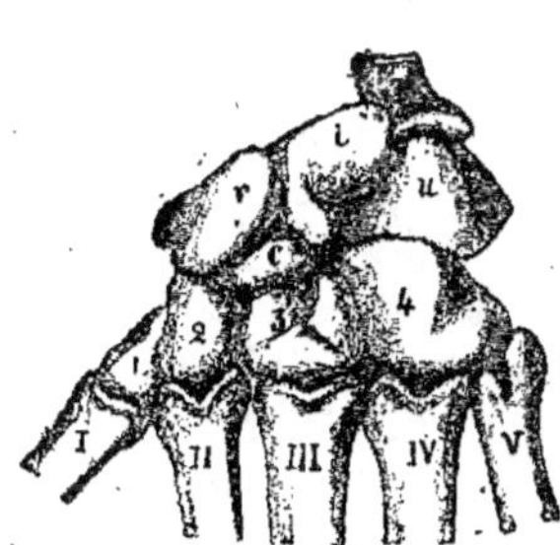

Fig. 46. — Carpe de Cynocéphale Babouin. *r*, radial. *i*, intermédiaire. *u*, cubital, *p*, pisiforme. *c*, central du carpe. 1, 2, 3, 4, carpiens. I, II, III, IV, V, métacarpiens.

pisiforme. comme un os hors rang appartenant à la catégorie des os sésamoïdes et développé comme tel dans le tendon du cubital antérieur ? Il est à noter, à ce propos, comme nous le disions plus haut, que l'Homme est un des rares Mammifères chez lesquels cet os est réellement pisiforme. Chez la plupart des Singes il s'allonge et chez eux, comme chez beaucoup de Mammifères (Chien, Chrysochlore, etc.), c'est sous l'apparence d'un os long qu'il se présente. Bien plus, contrairement aux autres os du carpe, il se développe chez le Chien par deux points d'ossification (RETTERER, *loc. cit.*). Il serait donc par sa forme allongée, aussi bien que par cette particularité embryogénique, beaucoup plutôt l'homologue du calcanéum au tarse, qu'un os sésamoïde. D'ailleurs, chez l'Homme, le nodule cartilagineux qui le représente se forme avant l'apparition du tendon du cubital antérieur (LEBOUCQ, 24) ; il ne saurait donc être considéré comme un sésamoïde développé dans ce tendon. Dans les théories proposées sur la composition des extrémités, on ne tient généralement aucun compte du pisiforme, et c'est peut-être seulement parce qu'il est gênant pour l'établissement de ces théories qu'il a été relégué au rang des sésamoïdes.

Os central du carpe. — Aux huit os du carpe qu'on trouve normalement chez l'Homme, il convient d'ajouter un neuvième os qui se rencontre dans le carpe d'un grand nombre d'animaux (Gibbons, Magots, Cynocéphales, Taupe, Hérisson, Souris, etc.) où il est interposé aux deux rangées, entre le scaphoïde et le grand os. Cet os que de Blainville nommait *os intermédiaire* et que Cuvier appelait *os accessoire* est aujourd'hui désigné par tous les anatomistes sous le nom d'*os central* du carpe. Il est extrêmemement rare de le voir chez l'homme adulte; la collection d'anthropologie du Muséum n'en possède aucun spécimen. Par contre, chez l'embryon, on peut en retrouver les traces. Récemment, nous avons eu l'occasion de l'observer sous la forme d'une pièce cartilagineuse libre chez un fœtus d'environ trois mois ('). En règle générale, chez l'embryon humain, le central du carpe apparaît dans la première moitié du 2e mois et commence à se souder avec le scaphoïde vers la fin de ce mois. La soudure est complète après la seconde moitié du 3e mois. Le central ne disparaît donc pas par atrophie mais il se soude avec le scaphoïde. On en peut souvent retrouver les vestiges sous la forme d'un nodule situé vers le bord dorsal du scaphoïde à l'extrémité de la facette par laquelle cet os s'articule avec le trapézoïde. Somme toute, l'os central du carpe doit être considéré comme un élément normal du carpe chez les Mammifères pentadactyles (Gegenbaur) et comme le résultat de l'individualisation d'un point d'ossification qui peut se souder avec le scaphoïde, comme cela a lieu chez l'Homme, le Gorille, le Chimpanzé, etc.

b. Métacarpe. — Les métacarpiens sont des os longs. Ils s'articulent très solidement avec les os de la deuxième rangée du carpe; le Ier métacarpien, avec le trapèze; le IIe avec le trapézoïde; le IIIe avec le grand os; et le IVe et le Ve avec l'os crochu.

Le développement des métacarpiens offre une intéressante

('): Il est à noter que ce fœtus était atteint d'un bec-de-lièvre.

particularité : tandis en effet que la plupart des os longs terminés par des cartilages à leurs deux extrémités se développent par 1 point primitif diaphysaire et 2 points complémentaires, un pour chacune des extrémités (épiphyses), les métacarpiens se développent par 2 points d'ossification seulement, savoir : un point primitif pour le corps et la partie proximale, (il se montre à égale distance des extrémités de la diaphyse) ; et un seul point complémentaire, pour l'extrémité distale. Chez l'homme ce dernier apparaît de cinq à six ans et se soude à la diaphyse de seize à dix-huit ans. Cependant, cette règle ne s'applique pas au 1er métacarpien. Celui-ci en effet se développe encore, il est vrai, par deux points d'ossification, mais le point complémentaire est, pour l'extrémité proximale, le point primitif formant le corps et l'extrémité distale. Ce fait, découvert par Meckel [1], acquiert un grand intérêt quand on compare le mode d'ossification du premier métacarpien à celui des phalanges qui va s'offrir à nous tout semblable.

c. PHALANGES. — Les *phalanges* sont des os longs, au nombre de 2 pour le pouce et 3 pour chacun des autres doigts. Les premières phalanges sont dites *phalanges*, les moyennes *phalangines*, les dernières *phalangettes*. La phalangette ou phalange unguéale se distingue par son extrémité étalée pour supporter l'ongle.

Développement. Les phalanges se développent absolument comme le 1er métacarpien c'est-à-dire au moyen de deux points d'ossification dont un point primitif pour le corps et l'extrémité distale, et un point complémentaire pour l'extrémité proximale. — Le premier métacarpien peut donc, au point de vue embryogénique, être considéré comme une phalange. Dans cette interprétation, le pouce aurait trois phalanges comme les autres doigts mais n'aurait pas de métacarpien correspondant (2).

Le mode d'ossification des phalanges unguéales offre diverses particularités qui méritent de fixer l'attention. Cruveilhier avait déjà noté que le point d'ossification primitif se montre à l'ex-

---

[1] MECKEL, *Anatomie comparée*.
[2] Voir RETTERER, *loc. cit.* — Suivant Joly et Lavocat (46), le premier métacarpien résulterait d'une coalescence de ce métacarpien avec la première phalange. Ces 2 auteurs semblent avoir eu surtout en vue la composition de la main au moyen de 5 rayons complets.

trémité distale et non au milieu du corps. De plus, l'extrémité élargie qui supporte l'ongle se développe par ossification directe, et se montre tout d'abord comme une sorte de calotte osseuse précédant l'ossification du reste de la phalangette, voire même celle des deux autres phalanges (¹).

Les points complémentaires des phalanges apparaissent à six ou sept ans et se soudent au corps de l'os de seize à dix-sept ans.

Les rapports entre la première rangée du carpe et les os du bras d'une part, et ceux qui existent entre la deuxième rangée et les métacarpiens d'autre part, ont été l'origine d'une nomenclature des os du carpe qui tend à se substituer à l'ancienne en anatomie comparée. Nous ferons remarquer toutefois que cette nouvelle nomenclature laisse de côté le pisiforme. Les autres os, aussi bien de la première rangée que de la seconde, tirent leurs noms des os de l'avant-bras avec lesquels ils sont en contact immédiat.

Le scaphoïde, répondant au radius et se trouvant au bord radial du carpe, est appelé *radial*. Le pyramidal qui, abstraction faite du pisiforme, occupe le bord cubital et répond au cubitus, est appelé *cubital*. Le semi-lunaire, placé entre les deux précédents, est appelé *intermédiaire*, dénomination qu'on aura soin de ne pas confondre avec le nom d'*os intermédiaire* que de Blainville donnait à l'os central du carpe.

A la seconde rangée, le trapèze est dit *1ᵉʳ carpien ;* le trapézoïde, *2ᵉ carpien ;* le grand os, *3ᵉ carpien ;* l'os crochu est considéré comme formé par l'union d'un *4ᵉ* et d'un *5ᵉ carpien* bien qu'on ne le trouve jamais divisé en deux os séparés, et qu'il ne présente qu'un seul point d'ossification, comme les autres os du carpe. Le tableau suivant fera saisir ces rapprochements.

RADIAL.	INTERMÉDIAIRE.	CUBITAL.	
(Scaphoïde.)	(Semi-lunaire.)	(Pyramidal.)	Pisiforme.
	CENTRAL.		

1ᵉʳ CARPIEN.	2ᵉ CARPIEN.	3ᵉ CARPIEN.	4ᵉ et 5ᵉ CARPIENS.
(Trapèze.)	(Trapézoïde.)	(Grand os.)	(Os crochu.)

(¹) Louge et Mer (25), Dixey (26) et Retterer, *loc. cit.*

§ 57. — Ceinture pelvienne.

La ceinture pelvienne est formée par un ensemble d'os qui limitent une large cavité infundibuliforme, appelée *bassin*.

Les os qui participent à la composition de la ceinture pelvienne, sont: en arrière, le *sacrum;* latéralement et en avant les os *iliaques*. Ces derniers s'articulent, d'une part, avec les surfaces auriculaires du sacrum, d'autre part, avec le fémur de chaque côté, et enfin entre eux en avant où ils forment la symphyse pubienne.

Les *os iliaques*, présentent chacun trois régions, savoir en haut la région *iliaque* (*iléon*), en bas et en arrière la région *ischiatique* (*ischion*), enfin en avant la région *pubienne* (*pubis*). Ces trois régions convergent l'une vers l'autre et leur réunion se fait au niveau de la cavité *cotyloïde* qu'on peut considérer comme le centre de l'os.

La région ischiatique et la région pubienne, par leurs extrémités, se recourbent et se rejoignent de façon à circonscrire un large orifice qui reçoit le nom de trou *obturateur* ou *sous-pubien*.

Le *développement* des os iliaques se fait par trois points d'ossification primitifs, répondant chacun à l'une des trois régions que nous venons d'indiquer. Ces trois points d'ossification convergent vers le centre de la cavité cotyloïde au fond de laquelle a lieu leur soudure. Cette soudure se fait de bonne heure chez l'Homme, beaucoup plus tardivement chez certains animaux. Il en est même où les trois os restent distincts pendant toute la vie.

§ 58. — Membre postérieur.

a. Fémur. — L'os de la cuisse est le plus long et le plus volumineux des os du corps. Il présente à son extrémité proximale une tête régulièrement arrondie, sphérique, reçue tout entière dans la cavité cotyloïde et portée par un col disposé à angle avec le corps de l'os. Une grosse tubérosité externe (*grand trochanter*) et une tubérosité moindre, interne (*petit trochanter*), se trouvent à la base du col chez l'Homme. Beaucoup d'animaux (Cheval, Rhinocéros, etc.), ont un 3e trochanter placé plus loin sur le corps de l'os.

Le corps du fémur, en forme de prisme triangulaire, ne présente pas la disposition torse de l'humérus. Quant à son extrémité inférieure, elle est très développée transversalement et présente une poulie ou trochlée pour l'articulation avec le tibia. Cette trochlée est formée de deux *condyles* séparés par une *échancrure intercondylienne*. Il est à remarquer que la surface articulaire du tibia qui répond à cette trochlée fémorale est plane. Aussi voit-on, pour rétablir la concordance, deux fibro-cartilages interposés à ces surfaces. Ces fibro-cartilages appelés *semi-lunaires* sont distingués en interne et externe et se moulent chacun par leur face supérieure concave sur le condyle correspondant, tandis que par leur face inférieure, presque plane, ils reposent sur le tibia.

Développement. — Le fémur se développe par un point d'ossification primitif et 4 points complémentaires, dont 3 pour l'extrémité supérieure et un pour l'extrémité inférieure.

b, Tibia et Péroné. — De même que l'avant-bras est formé par deux os, de même aussi la jambe est constituée par deux os, très inégaux en forme et en volume.

Mais ici un seul des deux os est en rapport avec le fémur, c'est le tibia. Cet os, long, situé au côté interne de la jambe, présente un bord antérieur très saillant désigné sous le nom de *crête du tibia*. En haut cette crête se termine par une éminence dite *tubérosité antérieure* qui donne attache au ligament rotulien.

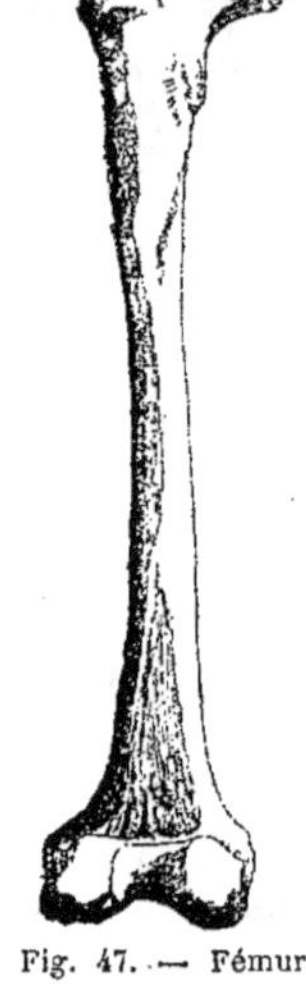

Fig. 47. — Fémur.

Le tibia s'élargit considérablement à son extrémité supérieure pour former la surface plane sur laquelle reposent, comme nous l'avons dit, les cartilages semi-lunaires. Deux tubérosités, l'une interne, l'autre externe font saillie sur les côtés de la tête du tibia. Son extrémité inférieure est beaucoup moins développée ; son bord interne se prolonge en bas en une forte saillie qui est dite *malléole interne*.

Le *péroné* occupe la région externe de la jambe, il n'a aucun rapport avec le fémur et s'articule par ses deux extrémités avec le tibia. Son corps grêle, à disposition torse, comme l'humérus, se termine par deux extrémités légèrement renflées. L'extrémité supérieure ou *tête* s'unit au tibia par une facette surmontée en dehors d'un prolongement osseux, ou *apophyse styloïde* du péroné. L'extrémité inférieure constitue la *malléole externe*.

Développement des os de la jambe. — Le *tibia* se développe par 1 point primitif pour le corps, 2 points complémentaires pour les extrémités, et un point spécial pour la tubérosité antérieure de l'os.

Le *péroné* se développe par un point primitif pour le corps, et 2 points complémentaires, un pour chacune des extrémités.

d. Rotule. — Au niveau de l'articulation du genou, on trouve un os, de l'ordre des *sésamoïdes*, qui a reçu le nom de *rotule* (petite roue). Partout où le tendon d'un muscle passe sur une articulation susceptible de mouvements angulaires seuls, on peut trouver à ce niveau un os en quelque sorte inséré dans le tendon ([1]). Au genou, le muscle triceps fémoral offre, en avant de l'articulation tibio-fémorale, un tendon qui s'attache à la tête du tibia. C'est dans ce tendon que se trouve incluse la rotule, où elle se développe par ossification enchondrale vers trois ans.

L'embryogénie montre que la rotule au début représente, en réalité, une tubérosité cartilagineuse saillante à la partie inférieure et antérieure du fémur ; il se fait scission entre les deux parties par le procédé qui donne toujours naissance aux cavités articulaires (voy. *Pouchet* et *Tourneux*).

PIED. — Le pied se compose du tarse, du métatarse et des orteils. Comme pour le reste du membre, les homologies que présentent ses parties constituantes avec celles de la portion correspondante du membre antérieur, sont frappantes ; pour la plupart elles s'établissent facilement.

a. Tarse. — Le tarse comprend deux rangées d'os : la 1re formée par *l'astragale* et le *calcanéum*, la seconde, par le *cuboïde* et les 3 *cunéiformes* ; entre ces 2 rangées un os, le *scaphoïde*, est interposé, qui paraît n'appartenir ni à l'une ni à l'autre.

L'astragale, par sa face supérieure en forme de poulie, s'articule avec le tibia. Sa face inférieure s'articule avec le calcanéum par 2 facettes, l'une postérieure et externe, l'autre

---

([1]) Il existe des sésamoïdes chez un grand nombre d'animaux. On les rencontre particulièrement aux articulations métacarpo- et métatarso-phalangiennes chez l'Homme, les Solipèdes, les Ruminants, les Rongeurs ; à l'articulation des deux dernières phalanges des doigts chez les mêmes animaux. On en trouve dans les tendons des fléchisseurs et dans ceux des extenseurs. (Voir GILLETTE, 27.)

antérieure et interne. Enfin sa face antérieure se prolonge en une tête arrondie qui s'articule avec le scaphoïde.

L'astragale se développe par un seul point d'ossification.

Le *calcanéum* est situé à la partie inférieure et postérieure du tarse, entre l'astragale et le sol. C'est lui qui forme le talon. Par sa face postérieure, il donne attache au tendon d'Achille. Outre les 2 facettes articulaires qu'il présente en dessus pour l'articulation avec l'astragale, il offre en avant une surface pour s'articuler avec le cuboïde. Le calcanéum se développe par deux points d'ossification.

Le *scaphoïde*, placé à la partie interne du pied, est situé entre la rangée précédente et la suivante. Certains auteurs le classent dans la première rangée ; mais il pourrait aussi bien être considéré comme *central du tarse*, correspondant au central du carpe. Il s'articule en arrière avec l'astragale ; en avant avec les 3 cunéiformes.

Quant aux os de la seconde rangée, les trois *cunéiformes*, et le *cuboïde* ils sont indiscutablement les homologues des os de la 2e rangée du carpe. Le 1er cunéiforme (*grand cunéiforme, ento-cunéiforme*) est situé à la partie interne du tarse, entre le scaphoïde et le premier métatarsien. Le 2e cunéiforme (*petit cunéiforme, méso-cunéiforme*) se trouve entre le scaphoïde et le second métatarsien. Le 3e cunéiforme (*moyen cunéiforme, ecto-cunéiforme*) est en dehors du précédent et en dedans du cuboïde, entre le scaphoïde et le 3e métatarsien. Enfin le cuboïde est situé à la partie externe du tarse et s'articule avec le calcanéum et les deux derniers métatarsiens.

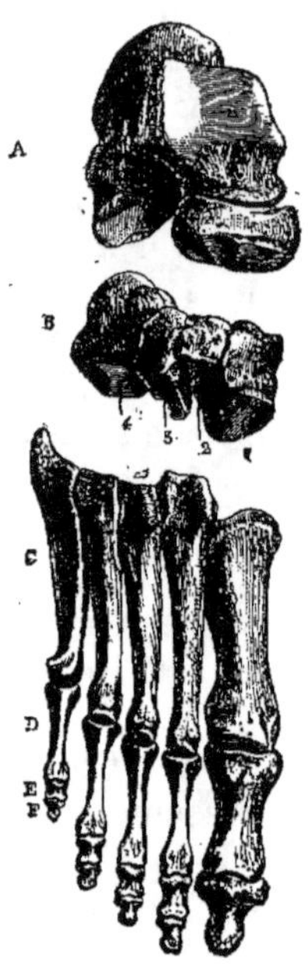

Fig. 48. — Pied, face dorsale. A, 1re rangée du tarse et scaphoïde. B, 2e rangée. 1, 1er cunéiforme. 2, 2e cunéiforme. 3, 3e cunéiforme. 4, cuboïde. C, métatarsiens. D, E, F, phalanges.

Somme toute, le tarse est formé seulement de sept os au lieu de 8 que présente le carpe. Le semi-lunaire et le pisiforme du membre antérieur n'y sont pas représentés, mais on y trouve un os qui n'existe pas à la main. En tenant compte des rapports de ces os avec leurs voisins, on peut adopter la nomenclature suivante, parallèle à celle des os du carpe :

TIBIAL   PÉRONÉEN

(Astragale.)   (Calcanéum.)

OS CENTRAL DU TARSE

(Scaphoïde)

1ᵉʳ TARSIEN.   2ᵉ TARSIEN.   3ᵉ TARSIEN.   4ᵉ et 5ᵉ TARSIENS.

(1ᵉʳ Cunéiforme.)   (2ᵉ Cunéiforme.)   (3ᵉ Cunéiforme.)   (Cuboïde.)

b. Métatarse et orteils. — Les métatarsiens et les phalanges des orteils offrent, au point de vue de leur forme générale, de leur nombre et de leur développement, les mêmes particularités que les os correspondants de la main. — Ici encore, le gros orteil n'a que deux phalanges, ou trois phalanges et pas de métatarsien, si l'on considère ce dernier, eu égard à son mode de développement, comme une phalange. L'ossification des phalangettes se fait également comme au membre antérieur.

§ 59. — Dentition.

L'Homme a deux dentitions, la première comprenant : $i\frac{2}{2}$, $c\frac{1}{1}$, $m\frac{5}{5}$; et la seconde : $i\frac{2}{2}$, $c\frac{1}{1}$, $pm\frac{2}{2}$. D'après ces formules on voit que la deuxième dentition ne comprend que les dents de remplacement, et que les vraies molaires sont considérées comme appartenant à la première dentition. Cette manière de voir (Beauregard, 52) est basée sur les récentes recherches odontogéniques de MM. Pouchet et Chabry (*loc. cit.*) Les vraies molaires se développent, en effet, sur la lame dentaire par le même procédé que les dents de lait, procédé différent de celui qui donne naissance aux dents de remplacement. Les vraies molaires ont été considérées jusqu'ici comme appartenant à la deuxième dentition parce que leur apparition est tardive ; mais ce retard n'est que la conséquence de l'arrêt de développement de la lame dentaire dans sa région postérieure, là, ou la mâchoire doit subir un travail ultérieur de résorption et d'accroissement. On peut ajouter que, chez l'Homme, les caractères extérieurs des vraies molaires les rapprochent plus des molaires de lait que des molaires de remplacement.

Notons que les dents sont séparées par de très courts intervalles et que la longueur de leur couronne est à peu près uniforme, de telle sorte qu'elles ne se débordent point. Ce dernier caractère est propre à la dentition de l'Homme et le distingue particulièrement des Singes anthropomorphes.

CHAPITRE III

QUADRUMANES

Les Quadrumanes forment un groupe très naturel dans lequel nous considérerons : les Anthropomorphes, les Catarrhiniens ou Singes de l'ancien continent, les Platyrrhiniens ou Singes du nouveau continent, les Arctopithèques et les Lémuriens ou Prosimiens.

I

Anthropomorphes (¹).

§.60. — Aspect extérieur.

Extérieurement, les Quadrumanes *comparés* à l'Homme, ne laissent apercevoir aucune différence essentielle, comme celles qui distinguent par exemple les Singes des Carnassiers ou ceux-ci des Rongeurs et des Ruminants; les modifications ne portent que sur les proportions des parties.

La marche *bipède* de l'Homme et sa station parfaitement verticale sont, nous l'avons vu, deux conditions corrélatives de certains caractères de son squelette. Les Anthropomorphes sont aussi des bipèdes, mais des bipèdes imparfaits; leur attitude est plutôt oblique que verticale; dans la marche, le pied porte sur le bord péronéen et l'animal prend un point d'appui auxiliaire sur la face dorsale des doigts de la main. Notons encore, parmi les caractères extérieurs, la proéminence des canines qui dépassent de beaucoup le niveau des autres dents.

(¹) Ce groupe comprend 4 genres : Gorille (*Gorilla*), Chimpanzé (*Troglodytes*), Orang (*Satyrus*), Gibbon (*Hylobates*).

§ 61. — Tête osseuse.

Le *crâne*, chez le Gorille et le Chimpanzé (Anthropoïdes africains) est dolichocéphale; chez l'Orang et le Gibbon, il est brachycéphale; mais Virchow a montré que cette distinction n'est réelle que lorsque l'on compare des individus adultes ; chez les jeunes, le crâne est toujours brachycéphale [1].

A d'autres points de vue encore, la tête osseuse des Anthro-

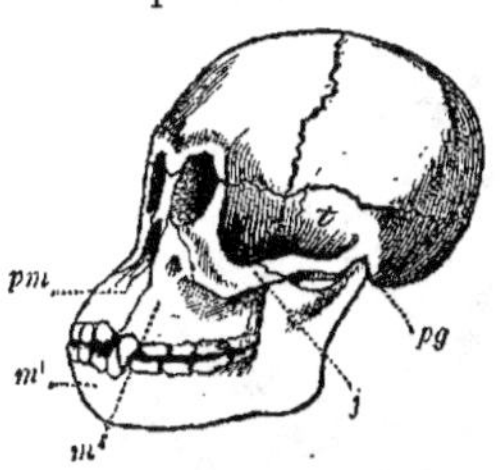

Fig. 49. — Crâne de jeune Orang. *m*, maxillaire. *m'*, mandibule. *j*, jugal. *pm*, prémaxillaire. *pg*, apophyse post-glénoïde. *t*, temporal.

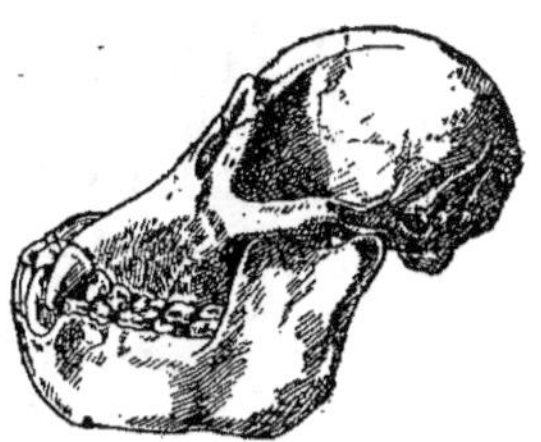

Fig. 50. — Crâne d'Orang adulte.

poïdes diffère avec les progrès de l'âge de celle de l'Homme. Elle ne s'en distingue au début que parce qu'elle est déjà plus prognathe; mais le développement de la face devient vite tellement grand en proportion de celui du crâne, que le prognathisme chez les Anthropoïdes adultes est bien plus accentué que chez aucun des types humains où ce caractère acquiert son plus grand développement. Les maxillaires et la mandibule prennent alors des dimensions énormes d'ailleurs en rapport avec le volume des dents qu'ils doivent porter.

Les Anthropomorphes offrent un autre caractère, surtout apparent chez les individus mâles, qui consiste dans l'existence, à la surface du crâne, de crêtes osseuses hautes parfois de plusieurs centimètres et dont le développement montre de nombreuses différences suivant les espèces et suivant les sexes dans chaque espèce. Ce sont :

1° Des crêtes *orbitaires* formées par des saillies du frontal;

2° Une crête *sagittale* qui s'étend le long de la ligne médiane du frontal et se continue entre les deux pariétaux ;

3° Une crête *lambdoïde* perpendiculaire à la précédente, et qui occupe la limite entre l'occipital et les pariétaux.

---

[1] Voir figures 50 et 51. On remarquera que, dans la figure 51, les proportions avec la figure précédente ne sont pas conservées.

Outre ces traits généraux, la tête osseuse des Anthropomorphes présente encore certaines particularités de détail, dont nous
noterons les principales. Chez tous, le *trou occipital* est situé au

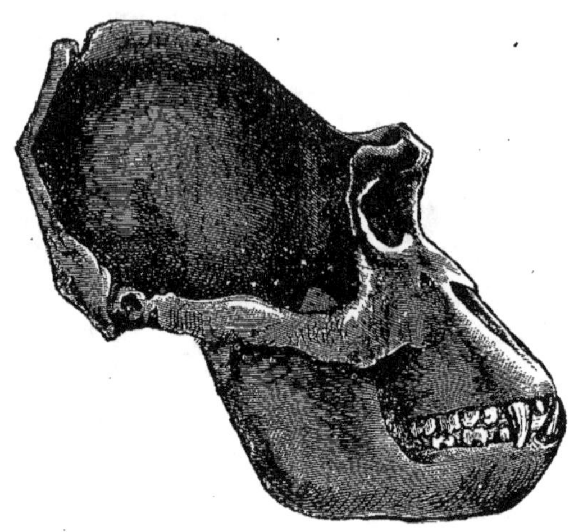

Fig. 51. — Crâne de Gorille adulte.

tiers postérieur de la base du crâne, et regarde obliquement en
bas et en arrière ; réciproquement, la portion basilaire de l'occipital se porte moins obliquement en avant et en haut que chez
l'Homme.

L'*apophyse mastoïde* du temporal est très réduite. L'apophyse *styloïde* ne s'ossifie que chez l'Orang.

L'alisphénoïde, comme chez l'Homme, s'intercale entre le
temporal et le frontal, sauf toutefois chez le Chimpanzé qui
se rapproche par là des Singes inférieurs.

Les *orbites*, écartées chez le Chimpanzé et le Gorille, sont rapprochées chez les Orangs. Les os du nez se soudent de bonne
heure. D'une manière générale, la suture entre les deux
nasaux s'efface rapidement chez les Anthropomorphes ; ces
os sont toujours peu saillants et plutôt plats comme ceux
des Nègres, Malais, Mongols, et Papuans. L'ouverture des
fosses nasales est ovale et non piriforme comme chez l'Homme.
Enfin, la suture de l'intermaxillaire et du maxillaire disparaît
tardivement.

§ 62. — Tronc.

La *colonne vertébrale* des Anthropomorphes est en rapport, dans sa conformation, avec la station imparfaitement verticale de ces animaux; elle rappelle celle de l'Homme par le développement et la direction des apophyses, mais elle s'en écarte sensiblement par la réduction de ses courbures. Le seul Anthropomorphe qui présente les trois courbures normales, est le Gibbon siamang; déjà moins accusées chez ce Singe que chez l'Homme, elles le sont encore moins chez les autres espèces de Gibbons. — Chez le Chimpanzé, la convexité lombaire n'intéresse que les deux dernières vertèbres lombaires; chez le Gorille, la dernière seulement. Enfin, chez l'Orang, la région lombaire est sensiblement droite. Dans ce cas, la concavité dorsale semble se prolonger jusqu'au niveau du sacrum; mais ce n'est qu'une apparence puisque la région lombaire est rectiligne.

Les vertèbres cervicales fournissent un caractère différentiel; leurs apophyses épineuses sont simples, particularité que les anthropologistes ont notée chez la race hottentote. Toutefois, la deuxième cervicale du Chimpanzé est bifide (¹).

Le nombre des vertèbres de la région dorso-lombaire présente quelques variations comme l'indique le tableau ci-dessous :

	V. dorsales		V. lombaires		
Gorille	13	+	4	=	17
Chimpanzé	13	+	4	=	17
Orang	12	+	4	=	16
Gibbon	13	+	5	=	18

On voit que l'excès d'une vertèbre dorsale sur le nombre normal chez l'Homme (²) est compensé par une réduction correspondante du nombre des vertèbres lombaires (sauf toutefois

---

(¹) Suivant Broca la bifidité de la 3ᵉ cervicale s'observerait chez les Troglodytes. Nous ne la trouvons sur aucun des squelettes du Cabinet d'anatomie comparée du Muséum.

(²) On cite chez l'Homme des cas anormaux de treize vertèbres dorsales, les appendices costiformes de la première lombaire s'étant fortement développées; mais, dans ces cas, la dernière dorsale est en réalité la première lombaire, car on ne trouve plus que 4 vertèbres lombaires.

chez les Gibbons qui se trouvent ainsi posséder 18 vertèbres dorso-lombaires). Cette augmentation s'explique par l'annexion de la première vertèbre sacrée à la région lombaire. L'Orang se distingue par la réduction du nombre des vertèbres dorso-lombaires à 16 seulement.

Le nombre des vertèbres sacrées varie de 4 à 5, celui des vertèbres coccygiennes, de 3 à 5.

Le thorax offre, comme chez l'Homme, un grand développement transversal; le sternum est large, et les centres d'ossification (sternèbres) qui le constituent dans le jeune âge, restent longtemps distincts, particulièrement chez l'Orang.

§ 63. — Membres.

Le *membre antérieur* est remarquable par ses dimensions; l'avant-bras et le bras sont à peu près égaux et l'ensemble a une grande longueur comparativement aux membres postérieurs.

Les Chimpanzés sont ceux qui, sous ce rapport, se rapprochent le plus de l'Homme; les membres antérieurs, déjà plus longs chez le Gorille, atteignent presque le sol chez l'Orang lorsque l'animal est debout, et ils touchent le sol chez le Gibbon.

On trouve au carpe chez l'Orang et le Gibbon, un *os central*.

Le bassin est étroit et allongé; le pied est articulé sur le tibia beaucoup plus obliquement que chez l'Homme et les articulations de ses os sont beaucoup plus mobiles; ceci est particulièrement le cas pour l'articulation du premier métatarsien sur le 1er tarsien qui permet à ces animaux une opposition du gros orteil aux autres doigts presque aussi parfaite que celle du pouce à leur main.

§ 64. — Dentition.

La dentition des Anthropomorphes, bien que comprenant le même nombre de dents que chez l'Homme, présente certaines particularités. Tout d'abord, l'ensemble des dents, au lieu de dessiner une courbe, figure plutôt une ligne brisée, telle, que les incisives sont placées sur une droite reliant les deux canines fortement saillantes, tandis que les prémolaires et les molaires forment deux autres droites partant des canines et convergeant en arrière. D'autre part, il existe entre les incisives et les canines supérieures un intervalle ou *diastème* (*barre*) correspondant à la canine inférieure. Les incisives, au lieu de s'opposer verticalement, se rencontrent sous un certain angle à la vérité très ouvert. Les canines sont très développées, surtout chez les mâles, particularité qui semble avoir une influence marquée sur la présence du *diastème* et sur la forme de la série dentaire. Les prémolaires supérieures ont trois racines, comme toutes les molaires, tandis que les inférieures n'en ont que deux. Enfin, les surfaces triturantes des molaires sont plus carrées, et leurs lobes plus allongés et plus accentués que chez l'Homme.

II

Catarrhiniens (1).

§ 65. — Aspect extérieur.

En passant des Anthropomorphes aux autres Singes, on arrive à des animaux nettement quadrupèdes et cette attitude coïncide avec l'apparition dans le squelette d'un certain nombre de caractères qui vont devenir communs à tous les Mammifères qui ont cette démarche. Signalons parmi les caractères extérieurs propres au Catarrhiniens, les narines rapprochées, les canines saillantes, la queue souvent très longue et non préhensile. Il existe des callosités en rapport avec un développement spécial des ischions.

§ 66. — Tête osseuse.

Le crâne offre des variations assez importantes; il est d'ordinaire allongé. Tandis que les Semnopithèques ont un frontal à peu près lisse, les Macaques et les Cynocéphales ont des crêtes sus-orbitaires très saillantes; parfois même, chez ces derniers, des crêtes longitudinales se développent

---

(1) Les Catarrhiniens, ou Singes de l'Ancien continent, comprennent un grand nombre d'espèces réparties dans les trois familles des *Cynocéphalides* (Cynocéphales ou Papions) ; *Cercopithécides* (Macaques, Magots) et *Semnopithécides* (Entelle, Nasique, etc.).

sur les maxillaires (fig. 53). Les crêtes sagittale et lambdoïde sont d'ordinaire peu accusées.

Comme chez le Chimpanzé, le frontal et le squameux sont unis et séparent les pariétaux des alisphénoïdes. Les apophyses mastoïde et styloïde se comportent comme chez les Anthropomorphes. Le trou occipital se trouve au tiers postérieur de la base du crâne et regarde obliquement en bas et en arrière.

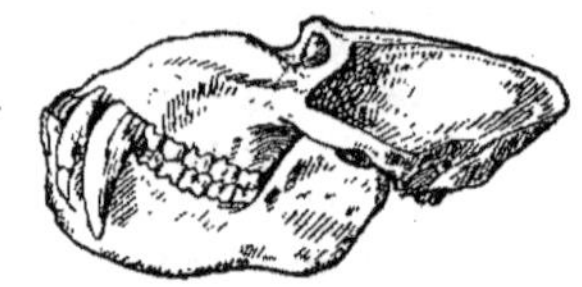

Fig. 52.
Crâne de Cynocéphale Mandrill.

Les os du nez sont plats et se soudent de bonne heure. Enfin, les intermaxillaires restent longtemps distincts des maxillaires.

§ 67. — Tronc.

Les vertèbres cervicales de tous les Catarrhiniens ont les apophyses épineuses indivises. Le nombre des vertèbres dorsales est de 12, sauf chez les Cynocéphales qui en comptent 13 par empiètement sur la région lombaire. Les vertèbres lombaires sont au nombre de 7 (6 chez les Cynocéphales). En somme, il existe 19 dorso-lombaires chez tous ces Singes, soit un excès de 2 par rapport à l'Homme et aux Anthropomorphes.

Le sacrum est ordinairement formé par la soudure de 3 vertèbres. Quant aux vertèbres coccygiennes, elles varient en nombre suivant l'allongement plus ou moins grand de la queue. Ces variations oscillent entre 3 (Magot) et 31 (Cynocéphales). Les premières caudales présentent des os *chevrons* (1).

C'est dans la colonne vertébrale qu'on trouve les modifications les plus profondes, car c'est là que se fait particulièrement sentir l'influence de la marche quadrupède. Tout d'abord, le rachis ne présente plus les trois courbures décrites précédemment. On ne trouve plus qu'une courbure cervicale à convexité antérieure et une courbure dorso-lombaire à concavité antérieure. Les apophyses épineuses des dernières vertèbres dorsales (vertèbres à côtes flottantes) et celles des vertèbres lombaires sont obliquement inclinées vers la tête ou en

---

(1) On désigne sous le nom d'*os chevrons* ou *os en* V des apophyses verticales inférieures du corps des vertèbres qui s'unissent par leur extrémité libre sur la ligne médiane. On les trouve dans la région caudale chez beaucoup de Vertébrés.

antéversion (Broca). La même disposition s'observe sur les apophyses transverses des vertèbres lombaires qui présentent, en outre, la particularité de s'accroître progressivement de la première à la dernière. Enfin les articulations des fausses dorsales et des lombaires sont renforcées par un système d'apophyses *styloïdes descendantes* ou *mamillaires* qui se détachent de la base de l'apophyse articulaire inférieure et viennent se placer extérieurement à l'apophyse articulaire de la vertèbre suivante.

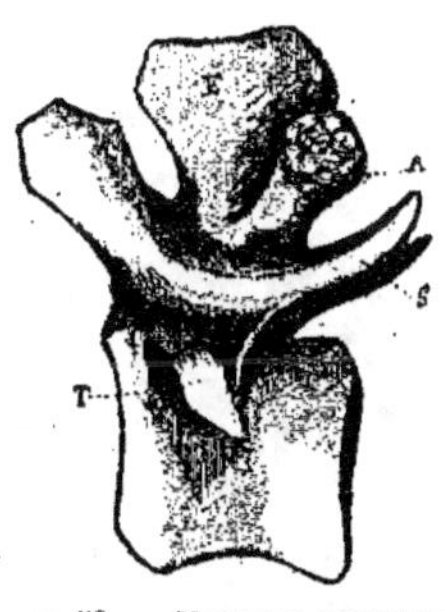

g. 53. — Macaque commun, vertèbre lombaire. A, apophyse articulaire. E, apophyse épineuse. T, apophyse transverse. S, apophyse styloïde descendante.

La région antérieure avec ses diverses parties (vertèbres, côtes, sternum) solidement unies, et la région postérieure de la colonne vertébrale consolidée comme nous venons de le dire, forment deux systèmes rigides, de telle sorte que les mouvements sont limités à leur point de jonction, c'est-à-dire au niveau où convergent l'une vers l'autre les directions des deux systèmes d'apophyses.

Ces particularités ne sont pas partout également bien marquées et l'on trouve chez les Pithéciens tous les degrés entre l'organisation que nous avons décrite chez les Anthropomorphes et celle des Singes nettement quadrupèdes. Ainsi, chez le Magot (*Inuus*) les apophyses transverses des cinq dernières lombaires sont seules en antéversion ; Chez le Douc (*Semnopithecus nemœus*) les apophyses épineuses des deux premières lombaires sont seules antéversées ; les apophyses transverses des cinq dernières le sont médiocrement, alors que celles des deux premières sont tout à fait transversales.

Le thorax est comprimé latéralement, son diamètre antéro-postérieur l'emportant sur le diamètre transversal, ce qui est un caractère quadrupède à ajouter aux autres. De même, le sternum formé de 6 à 8 sternèbres (Magot) est étroit; son manubrium seul a une plus grande largeur.

§ 68. — Membres.

L'omoplate est longue et étroite. L'humérus et le radius sont ensemble plus courts que le fémur et le tibia. La tête et le col de l'humérus ne sont plus dirigés en dedans, mais

bien en arrière comme généralement chez les Quadrupèdes.
L'extrémité supérieure du radius s'appliquant exactement
contre le cubitus, les mouvements de
pronation et de supination sont réduits à 90° tandis qu'ils sont de 180°
chez l'Homme. — L'extrémité inférieure du cubitus s'articule avec le pyramidal et le pisiforme. Le carpe est
constitué par 9 os; il existe en effet
un *central;* le pisiforme est remarquablement long.

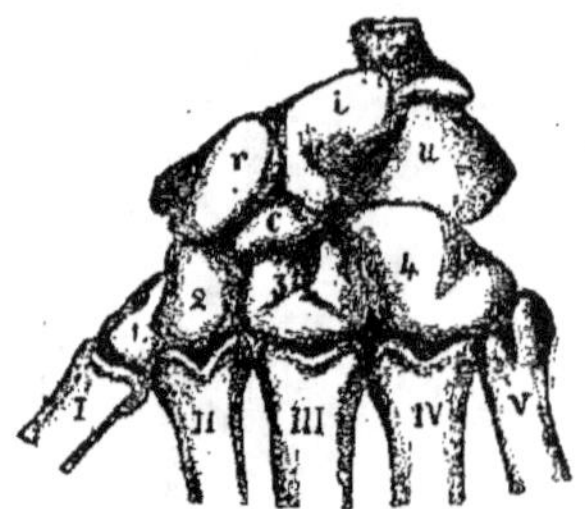

Fig. 51. — Main de Cynocéphale Ba-
boin. *r*, radial. *i*, intermédiaire
u, cubital. *p*, pisiforme. *c*, central
du carpe 1, 2, 3, 4, premier à 4e
carpiens, I, II, III, IV, V, métacarpiens.

Le bassin est allongé et étroit. — Les
os iliaques sont concaves en dedans
et convexes en dehors; les tubérosités
ischiatiques sont épaisses, saillantes
et offrent de larges surfaces rugueuses pour l'insertion des callosités.

La seconde rangée du tarse est très mobile sur la première ;
le 1er tarsien offre une surface convexe pour l'articulation du
1er métatarsien, aussi le gros orteil est-il susceptible d'opposition
aux autres doigts.

§ 69. — Dentition.

La formule dentaire des Catarrhiniens est la même que
celle de l'Homme. Par ses caractères, la dentition diffère peu
de celle des Anthropomorphes. Chez les Catarrhiniens, les
canines sont coniques, très saillantes; à la mâchoire supérieure, elles sont séparées des incisives par un diastème; à
la mâchoire inférieure, elles sont séparées de même des prémolaires. — Les molaires présentent ordinairement quatre lobes
unis par deux crêtes transversales; mais, chez quelques espèces,
il existe une troisième crête également transversale sur la dernière molaire inférieure, qui est pourvue d'un talon en arrière.

III

Platyrrhiniens.

L'apparence extérieure des Platyrrhiniens offre à considérer
comme corollaire de particularités squelettiques : les narines

généralement écartées; l'atrophie fréquente du pouce (Atèles) qui n'est jamais aussi mobile que le gros orteil; l'absence de callosités correspon dant à l'absence de rugosités à l'ischion. Notons encore, chez les Hurleurs, le développement du cou qui est corrélatif du développement de l'hyoïde. Chez beaucoup d'espèces la queue est longue et prenante (¹).

§ 70. — Tête osseuse.

Le crâne est dépourvu de crêtes saillantes. Les ailes du sphénoïde s'unissent aux frontaux comme chez l'Homme et les Anthropomorphes. L'os tympanique persiste dans sa forme embryonnaire (cercle tympanal). La suture de l'intermaxillaire semble disparaître de bonne heure.

Enfin il convient de noter le développement remarquable que prend l'*apophyse post-glénoïdienne* (*apophyse d'arrêt* de de Blainville). Cette apophyse qui fait saillie en arrière de la cavité glénoïde, se retrouve chez beaucoup de Mammifères.

On observe chez les *Singes hurleurs* (Mycètes) une forme spéciale et un développement extraordinaire de l'hyoïde. Chez ces animaux, le corps de l'hyoïde est renflé et vésiculeux; il forme une large ampoule dont la cavité est occupée par une poche à air. L'orifice de cette ampoule est inférieur; sur son bord il existe, de chaque côté, un tubercule qui paraît représenter les petites cornes de l'hyoïde. Les grandes cornes situées plus en arrière, vers le bord postérieur et inférieur de l'ampoule, sont allongées, un peu renflées à leurs extrémités (fig. 56), et s'attachent par un ligament aux grandes cornes du cartilage thyroïde.

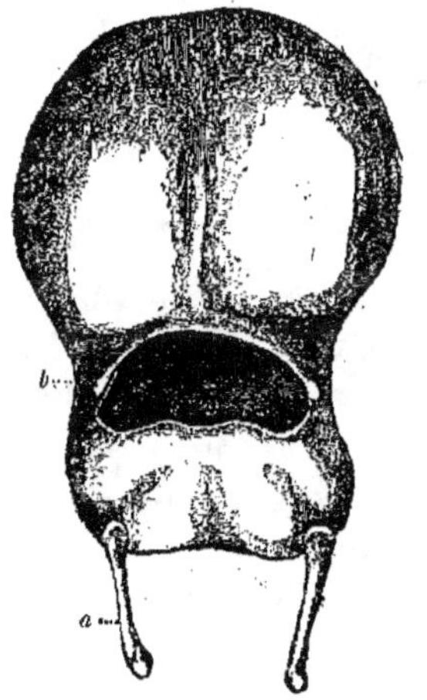

Fig. 55.— Os hyoïde de Mycète (Singe hurleur) vu par sa face inférieure. *a*, grandes cornes. *b*, petites cornes.

(¹) Les Platyrrhiniens forment deux familles : les Pithécides et les Cébides qui comprennent les Singes du nouveau continent, tels que : Sakis, Sajous, Atèles, Mycètes ou Singes-hurleurs, etc.

§ 71. — Tronc et membres.

On trouve chez ces Singes à marche quadrupède toutes les gradations dans l'acquisition des caractères propres à cette attitude. Ainsi, chez les *Sajous (Cebus)*, les apophyses transverses de la première lombaire restent transversales. Chez les *Alouates* l'antéversion ne porte que sur les trois dernières apophyses transverses. Chez les *Atèles* les deux dernières lombaires seules sont antéversées.

On compte 14 vertèbres dorsales et généralement 5 lombaires ; soit 19 dorso-lombaires. Toutefois chez le *Nyctipithèque* il existe 8 vertèbres lombaires, ce qui porte à 22 le nombre de ses vertèbres dorso-lombaires.

Les Cébiens ont en général 3 vertèbres sacrées ; l'*Alouate* en a 4. Quant aux vertèbres coccygiennes, leur nombre varie entre 21 (Nyctipithèque) et 29 (Atèle).

La fossette olécrânienne du cubitus est souvent perforée. — Il existe un *os central* au carpe. — Enfin le pouce est réduit chez les Atèles à un métacarpien et à une petite phalange nodulaire.

§ 72. — Dentition.

La dentition des Platyrrhiniens les distingue nettement des Catarrhiniens. Ils ont à chaque mâchoire une paire de prémolaires en plus, ce qui porte à trente-six le nombre de leurs dents. La formule dentaire est donc la suivante : $i\,\frac{2}{2}\ c\,\frac{1}{1}\ pm\,\frac{3}{3}\ m\,\frac{3}{3}$.

Chez les Atèles et les Mycètes, il existe aux molaires supérieures une crête oblique qui joint le lobe antéro-externe au lobe postéro-interne ; ce caractère les rapproche des molaires de l'Homme et des Anthropomorphes.

IV

Arctopithèques.

§ 73.

Ce groupe comprend de petits Singes du nouveau continent, connus sous le nom de *Ouistitis* et comparables aux Écureuils par leurs allures. Deux particularités seulement les éloignent des Platyrrhiniens : leur main est celle de tous les quadrupèdes, le pouce n'étant pas opposable et étant d'ailleurs armé d'une griffe comme tous les autres doigts. Des griffes existent également aux doigts du membre postérieur à l'exception du gros orteil qui porte un ongle. La forme des phalanges correspond à cette variété des ongles.

La dentition à première vue est celle des Catarrhiniens, le nombre des dents n'étant que de trente-deux. Mais en réalité elle est aussi différente de celle des Catarrhiniens que de celle des Platyrrhiniens, car la formule dentaire est : $i\frac{2}{2}\ c\ \frac{1}{1}\ pm\ \frac{3}{3}\ m\frac{2}{2}$.

D'où nous voyons que les Arctopithèques ont de chaque côté une molaire en moins que les Platyrrhiniens et une prémolaire en plus que les Catarrhiniens.

V

Lémuriens ou Prosimiens ([1]).

§ 74.

Par leur marche parfaitement quadrupède et les caractères squelettiques qui s'y rattachent (apophyses des vertèbres lombaires antéversées ([2]), existence d'apophyses styloïdes etc.), par l'allongement considérable de la face et la réduction de la boîte crânienne, ces animaux établissent le passage aux autres Mammifères et plus spécialement aux Insectivores, en raison de leur dentition.

§ 75. — Tête osseuse.

Le trou occipital est situé presqu'à l'extrémité postérieure du crâne. Celui-ci présente de chaque côté au niveau du rocher

---

([1]) Les Lémuriens sont des Mammifères grimpeurs le plus souvent nocturnes, qui habitent exclusivement Madagascar et les régions tropicales de l'Afrique et de l'Asie méridionale. Nous citerons spécialement : les *Tarsiers* (*Tarsius spectrum, Galago, Otolicnus*), les *Loris* (*Stenops, Nycticebus*), les *Indris* (*Lichanotus*), les *Makis* (*Lemur*, etc) et l'*Aye-aye* (*Cheiromys*).

([2]) Cependant chez Nycticebus les apophyses épineuses des vertèbres lombaires loin de converger en avant sont déjetées en arrière.

une éminence arrondie à surface lisse, qui sur une section se montre creusée d'une cavité prolongeant la cavité tympanique : c'est la *bulle auditive* (fig. 56. *Ba*). Nous la retrouverons chez beaucoup de Mammifères où elle prend parfois un grand développement.

La fente sphéno-maxillaire s'est tellement agrandie ici que la cavité orbitaire communique largement avec la fosse temporale. L'orifice supérieur du canal lacrymal est situé en dehors du cadre orbitaire, par conséquent sur la face.

Le nombre des vertèbres dorso-lombaires varie entre 19 qui est le nombre typique, celui des Makis, et 24 qui est un maximum qu'on rencontre chez les Loris. Toujours la région lombaire de l'épine est très allongée soit par accroissement du nombre des vertèbres qui peut être porté à neuf, soit par élongation des vertèbres elle-mêmes. Le nombre des vertèbres sacrées est de trois ordinairement ; il est réduit à deux chez quelques Makis et porté à quatre chez les Indris ; celui des vertèbres coccygiennes varie de cinq (Loris) à trente (Tarsier).

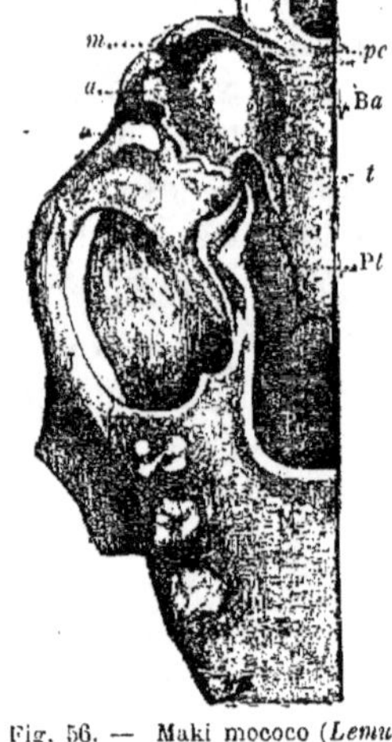

Fig. 56. — Maki mococo (*Lemur catta*), face inférieure du crâne moitié gauche. — J, jugal. M, maxillaire. Pa, palatin. S, sphénoïpe. Ba, bulle auditive. a, bord inférieur du conduit auditif externe. c, condyle de l'occipital. m, région mastoïdienne. t, orifice du conduit de la trompe. pc, trou précondylien. pt, trou déchiré postérieur. Pt, ptérygoïdien. Z, apophyse zygomatique.

Le membre antérieur est plus court que le postérieur. L'os central du carpe existe ordinairement ; il fait défaut chez quelques-uns (Indris).

Au membre postérieur, le gros orteil, plus fort que les autres doigts, est parfaitement opposable.

Le pied des Tarsides (*Tarsius* et *Otolicnus*) offre une disposition remarquable ; fort allongé, il doit cette extension non pas à l'allongement des métatarsiens comme c'est le cas ordinaire, mais aux dimensions exagérées de l'astragale et du scaphoïde qui atteignent ensemble à peu près la même longueur que le calcanéum également très allongé.

§ 76. — Dentition.

La dentition des Lémuriens offre des variations assez étendues. La formule dentaire habituelle est : $i\frac{2}{2}\ c\frac{1}{1}\ pm\frac{3}{3}\ m\frac{3}{3}$.

Chez le *Tarsius*, il n'y a qu'une incisive de chaque côté à la mâchoire inférieure, et la formule dentaire devient :
$i \frac{2}{1} \; c \frac{1}{1} \; pm \frac{3}{3} \; m \frac{3}{3}$.

Enfin chez les Indris qui n'ont aussi qu'une paire d'incisives inférieures, il n'y a que 2 prémolaires à chaque mâchoire d'où la formule suivante : $i \frac{2}{1} \; c \frac{1}{1} \; pm \frac{2}{2} \; m \frac{3}{3}$.

Les incisives supérieures des Lémuriens sont petites, fort distantes; les inférieures, sont longues, fortement proclives ainsi que les canines.

Les prémolaires sont pointues et la première prémolaire inférieure ressemble beaucoup à une canine. Mais elle se porte en arrière de la canine supérieure : elle est bien, par suite, une prémolaire. Les molaires portent des lobes aigus comme celles des Insectivores.

§ 77.

Parmi les Lémuriens, l'*Aye-aye* (*Cheiromys Madagascariensis*) présente certaines particularités. Le crâne est beaucoup plus développé proportionnellement à la face que chez les autres Lémuriens. On y distingue un interpariétal petit, triangulaire. La division des frontaux persiste (ce qui se voit d'ailleurs chez d'autres Lémuriens, tels que les Indris). Le condyle de la mâchoire inférieure est convexe.

Tous les doigts sont armés de griffes, sauf le gros orteil qui est pourvu d'un ongle. Le doigt médian au membre antérieur est remarquable par sa gracilité et sa longueur.

Au point de vue de sa dentition surtout, l'Aye-aye s'éloigne des autres Lémuriens. Sa dentition, en effet, est incomplète et répond à la formule suivante : $i \frac{1}{1} \; c \frac{0}{0} \; pm \frac{1}{0} \; m \frac{3}{3} = 18$.

Les incisives sont longues et courbes, celles de la mâchoire inférieure se portant en arrière des supérieures. Elles ont des bords tranchants comme les incisives des Rongeurs dont elles se rapprochent d'ailleurs en ce qu'elles sont à croissance continue. Il existe un diastème entre les incisives et les molaires; les prémolaires inférieures font défaut. Les molaires ont une couronne carrée à surface triturante plus ou moins déprimée au centre.

C'est là, somme toute, une dentition qui se rapproche plus de celle des Rongeurs que de celle des Primates. Mais, par leur dentition de lait, les Ayes-ayes se rattachent plus au type des Lémuriens. Celle-ci se compose de deux petites incisives, d'une canine et de trois molaires à la mâchoire supérieure ; de deux petites incisives et de deux molaires à la mâchoire inférieure. Les incisives permanentes se développent entre les deux incisives de lait et les refoulent progressivement.

§ 78. — Singes fossiles.

On trouve des restes fossiles de représentants de l'ordre des Quadrumanes dans les couches les plus anciennes de l'époque tertiaire. Citons parmi les Platyrrhiniens, le *Propithecus Bra-*

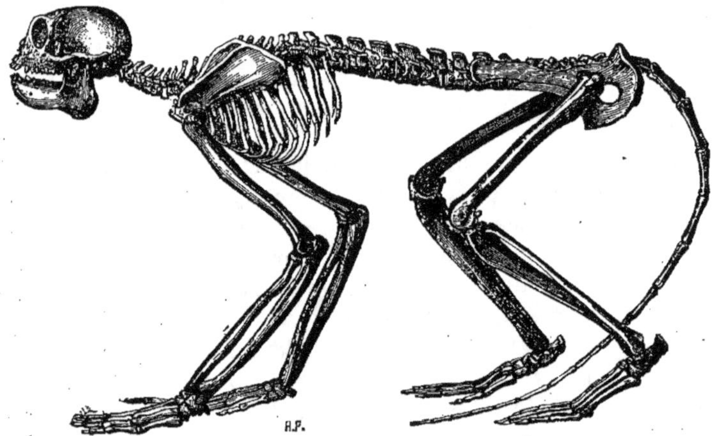

Fig. 57. — Squelette de Mesopithecus Pentelici.

siliensis des brèches osseuses du Brésil, et parmi les Catarrhiniens le *Mesopithecus Pentelici* du miocène supérieur qui semble établir la transition entre les Semnopithèques et les Macaques (Gaudry, 33). Des représentants fossiles des Anthropomorphes et des Lémuriens sont également connus.

CHAPITRE IV

CHÉIROPTÈRES

I

§ 79. — Caractères extérieurs.

L'adaptation au vol est corrélative, chez les Chéiroptères, de certaines particularités de l'appareil locomoteur qui sont spéciales à leur groupe, en même temps que d'autres traits d'organisation (système dentaire) les rapprochent des Insectivores. Pour avoir une idée exacte des rapports du squelette des Chéiroptères avec celui des autres Mammifères, il convient de les considérer dans l'attitude quadrupède, comme de Blainville les a représentés. Extérieurement, les Chéiroptères se distinguent par le développement de membranes cutanées soutenues par les doigts de la main et rattachées aux membres, aux parties latérales du tronc et à la queue.

Le pouce a toujours un ongle en forme de griffe ; les autres doigts en sont ordinairement dépourvus, sauf l'index qui porte aussi une griffe chez les espèces frugivores ; aux membres postérieurs tous les doigts sont pourvus de griffes.

§ 80. — Tête osseuse.

Le volume de la tête (fig. 58) est toujours considérable proportionnellement à celui du corps. Le trou occipital relativement très grand est situé presqu'à l'extrémité postérieure du crâne. Il existe une apophyse para-occipitale et une bulle auditive. Le cadre orbitaire est incomplet postérieurement, de sorte que l'orbite communique largement avec la fosse temporale. Le jugal, grêle chez les Vespertilionides, plus développé chez les Phyllostomes, fait complètement défaut chez certains Chéiroptères américains (Chylonycteris). Chez les Roussettes (Chauves-souris frugivores), les intermaxillaires sont lâchement articulés entre eux et avec les maxillaires. Parmi les espèces insectivores, les intermaxillaires ne sont pas soudés aux maxillaires chez les Rhinolophes ; ils sont soudés avec ces os chez les Vespertilionides mais séparés par une profonde échancrure qui détermine une lacune au milieu de la rangée des incisives. Les os de la face sont d'ordinaire soudés entre eux et parfois avec le frontal.

§ 81. — Tronc.

Le rachis est remarquable par sa courbure à concavité antérieure qui s'étend des vertèbres cervicales au sacrum en décrivant presque un quart de circonférence, par son volume progressivement décroissant de la première vertèbre cervicale à la dernière coccygienne, et par la réduction de ses apophyses épineuses. L'atlas est extraordinairement développé ; ses apophyses transverses, sont lamelleuses chez les Chéiroptères frugivores, annulaires chez les Chéiroptères insectivores. La région sacrée comprend un nombre relativement important de vertèbres (7 chez le Murin); la région coccygienne offre des degrés divers de développement suivant les espèces.

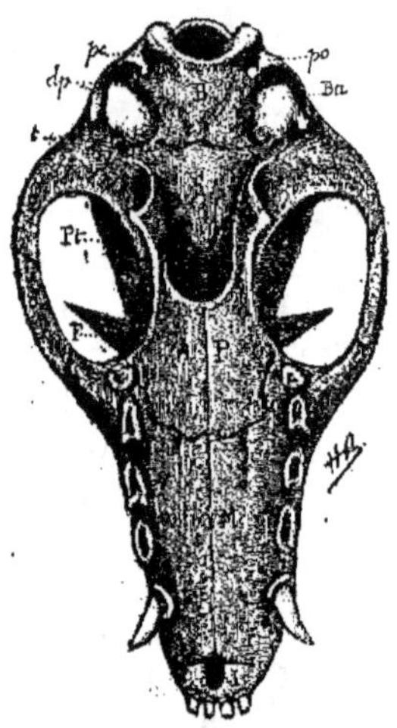

Fig. 58. — Tête osseuse de *Pteropus Edwarsii* vue par sa face inférieure. *po*, apophyse para-occipitale; *Ba*, bulle auditive. *pc*, trou précondylien. *dp*, trou déchiré postérieur. *t*, canal de la trompe. *Pt*, apophyse ptérygoïde. *B*, basi-occipital. *S*, sphénoïde. *P*, palatins. *M*, maxillaires. *I*, intermaxillaires. *F*, frontal.

La cage thoracique est vaste. Le manubrium du sternum est élargi transversalement et porte sur sa face inférieure (attitude quadrupède) une crête longitudinale médiane qui rappelle le bréchet des Oiseaux; la partie postérieure de l'os est grêle, comprimée et projette parfois une seconde crête ventrale (Pteropus).

§ 82. — Membres.

La clavicule est remarquablement longue et forte. L'omoplate, comme chez l'Homme, est large et pourvue d'une épine, d'un acromion et d'une apophyse coracoïde bien développés.

Une des plus intéressantes particularités du squelette est offerte par le membre antérieur qui peut atteindre chez le Vampire par exemple (*Vespertilio spectrum*), quatre fois la longueur du corps. Toutes ses pièces constitutives participent d'ailleurs de cet allongement. L'humérus arqué en S a son extrémité distale très élargie ; le cubitus est réduit à un osselet

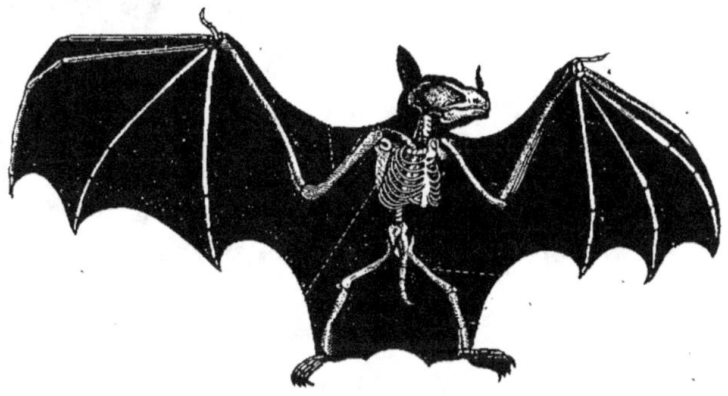

Fig. 59. — Squelette de Chauve-souris.

styloïde et le radius bien développé concourt à peu près seul à former l'avant-bras. Il s'articule seul avec le carpe. La première rangée du carpe est d'ordinaire réduite à un os volumineux, parfois cependant il y a un pisiforme distinct. La seconde rangée est normale. Les métacarpiens sont très mobiles sur les carpiens. Le nombre des phalanges aux doigts est variable avec les genres.

Comptées du pouce au 5ᵉ doigt, on trouve :

Roussettes	2, 3, 2, 2, 2
Murin, Phyllostome.	2, 1, 3, 2, 2
Molosse, Rhinolophes.	2, 0, 2, 2, 2

L'absence de phalanges à l'index est fréquent chez les Chauvessouris ; chez elles ce doigt est toujours réduit, tandis qu'il est au contraire très long chez les Roussettes.

Au bassin, les pubis sont écartés et non réunis en symphyse ; par contre il existe une symphyse ischiatique dorsale, les ischions se soudant entre eux et avec un certain nombre de vertèbres sacrées (fig. 61).

Le fémur présente une particularité qui est unique chez les Mammifères : la tête articulaire est dans le prolongement du corps de l'os ; l'axe du col se confondant avec celui du corps de l'os. De même que le cubitus, le péroné est réduit à un os styloïde. Celui-ci est ordinairement moins long que le tibia avec lequel il s'articule inférieurement, tandis qu'il se termine en pointe à son extrémité supérieure.

Le tarse n'est pas plus long que le carpe ; sa rangée distale est très mobile sur l'astragale et le calcanéum, ce qui permet au pied de s'infléchir facilement

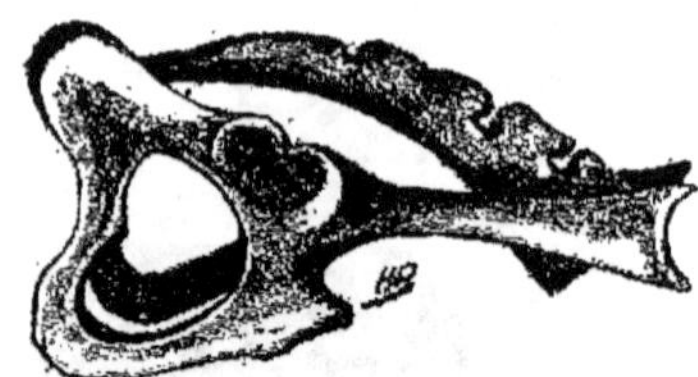
Fig. 60. — Bassin de Roussette
(Pteropus Edwarsii).

en dedans. Sur le calcanéum s'appuie en arrière une apophyse grêle et allongée parfois remplacée par un cartilage (*calcare, éperon*) et destinée à soutenir la membrane interfémorale.

§ 3. — Dentition.

La dentition est complète et se compose de chaque côté de 1 à 3 incisives petites et fines, de canines pointues, de 2 à 3 prémolaires, de 2 à 3 molaires. Chez les Chéiroptères insectivores, de beaucoup les plus nombreux, les petites incisives sont d'ordinaire espacées, les canines sont fortes et les molaires hérissées de pointes. Chez le Vampire (*V. spectrum*) la mâchoire supérieure porte 2 incisives internes longues et aiguës et 2 incisives externes plus petites ; les incisives inférieures sont petites, les canines très fortes ; les molaires très réduites sont également pointues.

Les Chéiroptères frugivores (Roussettes) n'ont jamais plus de deux paires d'incisives, leurs molaires sont tuberculeuses et acquièrent bientôt par l'usure une surface triturante aplatie.

CHAPITRE V

INSECTIVORES

---

§ 84.

Les *Insectivores* sont d'ordinaire des animaux de petite taille et l'un d'eux, la Musaraigne, est le plus petit mammifère que l'on connaisse. Tous accusent dans les traits généraux de leur organisation des affinités incontestables avec les Carnivores. En réalité, ils forment un groupe peu compact qui doit aux seuls caractères de la dentition une certaine homogénéité. Les types aberrants y sont nombreux. Ainsi les Musaraignes semblent se rapprocher des Rongeurs ; les Galéopithèques des Chéiroptères ; tandis que d'autres, comme la Taupe, présentent des modifications tout à fait spéciales, corrélatives de l'adaptation au mode de vie particulier dans la terre.

On s'accorde à considérer le Hérisson et les animaux voisins comme le représentant central du groupe. C'est cet animal qui nous servira de type dans la description qui va suivre. Ses membres antérieurs et postérieurs sont armés de griffes, et il est complètement plantigrade.

§ 85. — Tête osseuse.

Le trou occipital est situé tout à fait à l'extrémité postérieure du crâne et regarde en arrière. L'apophyse postglénoïde (paramastoïde d'Huxley) s'unit avec l'apophyse mastoïde ou pour mieux dire complète cette dernière en avant. Ces deux apophyses n'en forment en réalité qu'une seule portant une suture qui marque la limite du squameux et de l'épiotique. En arrière, l'occipital émet une apophyse paraoccipitale. L'os tympanique est bulleux, il ne se soude pas avec le squameux et le mastoïdien ; aussi tombe-t-il facilement du crâne sec.

Le cadre de l'orbite est incomplet en arrière, d'où communication avec la fosse temporale. L'arcade zygomatique est forte et l'os malaire ne fait que renforcer sa face externe. Cet os n'existerait pas qu'elle serait néanmoins complète. La branche ascendante de la mandibule est courte, le condyle allongé transversalement est convexe d'avant en arrière et quelque peu aplati.

Le développement des nasaux et la parité des os de la voûte du crâne sont les traits qui rappellent le plus l'organisation de la tête des Carnivores.

<h3 align="center">§ 86. — Tronc et membres.</h3>

Le rachis se compose de 21 vertèbres dorso-lombaires dont 15 dorsales et 6 lombaires ; de 3 ou 4 sacrées et de 12 à 14 caudales.

L'omoplate a une forte épine et un acromion bifide. Les clavicules sont longues et convexes en haut et en dehors. L'humérus a un trou olécrânien (fosse olécrânienne perforée), orifice qui se rencontre rarement chez l'Homme et se voit au contraire chez beaucoup de Mammifères (Carnassiers, Rongeurs, Pachydermes). Mais, contrairement à ce qu'on observe chez les autres Insectivores, il n'existe pas chez le Hérisson de trou au-dessus du condyle interne, il n'y a point de *canal épitrochléen*. On sait que ce canal donne passage au nerf médian et à l'artère cubitale et qu'il existe chez un grand nombre de Mammifères, excepté les Ruminants, les Pachydermes et les Solipèdes. Meckel, fait remarquer avec juste raison que c'est précisément chez les Mammifères à main réduite que le canal en question fait défaut. Il faut observer toutefois qu'on ne le rencontre point non plus chez l'Homme et qu'on n'a pu signaler, comme un vestige de ce canal, qu'une saillie du bord interne de l'humérus au-dessus de l'épitrochlée, saillie dont on a relevé quelques rares exemples.

Le scaphoïde et le semi-lunaire sont soudés comme chez les Carnivores, le pisiforme est très allongé ; la seconde rangée du carpe est normale. Il existe un os central. Le pouce n'est pas opposable et est pourvu d'une griffe comme tous les autres doigts.

Le bassin est très large. Les pubis sont tout à fait séparés ou parfois unis en une symphyse peu étendue. Le trou sous-pubien est arrondi. Le fémur a un troisième trochanter. Le tibia et le péroné sont soudés à leur extrémité distale.

§ 87. — Dentition.

On trouve chez les auteurs des différences dans la formule dentaire du Hérisson, et, s'il est facile de se prononcer pour les dents de la mâchoire supérieure, il est plus embarrassant de le faire pour celles de la mâchoire inférieure. A la mâchoire supérieure, 3 dents sont implantées dans chacun des os incisifs; de ces 3 incisives l'interne écartée de celle du côté opposé est volumineuse et a presque la forme d'une canine; les deux suivantes sont très petites. En arrière de la suture intermaxillo - maxillaire se

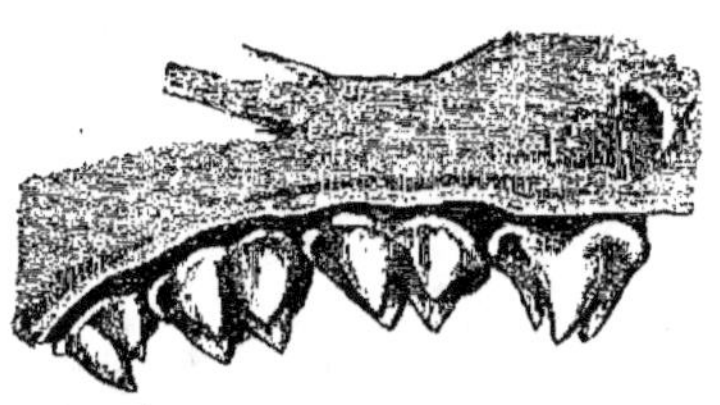

Fig. 61. — Dernière prémolaire et molaires supérieures gauches du Hérisson, grossies.

trouvent trois petites prémolaires à deux racines dont la première est parfois considérée comme une canine (Mivart) à cause de sa taille un peu plus grande; puis vient une 4ᵉ prémolaire à 3 racines qui ressemble à une molaire par sa forme et son volume, comme par sa couronne forte, carrée, divisée en quatre lobes dont l'antéro-externe est le plus fort; c'est cependant en réalité une prémolaire. Trois molaires complètent la série; les deux premières ont comme la dernière prémolaire une couronne carrée à quatre lobes aigus et allongés, et ont quatre racines; la troisième et dernière est rudimentaire.

A la mâchoire inférieure une forte incisive interne correspond à celles de la mâchoire supérieure; une petite dent cylindrique vient ensuite, on l'appelle encore incisive. Il existe 3 prémolaires. La première est une dent cylindrique, forte; la deuxième est petite; la troisième est volumineuse comme en haut, mais n'a que deux lobes. Enfin les trois molaires correspondent à peu près comme volume et comme forme à celles de la mâchoire supérieure.

On écrira la formule dentaire de la manière suivante : $i \frac{3}{2}$ c $\frac{0}{0}$ $pm \frac{4}{3}$ $m \frac{3}{3} = \frac{20}{16}$

Cette formule est celle qui a été adoptée par Tomes, mais Huxley ne considère à la mâchoire inférieure que 2 prémolaires et compte par conséquent 3 incisives. La divergence ne porte d'ailleurs que sur la dénomination à attribuer aux dents en question et non sur le nombre total des incisives et des prémolaires. On sait en effet, par les recherches de Rousseau, que le nombre des dents de lait est de $\frac{7}{5} = 24$.

La dentition du Hérisson comme le reste du squelette est un excellent type pour celle des autres Insectivores. Chez tous, on retrouve les prémolaires réduites et les molaires à couronne carrée hérissée de lobes pointus ; toutes ces dents ont un épais revêtement d'émail.

§ 88.

— Les *Tanrecs* (Centetes) n'ont pas d'arcade zygomatique. Les canines très fortes sont séparées par un large diastème des incisives et des molaires. Celles-ci sont plus étroites et plus pointues que chez le Hérisson.

— Le *Potamogale* est le seul Insectivore qui n'ait pas de clavicule.

— Les *Tupayas* (Cladobates) ont un cadre orbitaire complet.

— Les *Macroscélides* ont le radius et le cubitus soudés. Leurs membres postérieurs sont remarquablement longs.

— Chez les *Musaraignes* (Sorices), l'arcade zygomatique est incomplète ; le tibia et le péroné sont complètement soudés. Le carpe n'a que 7 os. L'incisive interne à la mâchoire supérieure est très grande, dirigée verticalement en bas, un peu courbe et pourvue d'une dépression dans laquelle s'engage l'extrémité de l'incisive inférieure qui a une direction presque horizontale. Les canines manquent. Les lobes des molaires sont très pointus. Les dents des Musaraignes sont ordinairement colorées en rouge brun.

§ 89. — Taupe.

— La *Taupe* (Talpa) est de tous les Insectivores le plus aberrant ; son museau est allongé en trompe ; ses deux pattes antérieures ont les faces palmaires dirigées en dehors. Il n'y a pas à proprement parler de cou ; tous ces caractères donnent à la Taupe un aspect extérieur tout à fait spécial. D'ailleurs, les particularités du squelette ne sont pas moins intéressantes.

La tête (fig. 62) renflée en arrière se rétrécit en avant et la face est prolongée par un os prénasal. L'occipital est très développé et forme non seulement la région postérieure du crâne mais une partie de sa face supérieure. L'arcade zygomatique grêle est formée par la soudure des apophyses du squameux et du jugal qui sont eux-mêmes soudés aux os voisins. — Il n'y a aucune délimitation entre l'orbite et la fosse temporale. Quant à la face inférieure du crâne, elle est caractérisée par l'absence de saillies osseuses accusées. La région mastoïdienne est lisse et convexe ; il n'y a pas de bulle tympanique proprement dite ; enfin le trou occipital est très grand.

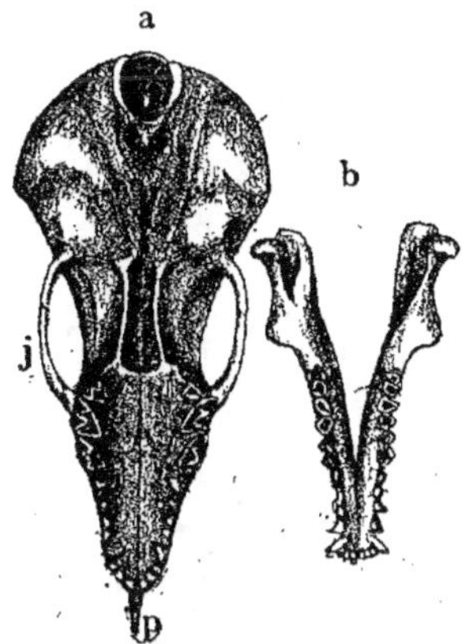

Fig. 62. — Taupe. *a*, crâne vu par la face inférieure. *j*, arcade zygomatique. *p*, os prénasal. *b*, mandibule.

La courbure cervicale (à convexité inférieure) est accentuée et regarde plutôt en bas qu'en avant. Cette disposition avienne de la courbure cervicale se voit surtout bien sur une coupe d'un animal en chair par le plan médian.

Le bord inférieur des disques intervertébraux de la région lombaire est ossifié ; et dans la région coccygienne le point d'ossification étant double, on peut y voir l'ébauche des os en V ou os chevrons.

La cavité thoracique a un diamètre transverse très étendu, la première pièce du sternum est volumineuse et sa face inférieure présente une forte crête médiane.

L'omoplate est très longue ; elle n'a pas de coracoïde, mais est pourvue d'un acromion. La clavicule est un os court, massif, perforé d'un grand trou en son centre ; elle offre à son extrémité externe une surface articulaire pour l'humérus. Celui-ci (fig. 63) est court et robuste, plat et carré, élargi aux deux extrémités et présentant par suite deux échancrures latérales. Le cubitus et le radius sont courts et puissants. La main (fig. 64) est large et il y a un os central dans le carpe. Les os du métacarpe et les phalanges des doigts sont courts, trapus; les phalanges unguéales sont plus longues que le reste du doigt et offrent en outre la particularité d'être bifides à leur extrémité. La main est encore considérablement élargie par un os accessoire volumineux en forme de faux ou de sabre (désigné sous le nom d'*os falciforme*) qu'elle présente du côté radial.

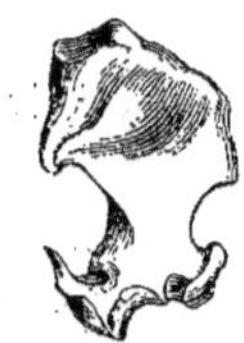

Fig. 63.
Humérus de Taupe.

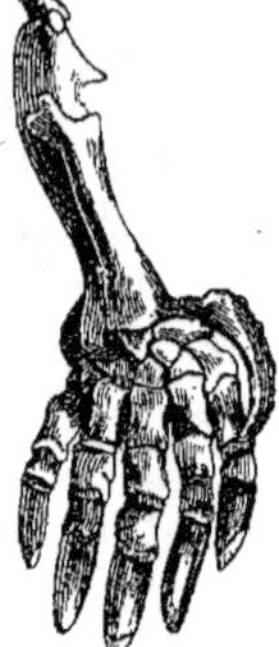

Fig. 64. — Avant-bras
et main de Taupe.

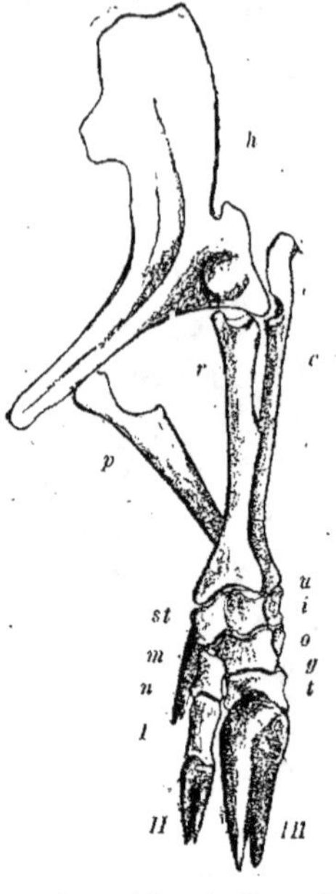

Fig. 65. — Membre antérieur de Chrysochlore. *h* humérus ; *c*, cubitus ; *r*, radius ; *p*, pisiforme ; *u*, cubital ; *i*, intermédiaire ; *st*, radial et 2e carpien soudés ; *g*, 3e carpien ; *o*, 4e carpien. *m*, *n*, *t*, métacarpiens. *I*, *II*, *III*, doigts.

Le pied a, lui aussi, un os accessoire styloïde uni au scaphoïde et simulant un sixième doigt sous la peau.

La formule dentaire de la Taupe est très controversée. Il existe 3 incisives de chaque côté à la mâchoire supérieure, et en arrière de celles-ci une quatrième dent qui prête à la discussion. Elle a tout à fait l'aspect d'une canine, sa couronne étant forte, conique et tranchante; mais elle est encore implantée dans l'os incisif et d'autre part elle a deux racines. Les molaires ont toujours les nombreux lobes caractéristiques des Insectivores.

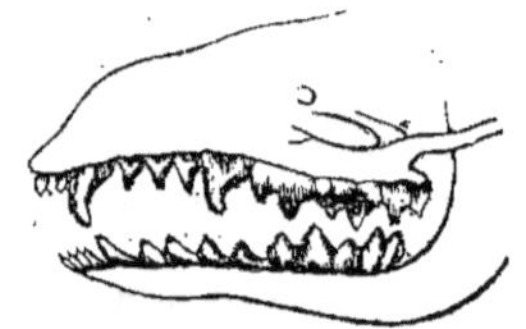

Fig. 66. — Dentition de Taupe.

§ 90. — Chrysochlore.

Le *Chrysochlore* (Taupe dorée du Cap) a une main tout à fait anormale. La première rangée du carpe (fig. 65) offre une disposition des plus singulières, en ce que le pisiforme presque aussi long que le radius s'articule avec un long prolongement externe de l'humérus ; le radial est considéré comme soudé avec le 2ᵉ carpien. Cette main, d'autre part, rappelle un peu celle de certains Édentés par le développement extraordinaire que prend l'un des doigts, le médius, ou pour mieux dire la phalange unguéale de ce doigt. Ce dernier est d'ailleurs réduit à cette phalange et au métacarpien. Le 2ᵉ doigt est plus grêle, le premier est atrophié ; les phalanges unguéales des trois doigts sont bifides.

§ 91. — Galéopithèque.

Il est assez difficile d'assigner une place à cet animal, vu le mélange de caractères qu'il présente.

Le cadre orbitaire est incomplet en arrière, mais il y a une apophyse descendante du frontal tendant à rejoindre l'arcade zygomatique. Il existe une forte apophyse post-glénoïde.

Le cubitus est atrophié, styloïde et s'unit avec le radius au quart inférieur de sa longueur. A l'iliaque, la cavité cotyloïde est quelque peu dirigée en haut et en dehors, disposition que nous avons vue exagérée chez les Chéiroptères. Comme chez ces derniers et certains Primates le scaphoïde et le cuboïde sont susceptibles d'un mouvement sensible de rotation sur l'astragale et le calcanéum, ce qui fait que la plante des pieds regarde habituellement en dedans. Les phalanges unguéales des mains et des pieds sont comprimées et armées de griffes.

La formule dentaire est : $i\frac{2}{3}\ c\frac{1}{1}\ m\frac{5}{5}$.

A la mâchoire supérieure les incisives internes sont séparées par un large diastème qui occupe toute l'extrémité antérieure de la mâchoire ; à ce diastème correspondent, à la mâchoire inférieure, des dents inclinées en avant, à couronne simple, plate, mais divisée par un certain nombre de fissures longitudinales

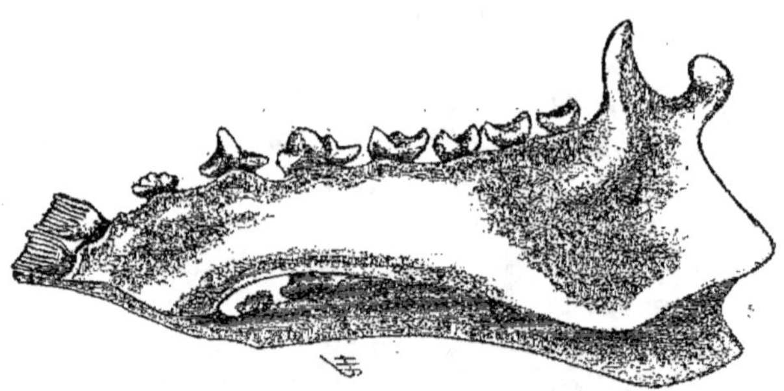

Fig. 67. — Mâchoire inférieure de Galéopithèque.

parallèles; on les dit *pectinées* (fig. 67). Aux deux mâchoires les incisives externes sont pourvues de deux racines. Elles se distinguent des incisives internes par leur couronne plus petite et marquée seulement en dedans par des fissures longitudinales qui atteignent le bord libre et y déterminent de petites crénelures.

Les canines ont une couronne comprimée latéralement, avec un lobe médian triangulaire aigu et de très petits lobes à la base de ce dernier. Les premières molaires plus fortes leur ressemblent assez dans la configuration de la couronne. Quant aux dernières molaires elles sont plus larges et non comprimées latéralement; elles présentent une couronne à surface excavée au centre et relevée à ses angles de trois saillies courtes qui s'effacent par le frottement.

CHAPITRE VI

CARNASSIERS

I

Fissipèdes.

§ 92.

Cet ordre est un des plus naturels et des plus homogènes. Cette homogénéité toujours apparente, malgré les variations assez accusées que présentent les groupes secondaires, relève manifestement du régime auquel ces animaux sont soumis. Le squelette et, plus particulièrement, la dentition semblent constitués le plus souvent en vue de la lutte avec les autres animaux.

Tous les Carnassiers qui vivent sur terre sont des quadrupèdes parfaits et possèdent tous les attributs squelettiques en rapport avec cette attitude. Parmi eux les Carnassiers les plus typiques marchent sur l'extrémité de leurs doigts, ils sont *digitigrades ;* les formes moins pures reposent sur le sol par la paume de la main et la plante des pieds, on les dit *plantigrades.*

Les os du squelette sont solides, robustes ; les apophyses bien développées en rapport avec la puissance des muscles qui s'y insèrent. La dentition est complète, les dents d'autant plus tranchantes que le régime est plus carnassier. Les doigts aux deux membres jouissent d'une mobilité très grande et les phalanges unguéales aplaties, sont invariablement armées d'une griffe dont la base est enchâssée dans une sorte de gaine osseuse que lui forme la phalange.

Les caractères ostéologiques communs à tous les Carnassiers terrestres sont les suivants :

§ 93. — Tête osseuse.

Les os nasaux et les cornets inférieurs sont volumineux. Le cadre orbitaire est toujours incomplet postérieurement et par conséquent la cavité orbitaire et la fosse temporale communiquent largement. L'arcade zygomatique est fortement arquée en dehors et en haut; l'os malaire est volumineux et forme avec l'apophyse du squameux la plus grande partie de cette arcade, l'apophyse du maxillaire étant d'ordinaire réduite en longueur mais étendue en largeur. La bulle tympanique prend un grand développement et forme de chaque côté du basi-occipital et du sphénoïde, sous le crâne, une volumineuse saillie ovoïde ou arrondie. Tantôt sa cavité est simple, tantôt elle est divisée en deux loges par une cloison osseuse. Sur les côtés de la bulle, on reconnaît : en arrière, le trou déchiré postérieur parfois confondu avec le trou précondylien; en dehors l'apophyse mastoïde et l'orifice du conduit auditif externe; en avant, l'orifice par lequel pénètre la trompe d'Eustache. Il existe fréquemment chez les Carnassiers un *canal alisphénoïdal* dont l'orifice postérieur est situé en dedans du trou oval, à la base de l'apophyse ptérygoïde et dont l'orifice antérieur se voit à quelque distance en avant, à la face externe de cette apophyse.

La mandibule est courte et forte, et sa branche ascendante réduite; son condyle, en forme de cylindre, s'étend transversalement et s'adapte exactement à une cavité articulaire correspondante, limitée en arrière par une apophyse postglénoïde puissante. L'axe des condyles se trouvant sur le prolongement l'un de l'autre, et ceux-ci étant étroitement emprisonnés dans une cavité moulée sur eux, il suit de là que la mâchoire des vrais Carnassiers ne peut que s'abaisser et se relever dans un mouvement de cisaille qui n'est susceptible d'aucun écart. L'apophyse coronoïde est longue et large.

L'hyoïde a un corps réduit et des cornes antérieures à plusieurs articles.

§ 94. — Tronc et membres.

Les apophyses transverses de l'atlas sont fort grandes ainsi que les apophyses odontoïde et épineuse de l'axis. Les vertèbres dorso-lombaires sont d'ordinaire au nombre de 20, rarement de 19 ou de 21.

L'omoplate est large; les clavicules manquent tout à fait ou sont incomplètes, leur extrémité interne n'atteignant pas le sternum. L'avant-bras est très mobile sur l'humérus, et le radius peut exécuter des mouvements de rotation autour du cubitus qui entraînent la main en supination et en pronation. A la première rangée du carpe, le scaphoïde et le semi-lunaire (radial et intermédiaire) sont toujours soudés ; en réalité, l'os qu'ils forment doit être considéré comme un radio-intermédio-central, car le central, représenté pendant une longue période du développement par un nodule cartilagineux, se soude finalement avec les deux autres cartilages, l'ossification se faisant néanmoins par trois centres distincts. Le nombre des doigts n'est jamais inférieur à quatre.

L'existence d'un os du pénis est à peu près générale.

§ 95. — Dentition.

La dentition des Carnassiers est complète, mais leurs dents diffèrent beaucoup de nombre et de forme. Chez tous les Carnassiers, les incisives sont au nombre de $\frac{3}{3}$, sauf chez la Loutre de mer (Enhydris), qui n'en a que $\frac{3}{2}$. Les canines, $\frac{1}{1}$, sont volumineuses, courbes et pointues ; les supérieures sont séparées des incisives par un diastème où vient se loger la couronne de la canine inférieure. Quant aux molaires, elles offrent de nombreuses variations. Chez le même individu, leur taille varie considérablement, particularité anatomique dont nous trouverons la contre-partie chez d'autres Mammifères, tels que les Rongeurs où toutes les molaires sont sensiblement égales. Ainsi, chez le Tigre, la dernière molaire est toute petite, tandis que celle qui la précède est énorme. Il est à remarquer, d'ailleurs, que, chez les formes carnassières les plus pures, le nombre des vraies molaires se réduit et que les dents qui les précèdent sont toujours comprimées, pointues et tranchantes, et forment avec celles de la mâchoire opposée comme les lames d'une forte paire de ciseaux. Au contraire chez les Carnassiers à régime omnivore, tels que l'Ours, les molaires sont plus nombreuses, leur couronne s'élargit davantage et devient tuberculeuse.

En étudiant le Chat, les deux Cuvier notèrent ce fait qu'aux deux mâchoires il existe de chaque côté une dent particulièrement volumineuse, dont l'inférieure vient se placer en dedans de la supérieure. Ils donnèrent à cette dent le nom de *dent carnassière,* et partirent de là pour considérer dans la dentition des Carnassiers, des dents situées en avant de la carnassière et des dents situées en arrière. De Blainville, de son côté, distinguait, parmi les molaires, une *dent principale* ([1]), précédée des avant-molaires et suivie des arrière-molaires. Cette dent ne répondait pas à la carnassière ([2]). Rousseau reprit cette étude à un point de vue plus scientifique et démontra que, si les carnassières de Cuvier s'opposent l'une à l'autre chez les individus adultes, elles ne sont cependant pas comparables lorsqu'on examine leur développement. En effet, la carnassière supérieure est une molaire de remplacement, la troisième, tandis que la carnassière inférieure est une vraie molaire, la première. On doit donc abandonner la nomenclature de Cuvier.

Dans la dentition des Carnassiers, comme l'ont bien démontré Rousseau et Owen, il y a à distinguer les dents qui correspondent aux prémolaires de l'Homme des molaires définitives.

---

[1] « Pour déterminer, dit de Blainville, quelle est la *principale* dans un système dentaire de Mammifère, il faut avoir recours quelquefois à des considérations plus ou moins indirectes; mais, dans le plus grand nombre des cas, on peut la reconnaître aisément à la mâchoire supérieure, qui est toujours le point de départ pour la signification des dents, en prenant pour telle celle qui se trouve implantée sous la racine de l'arcade zygomatique, ou mieux de l'apophyse zygomatique du maxillaire, et qui dans l'Homme est certainement la plus forte. »

[2] Voici, d'après Owen, comment il convient de se figurer la place des carnassières de Cuvier et des principales de de Blainville chez un certain nombre d'espèces :

	PRÉMOLAIRES					MOLAIRES	
	1re	2e	3e	4e		1re	2e	3e
Homme	0	0	3	4	↘	*1*	2	3
	0	0	3	4		1̲	2	3
Ours	1	2	3	4	↘	1	2	
	1	2	3	4̲		1	2	3
Chien	1	2	3	4̲	↘	1	2	3
	1	2	3	4̲		1	2	3
Belette	1	2	3	4̲	↘	1		
	0	2	3	4̲		1	2	
Chat	0	2	3	4̲	↘	1		
	0	0	3̲	4		1		
Machairodus	0	0	*3*	4̲	↘			
	0	0	3̲	4̲		1		

Les flèches unissent les carnassières de Cuvier; les dents soulignées sont les principales de de Blainville.

Pour établir les homologies entre les dents de l'Homme et celles des animaux qui ont deux dentitions comparables dans une certaine mesure à celle de l'Homme, il n'y a donc qu'un seul point de départ possible : c'est la première vraie molaire, qui n'est pas une dent de remplacement et en arrière de laquelle apparaissent les autres vraies molaires.

Partant de la dentition de l'Ours et du Chien, qui présentent 4 molaires de remplacement aux deux mâchoires, Owen a été conduit à admettre que tous les Mammifères peuvent être reliés à un type offrant 4 prémolaires. Lorsque, comme chez l'Homme, par exemple, il existe 2 prémolaires, elles représentent la troisième et la quatrième, et les deux premières font défaut. Lorsque, comme chez le Chat, il y a 3 prémolaires à la mâchoire supérieure et 2 à la mâchoire inférieure, ces prémolaires portent respectivement les numéros 2, 3, 4 et 3, 4.

L'existence de 4 prémolaires n'est pas particulière aux Ours et aux Chiens. Beaucoup d'animaux surtout des époques éocène et miocène possèdent ces 4 prémolaires. Tels les Hyænodon, Amphicion, Dichodon, Anoplotherium, Palæotherium, Chæropotamus, Anthracotherium, Hyopotamus, etc. (Owen, *Compar. anat.*, III, p. 375).

Avec tous ces animaux, les Ours et les Chiens, parmi les Carnassiers actuels, se trouvent, grâce à leurs 4 prémolaires, avoir une dentition qui comporte 42 dents. Notons cependant qu'il est rare sur les squelettes de trouver ce nombre considérable, parce que les prémolaires, chez l'Ours en particulier, sont extrêmement petites et qu'elles ne laissent même souvent pas de traces d'alvéoles dans le maxillaire, étant simplement implantées dans les parties molles de la gencive. A la mâchoire supérieure également, il est rare de trouver les 6 molaires définitives.

A l'exception des Félidés, qui n'ont que deux molaires de lait à la mâchoire inférieure, tous les Carnassiers ont une première dentition qui peut s'exprimer par la formule : $i\frac{3}{3} \; c\frac{1}{1} \; pm\frac{3}{3}$ (¹).

§ 96.

On considérait autrefois les Chats (*Félidés*) comme le groupe typique des Carnassiers; on s'accorde aujourd'hui à reconnaître

---

(¹) En effet, bien que, chez le Chien adulte, on admette quatre prémolaires, la première de ces prémolaires de l'adulte n'a pas de dent de lait qui la précède.

le groupe des Chiens (*Canidés*), ou d'une façon plus générale celui des *Cyonides* comprenant les Chiens, les Loups, les Chacals, les Renards comme le plus central, et on en fait partir en direction ascendante ([1]), le groupe des *Æluroïdes* (Félidés, Civettes, Hyènes), et en ligne descendante celui des *Arctoïdes* renfermant les Ours, les Martes et les Procyonides.

§ 97. — A. Cyonides.

Canidés. Le Chien domestique (*Canis familiaris*) nous servira d'exemple pour l'étude du squelette des espèces de ce groupe et de type pour les Carnassiers en général.

§ 98. — Tête osseuse.

Le trou occipital, comme chez tous les Carnassiers, est situé tout à fait à l'extrémité postérieure du crâne et regarde en arrière. Il existe parfois des crêtes sagittales et lambdoïdes très développées et les pariétaux ainsi que les frontaux sont distincts et pairs. A la base de l'alisphénoïde le canal alisphénoïdal est toujours apparent. Son orifice postérieur est placé en dehors du trou oval. Son orifice antérieur se voit quelque peu en avant sur les côtés du ptérygoïde; quant à là bulle tympanique, elle est

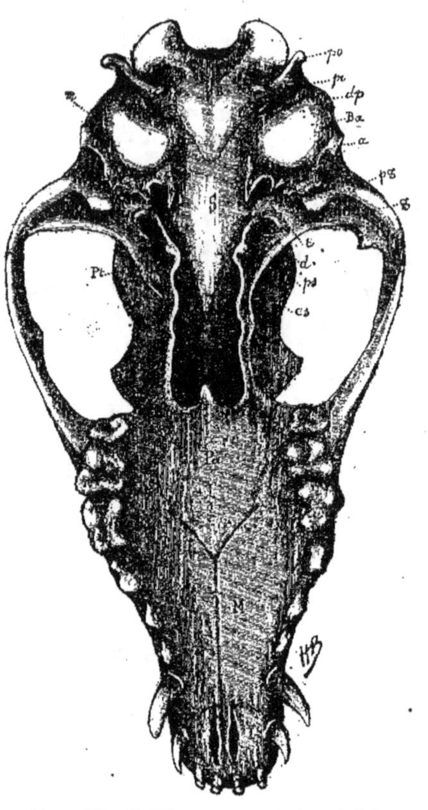

Fig. 68. — Tête de Chien vue par sa face inférieure. B, occipital basilaire. S, sphénoïde. P*a*, palatins. M, maxillaire. I, intermaxillaire. P*t*, aile ptérygoïde *as*, orifice antérieur du conduit alisphénoïdal. *d*, orifice postérieur de ce conduit. *ps*, trou oval; T, orifice du conduit de la trompe dans la bulle tympanique B*a*. *g*, cavité glénoïde. *pg*, apophyse postglénoïde. *a*, face inférieure du conduit auditif externe. B*a*, bulle tympanique. *dp*, trou déchiré postérieur. *pc*, trou précondylien. *po*, apophyse paraoccipitale. *m*, apophyse mastoïde.

([1]) Nous employons ces termes avec le sens que leur donnent les zoologistes qui s'occupent de phylogénie.

bien développée, lisse à sa surface et bombée. Une cloison partant de sa paroi antérieure subdivise imparfaitement sa cavité en deux compartiments qui communiquent largement entre eux, un externe où arrive la trompe d'Eustache et un interne beaucoup plus spacieux. En dedans, la bulle est en rapport avec le sphénoïde, en avant avec le squameux et l'apophyse post-glénoïde, en dehors et en arrière avec l'apophyse mastoïde peu développée, enfin en arrière avec l'apophyse paraoccipitale très développée. Le trou déchiré postérieur qui sépare le bord postérieur de la bulle du condyle de l'occipital ne se confond pas, comme cela a lieu chez d'autres Carnassiers, avec le trou précondylien. Ce trou précondylien est parfaitement distinct en arrière, à la base et en dedans de l'apophyse paraoccipitale.

La branche ascendante de la mâchoire inférieure prolonge en quelque sorte la branche horizontale, une apophyse courbe se projetant en arrière. Condyle et cavité articulaire sont construits d'après le type précédemment décrit, l'apophyse d'arrêt postérieure (postglénoïde) étant particulièrement bien développée.

§ 99. — Membres.

Les clavicules sont généralement réduites à des rudiments cartilagineux. La fosse olécrânienne de l'humérus est perforée, mais il n'y a pas de trou supracondylien.

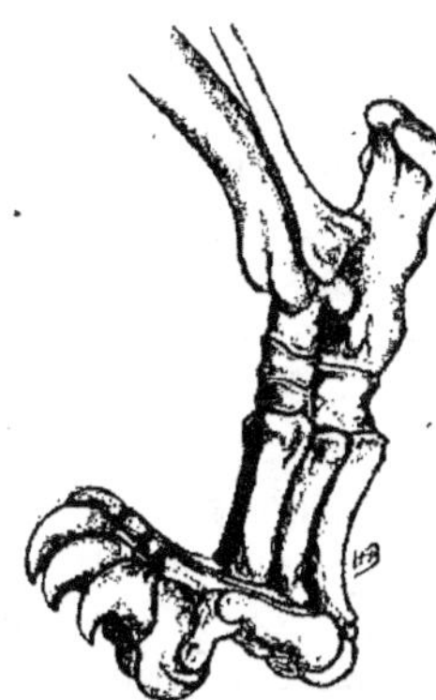
Fig. 69. — Pied de digitigrade (Lion).

Alors que les premières phalanges des doigts reposent presque horizontalement sur le sol, les deux autres sont inclinées de façon à dessiner un V dont le sommet serait situé en bas ; il résulte de cette disposition que les griffes étant élevées au-dessus du sol sont, jusqu'à un certain point, préservées de l'usure.

Le péroné est styloïde et étroitement appliqué contre le tibia. Tandis que le nombre des doigts du membre antérieur est de 5, il paraît y en avoir normalement 4 au membre postérieur (¹). Lorsqu'il

____

(¹) De Blainville considérait le nombre normal des doigts au membre postérieur des Canidés comme étant de quatre ; la réapparition d'un cinquième doigt, fréquente dans les grandes races (Chiens des Pyrénées), serait une

y en a 5, le doigt supplémentaire qui est le gros orteil, est réduit à deux os, représentant le 1er métatarsien et la phalange proximale correspondante.

L'os du pénis est très développé.

§ 100. — Dentition.

La formule dentaire du Chien est $i\,\frac{3}{3}\ c\,\frac{1}{1}\ pm\,\frac{4}{4}\ m\,\frac{2}{3}$.

A la *mâchoire supérieure* les incisives sont petites et l'externe est la plus volumineuse; leur couronne est formée de trois lobes dont le moyen est le plus fort. La canine est puissante, courbe, pointue et porte une crête le long de sa face postérieure. Les couronnes des trois prémolaires antérieures sont comprimées latéralement, triangulaires, à bords tranchants, pourvues de petits lobes basilaires accessoires (couronnes dites en forme de trèfle); elles ont deux racines. Ces dents augmentent de volume d'avant en arrière. Mais la quatrième est de beaucoup la plus forte et son lobe postérieur égale le lobe principal et est aussi pointu que lui; en outre, un lobe puissant est projeté en dedans à son extrémité antérieure et porté par une troisième racine. C'est cette 4me prémolaire qui représente la *carnassière*. Les deux molaires qui suivent ne sont plus tranchantes mais à couronne large et de forme tuberculeuse. Elles présentent une partie externe et une partie interne formées chacune de deux lobes; du côté interne le lobe postérieur est beaucoup plus petit que l'antérieur.

A la *mâchoire inférieure* la couronne des incisives est encore trilobée, mais ce sont les lobes externes qui sont les plus forts. La première molaire est volumineuse. Sa couronne se place en dedans de la quatrième prémolaire supérieure; c'est par conséquent la carnassière inférieure. Elle diffère de celle de la mâchoire supérieure en ce qu'elle est pourvue en arrière d'une espèce de talon qui s'applique contre la première molaire supérieure. La seconde molaire inférieure est petite, quadricuspide; la troisième est simple, obtuse, rudimentaire.

Il y a chez les nombreuses races de Chiens des variétés très

---

monstruosité due à l'influence de la domestication et non l'indice d'un retour au type pentadactyle. A l'appui de son opinion il invoque ce fait que certains Chiens présentent deux doigts surnuméraires.

grandes dans la dentition. De Blainville a montré que, chez les Chiens à museau allongé, il existe parfois des dents surnuméraires et que cet excès porte tantôt sur les prémolaires, tantôt sur les molaires. L'anomalie la plus fréquente paraît être l'addition d'une paire à la mâchoire supérieure. Gervais a signalé ce fait que certains chiens (Otocyon) ont 7 molaires à la mâchoire supérieure et 8 à la mâchoire inférieure au lieu des nombres normaux six et sept et que, dans le genre éteint *Amphycion* de l'époque miocène, il y a 7 paires de molaires à chaque mâchoire, les tuberculeuses étant au nombre de $\frac{2}{3}$. Par contre, le Chien dit égyptien ou turc a une dentition très incomplète et n'offre parfois qu'une seule molaire de chaque côté. H. Müller a montré, d'autre part, que, dans les races à museau allongé, les dents sont séparées par des espaces notables, tandis que, chez celles à museau court, elles se recouvrent comme les tuiles d'un toit et se placent en travers afin d'occuper moins d'espace.

§ 101.

On peut avec C. Vogt répartir les nombreuses espèces de Canidés en quatre genres, en se basant sur les caractères des dents et des pieds :

1° Les *Canidés proprement dits*, avec 42 dents $(m\frac{2}{3})$;

2° Les *Oreillards* d'Afrique (*Otocyon*) avec 48 dents $(m\frac{4}{4})$, soit une molaire de plus en bas, deux de plus en haut.

3° Les *Cyons* ou chiens sauvages de l'Inde, de l'Australie, de Sumatra (C. *Primœvus ;* C. *Dukhunensis ;* C. *Sumatrensis*) avec 40 dents $\left(m.\frac{2}{2}\right)$ par atrophie de la dernière molaire à la mâchoire inférieure.

4° Les *Cyonhyènes* (*Lycaon*) de l'Afrique méridionale, qui, tout en ayant la dentition normale des Chiens, diffèrent des trois genres précédents par l'existence de quatre doigts seulement aux quatre membres.

Les *Loups* et les *Chacals* ne diffèrent pas notablement des Chiens au point de vue ostéologique.

B. ÆLUROÏDES

§ 102.

Ce groupe qui comprend les *Félidés* et les *Viverridés* peut être défini par les caractères suivants offerts par le crâne :

La *bulle tympanique* est volumineuse et arrondie; le septum qui la divise en deux compartiments (fig. 71), un interne et un externe et qui était réduit chez les Cyonides, est tellement développé qu'il ne reste plus qu'une étroite communication entre ces deux chambres. Comme chez les Cyonides l'apophyse paraoccipitale est appliquée contre la paroi postérieure de la bulle. L'apophyse mastoïde est souvent rudimentaire. Le trou précondylien se confond avec le trou déchiré postérieur contrairement à ce qu'on observe chez les Cyonides.

L'os du pénis est relativement petit.

a. Félidés.

§ 103.

L'ensemble du squelette atteste que ce sont des Carnassiers par excellence. Les os sont solides, robustes, leurs apophyses accentuées.

La *tête* arrondie, a une courbure uniforme qui paraît se continuer avec celle des canines. Les crêtes sont développées; les arcades zygomatiques très saillantes, les mâchoires courtes, l'apophyse coronoïde haute et large. Les apophyses mastoïde et paraoccipitale se confondent. La bulle tympanique est tout à fait globuleuse et divisée en 2 loges (¹).

Les 2 loges de la bulle des Félidés n'ont point la même origine [Flower (34)]. L'externe provient par ossification directe d'une expansion du cercle tympanique. L'interne provient par ossification enchondrale d'une pièce cartilagineuse que l'on voit à la naissance entre le cercle tympanique et le

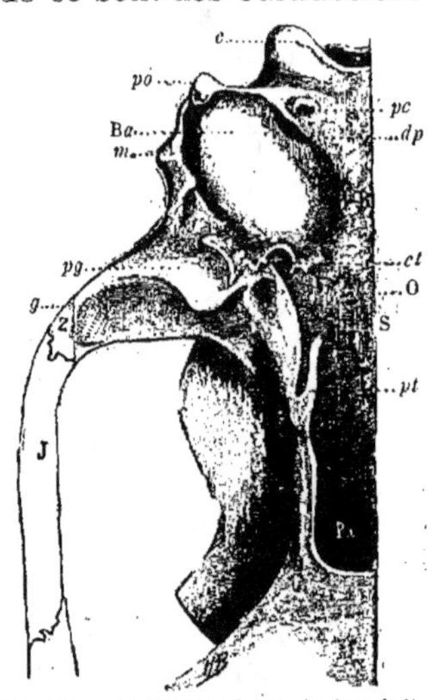

Fig. 70. — Moitié gauche de la face inférieure du crâne d'un Tigre du Bengale. B, occipital basilaire; S, sphénoïde; Pa, palatin; J, jugal; Z, apophyse zygomatique; *pc*, trou précondylien; *dp*, trou déchiré postérieur; *et*, orifice du canal d'Eustache; O, trou oval; *pl*, ptérygoïde; *g*, cavité glénoïde; *pg*, apophyse postglénoïde; *m*, apophyse mastoïde; Ba, bulle tympanique; *po*, apophyse paraoccipitale; *c*, condyle de l'occipital.

(¹) Ces 2 loges de la bulle tympanique des Félidés ont été décrites avec détails par Strauss Durckheim. Il appelle la loge externe « caisse du tympan » et la loge interne « cavité mastoïdienne » ou « seconde chambre de la timbale » la regardant comme analogue aux cellules mastoïdiennes de l'homme.

basi-occipital, appliquée immédiatement contre le rocher qui est déjà ossifié. Peu après la naissance, cette pièce cartilagineuse d'abord cylindrique grandit et prend graduellement la forme bulleuse ; d'après Huxley (*loc. cit.*), elle répondrait à la portion de l'opisthotique du crâne humain qui enveloppe graduellement la carotide et convertit finalement la rainure primitive occupée par le vaisseau en un tube complet en même temps qu'elle fournit la partie interne du plancher de la cavité tympanique.

Quant à la cloison de séparation des 2 loges, elle leur est commune et est formée par l'adossement et la soudure d'une invagination de chacune de leurs parois.

Il n'y a pas de canal alisphénoïdal.

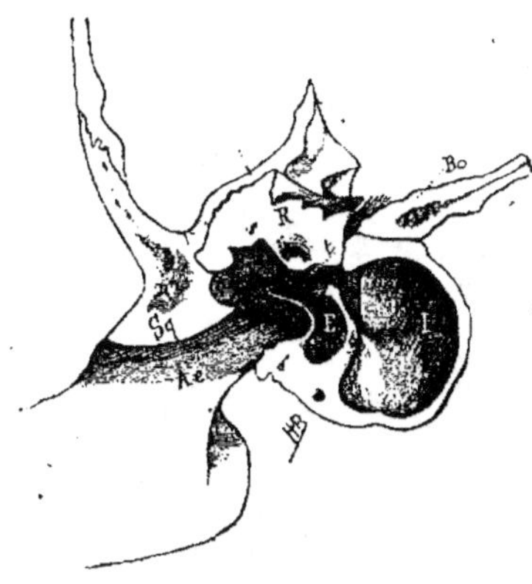

Fig. 71. — (D'après Flower). Section de la bulle tympanique du Tigre, *Ae*, méat auditif ; E, chambre externe ; I, chambre interne de la bulle ; *s*, cloison osseuse ; *t*, orifice de la trompe d'Eustache ; Bo, basi-occipital ; R, rocher, *Sq*, squameux.

L'acromion est bifide. Il existe un trou supracondylien, mais la fosse olécranienne est imperforée. Les Chats ont leur avant-pénultième phalange excavée sur sa face externe de manière à permettre à la phalange unguéale, lorsqu'elle se relève, de venir s'y loger. On sait en effet que, pendant la marche, la phalange unguéale se redresse et ne touche pas le sol. La configuration de cette phalange unguéale est très caractéristique. Elle représente une sorte de capuchon osseux du fond duquel partent 2 crêtes : l'une inférieure, haute et épaisse, à bord libre tranchant supérieurement, l'autre en forme de crochet placé au-dessus de la première ; les 2 crêtes sont coiffées par la substance cornée de l'ongle et le maintiennent solidement en place. (Jacquart 35).

§ 104. — Dentition.

La formule dentaire est $i\frac{3}{3}\ c\frac{1}{1}\ pm\frac{3}{2}\ m\frac{1}{1}$

D'où l'on voit que le nombre des molaires est fort réduit, conséquence de la brièveté des mâchoires. Les incisives sont courtes, les canines longues, aiguës et pourvues en arrière d'une crête longitudinale fort saillante. La 1re prémolaire à la mâchoire supérieure (elle serait la seconde si le nombre typique des molaires existait) est rudimentaire, la 2me est plus forte, pointue, et la 3me offre une couronne divisée par deux entailles en trois lobes tranchants dont le médian est relié par une crête à un talon interne. La seule vraie molaire est une petite dent placée en travers, en arrière de la carnassière. A la mâchoire *inférieure*, la carnassière, dernière dent de la série, est divisée en deux lobes tranchants égaux et le talon interne n'est que faiblement accusé.

Chez un Félide fossile du tertiaire, le *Machairodus*, le nombre des prémolaires est encore réduit d'une à la mâchoire supérieure et la formule dentaire devient : $i\frac{3}{3}\ c\frac{1}{1}\ pm\frac{2}{2}\ m\frac{1}{1}$. Les canines supérieures, par contre, sont excessivement longues et la crête postérieure est nettement dentelée ; les canines inférieures sont très petites.

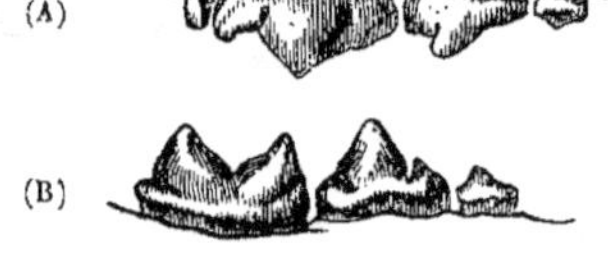

Fig. 72. — Dentition de Felis. Mâchoires supérieure A et inférieure B droites vues latéralement.

L'*Hyœnodon* est un autre Félide fossile remarquable en ce que sa dentition présente le nombre typique des dents des Mammifères (48) et en ce que plusieurs dents molaires offrent la forme de la carnassière.

b. Viverridés.

§ **105**.

Les *Civettes* et les *Genettes* sont digitigrades comme les Félidés et pentadactyles comme eux, à l'exception de la Mangouste tétradactyle (*Rhyzœna tetradactyla*) qui n'a pas de pouce et est plantigrade. Les Paradoxures d'autre part sont semi-plantigrades.

La bulle tympanique est plus allongée que chez les Félidés ; elle est divisée également en 2 compartiments et la distinction entre les deux parties est plus apparente extérieurement. Le canal alisphénoïdal existe parfois.

La formule dentaire est : $i\frac{3}{3}\ c\frac{1}{1}\ pm\frac{4}{4}\ m\frac{2}{2}$, c'est-à-dire à peu près la même que celle du Chien. Mais la dentition se distingue de celle des Canidés et se rapproche de celle des Félidés par les lobes aigus et tranchants des prémolaires et le développement des canines. Toutefois la carnassière inférieure se distingue le plus souvent de celle des Félidés; ainsi chez la Civette elle est divisée en six lobes pointus, et par là certains Viverridés ont des molaires qui rappellent celles des Insectivores.

C. HYÆNIDES

§ 106.

Les Hyænides n'ont que quatre doigts, le pouce et le gros orteil étant réduits respectivement au métacarpien et au métatarsien. Toutefois, chez les Protèles, les pieds antérieurs sont pentadactyles.

L'absence de septum divisant la bulle tympanique distingue nettement les Hyænides des Félidés et des Viverridés. Cette bulle est renflée, ovale, à grosse extrémité postérieure. Le trou précondylien et le trou déchiré postérieur sont très rapprochés. Il n'existe pas de canal alisphénoïdal.

Comme chez les Félidés, le nombre des molaires est réduit; la formule dentaire est : $i \frac{3}{3} c \frac{1}{1} p m \frac{4}{3} m \frac{1}{1}$

Le talon postérieur de la carnassière inférieure est plus développé que chez les Félidés et moins que chez les Canidés. Les dents, d'une manière générale, sont caractérisées par leur épaisseur et leur puissance.

D. ARCTOÏDES

§ 107.

Les Arctoïdes qui comprennent les *Mustélidés*, les *Ailuridés* les *Procyonidés* et les *Ursidés* présentent les caractères suivants :

La bulle réduite en volume, n'est pas, comme dans les deux groupes précédents, divisée en deux chambres par une cloison. L'apophyse paraoccipitale (fig. 73) plus ou moins triangulaire est complètement écartée de la paroi postérieure de la bulle.

L'apophyse mastoïde est distincte de l'apophyse paraoccipitale.

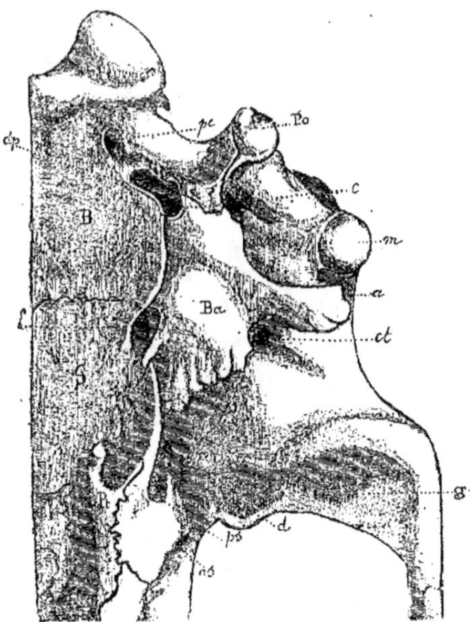

Fig. 73. — (D'après Flower.) Moitié droite de la face inférieure du crâne de l'*Ursus ferox*.— B, basi-occipital ; S, sphénoïde ; *Pt*, ptérygoïde ; *pc*, trou précondylien ; *dp*, trou déchiré postérieur ; *c*, canal carotidien ; *m*, apophyse mastoïde ; *a*, méat auditif externe ; Ba, bulle tympanique ; F, orifice de la trompe d'Eustache ; *ct*, trou glénoïdien ; *g*, cavité glénoïde ; *d*, trou oval ; *ps*, orifice postérieur et *as*, orifice antérieur du canal alisphénoïdal.

Le trou précondylien et le trou déchiré postérieur ne débouchent pas dans une fosse commune. Le conduit alisphénoïdal n'existe que chez les vrais Ours et chez l'Ailurus. Les Arctoïdes sont généralement plantigrades (fig. 74) et les ongles qui arment leurs doigts ne sont pas rétractiles.

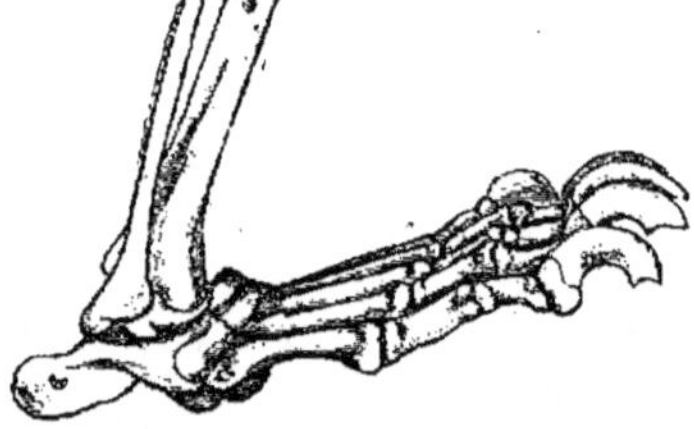

Fig. 74. — Pied plantigrade (Ours).

A. Mustélidés.

§ 108.

La formule dentaire des Martes, Loutres, etc. est : $i\,\frac{3}{3}\ c\,\frac{1}{1}\ pm\,\frac{4}{3}\ m\,\frac{1}{2}$

La dentition se rapproche, chez les formes les plus carnassières, de celle des Félidés, mais chez tous la dernière dent aux deux mâchoires est une molaire à couronne large et tuberculeuse.

B. Procyonidés.

§ 109.

La formule dentaire des Ratons est : $i\,\frac{3}{3}\ c\,\frac{1}{1}\ pm\,\frac{4}{4}\ m\,\frac{2}{3}$

Le nombre des dents est le même que celui des Chiens, mais la dentition s'en distingue par le développement plus considérable des molaires ; les carnassières n'ont plus le caractère de lames tranchantes, et sont presque tuberculeuses ainsi que les dents suivantes.

C. Ursidés.

§ 110.

La formule dentaire est la même que chez les précédents. Mais, en raison de leur régime omnivore, les Ours présentent dans leur dentition une modification diamétralement opposée à celle qui caractérise les Carnassiers types. Les 3 premières molaires

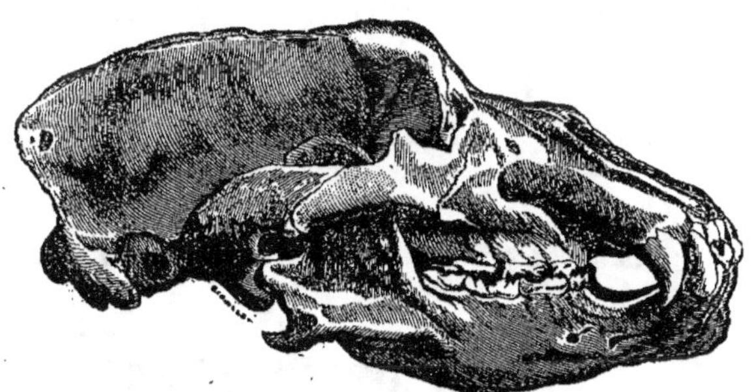

Fig. 75. — Tête osseuse d'*Ursus spelæus*.

sont rudimentaires, la 4ᵉ prémolaire supérieure a bien les caractères qui répondent à la carnassière, mais il n'en est pas de même de la dent correspondante de la mâchoire inférieure. Elle ressemble aux autres molaires. Les molaires sont toutes carrées, à lobes obtus ; ce sont de véritables tuberculeuses triturantes.

II

Pinnipèdes.

§ 111. — Aspect extérieur.

Les *Pinnipèdes* doivent leur nom à leurs extrémités transformées en nageoires et s'opposent aux Carnassiers *fissipèdes* précédemment étudiés ; ils comprennent les Phoques, les Otaries et les Morses, et ont été autrefois réunis aux Cétacés à cause de leur vie aquatique. L'ensemble de leur organisation montre cependant que ce sont bien des Carnassiers mais adaptés à un milieu spécial. Leur corps est allongé, fusiforme, dépourvu de nageoire caudale. Les membres au nombre de 4, tous pentadactyles, sont courts et les doigts sont unis par la peau en une palette natatoire. Les membres postérieurs sont dirigés en arrière (fig. 75).

La dentition est complète, comme chez les Carnassiers fissipèdes, mais elle présente d'assez grandes variations. Ainsi les incisives, en nombre différant suivant les genres, sont beaucoup moins tranchantes que chez les Carnassiers terrestres ; les prémolaires et molaires, cylindriques ou cylindro-coniques, sont semblables entre elles et n'ont jamais plus de deux racines.

§. 112.

Par certains caractères du squelette, les Pinnipèdes s'écartent

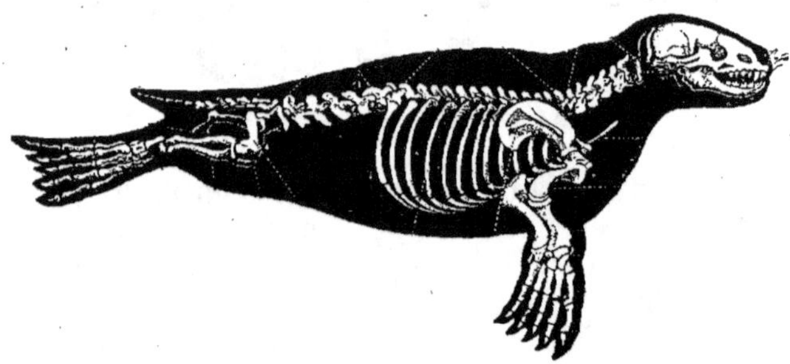

Fig. 76. — Squelette de Phoque.

des Carnassiers pour se rapprocher des Cétacés. Chez tous, le crâne est plus arrondi que chez les Carnassiers terrestres ; les apophyses sus-orbitaires des frontaux sont plus développées. Il n'existe pas d'os lacrymal. Les extrémités distales des membres, allongées et aplaties en forme de palettes natatoires, les os de l'avant-bras et de la jambe, comprimés et étroitement appliqués les uns contre les autres par leurs extrémités, rappellent l'organisation des Cétacés; mais, chez les Pinnipèdes, toutes les parties des membres sont mobiles; comme chez les Cétacés enfin, la partie postérieure de la colonne vertébrale porte des apophyses ventrales paires (ébauches d'os chevrons) destinées à l'insertion des muscles locomoteurs sous-vertébraux.

§ 113. — Otaries.

Les *Otaries,* ou Lions de mer, sont les Pinnipèdes les plus voisins des Carnassiers terrestres, et plus spécialement des Ursidés, dont les rapprochent surtout leur crâne par ses apophyses sus-orbitaires développées (fig. 76), sa bulle tympanique petite et l'existence du canal alisphénoïdal. Les intermaxillaires sont larges et occupent presque toute la partie antérieure de la face. (J. Murie, 36).

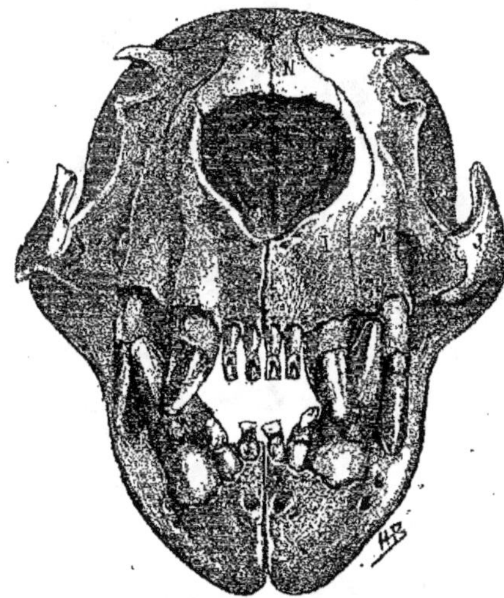

Fig. 77. — (D'après J. Murie). Tête d'Otarie (O. *jubata*). vue de face, I, intermaxillaire ; M, maxillaire ; J, jugal ; N, nasal ; *a*, apophyse sus-orbitaire du frontal.

Il n'y a pas de clavicules. Au carpe (fig. 77) l'intermédiaire et le radial sont soudés; le pouce est le doigt le plus long bien que possédant le nombre normal de phalanges et sa phalange unguéale est très irrégulière ; les autres doigts vont en diminuant progressivement jusqu'au 5me; le 5me métacarpien s'articule à la fois avec le cubital (os pyramidal) et le 4me carpien (os crochu).

Le bassin est remarquable par la brièveté des os iliaques, la longueur des ischions et des pubis, le peu d'étendue de la symphyse, enfin l'angle aigu que fait l'os iliaque avec l'axe vertébral. Le fémur est court, large et aplati ; le tibia et le péroné sont soudés à leur extrémité proximale ; les orteils sont de longueur à peu près égale. Ces caractères sont du reste en grande partie communs aux autres Pinnipèdes.

La formule dentaire des Otaries est : $i\frac{3}{2}\ c\frac{1}{1}\ pm\frac{4}{4}\ m\frac{2}{1}$

Les incisives externes à la mâchoire supérieure sont grandes et en forme de canines. Les canines, comme chez tous les Pinnipèdes, sont très développées ; les prémolaires sont des dents cylindro-coniques qui s'usent fortement et subissent en outre une érosion partant du collet de la dent qu'on s'explique difficilement.

§ 114. — Morses.

Les *Morses* ou *Trichécides* se rapprochent des Ours par les caractères de leur crâne ; mais ces affinités sont masquées par la déformation de la tête due au volume énorme des canines supérieures. Ces canines développées en défenses courbes ont une dimension considérable et dépassent de beaucoup la mâchoire inférieure ; elles sont à croissance continue et sont for-

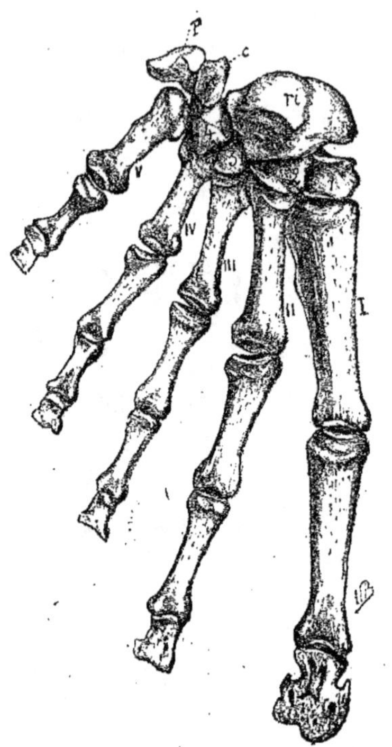

Fig. 78. — (D'après de Blainville.) Main d'Otarie, *ri*, intermédiaire et radial soudés ; *c*, cubital ; *p*, pisiforme ; 1, 2, 3, 4, carpiens ; I, II, III, IV, V, métacarpiens.

mées de dentine recouverte d'une mince couche de cément. Outre les canines, il existe à la mâchoire supérieure quatre ou cinq dents simples, usées jusqu'au niveau des gencives ; la première de celles-ci implantée encore dans l'os incisif en dedans de la canine est donc une incisive. La *mâchoire inférieure* porte seule-

ment quatre petites dents qui ressemblent aux molaires supérieures. On peut donc écrire la formule dentaire des Morses :
$i\ \frac{1}{0}\ c\ \frac{1}{0}\ m\ \frac{3}{4}$ ou $\frac{4}{4}$, et nous ne voyons pas de raison pour considérer, comme le font la plupart des auteurs, la première dent à la mâchoire inférieure comme une canine. Il est à remarquer que la dentition des Morses est susceptible de présenter certaines variations avec l'âge. Chez des sujets moins adultes on peut trouver une ou deux paires d'incisives supérieures en plus, et, suivant Rapp (cité par Gervais), on rencontrerait dans le 1er âge des spécimens pourvus de 3 paires d'incisives inférieures.

§ 115. — Phoques.

Les PHOQUES établissent en quelque sorte le passage des Pinnipèdes aux Cétacés.

La boîte crânienne arrondie et lisse se rétrécit brusquement dans la région interorbitaire ; le plancher du crâne est excessivement mince, tellement mince qu'en avant du trou occipital il existe souvent un autre trou qui n'est autre chose qu'une perforation du basi-occipital. L'occipital supérieur pénètre très avant entre les deux pariétaux, mais ne les sépare pas. Le basisphénoïde et le basi-occipital restent toujours distincts. Tous ces caractères rapprochent les Phoques des Cétacés. Comme chez ces derniers, le squameux, le périotique et le tympanique sont soudés, et ce dernier affecte la forme d'une conque tout en ayant avec le méat auditif des rapports différents de ceux qu'on observe chez les Cétacés.

Aux membres antérieurs, les doigts diminuent de longueur du pouce au doigt externe. La ceinture pelvienne comme celle des Otaries offre une portion iliaque courte et robuste, tandis que le pubis et l'ischion s'allongent beaucoup (fig. 78).

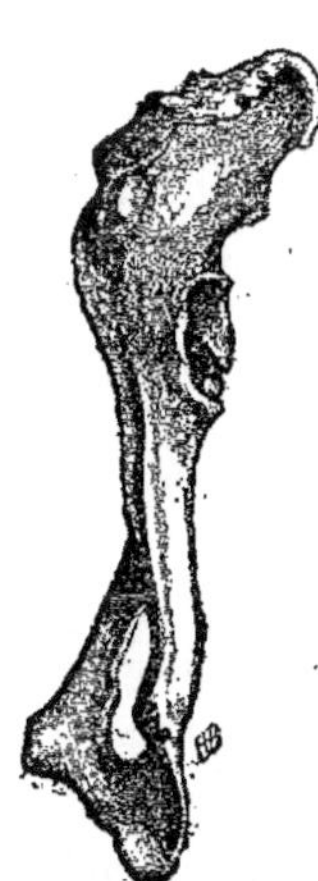

Fig. 79. — (D'après de Blainville) Os du bassin de Leptonyx monachus vu de côté.

Aux membres postérieurs le tibia et le péroné ont le double de la longueur du fémur qui est excessivement court et trapu, et le pied est encore plus long que la jambe. Le médius est le doigt le plus court (fig. 80), les autres doigts croissent en longueur de ce doigt médian aux côtés interne et externe.

La formule dentaire des Phoques est : $i\,\frac{3}{3}\ c\,\frac{1}{1}\ pm\,\frac{4}{4}\ m\,\frac{1}{1}$

Les incisives sont simples, les externes les plus fortes ; les canines sont crochues. Quant aux molaires, leur forme varie

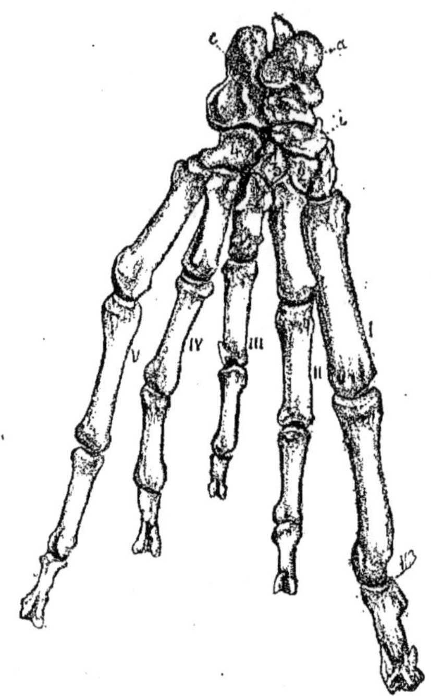

Fig. 80. — (D'après De Blainville). Pied de Phoque (*Leptonix monachus*).
a, astragale ; *c*, calcanéum ; *i*, scaphoïde ; 1, 2, 3, 4, tarsiens. I, II, III, IV, V, métatarsiens.

avec les genres. Tantôt elles présentent une division en un lobe médian principal et deux lobes accessoires antérieur et postérieur ; tantôt les lobes prennent une importance égale ; tantôt enfin les molaires restent simples.

CHAPITRE VII

RONGEURS

I

§ 116. — Aspect extérieur. Dentition.

Le groupe des Rongeurs est aussi homogène que celui des Carnassiers. Comme chez ces derniers, on trouve des espèces aquatiques à côté d'espèces terrestres et, en outre, des espèces à attitude et à marche bipède (Gerboise).

Envisagés extérieurement, les Rongeurs sont des animaux ordinairement de petite taille, qui présentent toujours quatre membres, dont les deux antérieurs peuvent être parfois considérablement réduits par rapport aux postérieurs (Gerboises), particularité qu'on trouve aussi chez les Marsupiaux et que nous avons signalée déjà chez les Macroscélides parmi les Insectivores.

Le nombre des doigts diffère suivant les espèces. En voici quelques exemples :

	Membres antérieurs.	Membres postérieurs.
Castor et Écureuil.........	5 doigts	5 doigts
Lapin et Lièvre...........	5 —	4 —
Agouti et Gerboise	5 —	3 —
Paca.....................	4 —	5 —
Cavia	4 —	3 —

La véritable caractéristique de ce vaste groupe de Mammifères réside dans le mode particulier de la dentition. Celle-ci est incomplète, car il n'y a pas de canines et elle comprend invariablement : 1° de longues incisives arquées, taillées en biseau à leur extrémité (le *Mesotherium* excepté) auxquelles s'adjoignent, chez les Léporides, une paire d'autres incisives petites, rudimentaires, situées sur un plan postérieur ; 2° des prémolaires qui peuvent être présentes ou manquer; 3° trois vraies molaires en haut et en bas, sauf chez l'Hydromis qui n'a que $\frac{2}{2}$ molaires.

Les incisives des Rongeurs sont à croissance continue. Leur racine s'étend très loin en arrière à l'intérieur des os incisifs, et dépasse parfois la dernière molaire. L'extrémité libre de ces dents est tranchante et taillée en biseau, et, grâce à la structure particulière que nous allons indiquer, elles conservent cette forme spéciale par l'usure. En effet, la face externe et les côtés sont seuls revêtus d'émail; la face interne se compose uniquement de dentine revêtue de cément. Les dents s'usent donc plus rapidement sur leur face interne et c'est aux dépens de cette face que se produit

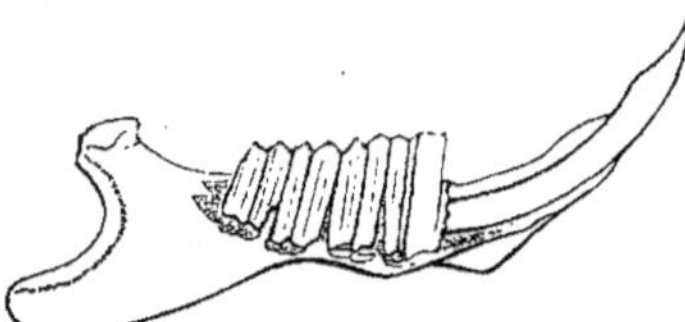

Fig. 81. — Mâchoire inférieure de Rongeur, montrant les dents à découvert.

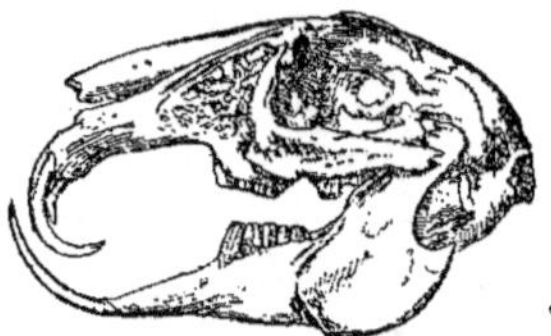

Fig. 82. — Tête de Lapin avec incisive monstrueuse. — On voit en arrière de l'incisive supérieure, une incisive plus petite

l'extrémité tronquée. Lorsque, accidentellement, l'usure d'une dent ne se fait pas, cette dent peut acquérir une grande longueur et se recourber en dessous ou en dehors d'une manière plus ou moins compliquée. Dans certains genres (Hystrix, Castor), la face externe des incisives est colorée en rouge-brun.

Il y a dans la structure des molaires des variations assez considérables chez les divers Rongeurs, variations en rapport avec le régime particulier de ces animaux. Chez les omnivores (Rat), toute la couronne des molaires est revêtue d'émail dans le jeune âge; mais, chez les individus adultes où la couronne est usée, il ne reste plus qu'un îlot de dentine entouré d'émail. Ces dents sont à croissance limitée, c'est-à-dire pourvues de racines. Mais, chez les Rongeurs, qui, comme le Capybara, prennent une nourriture faite de corps durs, elles s'usent beaucoup et sont alors comme les incisives à croissance continue; comme celles-ci, elles sont fortement arquées, seulement leur cavité pulpaire se remplit à la longue d'ostéodentine, ce qui n'a pas lieu pour les incisives; toutefois il ne se forme jamais de racines.

D'ordinaire, des replis de l'émail plus ou moins nombreux s'enfoncent de chaque côté à l'intérieur de la molaire, et ces replis sont souvent si profonds, qu'ils emprisonnent entre eux des lames de dentine et déterminent ainsi la division de la dent en un certain nombre de denticules réunis par du cément; ces dents rappellent alors la structure des dents des Éléphants. Le nombre de ces replis de l'émail, leur pénétration plus ou moins profonde déterminent des variations assez grandes dans la configuration des molaires. Alors que les trois premières molaires du Ca-

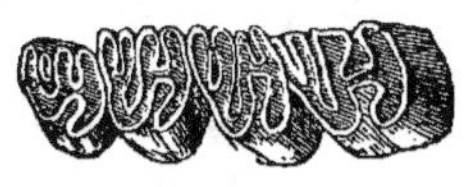

Fig. 83. — Molaires supérieures de Castor vues par la face triturante.

pybara comprennent seulement quelques lames transversales, la quatrième comprend au moins douze denticules, composés chacun d'un îlot de dentine entouré d'un anneau d'émail et isolés les uns des autres par du cément. Ces molaires des grands Rongeurs ont ceci de particulier et, par là, se distinguent des molaires des Éléphants, que chaque denticule a sa pulpe spéciale et indépendante et que le cément n'enveloppe pas toute la dent, mais forme seulement des cloisons entre chaque denticule (¹).

§ 117. — Crâne.

Au crâne, les fosses temporales et les cavités orbitaires sont confondues; le trou sous-orbitaire prend souvent un développement considérable.

Il y a ordinairement un os interpariétal distinct; le périotique et le tympanique sont soudés, mais ils sont toujours indépendants du squameux; il y a une bulle plus ou moins développée; le canal alisphénoïdal qui sert à protéger l'artère carotide externe dans une partie de son trajet, est à peu près constant (Lièvres exceptés); en outre, il existe souvent (Hystricidés) un autre canal dit alisphénoïdal externe (Turner, 17), qui sert au passage d'un nerf pour les muscles masticateurs; ce canal est placé au-dessus et en dehors du premier. L'arcade zygomatique est courbe non plus en haut mais en bas et

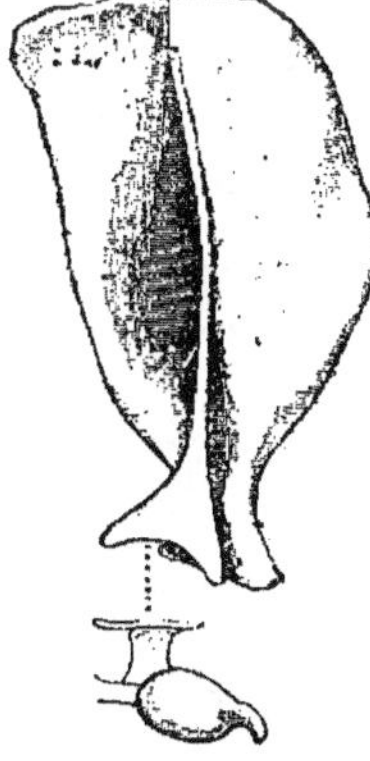

Fig. 84. — (D'après de Blainville). Omoplate d'Agouti. En bas la surface articulaire est vue de face.

---

(1) En réalité, chaque denticule peut être considéré comme une dent indépendante.

porte toujours l'os malaire suspendu en son milieu; les os incisifs sont volumineux; le condyle de la mâchoire est allongé d'avant en arrière et convexe d'un côté à l'autre.

§ 118. — Tronc et membres.

Le nombre des vertèbres dorso-lombaires est ordinairement de dix-neuf, dont treize dorsales et six lombaires. Ce nombre, d'ailleurs, est sujet à variations. Ainsi le Capromys a seize dorsales; le Porc-Épic quatorze. Deux à quatre vertèbres forment le sacrum; quant à la région caudale, elle offre tous les degrés de développement et compte depuis six vertèbres seulement chez le Cochon d'Inde, jusqu'à trente-six chez le Rat pilori.

L'omoplate est étroite; l'acromion plus ou moins bifide, l'apo-

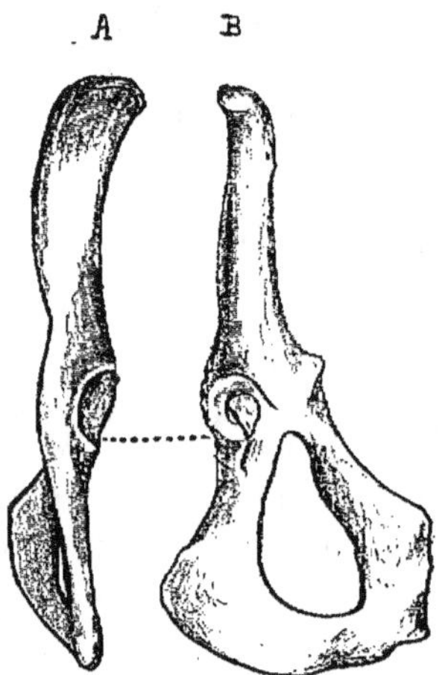

Fig. 85 — (D'après de Blainville). Bassin de *Castor Fiber*. A son bord supérieur; B sa face externe.

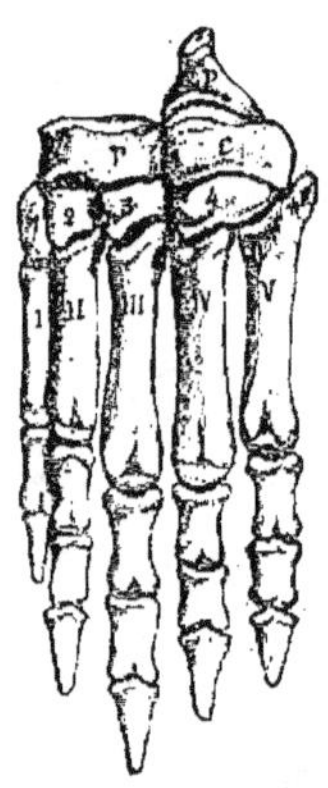

Fig. 86. — Main d'*Hystrix cristata*. *p*, pisiforme; *r*, radial et intermédiaire soudés; *c*, cubital; 1, 2, 3, 4, carpiens; I, II, III, IV, V, métacarpiens.

physe coracoïde réduite. Les clavicules n'existent pas toujours. Elles sont rudimentaires chez les Léporides et nulles chez les Cochons d'Inde. L'humérus présente à son extrémité inférieure des caractères variables. Tantôt la fosse olécrânienne est largement perforée; tantôt, au contraire, elle est pleine. D'autre part, chez certaines espèces, il existe un canal épitrochléen. Au carpe (fig. 75), le radial et l'intermédiaire sont soudés. Il y a ordinairement un os central. La main a cinq ou quatre doigts (§ 117).

Au membre postérieur, le fémur a parfois un troisième trochanter; le tibia et le péroné sont tantôt indépendants, tantôt soudés à leur extrémité distale. Le pied à cinq, quatre ou trois doigts.

Il existe un os pénien.

11

Caractères spéciaux.

SCIURIDÉS

§ 119

Les Ecureuils (Sciuridés) représentent le groupe des *Sciuromorphes* de Brandt; ils ont un trou sous-orbitaire en partie masqué et transformé en canal par une lamelle dépendant du maxillaire; les apophyses sus-orbitaires des frontaux sont bien développées; l'arcade zygomatique est constituée surtout par

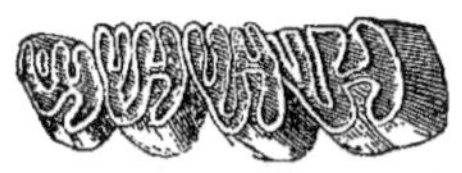

Fig. 87. — Molaires supérieures de Castor.

l'os jugal, l'apophyse malaire du maxillaire étant très réduite; le squameux est perforé en arrière de l'arcade zygomatique; la selle turcique manque d'apophyses clinoïdes, et il y a une perforation transversale à la limite du basi- et du pré-sphénoïde; l'angle de la mâchoire se projette inférieurement en une large apophyse de forme presque carrée.

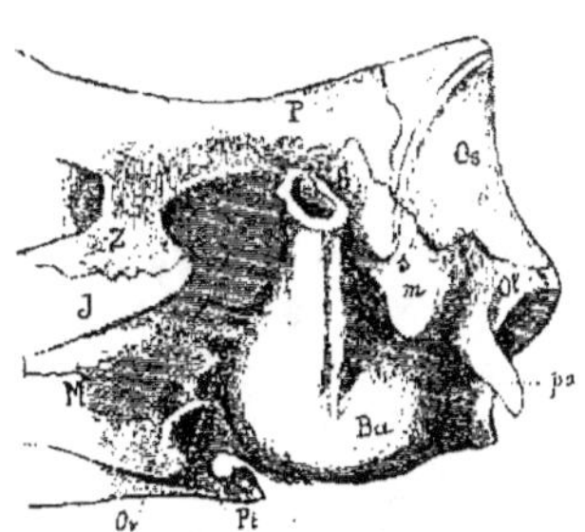

Fig. 88. — Portion postérieure du crâne de *Castor Fiber*; Os, occipital supérieur; Ol, occipital latéral; po, apophyse para-occipitale; m, apophyse mastoïde; S, squameux; P, pariétal; Z, apophyse zygomatique; J, jugal; M, maxillaire; Ov, trou ovale; Pt, apophyse ptérygoïde; Ba, bulle tympanique; d, trou déchiré antérieur.

Les clavicules sont complètes; l'apophyse coracoïde est extraordinairement longue. Les extrémités distales du radius et du cubitus sont soudées, le pouce est presque opposable. Au membre postérieur, il y a un troisième trochanter très bien développé et les extrémités distales du tibia et du péroné sont soudées.

Les molaires carrées ou triangulaires et tuberculeuses sont au nombre de $\frac{5}{4}$. Il y a donc $\frac{2}{1}$ prémolaires.

Les *Pteromys* ou Écureuils volants ont un support cartilagineux pour leur membrane aliforme qui s'articule avec la région cubitale du carpe.

Les *Castors* qui appartiennent au groupe des Sciurides ont la même conformation crânienne que les Écureuils, sauf qu'ils n'ont pas d'apophyses post-orbitaires du frontal. La bulle auditive très développée s'ouvre extérieurement par un long conduit osseux (fig. 88). L'apophyse paraoccipitale est forte. Ils n'ont que $\frac{1}{1}$ prémolaires. Leurs molaires (fig. 87) ont des replis d'émail et sont dépourvues de racines ou en ont d'incomplètes. Les os longs n'ont pas de cavité médullaire (Owen) et l'humérus est très élargi à son extrémité distale, conformation en rapport avec les mouvements de natation.

Murrés

§ 120.

Les Souris et les Rats (*Muridés*) représentent le groupe des *Myomorphes*; ils n'ont pas d'apophyses post-orbitaires du frontal; l'apophyse zygomatique contribue pour une large part à former l'arcade zygomatique, le malaire étant court et gracile; le trou sous-orbitaire est large en haut et étroit en bas.

Le pouce est rudimentaire, réduit au métacarpien. Le tibia et le péroné sont soudés dans leur tiers inférieur. Il n'existe pas de prémolaires et les molaires au nombre de $\frac{3}{3}$ ou $\frac{4}{4}$ ont des crêtes transverses subdivisées en tubercules dont la forme varie avec les espèces.

Les *Arvicoles* qui appartiennent au même groupe ont des molaires sans racines ou à racines incomplètes; elles sont composées de prismes triangulaires alternants.

Chez les *Dipus* (Gerboises), les trous sous-orbitaires sont très grands; les ischions sont fort développés en proportion des iléons, enfin au membre postérieur, les trois métatarsiens sont soudés en un os allongé appelé *canon;* les deux doigts externes font défaut.

Hystricidés

§ 121.

Les *Hystrix* (Porcs-Épics) représentent le groupe des *Hystricomorphes;* ils ont un énorme trou sous-orbitaire ovale (fig. 89), bordé inférieurement par un mince septum osseux, qui semble être le prolongement antérieur de l'arcade zygomatique. Les pariétaux sont courts, les frontaux ont plus du double de ces derniers, enfin les nasaux ont un développement inusité et tout à fait caractéristique. Ils égalent les frontaux en longueur et atteignent en arrière le niveau du milieu de l'arcade zygomatique. La bulle auditive est bien développée et se prolonge en dehors en un long conduit auditif osseux. La cavité tympanique est divisée par un septum horizontal en deux compartiments qui se confondent en arrière au niveau de la membrane du tympan. Enfin, signalons comme une particularité intéressante du crâne, le développement extraordinaire des sinus dans les orbitosphé-

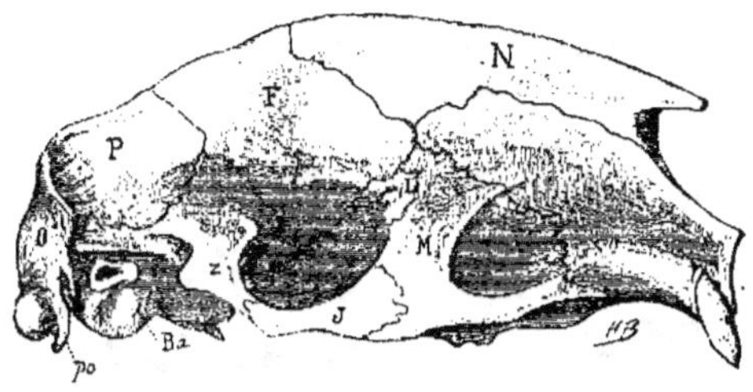

Fig. 89. — Tête d'*Hystrix cristata*. O, occipital; P, pariétal; F, frontal; N, nasal; L, lacrymal; M, maxillaire; J, jugal; Z, apophyse zygomatique; Ba, bulle tympanique; po, apophyse paraoccipitale.

noïdes, alisphénoïdes, squameux, frontaux et occipital. Ces sinus sont en rapport avec les fosses nasales et la cavité tympanique.

Au membre postérieur le péroné est libre.

Les prémolaires sont au nombre de $\frac{1}{1}$ et les molaires au nombre de $\frac{3}{3}$. Leurs couronnes ont des replis d'émail plus ou moins compliqués.

Les *Caviadés* (Cochons d'Inde) rentrent également dans le groupe des Hystricidés. Chez le *Capybara* ou *Hydrochœrus*, (fig. 90) le plus grand des Rongeurs actuels, les sutures entre les pièces de l'occipital persistent et les apophyses para occipitales prennent un énorme développement; le basi-sphénoïde est traversé en son centre par un canal vertical, et il a des gouttières latérales servant au trajet des carotides internes. Les os lacrymaux sont très développés; la cavité sous-orbitaire est énorme, subtriangulaire.

Les clavicules sont imparfaites. On compte quatre doigts au membre antérieur, et trois seulement au membre postérieur. Les ongles des doigts ont presque la forme de sabots, d'où le nom de *Subongulés* (Owen) donné parfois aux animaux de ce groupe.

Le *Paca* (*Cœlogenys*) (fig. 91) a un crâne des plus caractéristiques par le développement considérable en largeur de son arcade zygomatique. C'est surtout à l'apophyse malaire et à l'os jugal qu'est dû ce grand développement. Ces deux os forment en effet deux larges lames bombées à surface profondément sillonnée et rugueuse, qui occupent les côtés de la face et du crâne et leur donnent un aspect tout à fait caractéristique. Quant à l'apophyse zygomatique, elle ne prend qu'une très petite part à la formation de l'arcade

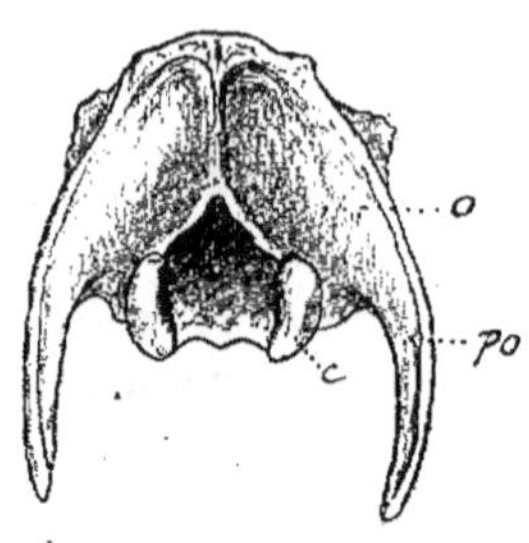

Fig. 90. — Vue postérieure du crâne de *Cavia capybara*. *o*, occipital. *c*, condyles ; *po*, apophyses para-occipitales.

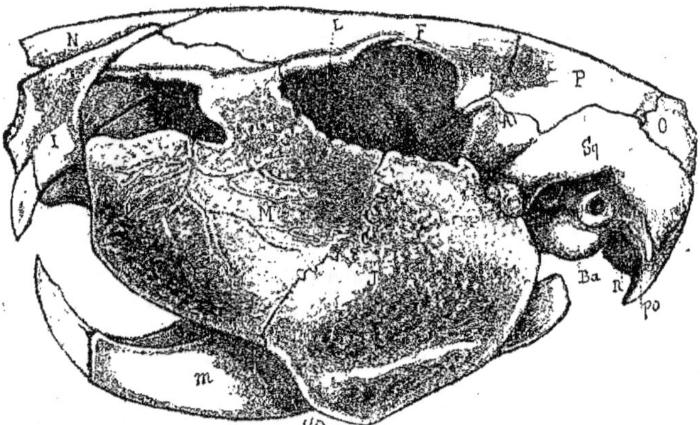

Fig. 91. — Tête de *Paca*. O, occipital ; P, pariétal ; F, frontal ; N, nasal ; I, intermaxillaire ; L, lacrymal ; M, maxillaire ; J, jugal ; *m*, mandibule ; A*l*, alisphénoïde ; Sq, squameux ; B*a*, bulle tympanique ; R, rocher ; *po*, apophyse para-occipitale.

osseuse. L'os jugal contribue avec le squameux à fournir une surface articulaire pour le condyle de la mâchoire inférieure.

LÉPORIDES

§ **122**

Les *Léporides* (Lapins, Lièvres) représentent un groupe (*La-*

gomorphes) distinct des autres Rongeurs sous beaucoup de rapports.

Dans le crâne, les cavités orbitaires communiquent entre elles, le septum inter-orbitaire étant perforé en arrière (fig. 81) par l'orifice commun des deux nerfs optiques ; il n'y a pas de canal alisphénoïdal ; le basi-sphénoïde, par contre, est perforé. Le palais osseux est largement entamé par les trous palatins antérieurs confondus en un trou cordiforme, il est réduit à une simple barre située au niveau des trois premières molaires.

A la colonne vertébrale, les trois premières vertèbres lombaires portent des apophyses ventrales, médianes, qui servent à l'attache des piliers du diaphragme.

La clavicule est incomplète. Il y a 5 doigts au membre antérieur. Les membres postérieurs plus longs que les antérieurs n'ont que 4 doigts. Le tibia et le péroné sont soudés à leur extrémité distale, et, particularité unique chez les Rongeurs, ce dernier os s'articule avec le calcanéum. Le 1er tarsien et le 1er orteil manquent.

Les Léporides se distinguent aussi des Rongeurs par leur dentition. Ce sont les seuls qui aient plus de deux incisives, d'où vient qu'on les oppose parfois sous le nom de *Duplicidentata* aux autres Rongeurs qu'on réunit sous le nom de *simplicidentata*. A l'état adulte, en effet, comme nous l'avons dit, ces animaux ont à la mâchoire supérieure une seconde paire d'incisives en arrière de la paire normale. Cuvier avait montré que, chez l'embryon, il existe trois paires d'incisives supérieures disposées en deux rangées antéro-postérieures parallèles, et que l'incisive moyenne de chacune de ces rangées était *caduque* et tombait vers l'époque de la naissance. De nouvelles recherches (Pouchet et Chabry, *loc. cit.*) établissent en outre qu'il existe chez l'embryon de 28 à 45 millimètres, deux autres paires de dents caduques situées aux deux mâchoires, en avant des grandes incisives. Ces dents, d'ailleurs, se présentent dans un état rudimentaire tel qu'on n'en connaît pas d'analogue chez les autres Mammifères.

§ **123**. — **Typothérium** (¹) (Bravard).

On rapporte à la classe des Rongeurs, et plus particulière-

(¹) Τύπος, type, Θηρίον, animal.

ment aux Léporidés (P. Gervais, 37), un grand Mammifère fossile découvert par Bravard dans l'Amérique du Sud. Cet animal, connu sous les noms de Typothérium (Bravard) et Mésothérium (Serres), offre une réunion de caractères qui donnent beaucoup d'embarras aux paléontologistes, car si, par certains côtés, il se rapproche des Rongeurs et particulièrement des Léporidés, il semble aussi offrir quelques affinités avec les Équidés, voire même avec les Édentés.

Le crâne, dont le Cabinet d'anatomie possède un très beau spécimen, est la partie du squelette qui rappelle le plus l'organisation des Léporidés. Sauf plus de brièveté, son apparence générale est la même, quoique plus massive. Les proportions des nasaux, la forme de l'apophyse post-orbitaire, la compression du zygomatique et les caractères de la mandibule justifient surtout ce rapprochement. Il est important encore de signaler la capacité considérable de la bulle auditive.

La structure des membres n'est pas plus favorable aux rapprochements du Typothérium et des Ongulés. Les doigts sont au nombre de cinq à chaque pied ; les métacarpiens et les métatarsiens n'offrent ni allongement ni soudure. Au membre antérieur, l'omoplate rappelle la forme de celles des mammifères à habitudes aquatiques, ce qui a conduit Serres (47) à la comparer à celle du Castor. L'humérus offre un canal épithrochléen, ce qui n'existe pas chez les Ongulés. Le bassin, par sa configuration, rappelle celui des Édentés et présente, comme celui de certains Mammifères de cet ordre, une articulation ischiococcygienne. Le fémur porte un 3e trochanter.

La dentition du Typothérium répond à la formule : $i \frac{1}{2}$; $c \frac{0}{0}$; $m \frac{5}{4}$. Les incisives supérieures pourvues d'une bande d'émail sur leur face antérieure rappellent celles des Rongeurs, mais leur couronne est excavée à la façon des pinces des Chevaux. Les inférieures sont au nombre de deux paires, dont l'externe est beaucoup moins forte que l'interne. Quant aux molaires, séparées des incisives par un large diastème, elles sont bilobées et rappellent celles des Équidés plutôt que celles des Rongeurs.

CHAPITRE VIII

TAXÉOPODES [1]

---

§ 124.

Avec les Taxéopodes commence le groupe des Ongulés. Etabli par Cope (48), l'ordre des Taxéopodes est formé des Hyracoïdes et d'un certain nombre d'espèces fossiles réunies sous le nom de *Condylarthra*. La caractéristique de l'ordre, d'après Cope, est la suivante : radial (scaphoïde) porté par le deuxième carpien (trapézoïde), l'intermédiaire (semi-lunaire) étant porté par le troisième carpien (grand os).

Au pied, le cuboïde s'articule avec le calcanéum seulement, en d'autres termes l'astragale n'a qu'une seule facette articulaire distale pour le central du tarse (scaphoïde.)

HYRACOÏDES

§ 125.

Le genre *Hyrax* ou *Daman*, rangé primitivement parmi les Rongeurs, a été classé par Cuvier dans les Pachydermes, par Gervais parmi les Porcins, et a été considéré par Milne Edwards, Huxley et George (38) comme représentant un groupe bien distinct. Les nombreuses découvertes faites dans les gisements calcaires de l'Amérique du Nord ont amené d'autre part à voir dans ce petit groupe la forme ancestrale dont seraient dérivés tous les Ongulés. Cope, dans sa classification introduit le genre Hyrax dans l'ordre des Ongulés, ce qui est somme toute un retour aux idées anciennes de Cuvier. Il ne faut pas toutefois perdre de vue que les raisons qui le guident sont d'un autre ordre que celles qui ont été invoquées par les auteurs précédents.

---

(1) Ταχέως, vite, πούς, pied

§ **126**. — **Tête osseuse**.

Dans le crâne la suture sagittale persiste comme chez les Carnassiers. Il y a une apophyse post-orbitaire qui, chez l'*Hyrax capensis*, est formée par le seul frontal et, chez l'*H. syriacus*, est formée à la fois par le frontal et le pariétal. Le jugal est très développé en longueur et en largeur ; à l'encontre de celui des Rongeurs, il forme la plus grande partie de l'arcade zygomatique ; il émet une apophyse qui va à la rencontre de l'apophyse post-orbitaire et s'unit avec elle chez l'*H. du Gabon* et l'*H. arboreus*, mais qui en reste séparée par un espace de 2 à 3 millimètres chez l'*H. capensis*. L'os tympanique formant le plancher de la bulle ne se soude pas avec le périotique. Les apophyses paraoccipitales sont très développées.

La branche ascendante de la mâchoire inférieure est excessivement large ; le condyle est allongé transversalement comme chez les Carnassiers.

§ **127**. — **Tronc et membres**.

La colonne vertébrale est remarquable par le nombre considérable de ses vertèbres, qui est de 48, et résulte de l'augmentation des vertèbres dorsales. Celles-ci atteignent généralement le chiffre de 21. Il y a d'ordinaire 8 lombaires, 5 sacrées, 7 coccygiennes. Naturellement le nombre des côtes participe de cette augmentation des vertèbres et, s'élevant à 21, dépasse celui de tous les Mammifères connus, l'Unau excepté qui en a 23. Comme chez les Périssodactyles, les apophyses transverses de la dernière lombaire s'articulent par leur extrémité avec celles de la première sacrée.

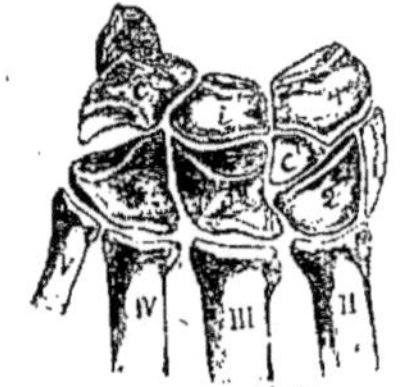

Fig. 92. — Carpe du Daman. *r*, radial ; *i*, intermédiaire ; *c*, cubital, *c'*, os central ; 1, 2, 3, 4, carpiens ; II, III, IV, V, 2e, 3e, 4e et 5e métacarpiens.

L'omoplate est dépourvue d'acromion comme chez les Périssodactyles ; les clavicules manquent. Les os de l'avant-bras sont soudés. Le professeur Gill prétend que chez l'Hyrax les deux rangées du carpe alternent comme chez les Ongulés actuels, et cette opinion est partagée par le professeur Flower. Milne Edwards, Huxley, George, trouvent le carpe normal, ou autrement dit semblable à celui des animaux onguiculés ; une droite passant par le troisième métacarpien traverserait

le troisième carpien (grand os) et l'intermédiaire (semi-lunaire)
qu'il supporte. Cope, lui aussi, trouve un agencement régulier,
nullement alternant des deux rangées, mais il constate que l'intermédiaire supporté par -le troisième carpien a un contact
faible avec le deuxième carpien, et un autre plus étendu
avec le quatrième carpien. Ajoutons que, sur tous les
squelettes de Daman que nous avons eus à notre dispostion, nous avons pu constater dans le carpe un os central indépendant (fig. 93), et que le contact distal de l'intermédiaire se
faisait là avec cet os et non plus avec le deuxième carpien.

Il y a quatre doigts et un rudiment de pouce.

Au membre postérieur, le fémur est pourvu d'un troisième
trochanter faiblement accusé; le tibia et le péroné
sont soudés par les deux extrémités. L'astragale
offre cette particularité d'avoir son extrémité tibiale
fortement déjetée en dehors par rapport à son extrémité distale. Sa facette scaphoïdienne est presque plane et s'articule uniquement avec le scaphoïde, par suite le cuboïde s'articule uniquement avec le calcanéum (fig. 93). Le scaphoïde
est en rapport avec deux cunéiformes et le
cuboïde avec un seul métatarsien. Les doigts
sont au nombre de trois seulement. La phalange
unguéale de l'orteil interne (le second du membre
pentadactyle) offre la disposition unique chez les
Mammifères de se terminer en deux pointes déprimées disposées l'une au-dessous de l'autre; dans l'échancrure comprise entre les deux pointes, vient se loger une des
deux lames de l'ongle crochu à double tranchant, dont ce doigt
est armé. Les autres doigts sont munis d'ongles plats.

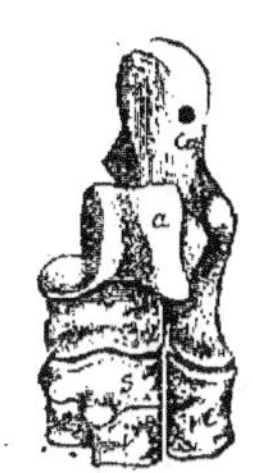

Fig. 93. — Daman.
Tarse gauche.
ca, calcanéum;
a, astragale; *c*,
cuboïde; *s*, scaphoïde; *i, e*, cunéiformes plus
ou moins complètement soudés.

§ 128. — Dentition.

La dentition (Lataste 49) fournit un des caractères ostéologiques les plus remarquables des Damans. La formule dentaire (¹) est : $i\,\frac{2}{2}\quad c\,\frac{0}{0}\quad p\,m\,\frac{4}{4}\quad m\,\frac{3}{3}$. Les incisives supérieures

---

(¹) Suivant Lataste (*Bulletin Soc. de Biologie,* 1886, nᵒ 29), les Damans
n'auraient qu'une incisive supérieure, mais ils posséderaient une canine
d'où $i\,\frac{1}{2}\quad c\,\frac{1}{0}\quad m\,\frac{7}{7}$;

sont triangulaires, arquées et les internes sont à croissance continue comme chez les Rongeurs; les inférieures sont quadrangulaires, proclives, denticulées dans le jeune âge comme chez les Galéopithèques; elles sont tronquées de haut en bas lorsque la couronne est usée. Une barre sépare les incisives des molaires. Le nombre des molaires est le même que chez les Rhinocéros. Les molaires supérieures sont quadrangulaires, leur face externe est divisée en deux lobes obtus d'où partent deux crêtes transverses. Près du point de départ de ces crêtes prend naissance une lame dirigée parallèlement au bord externe. Les molaires inférieures se rapprochent encore davantage de celles des Rhinocéros, et présentent comme chez ces Ongulés, la forme d'un double croissant à concavité interne.

§ 129.

C'est en se fondant sur les caractères que nous venons d'énumérer que les zoologistes ont cherché à établir les affinités des Hyracoïdes avec les Ongulés. L'agencement prétendu alternant des os du carpe, la facette articulaire distale unique de l'astragale, ont conduit, d'autre part, les mêmes anatomistes à penser qu'ils représentent les Ongulés les plus primitifs et qu'ils établissent le passage aux formes onguiculées anciennes. Un trait d'organisation de plus montrant que les Hyracoïdes constituent bien un de ces groupes de transition, est l'existence constante d'un os central du carpe (¹) qui n'existe chez aucun autre Ongulé de la période actuelle et n'a été, à ce que nous sachions, signalé chez aucun Ongulé fossile, si ce n'est chez les tout jeunes Dinocérates (Marsh).

CONDYLARTHRA

§ 130.

Les individus fossiles récemment découverts qui constituent ce groupe (Cope 50), diffèrent des Hyracoïdes par l'absence, au tarse, de facette articulaire pour le péroné; par la présence d'un troisième trochanter bien développé au fémur, et par la forme pointue des phalanges unguéales.

Comme les Hyracoïdes, les Condylarthra sont caractérisés

(¹) Wertheimer (39).

par l'arrangement non alternant des os du carpe. Ils comprennent deux familles :

1° Les *Phénacodontides* (¹) à dentition bunodonte (²), à membres pentadactyles; genre *Phenacodus* (Cope) de l'Éocène inférieur;

2° Les *Méniscothérides* (³) à dentition lophiodonte (⁴). Le nombre des doigts est inconnu.

---

(1) Φέναξ, trompeur, ὁδοὺς, dent.

(2) Βουνὸς, colline, ὀδοὺς, dent; molaires de forme simple, garnies de lobes obtus comme celles dès Porcins par exemple.

(3) Μηνίσκος, croissant, ὑηρίον, animal.

(4) Λοφίον, crête, ὁδοὺς, dent.

CHAPITRE IX

PROBOSCIDIENS

---

§ 131. — Caractères généraux.

Les Éléphants rangés autrefois parmi les Pachydermes, en ont été éloignés et placés dans un ordre à part, en raison des nombreuses particularités qui les distinguent des Ongulés à doigts impairs. Dans la classification de Cope, les Proboscidiens rentrent à nouveau dans son grand ordre des Ongulés, tout en constituant naturellement un groupe nettement défini. Par l'agencement non alternant des deux rangées du carpe, par la facette distale unique de l'astragale, les Proboscidiens accusent d'étroites affinités avec les Hyracoïdes. Leur aspect extérieur, caractérisé par la forme massive de la tête et des membres, est rendu plus remarquable encore par la manière dont marchent ces animaux. La démarche de leurs membres postérieurs, en effet, est comparable à celle de l'Homme.

§ 132. — Tête osseuse.

La forme de la tête est remarquable par suite du volume énorme que prend le crâne en hauteur, tandis que la face est très raccourcie et présente inférieurement une surface inclinée d'arrière en avant et de haut en bas, en rapport avec la disposition des molaires. Cependant la cavité crânienne, de forme allongée sur la coupe, n'occupe qu'une très petite étendue de la masse crânienne, les parois de la boîte osseuse étant constituées par un tissu aréolaire à grandes cellules dont l'épaisseur excède, le plus souvent, le diamètre de la cavité crânienne même. Le développement des cellules aériennes envahit la plus grande partie des os de la tête, les frontaux, les pariétaux, les occipitaux, le sphénoïde et les maxillaires. Les prémaxillaires sont très volumineux, pour porter les défenses. L'os jugal est suspendu au milieu de l'arcade zygomatique comme chez les Rongeurs. Il n'y a pas d'apophyse post-glénoïde.

La portion ascendante de la mandibule est aussi longue que

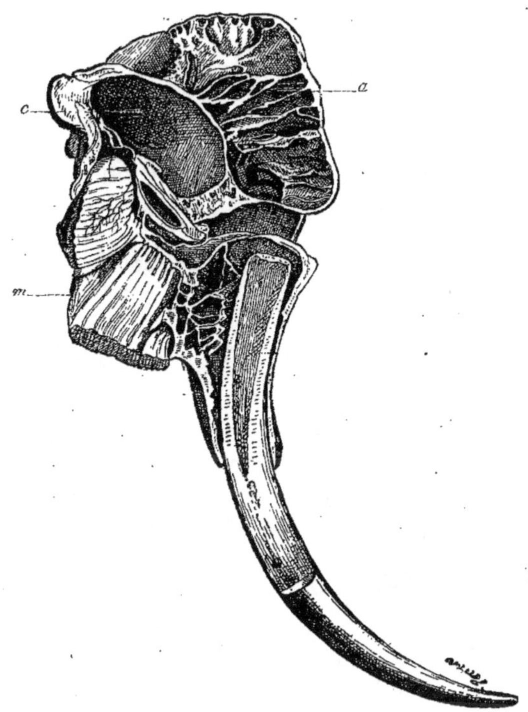

Fig. 94. — (D'après Owen). Tête d'Éléphant ; coupe sagittale, montrant les cellules aériennes *a* développées dans les os du crâne, les faibles dimensions relatives de la cavité encéphalique *c* et le plan incliné d'arrière en avant formé par la surface triturante des molaires *m*.

la branche horizontale ; le condyle est sphérique ; les deux branches se soudent à la symphyse, qui se prolonge en une saillie en forme de bec.

§ 133. — Tronc et membres.

Dans la colonne vertébrale, les apophyses épineuses sont dirigées obliquement en arrière, de la première cervicale jusqu'à la première coccygienne. Les vertèbres, surtout dans la région cervicale, sont courtes, aplaties d'avant en arrière. Le nombre des vertèbres varie avec les espèces comme le montre le tableau suivant que nous empruntons à Gervais (40).

	ÉLÉPHANTS		
	d'Afrique.	d'Asie.	de Sumatra.
Vertèbres cervicales............	7	7	7
— dorsales..............	21	19	20
— lombaires....	3	3	3
— sacrées..............	4	5	4
— coccygiennes........	26	34	34

L'omoplate envoie une apophyse courbe, dirigée en bas, à la base de l'acromion, comme chez les Rongeurs. Les clavicules sont absentes.

L'humérus des Éléphants comme tous leurs os longs manque de canal médullaire; il n'existe pas de canal épitrochléen. Le

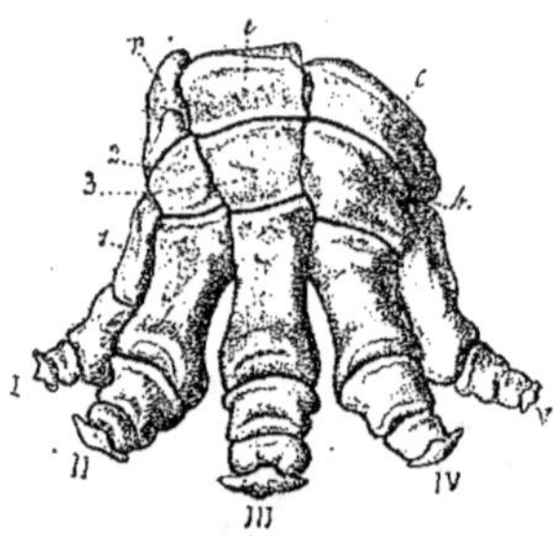

Fig. 95.— (D'après Marsh) Pied antérieur gauche d'*Elephas indicus*. *r*, radial; *i*, intermédiaire; *c*, cubital; 1, 2, 3, 4, carpiens; I, II, III, IV, V, doigts.

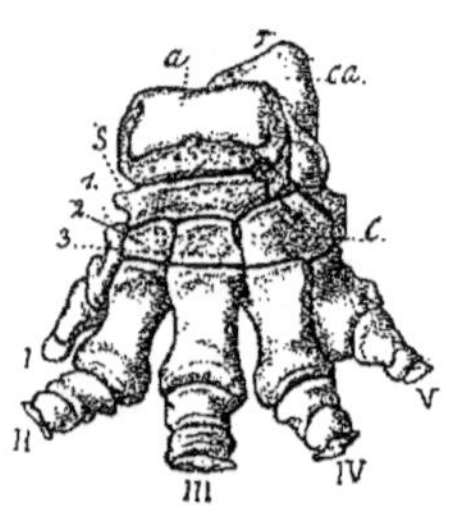

Fig. 96. — (D'après Marsh) Pied postérieur gauche d'*Elephas indicus. a*, astragale; *ca,* calcanéum; *s*, scaphoïde; *c*, cuboïde; 1, 2, 3, cunéiformes. I, II, III, IV, V, métatarsiens et orteils.

radius est croisé en avant du cubitus. — Dans le carpe, les deux rangées sont directement superposées; le trapézoïde porte le scaphoïde; le grand os porte le semi-lunaire. Les os du carpe, du métacarpe et des phalanges, sont remarquablement courts et trapus.

Au bassin, les os iliaques sont allongés; l'ischion et le pubis courts sont unis à la symphyse. Le fémur est relativement long, son axe prolonge celui de l'os iliaque et est, par conséquent, perpendiculaire à celui de la colonne vertébrale, au lieu d'être disposé à angle avec lui, comme chez les autres quadrupèdes. De là, vient aussi que le genou occupe le milieu de la longueur de la jambe. Le péroné s'articule avec le cal-canéum. Au tarse, le cuboïde s'étend en dedans comme chez les Ongulés, mais il ne s'articule pas avec l'astragale; il est en rapport avec la face distale du scaphoïde et s'articule avec elle. C'est là un arrangement du tarse intermédiaire aux Taxéopodes et aux autres Ongulés.

§ 134. — Dentition.

Chez tous les Proboscidiens les incisives qui existent atteignent un volume et une longueur considérables et constituent des défenses. Celles-ci sont chez les divers genres différentes de siège et de nombre; on compte : chez l'Éléphant, $i\frac{1}{0}$; chez le

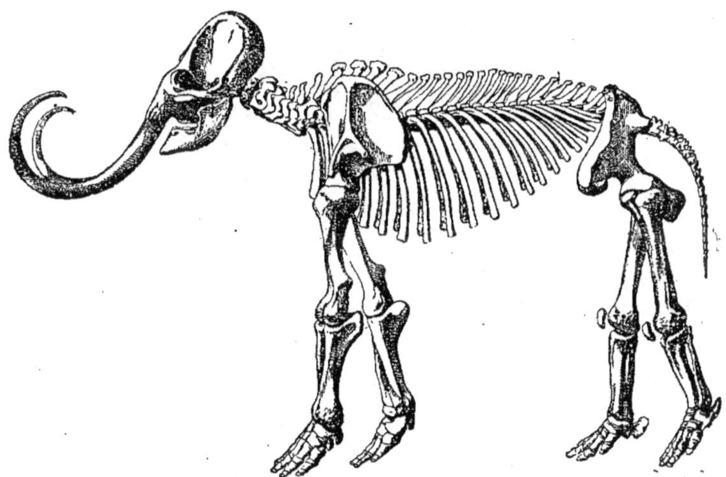

Fig. 97. — Squelette de Mammouth.

Mastodonte $i\frac{1}{1}$ chez le Dinothérium $i\frac{0}{1}$. Les canines manquent toujours; les molaires sont triturantes et séparées des incisives par une large barre.

Éléphant. — Les incisives [1] sont à croissance continue

---

[1] A l'origine les défenses ont leur sommet recouvert d'émail, mais bientôt celui-ci est usé, la dent ne se compose alors plus que de dentine recouverte d'une mince couche de cément. Cette dentine ou ivoire est utilisée dans l'industrie et se reconnaît aux dessins croisés qu'on voit sur les coupes et qui résultent des ondulations des canalicules.

comme chez les Rongeurs; connues sous le nom de défenses (¹),
elles sont allongées, courbées légèrement en dehors et en haut;
plus longues chez l'Éléphant africain que chez l'Éléphant indien,
et plus courtes encore chez les femelles de cette dernière espèce.
A l'état sauvage, l'usure compense la croissance de ces dents,
mais il n'en est plus de même à l'état domestique, et elles
peuvent atteindre alors une grande longueur et venir toucher le
sol. Chez le Mammouth (Elephas primigenius) (fig.98) les incisives sont remarquables par leur grande taille. Elles se recourbent en dehors et en haut.

Il se développe en tout, de chaque côté de la mâchoire, six mo-
laires qu'on classe en prémolaires $\frac{3}{3}$ et molaires vraies $\frac{3}{3}$. Elles
croissent en volume de la première à la dernière. Mais, en

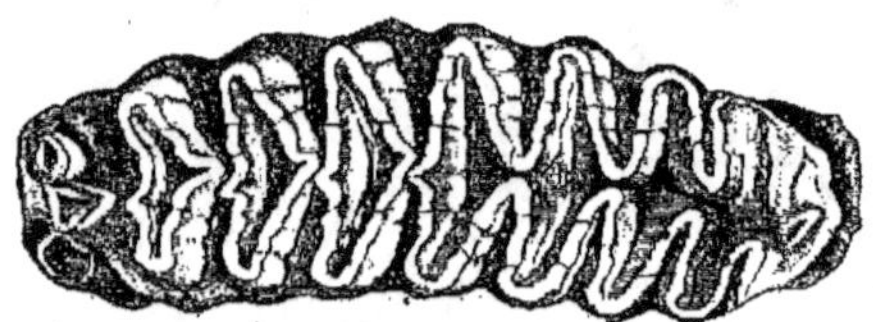

Fig. 98. — Molaire d'Éléphant d'Afrique.

réalité, il n'y a jamais qu'une seule dent ou tout au plus des
parties de deux dents en usage; en effet le remplacement des
dents se fait d'arrière en avant, et elles apparaissent successivement à mesure que s'use celle qui est en place. La dent de
remplacement refoule donc peu à peu cette dernière et s'y
substitue. C'est avec la longueur et la forme des incisives, le
trait le plus caractéristique de la dentition des Eléphants.

La couronne des molaires offre des crêtes transversales qui,
par l'usure, forment des rubans transversaux d'émail plus ou

(¹) Il n'est pas rare de trouver dans la pulpe dentaire des défenses, des
exostoses considérables qui peuvent, par suite de la croissance ultérieure de
la dent, se trouver dissimulées au milieu de l'ivoire. Le Cabinet d'anatomie
comparée possède une très belle collection de ces exostoses qui reconnaissent
pour cause habituelle l'introduction de projectiles dans la pulpe de la dent.
Alors ces exostoses sont toujours des dépendances directes et des expansions du cément; mais on peut trouver, par l'observation microscopique, des
fragments de dentine ayant conservé leurs arêtes vives et englobés dans la
substance osseuse de nouvelle formation, avec un aspect qui rappelle celui
de certaines brèches.(Voir POUCHET, *Sur les cicatrices des dents d'Éléphants.*
Société de biologie, 1864.)

moins ondulés sur leurs bords ; ces rubans d'émail recouvrent une couche d'ivoire et le tout est empâté dans le cément. La disposition alternative de l'émail et du cément distingue les molaires de l'Éléphant d'Asie (fig. 99). Dans l'espèce africaine (fig. 100), le dessin formé par les crêtes figure des losanges, et sur la coupe les crêtes se touchent par leur partie médiane,

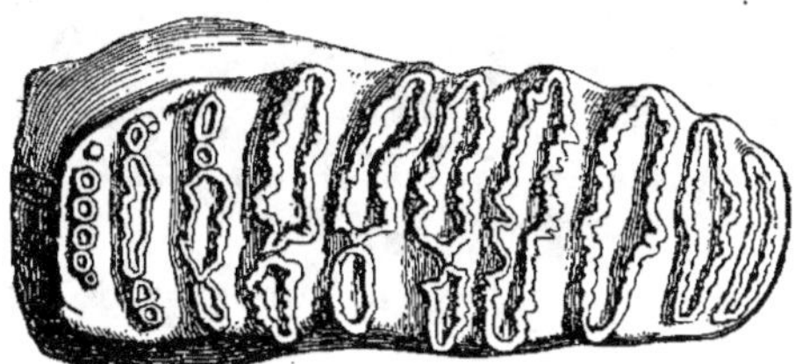

Fig. 99. — Molaire d'Éléphant d'Asie.

tandis que leurs extrémités s'écartent. Le nombre des crêtes aux molaires varie avec l'âge de la dent ; chez l'Éléphant d'Asie il y a 4 crêtes à la première dent, 8 à la deuxième, 15 à la troisième, 18 à la quatrième et à la cinquième, 23 ou même 27 à la sixième (Gervais). Lorsque l'usure a lieu, ce sont les crêtes antérieures qui disparaissent les premières, si bien que, sur une dent à 15 lamelles, il peut, au moment de l'observation, n'en plus exister qu'un petit nombre.

Cette structure des molaires s'explique fort bien quand on étudie leur mode de développement. A l'origine, en effet, ces dents sont formées de lames ou denticules couvertes de cément. Jusqu'au moment de sa complète croissance chaque denticule s'ouvre largement à sa partie inférieure, puis peu à peu le cément envahit la pulpe commune et obstrue ces orifices en constituant parfois des sortes de racines. Les denticules ne se soudent qu'après avoir atteint une certaine longueur. Lorsque la dent est complètement développée elle se trouve donc formée de chapeaux de dentine aplatis en lames réunies par leur base. Le cément comble les intervalles.

Mastodontes. — La formule dentaire des Mastodontes est $i\frac{1}{1}\ c\frac{0}{0}\ m\frac{6}{6}$. Les molaires de lait sont au nombre de $\frac{3}{3}$. Les incisives supérieures sont presque verticales ; les inférieures, parfois réduites ou même absentes; une épaisse bande

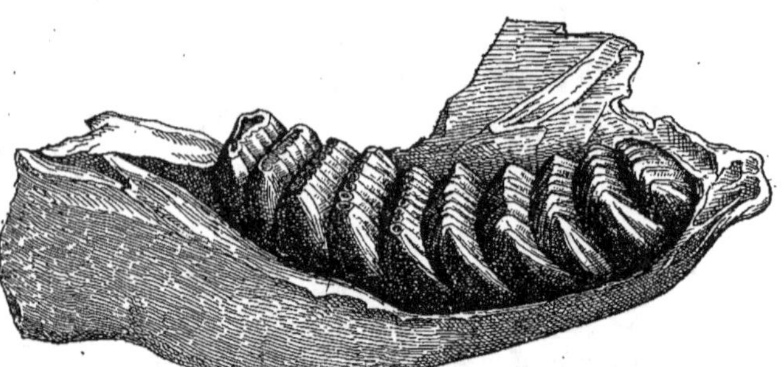

Fig. 100. — (D'après Owen.) Molaire inférieure de *Mastodon éléphantoïdes*.

d'émail se voit à la face antérieure des incisives chez certaines espèces.

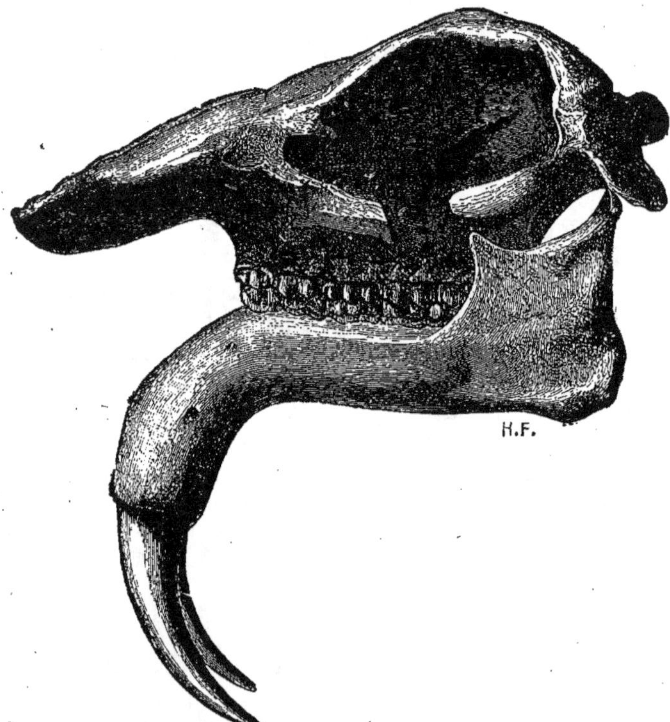

Fig. 101. — (D'après Gaudry.) Tête de *Dinotherium giganteum*.

Les molaires augmentant de volume d'avant en arrière présentent des denticules saillants en forme de mamelons recouverts d'une épaisse couche d'émail (fig. 100). Le cément qui réunit ces denticules est par contre en couches minces de sorte qu'ils sont séparés par de larges intervalles vides qui n'existent pas chez les Éléphants. Le remplacement se faisait comme chez les Éléphants d'arrière en avant.

Il n'y a jamais plus de trois molaires à la fois aux deux mâchoires. Quelques Mastodontes avaient 3 molaires de lait dont les deux postérieures étaient remplacées verticalement (*Mastodon angustidens*).

Dinotherium ([1]). — Ces animaux que des études récentes

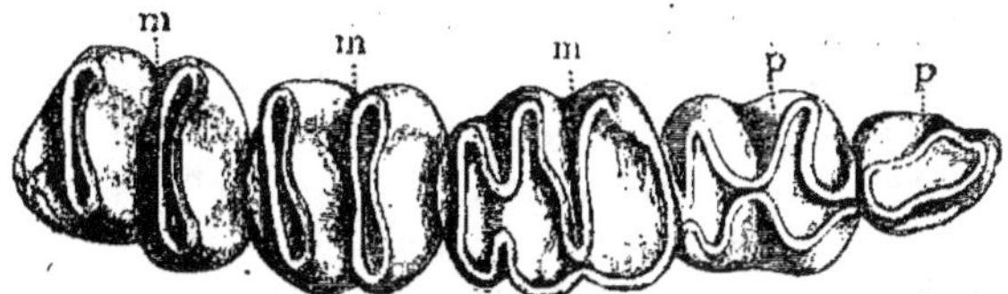

Fig. 102. — (D'après de Blainville.) Molaires supérieures de *Dinotherium intermedium* *p*, prémolaires; *m*, molaires.

ont montré avoir été des animaux terrestres comme les animaux précédents et nullement aquatiques comme on l'a cru pendant longtemps, n'ont d'incisives qu'à la mâchoire inférieure (fig. 101); elles sont fortement recourbées en bas. Les molaires de ces animaux ressemblent assez à celles du Tapir et n'ont en général que deux collines distinctes (fig. 102). Le remplacement de ces dents se faisait verticalement. La formule est :

$$i \frac{0}{1} \ c \ \frac{0}{0} \ pm \frac{2}{2} \ m \frac{3}{3}$$

______

([1]) Δεινός terrible, θηρίον animal.

CHAPITRE X

AMBLYPODES [1]

---

§ 135.

Ce troisième ordre des Ongulés comprend des formes fossiles qui, tout en ne présentant pas encore au membre antérieur une franche alternance des deux rangées du carpe, ont au membre postérieur, comme chez les Ongulés actuels, une double facette articulaire distale à l'astragale. Les Amblypodes diffèrent des Proboscidiens surtout en ce que le scaphoïde raccourci extérieurement, ne recouvre plus le cuboïde ; ce dernier os s'articule alors avec l'astragale. La configuration du scaphoïde imprime à l'astragale une forme particulière.

La caractéristique du groupe est : au carpe (fig. 106), le scaphoïde porté par le trapézoïde et non par le grand os ; le semi-lunaire porté à la fois par le grand os et par l'unciforme. Au tarse (fig. 107), le cuboïde étendu en dedans et articulé avec l'astragale.

Cet ordre comprend deux familles :

1° Celle des *Pantodontides* [2] caractérisés par la présence d'incisives à la mâchoire supérieure et par l'existence d'un troisième trochanter au fémur ;

2° Celle des *Dinocératides* [3], dépourvus d'incisives à la mâchoire supérieure et de troisième trochanter.

Dinocératides.

§ 136.

Les animaux du genre *Dinoceras*, qui mesurent de 2 à 4 mètres de long sur 2 mètres de haut ont été découverts en Amé-

---

[1] Ἀμβλύς lent, πούς pied.
[2] Πᾶν tout, ὀδούς dent.
[3] Δεινός terrible, κέρας corne.

rique dans l'éocène, par M. O.-C. Marsh (42). Le Dinoceras mirabilis que l'on peut prendre comme type a une tête oblongue et

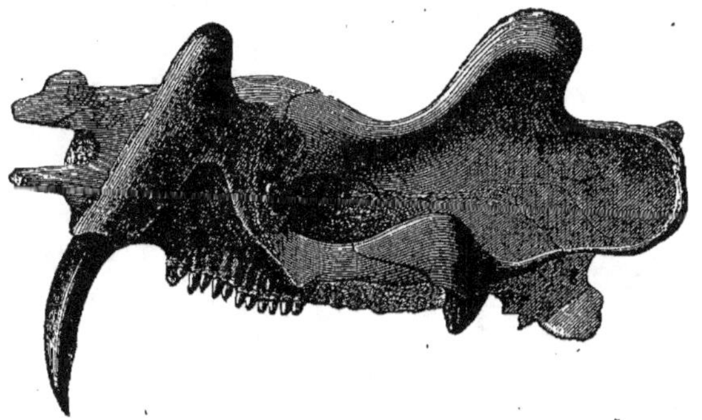

Fig. 103. — (D'après Marsh.) Tête de *Dinoceras mirabilis*.

étroite (fig. 103), longue de 76 centimètres, dont la partie faciale
est très développée et la cavité crânienne très petite (fig. 106).

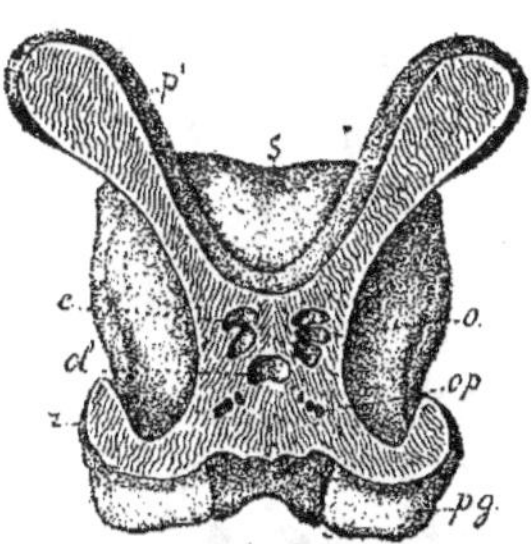

Fig. 104. — (D'après Marsh.) Section
transversale verticale du crâne de
Dinoceras mirabilis. p', protubérance
pariétale; *c, o*, cavités dans la paroi
crânienne; *ol*, région du lobe olfactif; *z*, apophyse zygomatique; *pg*,
apophyse postglénoïde.

Le moule interne de cette cavité
montre qu'elle est très semblable à
celle du Glyptodon. La face supérieure de la tête projette trois paires
d'apophyses osseuses ou cornes qui
lui donnent un aspect comparable
sous certains rapports à celui de la
tête du Rhinocéros. De ces trois cornes, qui étaient évidemment recouvertes de peau, une paire antérieure
siège au niveau des naseaux, une autre
plus forte est émise par les maxillaires
en avant des orbites et une troisième
paire, très développée, est projetée

par les pariétaux. De plus, en avant des naseaux, deux os pré-
nasaux prolongent ces derniers horizontalement et sont soudés
avec eux chez les sujets adultes. La mâchoire inférieure, tout
aussi singulière, présente vers l'extrémité distale un lobe inférieur
qui enveloppe la défense de la mâchoire supérieure; le condyle
est à grand axe antéro-postérieur, particularité unique chez
les Ongulés.

Les membres ont été caractérisés plus haut. Ils se rapprochent beaucoup de ceux de l'Éléphant. Chez les animaux jeunes, il existe dans le carpe un os central qui, chez l'adulte (fig. 106),

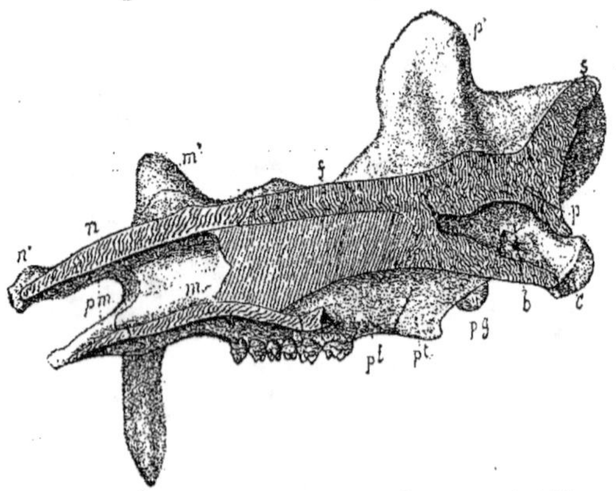

Fig. 105. — (D'après Marsh.) Section sagittale du crâne de *Dinoceras mirabilis*. *c*, condyle de l'occipital ; *b*, cavité du crâne ; *pg*, apophyse postglénoïde ; *pt*, ptérygoïde ; *pl*, palatin ; *p*, pariétal ; *p'*, protubérance pariétale ; *s*, crête suroccipitale ; *f*, frontal ; *m*, maxillaire ; *m'*, protubérance maxillaire ; *pm*, prémaxillaire ; *n*, nasal ; *n'*, protubérance nasale.

est soudé avec le scaphoïde ou le trapézoïde.

La formule dentaire du genre Dinoceras est : $i\frac{0}{3}\ c\frac{1}{1}$ $pm\frac{3}{3}\ m\frac{3}{3}$. La mâchoire supérieure est donc dépourvue d'incisives. Les canines à la mâchoire supérieure sont coniques, courbées

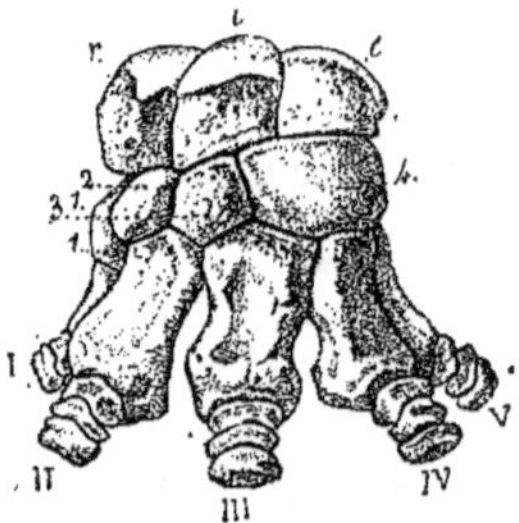

Fig. 106. — Pied antérieur gauche de *Dinoceras mirabilis*. *r*, radial ; *i*, intermédiaire ; *c*, cubital ; 1, trapèze ; 2, trapézoïde ; 3, grand os ; 4, os crochu. I, II, III, IV, V ; 1er, 2e, 3e, 4e et 5e doigts.

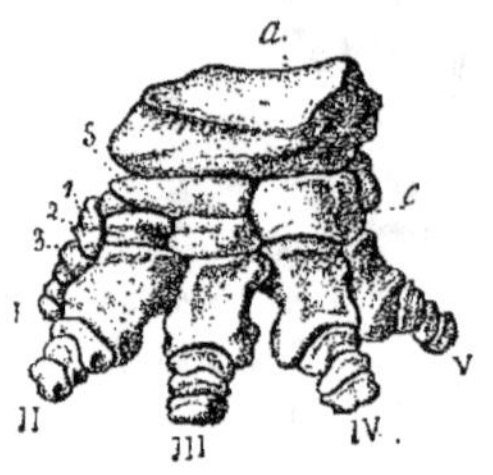

Fig. 107. — (D'après Marsh.) Pied postérieur gauche de *Dinoceras mirabilis*. *a*, astragale ; *s*, scaphoïde ; *c*, cuboïde ; 1, 2, 3, 1er, 2e et 3e cunéiformes ; I, II, III, IV, V, orteils.

vers le sol sous forme de défenses, très longues, surtout chez le mâle où elles arrivent au niveau de l'extrémité du lobe descendant de la mâchoire inférieure.

Les prémolaires et les molaires, très petites, n'offrent sur les coupes aucune complication.

CHAPITRE XI

ONGULÉS PROPREMENT DITS

Diplarthra (¹).

§ 137.

Avec les Ongulés existants et les formes qui en sont voisines, nous arrivons à un ordre caractérisé (fig. 108) par un astragale pourvu d'une facette distale double, pour le scaphoïde (central) et le cuboïde (1er tarsien); un autre caractère important est tiré de l'agencement alternant des deux rangées du carpe, le radial étant porté par le deuxième carpien ordinairement soudé au troisième, et ces derniers conjointement avec le quatrième carpien portant l'intermédiaire (fig. 114).

On remarquera que les Ongulés ainsi caractérisés (*Diplarthra*, de Cope) sont abondamment représentés dans la nature actuelle, tandis que les familles à agencement non altérant du carpe sont ou éteintes en totalité ou n'ont plus qu'un nombre restreint de représentants (Proboscidiens, Hyracoïdes).

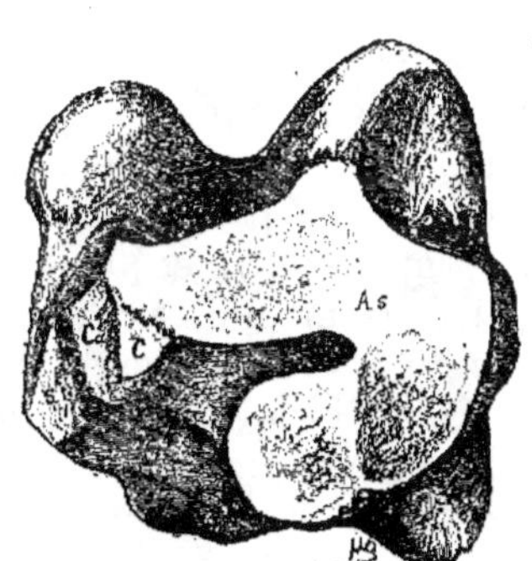

Fig. 108. — Astragale du Cheval, vu par sa face distale; *As*, surface pour l'articulation avec le scaphoïde; *C*, surface d'articulation avec le cuboïde; *Ca*, et *s*, surfaces d'articulation avec le calcanéum.

L'évolution particulière des membres dans les divers sous-ordres d'Ongulés est accompagnée d'une transformation concomitante de la dentition depuis le type bunodonte simple des

---

(¹) Διπλοῦς double, ἄρθρον articulation.

molaires supérieures des Hyracoïdes et Condylarthra jusqu'aux molaires compliquées des Chevaux et des Ruminants de la période géologique actuelle. Cet ordre est peut-être parmi les Mammifères celui dont la filiation est le mieux connue. Les nombreux types intermédiaires qu'il présente, ont permis aux zoologistes d'en tracer l'histoire généalogique, depuis l'ancêtre pentadactyle hypothétique jusqu'au type solidungulé, par exemple (1). '

Owen, le premier, a divisé les Ongulés en deux grands groupes : les Ongulés à nombre de doigts impair ou *Périssodactyles* et ceux à nombre de doigts pair ou *Artiodactyles*.

C'est par les premiers, les moins déviés du type pentadactyle primitif, qu'il convient de commencer l'étude des Ongulés proprement dits.

I

Périssodactyles (2)

§ 138.

Ce groupe comprend tous les Ongulés dont le membre postérieur est pourvu d'un nombre de doigts impair, le membre antérieur étant ordinairement, lui aussi, terminé par un nombre impair de doigts chez la plupart des formes existantes ; en tout cas l'axe de symétrie de l'extrémité des deux membres coïncide invariablement avec la ligne médiane du troisième doigt. Au membre postérieur le fémur est toujours pourvu d'un troisième trochanter. L'astragale présente une coulisse profonde à son extrémité tibiale ; son extrémité distale est tronquée et offre une face articulaire subdivisée en deux facettes inégales, la plus petite étant réservée au cuboïde et. la plus grande s'articulant avec le scaphoïde.

Le groupe des Périssodactyles comprend trois familles représentées actuellement, auxquelles Cope ajoute sept familles éteintes. Mais parmi ces dernières celles-là seulement nous

---

(1) En lisant la récente discussion qui s'est élevée (*Revue scientifique*, 1886) entre MM. Carl Vogt et Trouessart, on se convaincra toutefois que la question n'est pas aussi nettement tranchée qu'elle peut le paraître.

(2) Περισσός impair, δάκτυλος doigt.

intéressent qui, par un enchaînement de caractères, nous ramènent des formes actuelles aux types ongulogrades anciens.

Le Cheval, ou d'une manière plus générale, le groupe des *Equidés* est le meilleur exemple d'Ongulé périssodactyle, tout d'abord parce que c'est un des animaux dont l'anatomie est le mieux connue, ensuite parce que sa généalogie peut être tracée avec une certaine probabilité, grâce aux nombreux documents paléontologiques retrouvés depuis peu dans les gîtes de l'Amérique du Nord.

A. — Équidés.

§ 139. — Cheval.

Le Cheval est un périssodactyle pourvu d'un seul doigt complet, le troisième ou médius. Ce caractère qui permet de l'opposer aux autres familles Périssodactyles vivantes (Rhinocéros et Tapirs), perd beaucoup de sa valeur lorsqu'on considère ses plus proches ascendants (¹).

§ 140. — Tête osseuse.

Le volume de la face l'emporte de beaucoup sur celui du crâne, ainsi qu'on peut s'en convaincre sur une coupe sagittale de la tête osseuse.

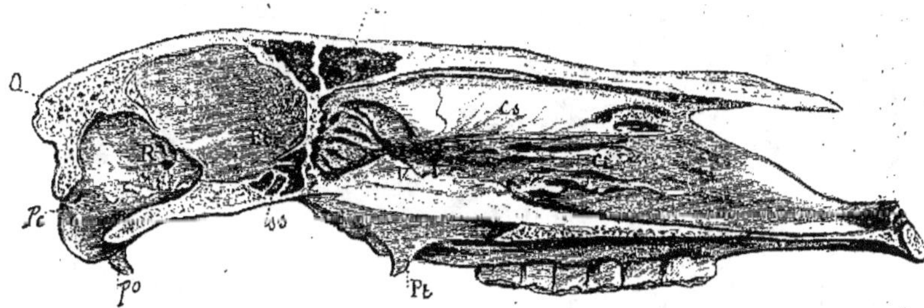

Fig. 109 — (D'après de Blainville.) Tête de Cheval, coupe sagittale. O, occipital; R, rocher; *Et*, ethmoïde; *Pt*, ptérygoïde; *ci*, cornet inférieur; *cs*, cornet supérieur; V, vomer; *si*, sinus-frontaux; *ss*, sinus-sphénoïdaux; *Pc*, trou précondylien.

Dans le crâne, l'occipital supérieur est incliné en haut et en avant, son sommet porte une crête transverse qui s'étend aussi la-

___

(¹) On peut dire qu'aucun caractère n'aurait de valeur spécifique réelle si nous avions devant nous le devenir des espèces.

téralement sur le squameux; il existe d'autre part une crête sagittale rudimentaire. La bulle tympanique est petite et rugueuse inférieurement; elle n'est pas soudée avec le périotique. Quatre

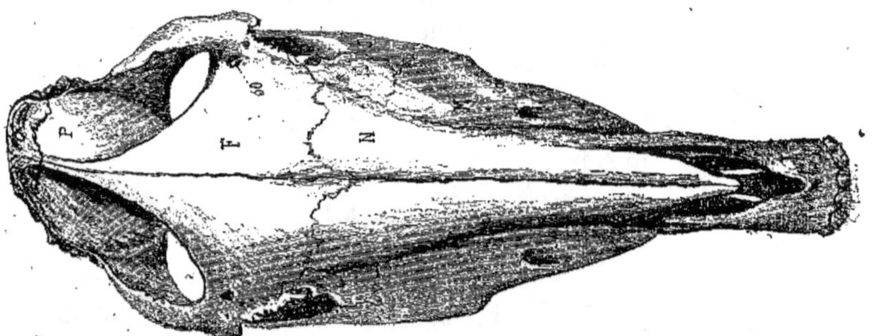

Fig. 110.— (D'après de Blainville.) Tête de Cheval vue par la face supérieure. — O, occipital; P, pariétal; N, nasal; L, lacrymal; M, maxillaire; J, jugal; I, intermaxillaire; *io*, trou infra-orbitaire; *so*, trou sus-orbitaire.

apophyses se présentent de chaque côté à la face inférieure du crâne : 1° une apophyse post-glénoïde, 2° une apophyse mastoïde courte, 3° une apophyse post-tympanique en arrière du méat auditif et 4° une apophyse paraoccipitale ou paramastoïde, qui

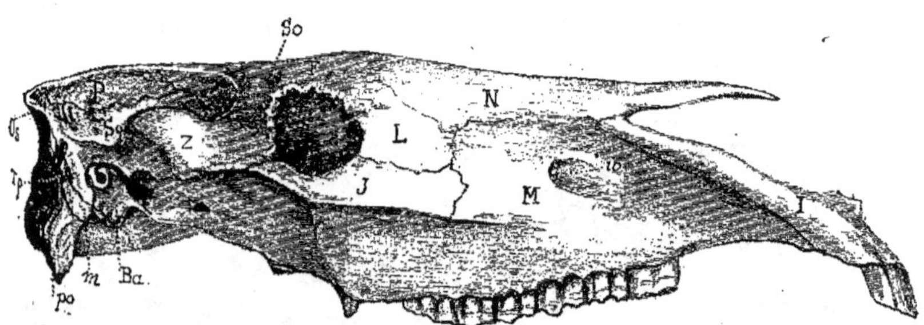

Fig. 111 — (D'après de Blainville.) Tête de Cheval vue de côté. Os, occipital supérieur; P, pariétal; Sq, squameux; Z, apophyse zygomatique; J, jugal; L, lacrymal; N, nasal; M, maxillaire; I, intermaxillaire; So, trou sus-orbitaire; *io*, trou infra-orbitaire; Ba, bulle tympanique; *m*, région mastoïdienne; *po*, apophyse paraoccipitale; Tp, apophyse post-tympanique.

prolonge l'occipital externe (paraoccipital). La fosse temporale, réduite proportionnellement au volume de la tête, est distincte de la cavité orbitaire, cette dernière étant complétée en arrière par la jonction de l'apophyse post-orbitaire du frontal avec le jugal et l'apophyse zygomatique. Il est à noter que l'apophyse post-orbitaire est percée à sa racine d'un trou qu'on pourra appeler trou post-orbitaire ou sus-orbitaire. L'arcade zygomatique est formée principalement par l'apophyse zygomatique. Le malaire s'étend loin en avant sur la face, dépassant de beaucoup le niveau du bord antérieur de l'orbite. Les intermaxillaires s'unissent avec les naseaux, à l'exclusion des maxillaires qui ainsi ne participent pas à la délimitation des narines. Les naseaux sont très développés comme chez tous les Périssodactyles, et s'étendent fort en arrière au delà de la limite antérieure de la cavité orbitaire. Ils s'unissent par une large base avec les frontaux (fig. 110). Le palais est constitué surtout par la portion palatine des maxillaires, au détriment des palatins, qui ne sont représentés que par une mince lame transverse limitant les fosses nasales postérieures.

Les branches de la mandibule sont soudées. La portion ascendante est élevée, l'apophyse coronoïde étroite et longue. Le condyle, allongé transversalement, est convexe d'avant en arrière.

§ 141. — Tronc et membres.

La colonne vertébrale du Cheval se compose de 7 vertèbres cervicales, 18 dorsales, 6 lombaires (24 dorso-lombaires),

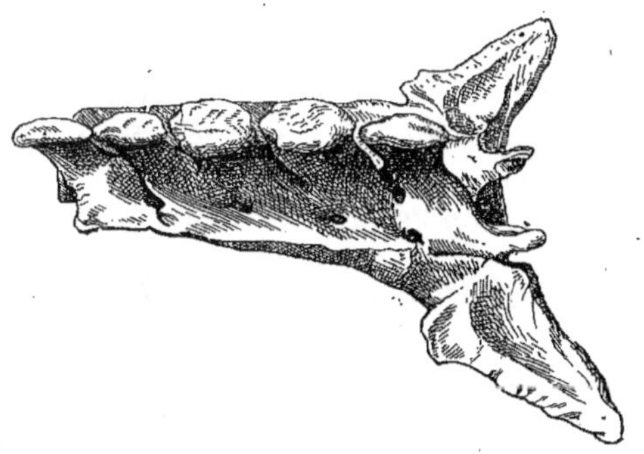

Fig. 112. — Région sacrée du Cheval.

5 sacrées et 17 caudales. Il existe toutefois un type de Cheval à 5 vertèbres lombaires seulement. Ce type paraît originaire de l'Afrique, comme l'Ane et les Zébrides en général qui n'ont également que 5 vertèbres lombaires (SANSON, 41) (1).

(1) Dans le type africain à 5 lombaires, il n'y a que 18 dorsales, il ne faudrait donc pas le confondre avec les cas anormaux de Chevaux pourvus de 5 lombaires, mais de 19 dorsales, par suite de l'allongement en forme de côtes des apophyses transverses de la première lombaire.

Les vertèbres cervicales accusent, avec une grande réduction des apophyses épineuses, une forme que nous n'avons encore rencontrée dans aucun des groupes que nous avons examinés; tout d'abord elles ont un corps très allongé, puis leur face arti-

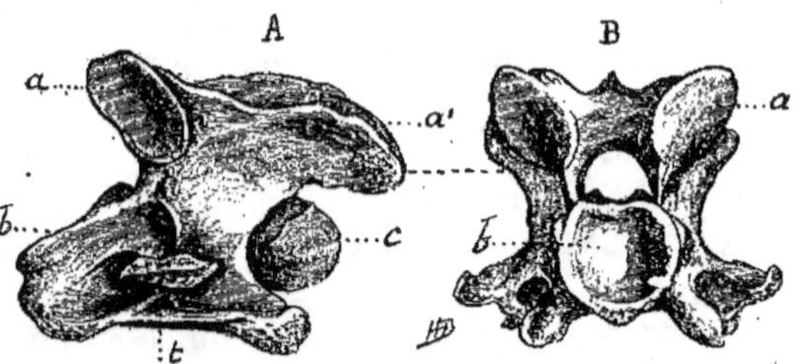

Fig. 113. — (D'après de Blainville.) 6ᵉ cervicale de Cheval. — A, vue de profil; B, vue par la face postérieure; *a*, apophyse articulaire postérieure; *a'*, apophyse articulaire antérieure; *b*, surface concave de l'extrémité postérieure du corps; *c*, extrémité convexe antérieure du corps; *t*, apophyse transverse rudimentaire.

culaire antérieure, au lieu d'être plate est globuleuse (fig. 114) et forme un segment de sphère qui correspond à une concavité de la face postérieure de la vertèbre précédente; les vertèbres cervicales en un mot, sont nettement *opisthocœliques*. Dans la région dorsale, ce caractère des vertèbres persiste tout en s'atténuant beaucoup. Les apophyses transverses des dernières et avant-dernières lombaires, s'articulent ensemble par leurs extrémités, et celles de la dernière s'articulent avec l'extrémité convexe des apophyses transverses de la première sacrée.

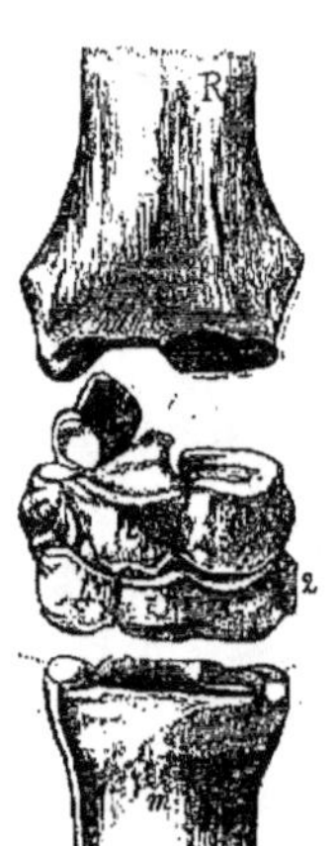

Fig. 114. — (D'après Huxley.) Vue antérieure du carpe droit d'un Cheval; R, radius; *r*, radial; *i*, intermédiaire; *c*, cubital; *p*, pisiforme; 2, trapézoïde; 3, grand os; 4, os crochu; *m*, 3ᵉ métacarpien.

Le nombre des os du carpe (fig. 114) est réduit à 7 par l'absence du premier carpien (trapèze). Toute la seconde rangée (formée de 3 os) semble avoir subi une rotation en dedans qui fait que l'axe du troisième carpien (grand os) ne passe plus par le milieu de l'intermédiaire (semi-lunaire), mais bien à la jonction de ce dernier avec le radial (scaphoïde), ce que l'on traduit encore en disant que le carpe présente une disposition alternante de ses deux rangées. Le carpe, grâce à l'allongement considérable du métacarpien médian, se trouve à mi-hauteur du membre; quand un Cheval tombe il se couronne aux poignets

(et non pas aux coudes comme on a coutume de dire). Le
métacarpien médian (os canon), très allongé, est accompagné

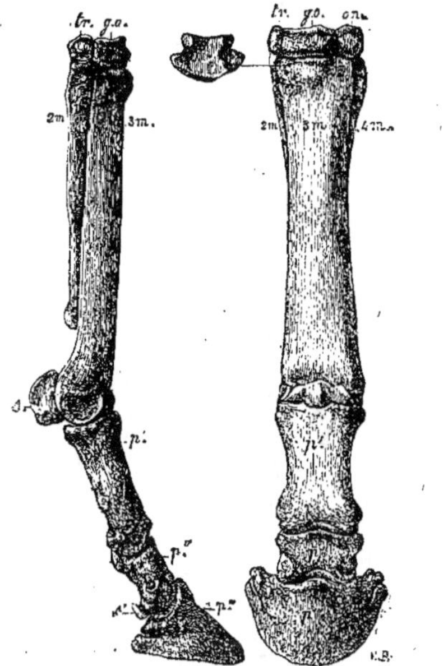

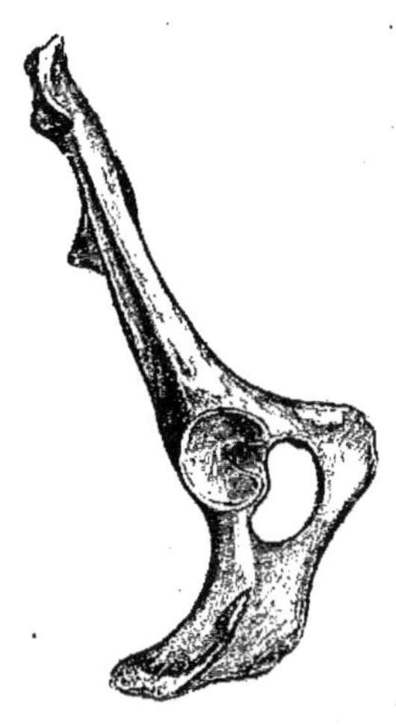

Fig. 115.— Patte antérieure de Cheval vue de face
et du côté interne. *tr*, trapézoïde ; *go*, grand
os ; *onc*, os crochu ; *2m, 3m, 4m* : 2ᵉ, 3ᵉ et 4ᵉ métacarpiens. *p', p'',p'''*, phalanges ; *s*, sésamoïde.

Fig. 116 — (D'après de Blainvile.)
Bassin de Cheval.

de deux os styloïdes (fig. 115). Ceux-ci siègent de chaque côté,
et en arrière du canon, ils représentent les deuxième et quatrième métacarpiens, uniques vestiges ([1]) des troisième et quatrième doigts. Le doigt médian seul est complet. A la suite du
métacarpien allongé, prolongeant l'axe du membre, vertical par
conséquent comme chez tous les Ongulés, viennent les trois
phalanges normales qui font un angle avec cet axe et sont
par suite, obliques par rapport au sol. La phalange unguéale
est enveloppée par l'épaisse production cornée qui s'étend à

([1]) Il est à remarquer qu'en même temps qu'il y a atrophie d'un organe
aux membres, cet organe se déplace et se porte en arrière. (Voir RETTERER,
loc. cit.)

la fois sur le bord dorsal et le bord palmaire du doigt et qui constitue le sabot du Cheval (1).

Les os du bassin (fig. 115) sont remarquables par leurs dimensions considérables; leur longueur correspond à un quart environ de celle du rachis; ils sont disposés à angle aigu par rapport à ce dernier. Le fémur, incliné obliquement en bas et en avant est à angle droit sur l'os coxal, répétant symétriquement la dispo-

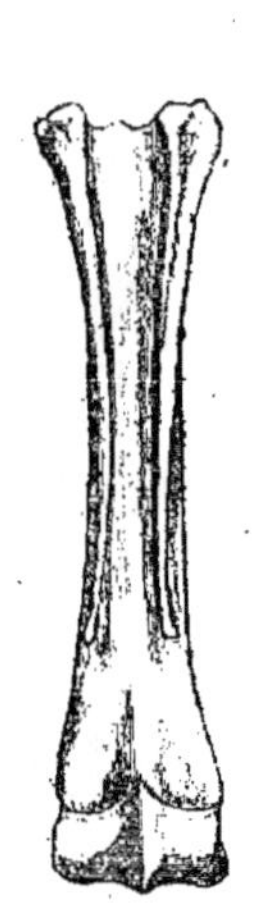

Fig. 117. — Métatarse de Cheval (face postérieure), montrant le 3e métatarsien très développé et les 2e et 4e métatarsiens rudimentaires.

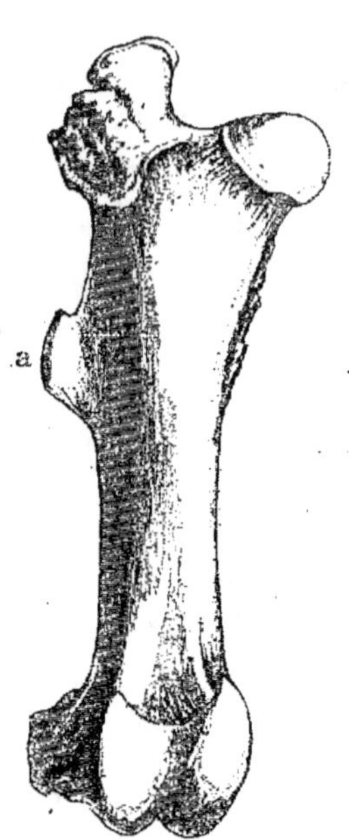

Fig. 118. — Fémur de Cheval. *a*, 3e trochanter.

sition du membre antérieur. Il est pourvu d'un troisième trochanter (fig. 118) et présente sur le côté interne de sa partie distale une fosse profonde. Le péroné soudé avec le tibia devient styloïde en haut et prend l'apparence d'une apophyse externe de cet os. L'extrémité distale du tibia offre deux cavités articulaires obliques, correspondant à des convexités de l'astragale.

---

(1) L'articulation métacarpo-phalangienne est le *boulet* des vétérinaires. La première phalange est le *paturon*. La deuxième est l'*os de la couronne*; la troisième l'*os du sabot*.

Le tarse (fig. 119) a six ou sept os suivant que les deuxième et troisième cunéiformes sont soudés ou non.

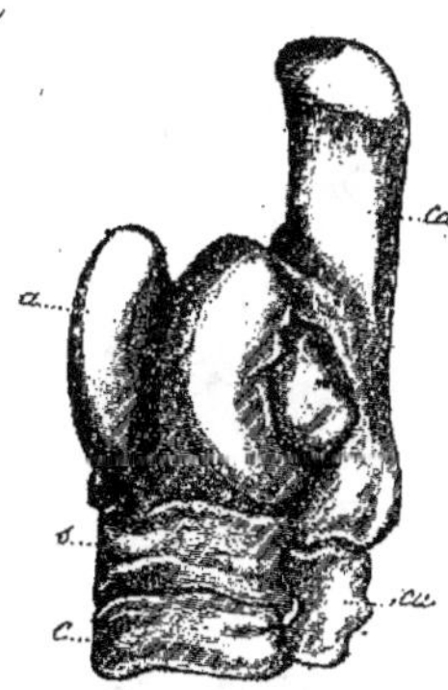

Fig. 119. — Tarse de Cheval. *ca*, calcanéum; *a*, astragale; *cu*, cuboïde; *s*, scaphoïde; *c*, 3° tarsien.

Le tibial (astragale) a la forme typique chez les Périssodactyles, d'une poulie présentant deux crêtes dirigées obliquement en arrière et en dehors et séparées par une dépression profonde (gorge de la poulie). Sa face distale est plate (fig. 108), tronquée pour ainsi dire, et s'articule presque en entier avec le central (scaphoïde); une petite facette articulaire toutefois étant réservée pour le cuboïde. Le scaphoïde et le premier tarsien (troisième cunéiforme) sont larges et aplatis (¹). Quant aux doigts ils répètent absolument la disposition du membre antérieur.

§ 142. — Dentition.

Les incisives de lait commencent à pousser à 15 jours. Les incisives de remplacement paraissent entre 2 ans 1/2 et 4 ans 1/2.

La dentition de lait du Cheval est : $i\frac{3}{3}\ c\frac{1}{1}\ m\frac{4}{4}$. Les molaires de lait ont déjà sur les coupes le dessin compliqué des molaires définitives. La première des quatre molaires de lait persiste jusqu'à l'apparition et parfois même après l'apparition de la première molaire définitive, les trois autres tombent avant l'apparition des dents qui les remplacent. La formule définitive est : $i\frac{3}{3}\ c\frac{1}{1}\ pm\frac{3}{3}\ m\frac{3}{3}=40$

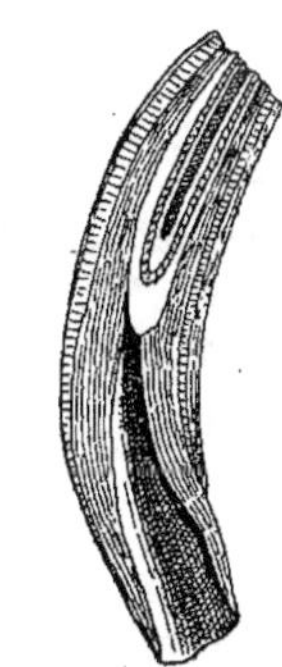

Fig. 120.—Incisive de Cheval coupée longitudinalement pour montrer le cornet.

Il existe une grande *barre* ou diastème entre les canines (*crochets*) et les prémolaires, une autre entre les incisives et les canines à la mâchoire supérieure. Les incisives sont volumineuses et fortes; elles

(¹) Le genre Cheval est caractérisé par l'existence de plaques cornées dites *châtaignes* à la face interne de ses 4 membres : ces plaques, aux membres antérieurs, siègent au niveau du radius ; aux membres postérieurs, au niveau du tarse.

présentent au centre de leur còuronne un enfoncement de l'émail recouvert de cément, connu sous le nom de *cornet* (fig. 121). A mesure que les dents s'usent, le cul-de-sac central devient de moins en moins profond, ce qui permet de diagnostiquer l'âge d'un Cheval; vers la sixième ou septième année l'usure a fait affleurer le fond du cornet qui présente alors une coloration brunâtre connue sous le nom de *marque;* elle est due à la formation d'ostéodentine qui a remplacé la pulpe dans la cavité de la dent. Cette ostéodentine présente parfois en son centre une apparence étoilée; c'est l'*étoile radicale* des vétérinaires. Ces derniers ont donné aux incisives internes le nom de *pinces*, aux moyennes le nom de *mitoyennes,* et aux externes celui de *coins.*

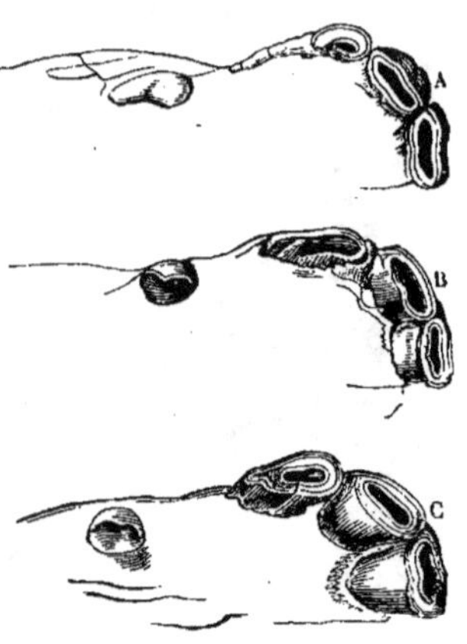

Fig. 121. — Incisives du Cheval à différents âges. A, à quatre ans; B, à cinq ans; C, à sept ans.

Les canines assez développées chez les vieux mâles, sont souvent rudimentaires chez les juments et chez les jeunes sujets.

Les molaires doivent l'apparence compliquée de leur surface triturante aux replis de l'émail et aussi à l'inégalité de dureté

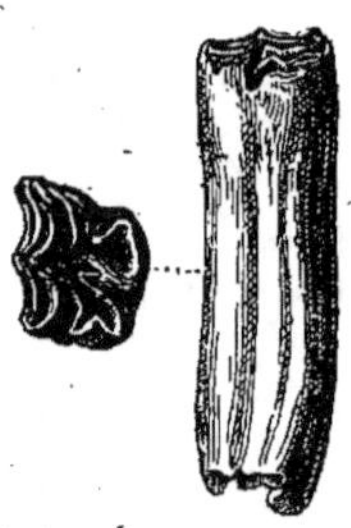

Fig. 122. — Dent molaire de Cheval entière et vue de la couronne.

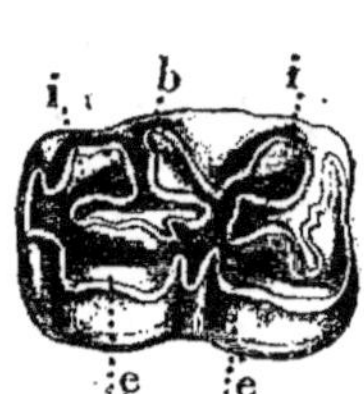

Fig. 123.—(D'après Owen. 3ᵉ molaire inférieure de Cheval. *b*, sillon oblique divisant la dent en 2 lobes; *ee*, bords externes; *ii*, bords internes des lobes.

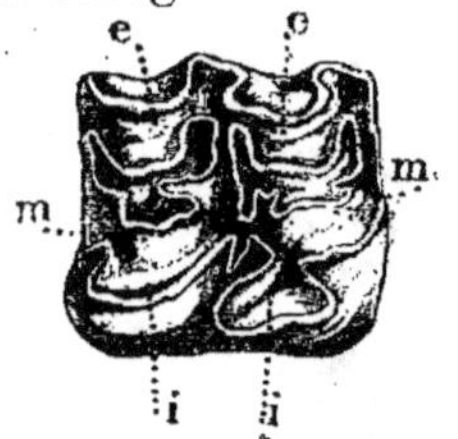

Fig. 124. — (D'après Owen.) 3ᵉ molaire supérieure de Cheval. *ii*, piliers internes; *ee*, bords externes des lobes; *mm*, croissants formés par l'émail et l'ivoire au milieu de la couronne.

de l'émail et de l'ivoire qui, sous l'influence de l'usure, donne lieu à des inégalités de la surface. Aussi Cuvier a-t-il pu dire que ces dents sont « des meules qui se repiquent d'elles-mêmes ». Les molaires supérieures du Cheval sont formées de deux lobes recouverts par l'émail et renfermant en outre des replis d'émail et dé dentine (voir § 23). Sur les coupes ou sur les couronnes entamées par l'usure, l'émail forme d'une part une crête ou bande marginale sinueuse ; d'autre part, ses replis dessinent deux croissants à concavité externe, placés respectivement au milieu de chaque lobe, dans une direction antéro-postérieur. Ces croissants sont formés de dentine et, lorsque l'usure est assez avancée, leur partie centrale est occupée par de la vaso-dentine qui s'est développée en comblant la cavité pulpaire. Des rentrées de cément séparent les croissants. En outre, à la face interne de la dent, il existe 2 piliers reliés aux lobes par un étranglement. La crête marginale formée par l'émail dessine sur la couronne, sans cesser d'être continue, les contours de ces piliers qui ont sur la coupe l'apparence d'une presqu'île. Ce caractère distingue le Cheval de l'Hipparion chez lequel, nous le verrons, l'étranglement des piliers au niveau de la couronne se prononce jusqu'à amener la discontinuité de la crête marginale d'émail, de telle sorte que les piliers prennent sur la coupe l'apparence d'îles et non plus de presqu'îles.

A la mâchoire inférieure, les molaires montrent comme à la mâchoire supérieure deux croissants, mais la disposition de ces croissants est inverse et leur concavité est tournée en dedans.

Équidés fossiles.

§ 143.

Les récents travaux de Marsh (43) ont apporté sur la descendance naturelle des Équidés, de fort curieux documents qui complètent mieux peut-être que pour aucun autre genre actuel la série des formes ancestrales. D'après ces documents, les premiers Équidés remonteraient au terrain éocène, et leurs formes se succéderaient en se modifiant peu à peu, à travers les diverses époques tertiaires, jusqu'aux formes quaternaires et au type actuel. Les deux termes extrêmes de la série seraient représentés par *Orohippus agilis* (Marsh) de l'éocène et par *Equus fraternus* (Leidy) du quaternaire. Entre ces deux types viendraient se placer *Miohippus* et *Anchitherium* du miocène; *Hipparion*, *Protohippus* et *Pliohippus* du pliocène.

Parmi les modifications successives les plus saillantes qui se manifestent dans cette série, il faut noter :

1° L'accroissement de la taille, depuis *Orohippus* qui était de la taille d'un Renard, jusqu'à notre Cheval actuel, en passant par *Miohippus* qui avait la taille d'un Mouton;

2° Certaines particularités du crâne et spécialement la présence d'une fosse profonde dans la face, en avant de l'orbite, fosse dont on retrouve des traces dans certaines des plus anciennes espèces d'*Equus*, mais qui était très développée chez *Pliohippus*, *Hipparion*, etc.;

3° La réduction progressive du nombre des doigts et la simplification des extrémités. Ainsi, chez *Orohippus*, le plus ancien des Équidés fossiles, il y a quatre doigts au membre antérieur, tous quatre bien développés. Chez *Miohippus*, le 5e doigt a disparu, ou n'est représenté que par un rudiment, et le

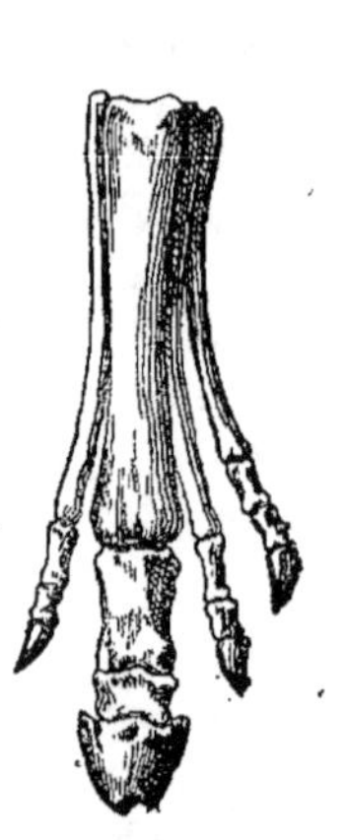 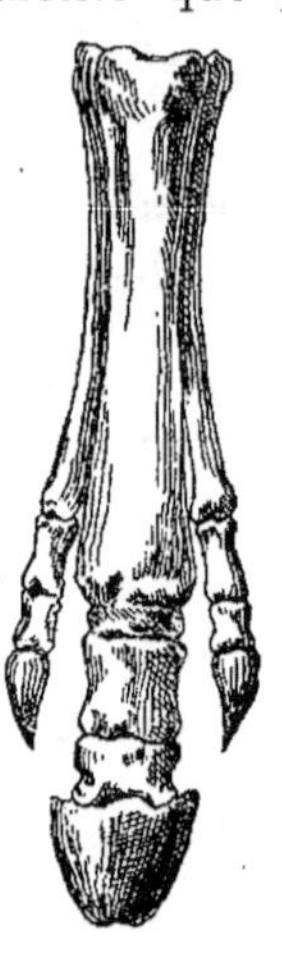 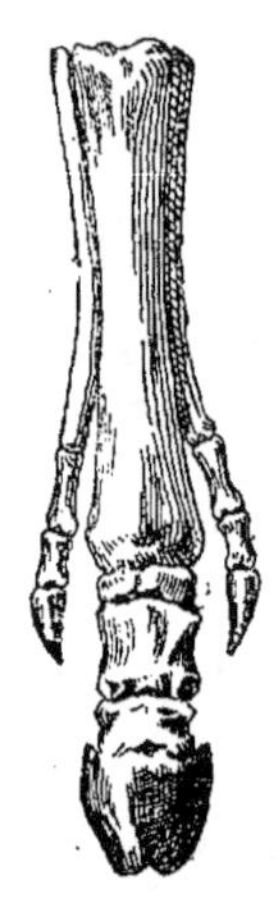

Fig. 125. — Patte antérieure d'*Orohippus* (Eocène américain).

Fig. 126. — Patte antérieure de *Miohippus* (Miocène américain).

Fig. 127. — Patte antérieure d'*Hipparion* (Pliocène).

membre est supporté par le 3e doigt, le 2e et le 4e étant moins complètement développés. Chez l'*Hipparion*, il n'existe également que 3 doigts, mais le volume du doigt médian l'emporte encore davantage sur celui des doigts latéraux qui ne prennent aucun contact avec le sol. Chez le *Cheval* enfin, le doigt médian seul est développé, les deux autres étant réduits, comme nous l'avons vu, aux métacarpiens styliformes;

4° Enfin il existe dans la forme des dents des divers types de la série des passages qui conduisent insensiblement à la dentition du Cheval.

Nous allons donner, vu l'importance de cette série, quelques détails anatomiques sur les principaux types qui la composent.

Orohippus ([1]). — Chez *Orohippus*, le radius et le cubitus sont distincts, il y a au carpe 8 os assez semblables à ceux du Tapir, excepté que le trapèze est plus petit. Tous les doigts de la main, sauf le 1er, sont bien développés. Le 3e est toutefois un peu plus fort et ressemble, par sa forme, à celui du Cheval. Le 4e doigt est plus fort que le 2e, et le 5e est le plus faible de tous. Le métacarpien qui lui correspond est sensiblement incurvé en dehors. Au membre postérieur, le tibia et le péroné sont distincts, il n'y a que trois doigts, et le 4e métatarsien l'emporte de beaucoup sur le 2e.

La formule dentaire est : $i\frac{3}{3}\ c\frac{1}{1}\ m\frac{4}{4}\ pm\frac{3}{3}$ soit une molaire de plus que chez le Cheval. Nous retrouverons cette dentition chez l'Anchitherium, mais la première prémolaire supérieure est ici proportionnellement plus forte. Les couronnes des molaires sont très courtes et dépourvues de cément.

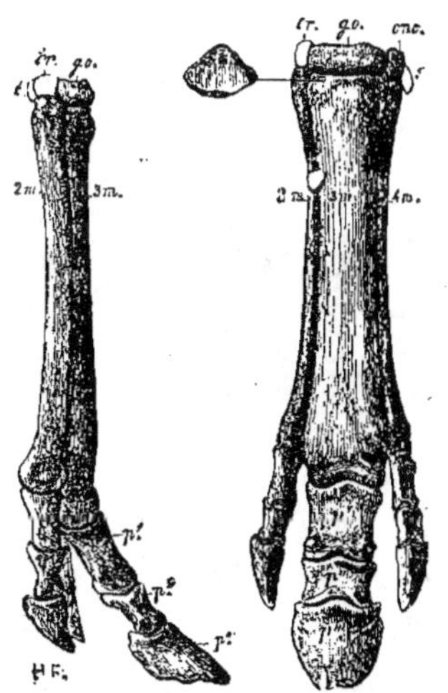

Fig. 128. — (D'après Gaudry.) *Anchitherium Aurelianense.* Patte antérieure gauche vue de face et du côté interne. *tr*, trapézoïde; *go*, grand os; *onc*, os crochu; *2m*, *3m*, *4m*, *2*, *3* et *4*e métacarpiens; *p'*, *p''*, *p'''*, phalanges.

Miohippus. — Ce genre représente une forme intermédiaire entre Orohippus et Anchitherium; il diffère du premier, parce qu'il n'a que trois doigts aux extrémités antérieures (le 5e étant rudimentaire), et du dernier par une séparation plus complète des lobes intermédiaires des molaires supérieures. Même formule dentaire que celle de l'Orohippus. Les incisives sont petites et les canines grandes.

Anchitherium ([2]). — L'Anchitherium n'a également que trois doigts complets à chaque membre, et les doigts latéraux sont à peu près aussi longs que le doigt médian. Le corps du cubitus est relativement fort et moins intimement

---

([1]) Ὄρος limite, ἵππος cheval.

([2]) Ἄγχι auprès, θηρίον animal.

soudé au radius que chez Equus. Le péroné est complet, mais son extrémité distale est soudée avec le tibia.

Les incisives dépourvues de cornet et la forme des molaires font de l'Anchitherium un type voisin des *Palœotherium* (parmi lesquels Cuvier le rangeait) et rapprochent ainsi les Équidés des Tapirs. Chez les Anchitherium en effet, comme chez les Palæotherium les piliers internes des molaires sont bien dessinés et restent toutefois rattachés aux lobes.

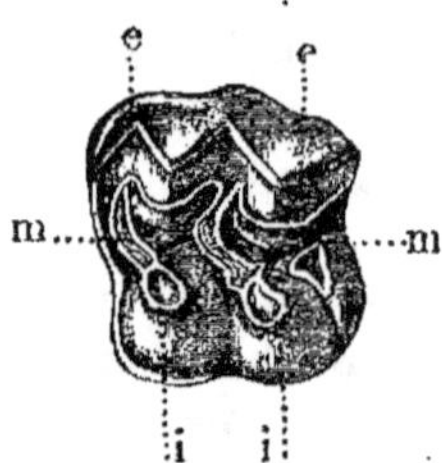

Fig. 129. — (D'après Gaudry.) Arrière-molaire supérieure gauche d'*Anchitherium Aurelianense*. *ii*, piliers internes; *ee*, *mm*, lobes.

Hipparion ([1]). — L'Hipparion (*Hippotherium* de Kaup) a le cubitus complet, bien que soudé au radius, comme chez le Cheval. Chaque membre posséde trois doigts complets, dont les deux latéraux (2ᵉ et 4ᵉ) sont toutefois plus courts que le médian et n'atteignent pas le sol. Il existe, en outre, au membre antérieur des rudiments du 1ᵉʳ et du 5ᵉ doigts.

Les piliers des molaires supérieures (fig. 132) que nous avons vus chez le Cheval former une presqu'île, sont isolés chez l'Hipparion de manière à figurer un îlot sur la surface usée de la couronne.

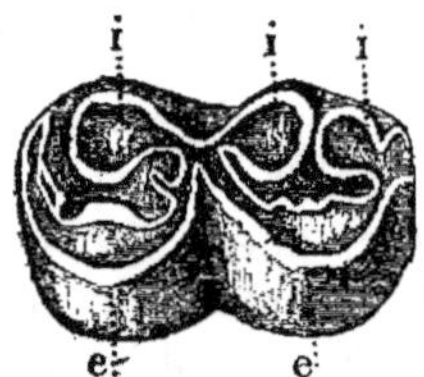

Fig. 130. — (D'après Gaudry.) Molaire inférieure gauche d'*Hipparion gracile* entamée par l'usure; *i, i*, piliers internes; *ee*, piliers externes des lobes.

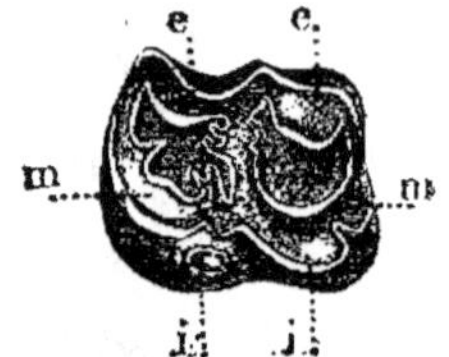

Fig. 131. — (D'après Gaudry.) Arrière-molaire supérieure gauche d'*Hipparion gracile* montrant les piliers internes *i, i*, formant des îles séparées du reste de la surface triturante.

De plus, les replis d'émail sont bien plus nombreux que chez le Cheval. A la mâchoire inférieure (fig. 131), les molaires offrent un double croissant et sont tout à fait semblables à celles du Cheval.

Les *Pliohippus* et *Protohippus* enfin se ressemblent par la den-

---

([1]) Ἱππάριον petit cheval.

tition, mais chez le premier il n'existe pas de doigts latéraux; ils sont seulement représentés par des stylets grêles. Le Pliohippus se distingue de l'*Equus* par l'existence d'une large fosse en avant de l'orbite et par la composition des couronnes des molaires supérieures. La formule dentaire est : $i\frac{3}{3} c \frac{1}{1} pm \frac{4}{3} m \frac{3}{3}$.

B. Rhinocérotides.

§ 144.

Cette famille des Périssodactyles est caractérisée par la présence de trois doigts complets et sensiblement égaux aux membres antérieurs et postérieurs, par le développement considérable des os nasaux, servant de support à des cornes, enfin par la forme relativement simple des molaires et l'absence de canines.

Le crâne diffère tout d'abord de celui du Cheval par l'absence de l'apophyse post-orbitaire du frontal, de telle sorte qu'il y a communication entre la cavité orbitaire et la fosse temporale. Le tympanique réduit à un simple cadre osseux est soudé avec le périotique. L'apophyse post-glénoïde est longue, l'apophyse post-tympanique s'unit avec elle au-dessous du méat auditif; l'apophyse mastoïde ou plutôt la portion mastoïde du périotique est masquée par la jonction de l'apophyse post-tympanique, courte et carrée, avec la longue apophyse para-occipitale. Mais le trait dominant du crâne est l'énorme développement des os nasaux en rapport avec leur rôle de soutien pour les cornes (¹). Le point culminant de ces os sert à supporter la corne ou les cornes, et, de part et d'autre de ce point, ils s'incurvent en s'élargissant pour s'articuler avec les frontaux en dedans et ils s'atténuent en pointe à leur autre extrémité externe, libre. Chez le Rhinocéros indien l'oc-

____

(1) Les cornes des Rhinocéros sont de nature épithéliale et pourraient être comparées à des poils agglutinés. Ces cornes diffèrent de celles des Ruminants en ce qu'elles n'ont pas de supports osseux. Un autre caractère qui les distingue nettement de celles des Artiodactyles, est leur situation sur la ligne médiane du crâne; lorsqu'elles sont au nombre de deux (Rh. de Sumatra), elles sont alignées l'une derrière l'autre et ne sont jamais symétriquement placées comme celles des Ruminants.

cipital supérieur occupe le point le plus élevé du crâne, il en résulte que la ligne allant de l'occipital aux naseaux dessine une courbe, à concavité supérieure, assez rare chez les Mammifères. Les os du crâne sont creusés de larges sinus.

§ 145. — Tronc et membres.

La colonne vertébrale des Rhinocéros se compose de 7 vertèbres cervicales, 19 dorsales, 3 lombaires, 4 sacrées et 22 caudales. Comme chez le Cheval, les vertèbres cervicales sont opisthocœliques; l'avant-dernière et la dernière · lombaires s'articulent entre elles par leurs apophyses · transverses et la dernière lombaire s'articule d'autre part par ses apophyses transverses avec celles de la première sacrée.

Au membre antérieur, le radius et le cubitus sont complets mais soudés. Le carpe a les huit os ordinaires. Les 2e, 3e et 4e doigts sont complets et il y a de plus un tubercule osseux s'articulant avec l'os crochu qui représente le 5e doigt ; le pouce n'existe pas. Le doigt du milieu est le plus fort, mais les doigts latéraux sont également bien développés et leurs phalanges unguéales sont fortes et rugueuses. Le membre repose sur le sol, non seulement par les sabots dont les phalanges unguéales sont enveloppées, mais encore par des plaques calleuses développées à la face inférieure des métacarpiens.

Au membre postérieur, le 3e trochanter est remarquable par son volume. Tibia et péroné sont complets. Le tarse a les sept os ordinaires et ressemble d'une façon générale à celui du Cheval ; la poulie de l'astragale est cependant beaucoup moins excavée que chez ce dernier. Le pied répète, comme nombre de doigts, la disposition du membre antérieur, sauf le rudiment du 5e .doigt qui n'y existe pas.

Le nombre des incisives varie suivant les espèces. Tandis que le Rhinocéros africain (*Rh. bicornis*) n'a à l'état adulte aucune incisive, $\frac{0}{0}$, le Rhinocéros indien en a $\frac{2}{2}$ ou mieux $\frac{2+0}{0+2}$, car à la mâchoire supérieure c'est la paire externe, et à la mâchoire inférieure la paire interne qui font défaut. Gervais et Gaudry admettent que les inférieures externes chez cette espèce sont des canines et non des incisives. Quant au reste de la dentition, elle est la même pour toutes les espèces : $c \frac{0}{0}\ pm \frac{4}{4}\ m \frac{3}{3}$.

La première prémolaire n'est pas précédée par une dent de lait et les autres prémolaires ne diffèrent guère des molaires. Celles-ci, à couronne carrée, et pourvues de quatre racines, augmentent de volume d'avant en arrière. Comme chez le Cheval, les molaires de la mâchoire supérieure présentent une crête longitudinale, reliant les deux lobes externes de la couronne; les deux crêtes transverses qui en partent, sont toutefois plus obliques et ces dents diffèrent surtout de celles du Cheval, par l'absence de piliers postérieurs. Comme chez les Équidés, les molaires inférieures présentent un double croissant à concavité interne.

§ 145.

Les Rhinocéros anciens de la période éocène diffèrent des genres actuels par bon nombre de caractères importants. Ainsi les genres *Ammynodon* et *Orthocynodon* ne possédaient vraisemblablement pas de cornes; la portion mastoïde du périotique, qui est masquée chez les genres actuels, apparaît sur les côtés du crâne et les apophyses post-tympanique et paraoccipitale ne sont pas unies. Ces animaux ont de plus des canines aux deux mâchoires, les inférieures proclives chez les Ammynodon, toutes dressées chez les Orthocynodon.

Gaudry signale une intéressante série évolutive relativement au développement de la corne. Le genre *Acerotherium* (¹) du miocène est dépourvu de corne comme les genres précédents. Le *Rhinoceros aurelianensis* a une petite corne. Le *Rh. Schleiermacheri* (miocène supérieur) a les os du nez plus développés et ceux-ci sont encore plus volumineux chez le *Rh. pachygnatus*, Chez le *Rh. etruscus* (pliocène), les os du nez s'appuient à leur extrémité distale sur une cloison osseuse développée dans le septum nasal. Enfin, chez le *Rh. tichorinus* (quaternaire) les os du nez, massifs et volumineux, sont soutenus par une cloison dans toute leur étendue.

C. Brontothérides.

§ 146.

Dans les couches miocènes de l'Amérique, Marsh (51) a découvert les restes d'un grand animal qui, sous beaucoup de

---

(¹) ʼA privatif, κέρας corne, θηρίον animal.

rapports, rappelle les Dinocératides auxquels il semble avoir succédé. C'est le Brontothérium (¹), que tous ses caractères placent parmi les Périssodactyles, et qui, par la constitution de son crâne, se rapproche des Rhinocéros. La cavité crânienne est extrêmement réduite; les naseaux très développés et soudés entre eux, portent une paire de prolongements osseux énormes dirigés en haut et en dehors, qui ont dû être enveloppés de corne. La cavité orbitaire est de dimensions modérées et il

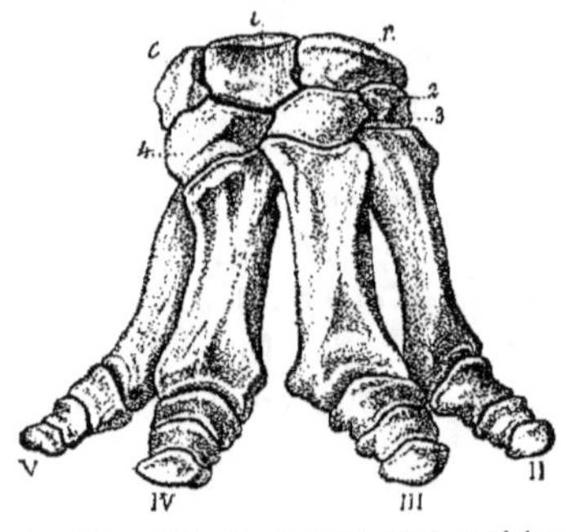

Fig. 132. — (D'après Marsh.) Pied antérieur droit de *Brontotherium ingens*. *r*, radial ; *i*, intermédiaire; *c*, cubital; 2, 3, 4. 2ᵉ, 3ᵉ et 4ᵉ carpiens; II, III, IV, V. 2ᵉ, 3ᵉ 4ᵉ et 5ᵉ doigts.

n'existe pas d'apophyse post-orbitaire. L'arcade zygomatique est massive et l'apophyse zygomatique très large en forme une grande partie. L'apophyse post-glénoïde, très grande, est plus longue que l'apophyse para et occipitale.

Les membres (fig. 132 et 133) des Brontothérides sont, par leurs proportions, intermédiaires à ceux des Éléphants et des Rhinocéros. L'extrémité distale du cubitus est toutefois plus petite que chez le Rhinocéros et n'offre pas de facette articulaire pour le semi-lunaire. Les os du carpe forment deux séries alternantes. Ils sont plus courts que chez le Rhinocéros et portent 4 doigts bien développés et à peu près d'égale taille. Au membre postérieur le fémur est pourvu d'un troisième trochanter peu développé. Le tibia et le péroné sont distincts; l'astragale est plus court que celui du Rhinocéros. Il n'existe que 3 orteils, le 1ᵉʳ et le 5ᵉ étant entièrement disparus.

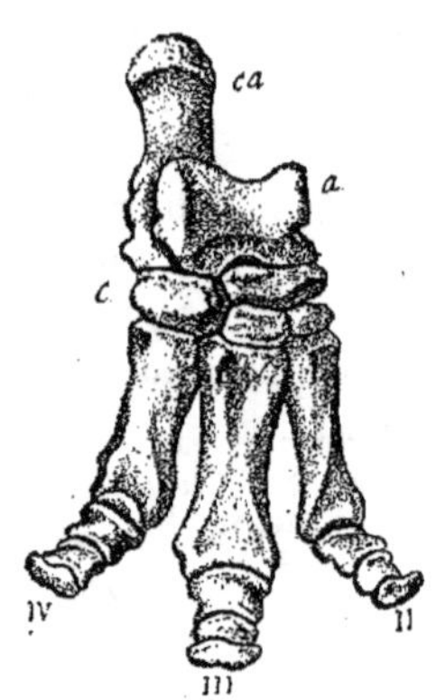

Fig. 133. — (D'après Marsh). Pied postérieur droit de *Brontotherium ingens*. *ca*, calcanéum ; *a*, astragale; *c*, cuboïde; II, III, IV. 2ᵉ, 3ᵉ et 4ᵉ doigts; les 2ᵉ et 3ᵉ supportés par leurs cunéiformes correspondants.

La dentition répond à la formule $i\frac{2}{2}$ $c\frac{1}{1}$ $pm\frac{4}{3}$ $m\frac{3}{3}$. Les incisives supérieures sont petites; les inférieures souvent

---

(¹) Βροντή tonnerre, θηρίον animal.

absentes chez les vieux spécimens. Les canines supérieures sont courtes et puissantes, les inférieures de moindres dimensions. Les prémolaires supérieures ont 2 tubercules externes à face extérieure à peu près plane, et 2 cônes internes intimement unis. Le cône antérieur et le tubercule qui lui correspond sont réunis par une crête transversale. Aux vraies molaires, les tubercules ont sur leur face externe une double concavité. A la mâchoire inférieure, les molaires sont à double croissant comme celles des Chevaux et des Palæotherium. Somme toute, la dentition, par la forme des molaires surtout, s'écarte de celle des Rhinocéros et se rapproche davantage de celle des Chalicothérides (§ 150).

D. — Tapirs.

Ce groupe est caractérisé essentiellement par la présence de quatre doigts aux membres antérieurs et de trois aux membres postérieurs.

§ 148. — Tête osseuse.

Le crâne présente en partie les caractères du Cheval et en partie ceux du Rhinocéros. Comme le premier, il offre une crête sagittale et l'apophyse post-tympanique, forte, mais moins longue que l'apophyse paraoccipitale ne contracte pas d'union avec l'apophyse post-glénoïde. Il tient de celui du Rhinocéros par la réduction de l'os tympanique, le développement plus considérable que chez le Cheval de l'apophyse post-glénoïde, l'atrophie des intermaxillaires, l'absence de cadre orbitaire postérieur.

§ 149. — Tronc et membres.

La colonne vertébrale comprend 18 à 20 vertèbres dorsales, 4 à 6 lombaires, 7 sacrées, 12 caudales. Les caractères des vertèbres sont les mêmes que ceux des vertèbres du Cheval et du Rhinocéros.

L'humérus est robuste, court et non tordu. Le cubitus est complet et non soudé avec le radius, mais ce dernier n'est pas mobile autour du premier. Il y a quatre doigts complets au membre antérieur qui ne forment pas toutefois un ensemble pair comme chez les Artiodactyles ; l'axe de symétrie passe par le 3e doigt qui est plus long que les autres et le 5e doigt n'a pas de symétrique correspondant.

Au membre postérieur le fémur a un 3e trochanter. Les deux os de la jambe sont complets. Le pied est terminé par trois doigts entièrement développés.

§ 150. — Dentition.

La formule dentaire du Tapir est : $i\,\frac{3}{3}\,c\,\frac{1}{1}\,pm\,\frac{4}{4}\,m\,\frac{3}{3}$. Les incisives externes sont plus fortes que les canines à la mâchoire supérieure, plus petites qu'elles à la mâchoire inférieure, où elles tombent du reste de bonne heure. L'intervalle (barre) entre les canines et les molaires est encore plus grand que chez le Cheval. Les molaires ont à peu près la même conformation aux deux mâchoires ; elles sont caractérisées par l'existence, sur la surface triturante, de deux collines ou crêtes transversales légèrement obliques, qui unissent chacun des deux piliers externes avec le pilier correspondant interne ; il résulte de cette disposition que la couronne présente deux lobes séparés par une vallée profonde.

§ 151. — Espèces fossiles.

Au groupe des Tapirs dont le genre est représenté à l'état fossile dans les couches miocènes, se rattachent les *Palæotherium* (1) espèces éteintes, dont les restes se retrouvent jusque dans l'éocène. Ces espèces offrent des caractères qui les rapprochent à la fois des Équidés (Anchitherium, page 196), des Tapirs et des Rhinocéros.

Les *Palæotherium*, ont trois doigts complets aux membres antérieurs et postérieurs. Les dents sont en même nombre que chez le Cheval ; et comme chez lui, les prémolaires et molaires sont de forme semblable ; mais, tandis que les molaires inférieures présentent un double crois-

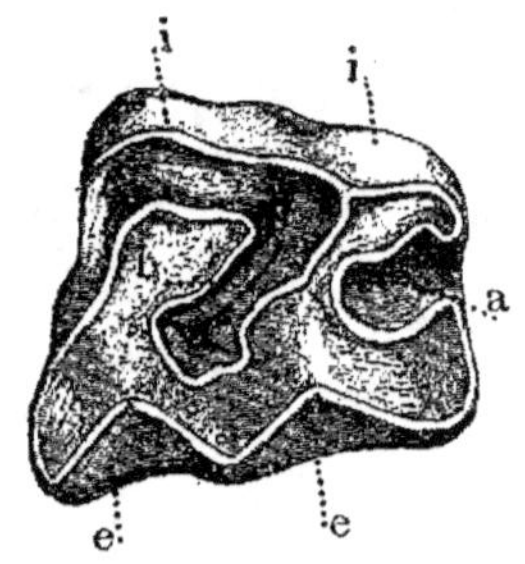

Fig. 134. — (D'après Owen.) Molaire supérieure de *Palæotherium magnum. ii*, bord interne des lobes ; *ee*, bord externe ; *a*, fissure divisant le bord postérieur ; *b*, excavation oblique séparant les deux lobes.

---

(1) Παλαιός ancien, θηρίον animal.

sant à la façon de celles du Cheval, les molaires supérieures offrent un dessin beaucoup moins compliqué que chez ce dernier et se rapprochent beaucoup plus de celles des Rhinocéros. La couronne a sa surface divisée en 2 lobes par une fissure oblique b (fig. 135) qui, partant du milieu de la face interne, se dirige obliquement en dehors et en avant.

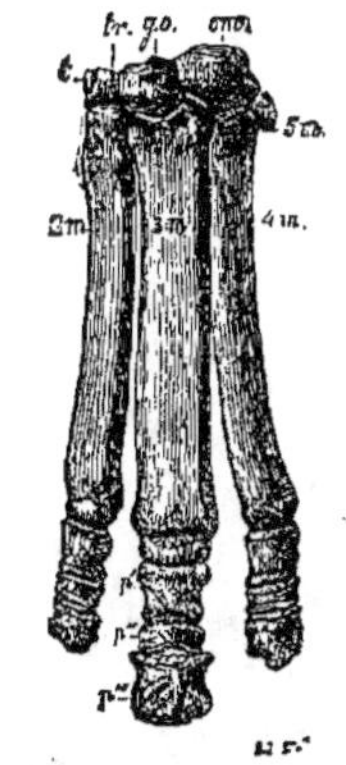

Fig. 135. — (D'après Gaudry.) Patte antérieure gauche de *Palæotherium crassum*. *t*, trapèze; *tr*, trapézoïde; *go*, grand os; *onc*, os crochu; *2m*, *3m*, *4m*, *5m*, métacarpiens; *p'*, *p'*, *p'''*, phalanges.

Les *Lophiodontes* ([1]) ont, comme les Tapirs, quatre doigts au membre antérieur, trois au membre postérieur ([2]). Les molaires et les prémolaires sont de forme dissemblable. Les molaires présentent quatre lobes ou tubercules reliés par deux crêtes transverses.

Le passage entre les Lophiodontes et les Palæotherium est établi par les *Chalicothérides* ([3]), qui, tout en possédant les mêmes caractères digitaux, ont une dentition plus séquine; en effet les deux tubercules externe sont séparés par un sillon vertical et les molaires inférieures établissent le passage entre le type quadricuspide des genres anciens et la forme à double croissant des Palæotherium et des Chevaux actuels.

En remontant au delà des Lophiodontes dans la série paléontologique des Équidés, on rencontre les *Phénacodontides* qui ramènent les Périssodactyles actuels aux Taxéopodes anciens.

E. Macrauchénides.
§ 152.

Le genre Macrauchenia est également une forme éteinte du pliocène et du quaternaire de l'Amérique du Sud. Il présente de nombreux traits qui le rattachent aux Équidés d'une part, et aux Tapirs de l'autre. Les pieds sont tridactyles. La formule dentaire est : $i\frac{3}{3}$ $c\frac{1}{1}$ $pm\frac{5}{4}$ $m\frac{3}{3}$

([1]) Λοφιά crête, ὁδοὺς dent; nom qui a rapport aux crêtes transversales qui unissent les tubercules de leurs molaires.

([2]) Le genre Triplopus (τριπλόυς triple, πούς pied) seul a trois doigts au membre antérieur.

([3]) Χάλις, ικος pierre à chaux, θηρίον, animal.

Comme chez le Cheval, les incisives sont creusées d'un cornet. Les molaires, par leurs caractères, rappellent celles des Rhinocéros et aussi celles du Cheval. Les os nasaux, très courts rapprochent ces animaux des Tapirs.

II

Artiodactyles.

§ 153.

Ce sous-ordre des Ongulés est celui qui, dans la nature actuelle, est le plus largement représenté et le plus répandu. Il comprend tous les Ongulés dont le nombre de doigts est pair au membre postérieur et chez lesquels l'axe de symétrie du membre antérieur passe entre les 3e et 4e doigts, le 2e et le 5e doigts formant une autre paire symétrique lorsqu'ils existent. Le fémur est dépourvu d'un 3e trochanter. L'extrémité distale de l'astragale (¹) n'est plus formée de facettes articulaires. planes comme chez les Périssodactyles; c'est une trochlée subdivisée en deux facettes à peu près égales pour le central (scaphoïde) et le 1er tarsien (cuboïde) (fig. 136).

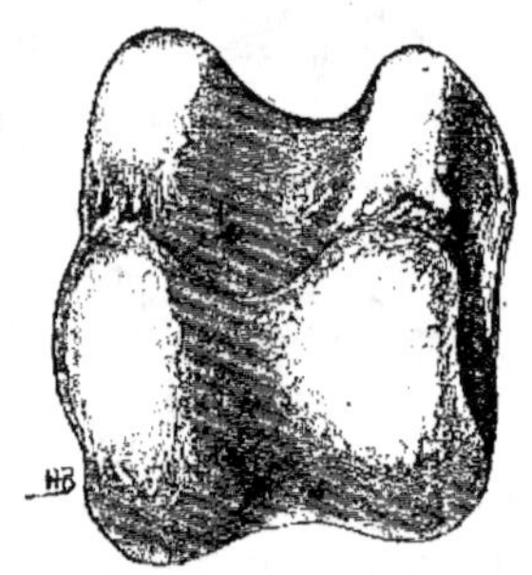

Fig. 136. — Astragale de Bœuf. Face articulaire distale.

Le tympanique est volumineux et le canal alisphénoïdal n'existe pas. Enfin, il y a rarement plus de 19 vertèbres dorso-lombaires.

Dans la dentition, les prémolaires sont à l'ordinaire de forme beaucoup plus simple que les vraies molaires.

Les Artiodactyles peuvent être subdivisés en deux groupes bien distincts, les *Pachydermes* et les *Ruminants*.

A. PACHYDERMES

§ 154.

Les Pachydermes, comprennent les *Suidés*, les *Hippopotamidés* de la faune actuelle et les *Anoplothéridés* éteints. Ils sont carac-

____

(¹) L'astragale des Ruminants est l'*osselet* des joueurs.

térisés surtout par l'absence de cornes et par ce fait que les métacarpiens et les métatarsiens ne sont pas soudés (le genre Dicotyle ou Pécari fait exception toutefois à cette règle).

I. Suidés ou Porcins.

§ 155. — Caractères extérieurs.

Les caractères extérieurs décelant la disposition du squelette sont particulièrement propres aux extrémités. Les Porcins sont pourvus de quatre doigts à tous les membres, mais deux des sabots seulement reposent sur le sol, les deux autres placés en arrière sont plus petits et n'arrivent pas à terre. — Notons aussi chez les Porcins la saillie des dents formant l'armature buccale et leur volume parfois considérable.

L'existence d'un groin est l'indice d'autre part de l'existence d'un os prénasal. Enfin chez quelques-uns (Phacochère) on observe des saillies charnues de la face auxquelles ne répondent aucune particularité du squelette, remarque qui s'applique aussi bien à la bosse simple ou double des Caméliens et doit nous tenir en garde contre les restaurations paléontologiques.

§ 156. — Tête osseuse.

Dans le crâne, le frontal a une apophyse post-orbitaire et le jugal en émet une autre à la rencontre de cette dernière, mais elle ne la rejoint pas et conséquemment l'orbite n'est pas fermé en arrière. Lacrymaux et naseaux sont volumineux et ces derniers s'unissent sur une grande étendue aux intermaxillaires. Il existe un os prénasal. La cavité glénoïde est allongée transversalement, convexe d'avant

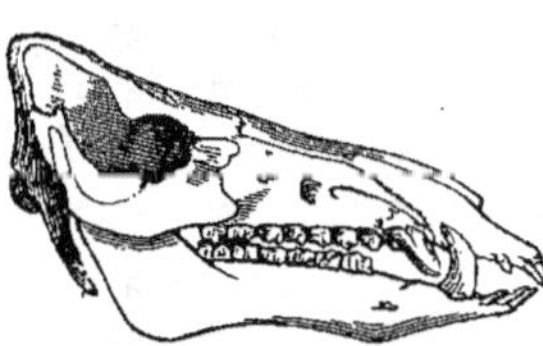

Fig. 137. — Tête osseuse de Sanglier.

en arrière et bordée postérieurement par une apophyse post-glénoïde. L'apophyse post-tympanique est très rapprochée de cette dernière ; l'apophyse mastoïde, est courte ; l'apophyse paraoccipitale très longue et robuste (fig. 137). La branche ascendante de la mâchoire est longue, l'angle arrondi. Le condyle est allongé transversalement et convexe d'avant en arrière.

§ 157. — Tronc et membres.

Les vertèbres dorso-lombaires sont au nombre de 19 dont 14 dorsales, et les vertèbres sacrées au nombre de 4; on compte de 20 à 23 vertèbres caudales. Les apophyses transverses des dernières lombaires et de la 1re sacrée ne s'articulent pas entre elles.

L'omoplate, longue et étroite, est dépourvue d'acromion et a une apophyse coracoïde peu développée. Le radius et le cubitus sont soudés, ce dernier est complet. Le carpe a les huit os normaux. La paire de doigts médiane, (3e et 4e doigts) est plus longue que la paire latérale formée par le 2e et le 5e (fig. 138).

Le fémur n'a pas de 3e trochanter; le péroné, complet, s'articule par son extrémité distale avec le calcanéum. L'astragale, ayant la forme d'une poulie profondément excavée, présente les connexions ci-dessus indiquées pour les Artiodactyles en général. Le métatarse et les phalanges sont disposés comme les os correspondants du membre antérieur.

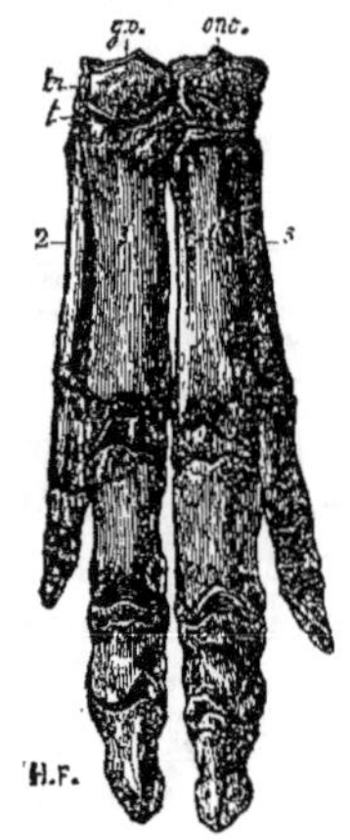

Fig. 138 (d'après Gaudry). — Sanglier, patte antérieure. *t*, trapèze; *tr*, trapèzoïde; *go*, grand os; *onc*, os crochu; 2, 3, 4, 5, métacarpiens.

§ 158. — Dentition.

La dentition de lait, est $i\frac{3}{3}\ c\frac{1}{1}\ pm\frac{4}{4}$· Elle est complète trois mois après la naissance. Trois mois plus tard apparaît la première molaire définitive. Dans la 3e année la première molaire de lait tombe et n'a pas de remplaçante, de telle sorte que la formule dentaire de l'adulte est $i\frac{3}{3}\ c\frac{1}{1}\ pm\frac{3}{3}\ m\frac{3}{3}=40$.

A la mâchoire supérieure, les incisives médianes, écartées à leur base, se touchent par leurs sommets; la paire externe est séparée des deux autres par un diastème. Les incisives inférieures se dirigent presque horizontalement et parfois semblent prolonger la mâchoire. Elles sont droites et marquées d'une crête à leur face supérieure et interne.

Les incisives sont séparées des canines par une barre qui est plus ou moins développée selon les races.

Les canines, fortes, triangulaires, sont à croissance continue.

Les supérieures (boutoirs) sont fortement recourbées vers le haut (fig. 140) et les parties du maxillaire dans lesquelles elles sont implantées font largement saillie en dehors et manifestent une tendance à se recourber en haut comme les dents. Les canines

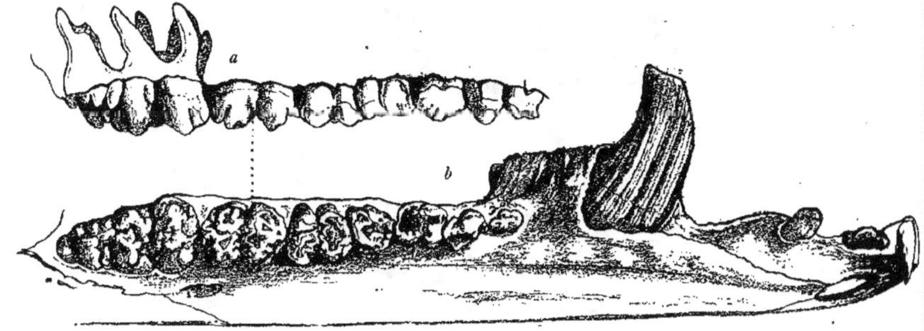

Fig. 139 (d'après De Blainville). — *Sus scrofa*, mâchoire supérieure. *a*, vue de côté; *b*, vue par la face triturante des dents.

inférieures sont placées de telle sorte que la face interne de leur sommet vient s'appliquer sur la face externe des canines supérieures.

La couronne des prémolaires a une forme très différente de celle des molaires. Elle offre un bord tranchant tandis que la surface triturante des vraies molaires est large et formée d'un grand nombre de tubercules émoussés par l'usure.

§ **159.**

Chez les *Babiroussa* (de l'Inde et des Moluques) la formule dentaire est $i\frac{2}{3}\ c\frac{1}{1}\ pm\frac{2}{2}\ m\frac{3}{3}$.

Les canines, très grandes, se relèvent fortement et décrivent une courbe prononcée en arrière. En même temps le bord alvéolaire de la mâchoire supérieure se recourbe complètement en haut de telle sorte que le bulbe dentaire se trouve situé dans une position inverse de celle qu'il occupe habituellement et que la dent bien qu'appartenant à la mâchoire supérieure pousse de bas en haut.

Chez les *Pécaris* (Dicotyles) de l'Amérique, les incisives supérieures sont aussi réduites à deux et la formule dentaire est

$$i\frac{2}{3}\ c\frac{1}{1}\ pm\frac{3}{3}\ m\frac{3}{3}.$$

La couronne des molaires est moins tuberculeuse que chez

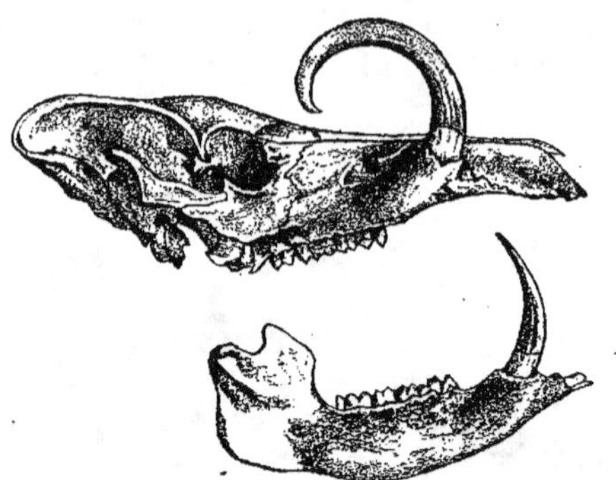

Fig. 140. — Tête et mandibule de Babiroussa.

le Porc. Les Pécaris établissent le passage aux Ruminants non seulement par la disparition d'une paire d'incisives comme chez le Babiroussa, mais encore par la *soudure partielle des métacarpiens et des métatarsiens*. Ces os en effet s'unissent entre eux dans leur moitié supérieure (fig. 141) et rappellent l'os *canon* des Ruminants. De plus, aux membres postérieurs il n'y a en réalité que trois doigts saillants au dehors, le 5ᵉ doigt étant réduit à un os styloïde.

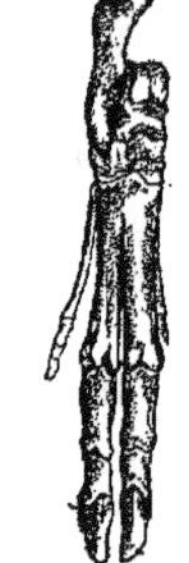

Fig. 141.
Pied de Pécari.

Chez le *Phacochère*, de l'Afrique, les incisives supérieures sont réduites à une paire ; la formule dentaire est $i\frac{1}{3}\ c\frac{1}{1}\ pm\frac{2}{2}\ m\frac{3}{3}$. Les canines, très fortes, sont dirigées latéralement en dehors et en haut et constituent de véritables défenses. Les prémolaires et les deux molaires antérieures tombent de bonne heure, de sorte que la molaire postérieure seule persiste chez l'adulte. Elle offre une surface triturante pourvue de nombreux tubercules qui, par l'usure, dessinent des figures irrégulièrement circulaires.

II. Porcins fossiles.

§ 160.

Dès l'époque miocène, on trouve des êtres qui se rapprochent singulièrement des Porcins actuels. Tels l'*Anthracothe-*

rium (¹) dont les incisives inférieures sont projetées en avant comme chez les Porcs. Les canines épaisses, pointues, rappellent celles des Carnivores. Les prémolaires comprimées latéra-

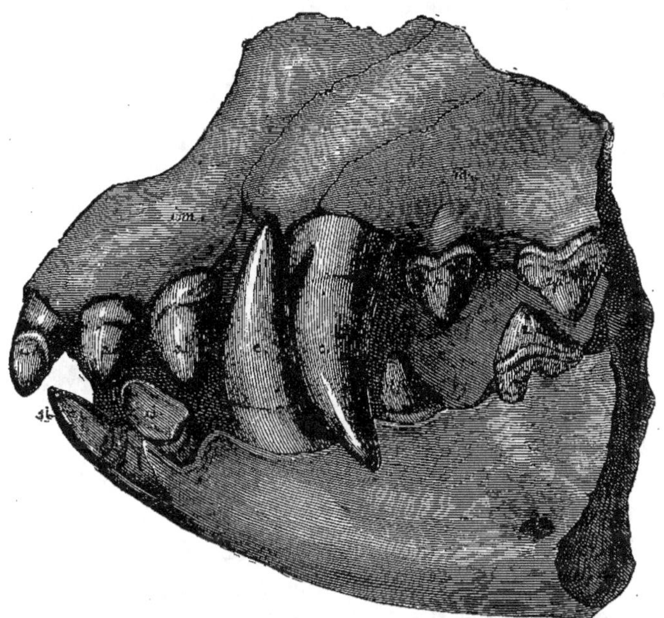

Fig. 142 (d'après Gaudry). — Portion antérieure de la tête de l'*Anthracotherium Cuvieri*. *im*, intermaxillaire ; *m*, maxillaire ; *i*, incisives ; *c*, canines ; *p*, prémolaires.

lement, les molaires carrées formées de 4 pyramides et pourvues de tubercules pointus à leur bord externe, indiquent des animaux à régime omnivore (fig. 142).

Les *Palæochœrus* (²) sont également des Porcins éteints, que les caractères de leur dentition placent entre les Pécaris et les Anthracotherium.

III. Hippopotamidés.

§ 161.

Les Hippopotames ont un squelette qui ressemble beaucoup à celui du Porc.

(¹) ἄνθραξ charbon ; Θηρίον animal ; de ce que les premiers débris de l'Anthracotherium ont été trouvés dans les lignites de Cabodina.

(²) παλαιὸς ancien, χοῖρος cochon.

Dans le crâne, il faut noter toutefois les orbites à peu près
complètes, presque tubulaires par suite de la saillie formée par le
frontal et le lacrymal; le tympanique est soudé avec les apophyses para-occipitale et post-glénoïde. La face, proportionnellement longue, se dilate fortement en avant par suite de l'am-
pleur énorme des alvéoles destinées aux dents incisives (fig.
143).

Les membres antérieurs et postérieurs sont tétradactyles, les
quatre doigts reposant sur le sol. Comme chez les Porcins il n'y

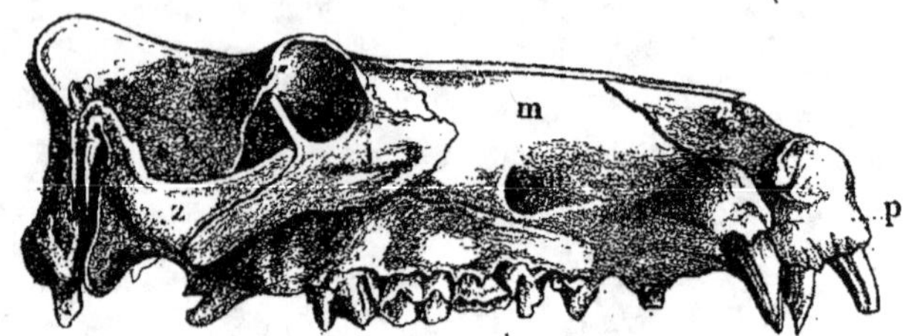

Fig. 143. — Tête osseuse d'Hippopotame d'Égypte. *p*, prémaxillaire; *m*, maxillaire; *j*, jugal;
s, squameux; *z*, apophyse zygomatique.

a pas de troisième trochanter au fémur. L'astragale, par sa forme
et ses connexions, rapproche également les Hippopotames des
autres Pachydermes. La dentition est : $i\frac{2}{2}\ c\frac{1}{1}\ pm\frac{4}{4}\ m\frac{3}{3}$. Les
incisives ont la forme cylindrique et sont développées en défense.
Les canines sont énormes, profondément cannelées à la surface (ce qui est rare parmi les mammifères); les inférieures
triangulaires comme chez le Porc. Canines et incisives sont à
croissance continue. La couronne des molaires offre quatre tubercules qui donnent l'image d'un double trèfle.

IV. Anoplothéridés.

§ 162.

Les Anoplothéridés (α privatif, ν emphonique, ὅπλον arme)
sont ainsi appelés, parce que les incisives et les canines, peu
différentes, font une saillie égale, de sorte qu'il n'existe pas de
défenses. Ils comprennent diverses formes parmi lesquelles les
Anoplotherium, Xiphodon, Dichobune, Cainotherium, etc.

Par leur squelette les Anoplothéridés établissent la transition
entre les Porcins et les Ruminants. Leur crâne toutefois res-

semble davantage à celui des Ruminants. Leur dentition caractérisée, comme nous venons de le dire, par l'absence de défenses, l'est également par le nombre des dents qui est de 44 (nombre fixe). Ces dents sont en série continue, sans diastèmes entre elles. Elles répondent à la formule $i\frac{3}{3}\ c\frac{1}{1}\ pm\frac{4}{4}\ m\frac{3}{3}$. Les molaires supérieures offrent sur la surface triturante deux collines transverses ; les inférieures présentent un double croissant comme chez les Rhinocéros.

Les membres postérieurs chez les Anoplotherium ne présentent plus à l'extérieur que deux doigts, les doigts latéraux étant réduits à leurs métatarsiens.

B. RUMINANTS

Caractères généraux.

L'un des traits caractéristiques des animaux qui ruminent, est l'absence d'incisives à la mâchoire supérieure (sauf chez les Caméliens). Beaucoup également sont pourvus de cornes ou de bois ; mais le fait anatomique qui présente la plus grande généralité consiste dans la soudure précoce des métacarpiens des 3e et 4e doigts et dans celle des métatarsiens des 3e et 4e orteils en un os unique appelé *os canon* ([1]).

Ajoutons enfin qu'à l'extrémité distale de la jambe, on trouve un os dit *os de la malléole* qui s'articule avec l'astragale et le calcanéum.

§ 163. — Apparence extérieure.

Sauf les Chevrotains qui ont quatre doigts, les autres Ruminants n'en ont que deux. Tantôt alors ils reposent sur leurs sabots dans la marche et sont onguligrades (Bœufs, Antilopes) ; tantôt ils progressent sur une large pelote qui appuie sur le sol (Tylopodes ou Caméliens). De là, on peut diviser les Ruminants en trois groupes :

([1]) L'*Hyæmoschus* fait toutefois exception et il est à noter que, sur une section transversale du canon, on retrouve chez tous les Ruminants, à des degrés de développement divers, le septum médian qui indique la coalescence des deux os.

1° Les *Tragulidés* ou *Chevrotains*, pourvus de 4 doigts ;

2° Les *Ruminants proprement dits*, vrais bisulques, et comprenant les Camélopardés, les Cavicornes et les Cervidés ;

3° Les *Tylopodes* ou *Caméliens*, à pieds munis de pelotes calleuses.

§ 164. — Cornes.

Nous avons dit que beaucoup de Ruminants sont pourvus de cornes. Toutefois, les Tylopodes et les Tragulidés se distinguent par l'absence de ces organes qui sont également peu développés chez certaines espèces des autres groupes telles que les Antilopes Muntjacs.

Chez les espèces où elles existent, les cornes sont souvent moins développées chez les femelles que chez les mâles. Elles sont loin de revêtir les mêmes caractères et ne reconnaissent point toutes une même origine. Sous ce double rapport, on peut distinguer trois catégories de cornes, savoir : les cornes *épiphysaires*, les *chevilles permanentes* et les *bois*.

1° Chez les Camélopardés (Girafes), les cornes sont *épiphysaires*, c'est-à-dire qu'elles se développent par un point d'ossification spécial, au niveau de la suture qui unit les frontaux avec les pariétaux soudés. Ce sont donc des os surajoutés au squelette, et ils ne se soudent que tardivement aux os du crâne. Ces cornes osseuses des Girafes sont recouvertes de peau. Il en est de même de la 3ᵉ corne médiane et impaire que l'on voit chez les mâles, comme une petite saillie osseuse occupant le milieu du front. Cette troisième corne se développe également par un point d'ossification spécial. (Joly et Lavocat. *Recherches sur la Girafe*, 1845.)

2° Chez les *Cavicornes* (Bœufs, Antilopes, Chamois, etc.), les cornes consistent, de chaque coté, en un prolongement osseux du frontal, formant une *cheville permanente*. Cette cheville sert

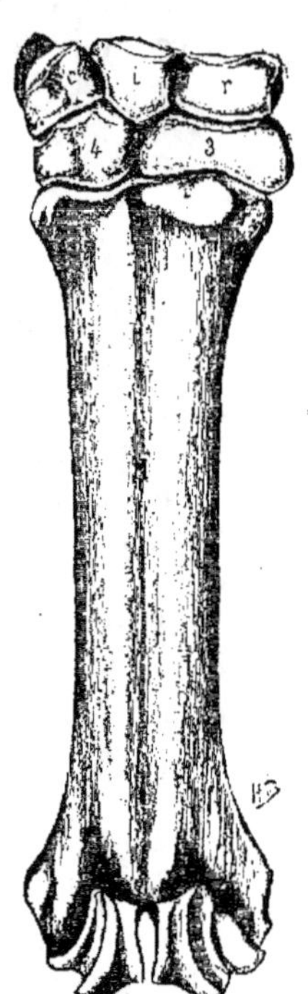

Fig. 144. — Bouc, extrémité antérieure gauche. *p*, pisiforme ; *c*, cubital ; *i*, intermédiaire ; *r*, radial ; 3 et 4, carpiens ; M, 3ᵉ et 4ᵉ métacarpiens soudés en os canon.

de support à un tube corné, dépendance de la peau. Chez les Bœufs, les Moutons et les Chèvres (Ruminants à cornes creuses de G. Saint-Hilaire et Cuvier), les chevilles osseuses sont creusées de cavités plus ou moins larges en communication avec les sinus frontaux. Chez les Antilopes (Ruminants à cornes pleines), ces cavités n'existent pas. L'insertion des chevilles présente d'assez grandes variations. Chez les Chèvres elles siègent sur une saillie du frontal, entre les cercles orbitaires ; chez les Antilopes elles sont situées plus en arrière à peu près au niveau de la fosse zygomatique. Chez les Bœufs enfin elles partent de l'extrémité postérieure d'une saillie prononcée de la crête sagittale au-dessus de la fosse temporale et se trouvent ainsi rapprochées de la crête occipitale.

La forme des chevilles est en rapport avec celle des étuis cornés qui peuvent être droits, spiralés, lyrés, etc.; elle est également en rapport avec la direction des cornes.

3° Enfin, chez les *Cervidés*, il existe des expansions osseuses du frontal comparables aux chevilles des cavicornes mais *caduques* et qui prennent le nom de *bois*. Ces bois se renouvellent en général chaque année. Après leur chute, ils laissent une plaie saignante au fond de laquelle on aperçoit l'os frontal. Cette plaie se cicatrise rapidement, se recouvre de peau et sous cette peau le bois se reforme. Il grandit toujours enveloppé par celle-ci, qui, finalement, meurt et tombe ; le bois reste à nu un certain temps, puis tombe à son tour. Le mécanisme par lequel se fait sa chute consiste dans une véritable nécrose du tissu osseux [1].

Il est à noter que chez le Renne, où les bois prennent un développement énorme et existent aussi chez les femelles, ces bois ne sont pas caducs.

§ **165. — Tête osseuse.**

A la tête, l'orbite est limité en dehors par l'apophyse descendante du frontal venant tomber sur le jugal (fig. 145 *a*). La cavité orbitaire et la fosse temporale sont donc bien distinctes. Quelques Ruminants (Cerfs) offrent un développement remarquable de l'os lacrymal, qui est excavé profondément pour recevoir un

---

[1] Pour de plus amples détails sur la chute et la régénération des bois des Cervidés, voir le mémoire de Ch. Robin et Herrmann, in *Journ. de l'anat. et de la physiol.*, 1882.

repli de la peau connu sous le nom de *larmier*. Très généralement enfin, il existe, au confluent des sutures des os frontaux, lacrymaux, nasaux et maxillaires supérieurs, une *lacune* plus ou moins grande (Lamas).

Dans la région crânienne, on remarque une apophyse para-occipitale (fig. 145 A) qui dépasse de beaucoup en longueur l'apophyse mastoïde. Le frontal est très développé, principale-

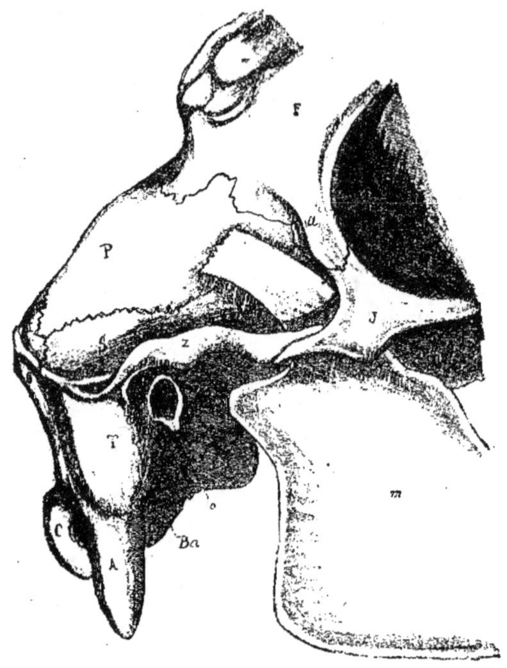

Fig. 145. — Partie postérieure du crâne d'un Bouc; vue latérale. F, frontal ; P, pariétal ; *a*, branche descendante du frontal ; J, jugal ; Z, apophyse zygomatique ; T, région mastoïde du temporal ; Ba, bulle tympanique ; A, apophyse para-occipitale ; C, condyle de l'occipital ; S, squameux ; O, occipital; *o*, orifice du conduit auditif externe ; *m*, mandibule.

ment chez les Bovidés, chez lesquels aussi les pièces de l'occipital restent indépendantes.

L'angle de la mâchoire inférieure est très accusé ; la branche montante très longue. Les condyles allongés *transversalement* sont très mobiles sur la région glénoïdienne. L'apophyse coronoïde, bien développée, se recourbe en arrière.

§ 166. — Tronc et membres.

Chez les Camélidés, on observe une particularité aux vertèbres cervicales qui mérite d'être signalée ; le canal vertébral n'est pas creusé dans la base des apophyses transverses, mais bien dans les lames des arcs vertébraux. En arrière, l'orifice dans lequel s'engage l'artère se voit au milieu de la longueur de la lame à l'intérieur du canal rachidien ; antérieurement, cet orifice se voit en avant de l'apophyse articulaire antérieure.

La clavicule fait défaut ainsi que l'acromion. L'omoplate est particulièrement large chez les Camélidés.

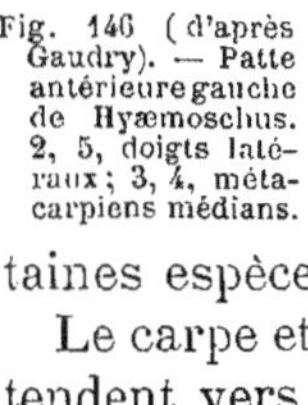

Fig. 146 (d'après Gaudry). — Patte antérieure gauche de Hyæmoschus. 2, 5, doigts latéraux ; 3, 4, métacarpiens médians.

Au membre antérieur, le cubitus et le radius sont à peu près dans les mêmes rapports que chez les Périssodactyles, toutefois le cubitus a une plus grande indépendance, particulièrement chez certaines espèces, telles que les Tragulidés.

Le carpe et le métacarpe offrent des variations sensibles qui tendent vers une simplification transversale croissante.

1°. *Camélidés*. Le carpe montre : une première rangée complète, une seconde rangée composée de trois os seulement, le trapézoïde, le grand os et l'os crochu, ces 2 derniers correspondant aux 3e et 4e métacarpiens soudés.

Le métacarpe est représenté par un os canon formé par l'union des 3e et 4e métacarpiens entre lesquels il existe un profond sillon. — Deux doigts normaux.

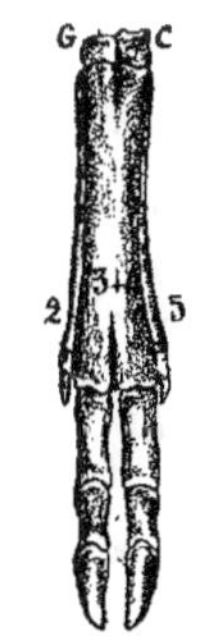

Fig. 147 (d'après Gaudry). — Patte de devant gauche de *Tragulus napus* G, grand os ; C, os crochu, 2,3 et 4, 5, 2e à 5e métacarpiens.

2° *Bovidés*. Au carpe, la 1re rangée est normale ; la 2e rangée ne comprend que deux os (grand os et os crochu) ; pour le reste, comme chez les Camélidés. — Deux doigts normaux.

3° *Chevrotains*. Chez les Chevrotains le nombre des doigts, est de quatre comme chez les Porcins. Pour le carpe, il présente les variations suivantes :

a. Chez *Hyœmoschus* (fig. 146), la 1re rangée du carpe est normale ; la 2e rangée ne comprend que deux os comme chez les Cavicornes ; mais il y a quatre métacarpiens complètement distincts comme chez le Porc ; les deux métacarpiens latéraux sont toutefois très réduits et reportés en arrière.

b. Chez *Tragulus* (fig. 147) le métacarpe comprend trois os, et non plus quatre ; en effet les 3ᵉ et 4ᵉ métacarpiens sont soudés et flanqués de chaque côté en arrière d'un métacarpien grêle, libre, allongé.

c. Enfin, chez *Moschus* (fig. 148) les 3ᵉ et 4ᵉ métacarpiens sont complètement confondus en un os canon et les 2ᵉ et 5ᵉ sont réduits à des rudiments styloïdes appliqués latéralement et sur un plan postérieur, à l'extrémité distale de l'os canon. Les doigts portés par les métacarpiens latéraux, sont plus courts que les doigts médians et reposent à peine sur le sol.

Au membre postérieur, la jambe présente une évanescence sensible du péroné qui tantôt disparaît complètement (Mouton), tantôt est représenté par une petite apophyse dite *styloïde* (Chevrotains). A l'extrémité inférieure de la jambe, il existe un os très intimement soudé au tibia qui paraît le continuer en dehors et que l'on désigne sous le nom *d'os de la malléole*. Cet os occupe la situation de la malléole externe chez l'Homme. Il s'articule avec l'astragale et le calcanéum.

Le tarse présente les variations suivantes :

1° Chez les *Camélidés*, on distingue : un calcanéum, un astragale avec les caractères propres à celui de tous les Artiodactyles et un scaphoïde. La seconde rangée est formée de trois os (2ᵉ et 3ᵉ cunéiformes et cuboïde). Le reste du membre est semblable au membre antérieur.

2° Chez les *Cavicornes* et les *Cervidés* le tarse montre un premier degré de simplification. Le scaphoïde est soudé avec le cuboïde. — Deux doigts (fig. 149).

3° Enfin, chez l'*Hyœmoschus* nouvelle simplification. Au tarse, en effet, outre l'astragale et le calcanéum, on ne trouve plus que deux os, savoir : un cunéiforme (le 2ᵉ) libre, et un os résultant de la soudure du scaphoïde, du cuboïde et du 3ᵉ cunéiforme. — Pour

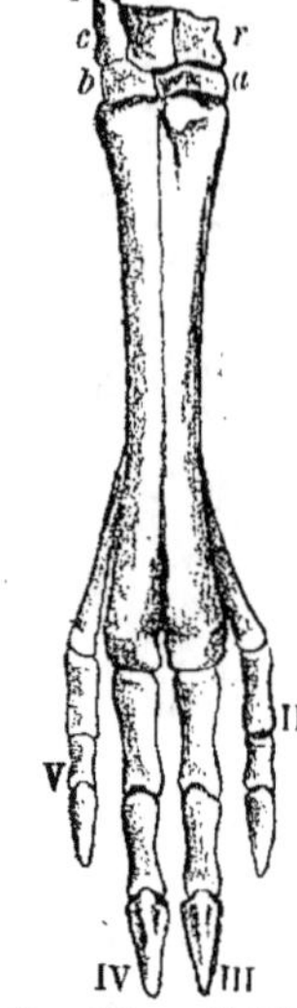

Fig. 148. — Extrémité antérieure de *Moschus moschiferus*. *p* pisiforme ; *r* radial ; *i* intermédiaire ; *c* cubital ; *a* 1ᵉʳ et 2ᵐᵉ carpiens soudés ; *b* 3ᵉ et 4ᵉ carpiens ; II, III, IV, V, doigts.

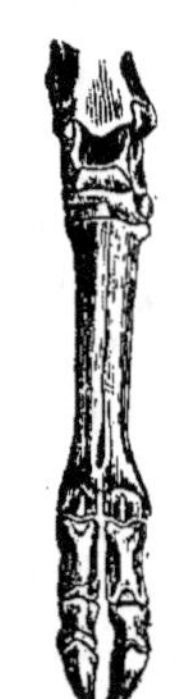

Fig. 149. — Pied postérieur de Cerf.

le reste du membre, même disposition qu'aux extrémités antérieures, soit : quatre métatarsiens dont les deux externes se font
remarquer par leur gracilité.

§ 167. — Dentition.

Nous avons déjà dit que les Ruminants sont ordinairement
dépourvus d'incisives à la mâchoire supérieure. Les Camélidés
font toutefois exception à cette règle et possèdent une paire
d'incisives supérieures. A la mâchoire inférieure, le nombre des
incisives est de trois de chaque côté.

Les canines, qui font défaut chez beaucoup d'espèces, se
retrouvent toutefois chez un certain nombre et particulièrement à
la mâchoire inférieure. Tout au moins, en se fondant sur les idées
que nous avons exposées (§ 95) relativement à la dentition type
des Mammifères, considère-t-on comme canine une dent placée
en dehors des trois incisives mais qui, le plus souvent, ne se distingue en rien de ces dernières. A la mâchoire supérieure, les

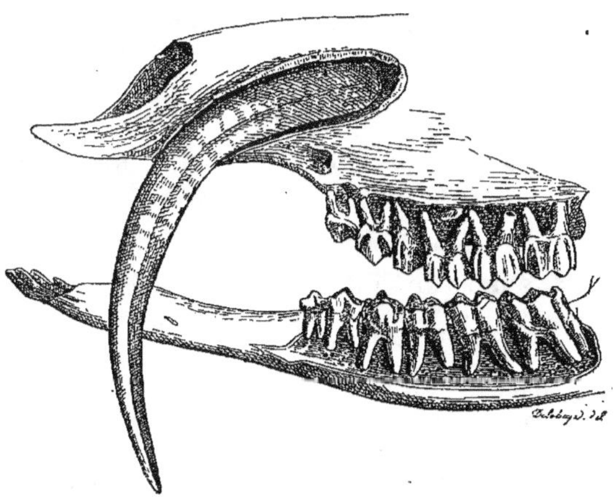

Fig. 150 (d'après Owen). — Portion de la tête osseuse du *Moschus moschiferus*, montrant
la canine supérieure développée en défense.

canines prennent parfois un grand développement, chez les
Muntjacs, par exemple, et peuvent même devenir de véritables
défenses chez les Moschidés (fig. 150). Il est à remarquer que ce
développement des canines coïncide précisément avec l'absence
(Moschidés) ou l'état plus ou moins rudimentaire (Muntjacs) des
cornes. Chez les Chameaux qui sont dépourvus de cornes, il

existe également des canines aux deux mâchoires : celle de la mâchoire inférieure suit immédiatement les incisives ; celle de la mâchoire supérieure est placée quelque peu en arrière de l'incisive unique, mais elle est encore très distante de la 1re prémolaire. Cette canine pointue et recourbée pourrait être également considérée comme la 1re prémolaire.

Quant aux molaires, elles sont très généralement au nombre de six de chaque côté et à chaque mâchoire. Toutefois, chez le Chameau, on en compte cinq seulement de chaque côté, à la mâchoire inférieure, et, chez les Lamas, 5 seulement en haut et 4 en bas, par diminution du nombre des prémolaires. Ces molaires sont dites *à deux doubles croissants*, la convexité de ces croissants étant tournée en dedans pour les supérieures, et en dehors pour les inférieures. Cette apparence de doubles croissants, si visible sur la surface triturante des molaires, résulte de la disposition de l'émail qui forme, sur chaque dent, deux collines sinueuses antéro-postérieures. Une vallée profonde, comblée par du cément, les sépare en deux doubles croissants ; à la dernière molaire, toutefois, il existe une complication plus grande encore, amenée par un nouveau repli d'émail d'où résultent trois doubles croissants.

En résumé, la formule dentaire des Ruminants proprement dits peut s'exprimer d'une façon générale comme suit : $i.\frac{0}{3} \, c\frac{0}{1} \, pm\frac{3}{3} \, m\frac{3}{3}$.

Celle des *Camélidés* est toutefois un peu différente et serait, d'après ce que nous avons dit : $i\frac{1}{3} \quad c\frac{1}{1} \, pm\frac{3 \text{ ou } 2}{2 \text{ ou } 1} \, m\frac{3}{3}$.

§ 168.

Nous croyons utile de présenter le résumé suivant de la manière dont les caractères ostéologiques s'accordent avec la classification que nous avons adoptée pour le groupe des Ongulés d'après Cope.

Ordre I. Taxéopodes. — Scaphoïde supporté par le trapézoïde et non par le grand os ; celui-ci porte le semi-lunaire. Le cuboïde s'articule avec le calcanéum seulement.

1° *Hyracoïdes*. Péroné s'articulant avec l'astragale. Phalanges unguéales tronquées.

2° *Condylarthra*. Pas de facette péronéale à l'astragale ni au calcanéum. Phalanges unguéales pointues. Troisième trochanter.

3° *Toxodontes*.

Ordre II. Proboscidiens. — Scaphoïde supporté par le trapézoïde et non par le grand os ; celui-ci porte le semi-lunaire. Le cuboïde s'étend en dedans et s'articule avec la facette distale du scaphoïde.

1° *Proboscidiens.*
2° *Toxodontes* (?) ([1]).

Ordre III. AMBLYPODES.— Scaphoïde supporté par le grand os, qui, conjointement avec l'unciforme supporte aussi le semi-lunaire. Le cuboïde s'étend en dedans et s'articule avec l'astragale.

1° *Pantodontes.* Incisives supérieures ; pas de canal alisphénoïdal. Troisième trochanter.

2° *Dinocérates.* Pas d'incisives supérieures ni de canal alisphénoïdal ; pas de troisième trochanter.

Ordre IV. DIPLARTHRA.— Scaphoïde supporté par le grand os, qui, conjointement avec l'unciforme, supporte aussi le semi-lunaire. Le cuboïde s'étend en dedans et s'articule avec l'astragale.

1° *Périssodactyles.* Astragale tronquée à son extrémité distale ; doigt médian le plus long.

2° *Artiodactyles.* Astragale ginglymoïde à sa face distale ; deux doigts médians égaux.

([1]) On a donné le nom de *Toxodon* à un grand Mammifère dont les affinités zoologiques sont très douteuses et dont les restes ont été découverts dans les dépôts tertiaires de l'Amérique du sud. Le nombre des incisives est $\frac{2}{3}$, celui des canines $\frac{0}{3}$, celui des molaires $\frac{7}{6}$. Le fémur est dépourvu de troisième trochanter ; il présente de nombreuses ressemblances avec le même os chez les Éléphants, il en est de même de l'astragale et du tibia.

CHAPITRE XII

SIRÉNIDES

§ 169.

Ce petit groupe de Mammifères aquatiques fut pendant longtemps classé avec les Cétacés, sous le nom de Cétacés herbivores. En réalité, les Sirénides par la structure de leur crâne et par leur dentition s'écartent des Cétacés vrais, et se rapprochent davantage des autres Mammifères. Les Sirénides ne comprennent que trois genres, l'Halicore ou Dugong, le Manatus (Lamantin) et la Rhytine, cette dernière éteinte depuis peu.

§ 170. — Aspect extérieur. — Dentition.

Extérieurement, ces animaux se font remarquer par la disposition en nageoire de leurs deux membres antérieurs, par l'absence de membres postérieurs, et par la présence d'une nageoire caudale horizontale.

La dentition distingue aussi bien que la forme extérieure les trois genres qui forment le groupe des Sirénides : 1° le genre Rhytine est dépourvu de dents; 2° chez le Lamantin, on trouve une seule sorte de dents; 3° chez le Dugong, il en existe de deux sortes. Le squelette de ces diverses espèces est caractérisé par l'énorme développement des apophyses et des crêtes osseuses.

Rhytine (1).

§ 171.

Le squelette de cette espèce éteinte depuis peu est remarquable par l'apparence massive des os et spécialement par la grande densité des côtes qui ont la dureté de l'ivoire; les os sont pour la plupart dépourvus de cavité médullaire.

---

(1) BRANDT (53), WOODWARD (54), etc.

La tête est petite, proportionnellement au corps. Suivant Stejneger (55), il y aurait une grande différence dans le développement du crâne chez le mâle et la femelle. Chez cette dernière, en effet, la largeur du crâne égalerait à peu près la moitié de la longueur, tandis que chez le mâle elle dépasserait de beaucoup cette dimension.

Les os du crâne, très massifs, sont peu intimement unis. La portion occipitale est la plus large ; les maxillaires sont droits et étroits, tandis que les prémaxillaires épais et puissants se recourbent à leur extrémité, comme chez le Dugong. Les naseaux sont rudimentaires ; l'arcade zygomatique est forte et très incurvée.

La mandibule, très épaisse proportionnellement à sa longueur, présente une symphyse qui occupe environ un tiers de son étendue. Sa surface convexe répond à la concavité produite par la courbure des prémaxillaires.

Les Rhytines adultes étaient dépourvues de dents ; toutefois, on retrouve dans les prémaxillaires 2 petites alvéoles qui semblent indiquer que des dents rudimentaires ont existé dans le jeune âge (Woodward, *loc. cit.*). Des lames rugueuses et de nature épithéliale (Brandt) recouvraient le palais et les mandibules et suppléaient à l'absence des dents.

La colonne vertébrale de la Rhytine comprend 7 vertèbres cervicales, 19 dorsales et 34 à 37 lombaires, sacrées et caudales. D'après la taille, la longueur et la largeur des apophyses transverses, les 13 vertèbres qui suivent les dorsales peuvent être considérées comme lombaires et sacrées. Des 21 suivantes, les 6 ou 8 premières seules portent des os en **V**.

Même sternum que chez le Lamantin (voir plus loin).

Les os du bassin et ceux du carpe et des doigts ne sont pas -connus.

Lamantin.
§ 172.

Le crâne du Lamantin, comme celui des autres Sirénides, présente un occipital formé de 4 pièces (1 occipital supérieur, 2 occipitaux latéraux, 1 occipital basilaire). La plus grande partie de la voûte crânienne est constituée par les pariétaux qui s'unissent sur la ligne médiane sans interposition ni des frontaux, ni de l'occipital supérieur. Le tympanique et le périotique sont soudés en une masse (os pétro-tympanique) qu'on peut facilement séparer du crâne.

Sur les côtés, le squameux se montre entre le pariétal, le suroccipital et le périotique. Il n'est point soudé. Il porte une apophyse zygomatique énorme, massive et trapue. Les osselets de l'ouïe, de forme grossière, sont presque méconnaissables. Les frontaux, comme chez l'Éléphant et le Tapir, envoient en avant et en bas de fortes apophyses qui non seulement sont rejointes par les maxillaires, comme chez ces derniers animaux, mais encore sont recouvertes par les apophyses nasales des prémaxillaires. Les naseaux sont larges.

Les vertèbres cervicales non soudées entre elles, contrairement à ce qui a lieu chez beaucoup de vrais Cétacés, sont au nombre de 6 seulement, les côtes de la 7e cervicale étant complètement développées. On compte 16 vertèbres dorsales et seulement 3 lombaires. Une vertèbre sacrée donne attache aux os du bassin réduits à une paire d'os iliaques, sans pubis. Les 20 premières vertèbres caudales environ portent des os en **V**.

Les 3 premières côtes seules s'attachent au sternum, par des côtes sternales. Le sternum étroit et allongé est massif.

Au membre antérieur, l'humérus est court ; le cubitus et le radius soudés à leur extrémité distale sont mobiles sur l'humérus, ce qui n'existe pas chez les Cétacés vrais. Les os du carpe, au nombre de 4, sont disposés par paires en 2 rangées. Le pouce rudimentaire est représenté par son métacarpien ; le cinquième doigt n'a que 2 phalanges.

Les dents se réduisent à des molaires [1] dont la forme rappelle celle des molaires des Tapirs. Elles sont revêtues d'émail et leur surface triturante présente une double rangée de crêtes transversales. Ces dents se remplacent d'arrière en avant comme celles des Éléphants [2].

Dugong.

§ 173.

Le crâne du Dugong se distingue par le volume énorme des prémaxillaires qui sont recourbés en bas à leur extrémité antérieure, et qui portent deux puissantes incisives (fig. 151). A la mâchoire supérieure, ces incisives sont peu volumineuses en apparence, mais énormes en réalité et restent incluses dans le

---

[1] Il existe cependant des incisives aux 2 mâchoires chez le fœtus.
[2] HARTLAUB (56).

maxillaire qui s'allonge en même temps qu'elles. Leur bulbe est très petit et elles font saillie en forme de défenses comme chez l'Éléphant et le Morse.

Il existe également des molaires ; elles sont arrondies, cylindriques et rappellent beaucoup celles des Édentés. Elles ne sont pas précédées de dents de lait.

Les os pelviens du Dugong sont plus développés que ceux du Lamantin. Ils comprennent une paire d'os iliaques et une paire

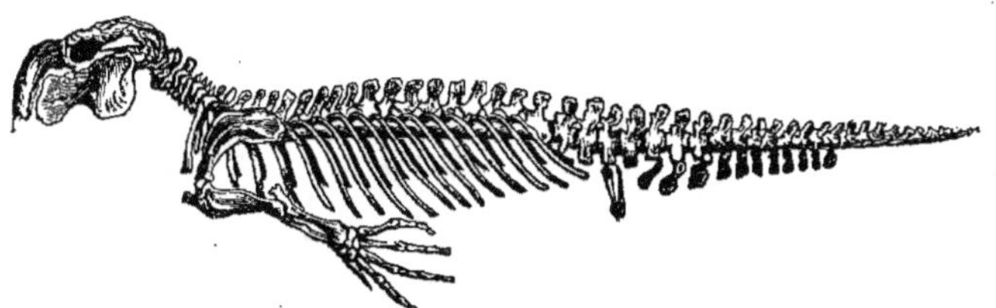

Fig. 151. — Squelette de Dugong.

de pubis qui s'unissent en symphyse sur la ligne médiane du corps. Comme chez les autres Sirénides il n'existe pas de membres postérieurs.

Le genre fossile *Halitherium* (du pliocène) paraît avoir eu des membres postérieurs apparents.

CHAPITRE XIII

CÉTACÉS

I

Caractères généraux.

§ 174.

Les Cétacés, bien plus que les Sirénides, ont un genre de vie essentiellement aquatique, et leurs caractères extérieurs sont très semblables. Mais les Cétacés sont carnivores et leur dentition, chez les espèces qui en sont pourvues, ne comporte que des dents d'une seule sorte, considérées toutes comme dents molaires.

Bien que composé de genres assez nombreux, le groupe des Cétacés forme un ensemble parfaitement homogène, et de multiples caractères communs distinguent ces animaux de tous les autres Mammifères. Extérieurement, la forme et l'apparence générale de leur corps, sans cou comme les Poissons, leur ont fait appliquer la désignation de Mammifères pisciformes. Leurs membres antérieurs transformés en nageoires, leur nageoire caudale transversale et l'absence de tout vestige de membres postérieurs leur donnent un aspect caractéristique. Nous parlons plus loin de l'asymétrie de la face que présentent presque tous les Cétodontes.

Les os sont, pour la plupart, formés uniquement de tissu spongieux rempli de graisse et présentent par suite, lorsqu'ils sont secs et dégraissés, une assez grande fragilité que compense leur énorme volume. Il n'y a point de canal médullaire dans les os des membres.

§ 175. — Tête osseuse.

La tête osseuse de tous les Cétacés est remarquable par sa forme qui la distingue de celle de tous les autres Mammifères et par la direction verticale ou légèrement oblique des fosses nasales. Le crâne délimite une cavité sphéroïdale; sa base est très large, et l'occipital, bien développé, forme parfois à lui seul (Mysticètes) la plus grande partie de la voûte. Il est formé de 4 pièces : 1 occipital supérieur, 1 occipital basilaire et 2 occipitaux latéraux. Les pariétaux ne sont pas unis sur la ligne médiane comme chez les Sirénides, un sus-occipital et un interpariétal les séparent. Le frontal offre une apophyse (*apophyse orbitaire*) externe, parfois considérable, qui se projette horizontalement en dehors et forme la voûte de l'orbite. L'apophyse zygomatique du squameux est très développée. Le jugal est ordinairement grêle et rudimentaire.

A la face inférieure du crâne et en arrière, on observe de chaque côté une *bulle auditive* ou *caisse tympanique* qui résulte en partie d'une expansion de l'os tympanique, et pour le reste naît du cartilage périotique. La forme de cette bulle varie assez dans ses détails pour avoir été utilisée dans la diagnose des genres et des espèces. Chez les Mysticètes, elle est soudée au rocher; chez les Cétodontes, elle est articulée avec cet os par suture harmonique.

La face, chez tous les Cétacés, s'étend très loin en avant, par suite de l'extrême allongement des maxillaires. Ceux-ci, percés à leur base d'un certain nombre de trous qui correspondent au trou sous-orbitaire, sont en partie recouverts par les intermaxillaires qui ne contribuent pas par suite à former la voûte palatine puisqu'ils sont placés au-dessus des maxillaires.

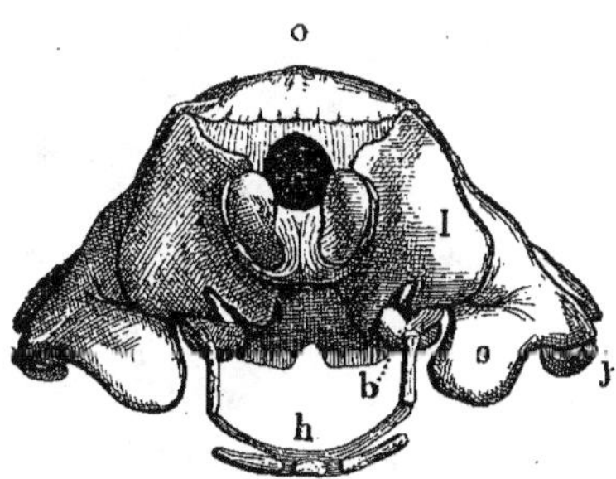

Fig. 152 (d'après Van Beneden et P. Gervais). — Crâne de Baleine vu postérieurement et appareil hyoïdien; o, occipital supérieur; l, occipital latéral; s, squameux; j, jugal; b, bulle auditive; h, hyoïde.

Le vomer consiste en une sorte de lame carénée qui se termine en avant entre les maxillaires et les intermaxillaires. La gouttière formée par cette lame est occupée par un cartilage volumineux. Les naseaux, fort réduits chez les Cétodontes, sont un peu plus développés chez les Mysticètes et forment, chez ces derniers, une voûte au-dessus des fosses nasales. Les cornets sont rudimentaires (Cétodontes), ou nuls (Mysticètes). Les palatins sont des os bien distincts. Quant aux ptérygoïdiens, os indépendants qui représentent les apophyses ptérygoïdes du sphénoïde de l'Homme, ils contribuent pour une large part à la prolongation des fosses nasales en arrière.

La mâchoire inférieure est dépourvue de branche ascendante, et le condyle termine en arrière la branche horizontale.

L'hyoïde, large, volumineux et bien ossifié, est pourvu de deux paires de cornes osseuses. Le stylhyal ne se soude pas au crâne et s'attache en arrière et en dehors de la bulle auditive au moyen d'un ligament.

<h3 align="center">§ 176. — Tronc.</h3>

La colonne vertébrale, à courbure unique, est très allongée, et le cou paraît nul bien qu'il y ait 7 vertèbres cervicales. Mais celles-ci sont fortement comprimées d'avant en arriere et parfois soudées entre elles.

Chez tous les Cétacés, les vertèbres se font remarquer par leurs faces antérieure et postérieure planes, leur face supérieure souvent creusée en gouttière et leur face inférieure arrondie, sauf pour les dernières dorsales et les lombaires qui sont carénées. Le volume des vertèbres va en augmentant de la troisième cervicale aux vertèbres lombaires qui sont les plus grosses. Les caudales vont en diminuant au point que les dernières ne sont plus que des sortes de nodules osseux. Les épiphyses des vertèbres ne se soudent que très tardivement et, jusque chez l'adulte, on peut trouver encore des épiphyses libres, sous forme de disques osseux aplatis.

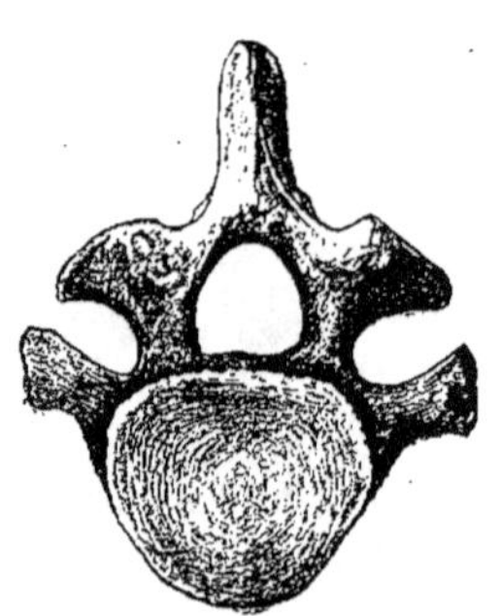

Fig. 153. — Cachalot ♂. 9e vertèbre dorsale.

Le corps des vertèbres est considérable relativement aux lames. Les apophyses épineuses, contrairement à ce qu'on observe chez les Mammifères terrestres, sont toutes dirigées dans le même sens, et inclinées en arrière (fig. 155). Dans les dernières caudales, le corps, de forme polygonale, est épais, et les apophyses sont tout à fait rudimentaires.

Très généralement enfin, les apophyses articulaires disparaissent à partir des dernières dorsales. Ajoutons qu'à défaut d'apophyses articulaires, les dernières vertèbres dorsales ainsi que les lombaires et les premières caudales, sont pourvues, sur le bord antérieur de leurs apophyses épineuses, de deux lames osseuses parallèles dites apophyses *musculaires* qui forment une sorte de coulisse dans laquelle est reçue l'apophyse épineuse de la vertèbre qui précède.

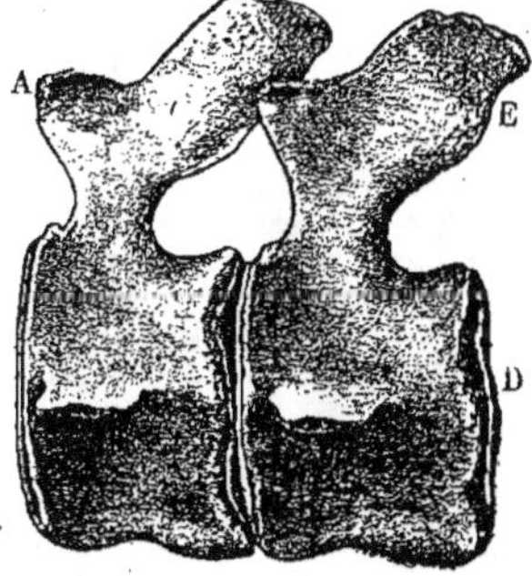

Fig. 154. — Cachalot ♂. 7ᵉ et 8ᵉ vertèbres lombaires vues latéralement. D, disques intervertébraux soudés aux corps; A, apophyse musculaire; E, apophyse épineuse.

Les os en **V** au nombre de 12 à 30 suivant les espèces, s'appuient généralement sur deux vertèbres. Les vertèbres sacrées ne peuvent être déterminées chez les Cétacés, parce que l'os iliaque n'est pas en rapport avec la colonne vertébrale; il est donc assez difficile d'établir la limite exacte où finissent les vertèbres lombaires et où commencent les vertèbres caudales. On considère en général comme première caudale celle qui précède le premier os en **V** (Van Beneden et Gervais).

Les côtes, en nombre variable selon les espèces (9 à 15 paires), s'articulent avec les apophyses transverses seulement par leur tubérosité. Chez les Cétodontes, toutefois, les premières côtes s'articulent en outre par leur tête avec le corps des vertèbres. Chacune s'articule ainsi avec la vertèbre qui la précède.

Fort peu de côtes s'unissent par leur extrémité distale avec le sternum qui est relativement peu développé. Notons qu'il existe fréquemment une côte cervicale supplémentaire [1] plus ou moins complètement soudée avec la première côte. Cette côte supplémentaire peut exister d'un côté seulement, et c'est là un exemple d'asymétrie intéressant à signaler (voir plus loin). En tous cas, sa présence est accidentelle; elle ne constitue rien autre chose qu'une particularité individuelle, et, comme l'a bien fait ressortir Van Beneden, elle ne saurait, ainsi que l'ont voulu certains cétologues, contribuer à la formation de coupes génériques distinctes.

---

[1] Voir Leboucq (58), Blanchard (59) et Turner (66).

§ 177. — Membres.

Le sternum chez les Cétodontes est formé de plusieurs pièces distinctes et d'une seule chez les Mysticètes.

Les Cétacés sont dépourvus de clavicule. Leurs membres antérieurs modifiés en nageoires sont formés d'os courts et épais. L'humérus massif présente une tête sphérique, avec une grosse tubérosité au côté interne ; à l'extrémité distale, 2 surfaces où s'articulent par synarthrose les os de l'avant-bras. Le cubitus et le radius, constamment plus longs que l'humérus, ne sont point mobiles sur cet os et ne sont également susceptibles d'aucun mouvement entre eux. Le carpe comprend en général 3 os à la 1re rangée (radial, intermédiaire et cubital) et 2 à la seconde rangée qui répondent aux 2e et 3e carpiens (trapézoïde et grand os). Les métacarpiens sont au nombre de 5, même lorsqu'il n'y a que 4 doigts.

Le nombre des doigts est de 4 (Balæna) ou de 5 (Balænoptères, Mégaptères, etc.) et, contrairement à ce qui a lieu chez tous les Mammifères, le nombre des phalanges qui les forment peut dépasser de beaucoup le nombre 3. Ce nombre varie d'ailleurs à chaque doigt. Chez les Mysticètes, c'est le médius qui a le plus de phalanges ; chez les Cétodontes, c'est l'index.

La ceinture et les membres postérieurs ne sont représentés sur le squelette que par 2 os à peu près parallèles à l'axe du corps et qui n'ont aucune attache aux vertèbres (1).

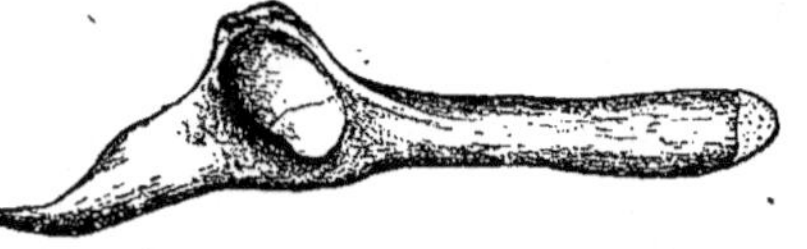

Fig. 155. — Os du bassin et rudiment du membre postérieur de Balænoptera Sibbaldii.

Les rapports de ces os avec les organes génitaux les ont fait considérer comme des ischions. On trouve parfois un os lenticulaire appliqué contre leur face inférieure (fig. 155). On le considère comme représentant le membre postérieur. Parfois même, comme chez *Balæna mysticetus*, un 2e os plus grêle s'ajoute au précédent. Dans ce cas, le 1er est considéré comme fémur et le 2e comme tibia.

---

(1) Voir DELAGE (60).

§ **178**. — **Dentition**.

A l'état adulte, beaucoup de Cétacés sont dépourvus de dents (Mysticètes). Chez ceux qui possèdent des dents (Cétodontes), celles-ci sont parfois très nombreuses, mais elles ne se renouvellent pas ; ils sont par conséquent monophyodontes. Elles peuvent siéger aux deux mâchoires (Dauphins, Marsouins) ou seulement à la mâchoire inférieure (Cachalot, Hyperoodon), celles de la mâchoire supérieure restant plus ou moins rudimentaires et cachées dans la múqueuse. La forme des dents varie avec les différents genres ; mais, en règle générale, elles n'ont qu'une racine et leur couronne est conique.

§ **179**.

Malgré l'homogénéité très réelle que présente l'ordre des Cétacés, il est possible de les classer en groupes distincts. Les caractères différentiels se retrouvent soit dans la présence ou l'absence des dents chez l'adulte, soit dans la présence ou l'absence des cornets du nez. Ajoutons qu'on trouve également d'importantes différences dans la forme générale du crâne, le développement des os palatins et leur situation relativement aux ptérygoïdiens, la forme des mandibules et celle de la bulle tympanique, en même temps que des particularités fournies par le nombre des vertèbres et des côtes et par la forme du sternum.

On distingue généralement les Cétacés en 3 groupes :

1° Les *Phocodontes ;*

2° Les *Cétodontes* ou *Delphinoïdes ;*

3° Les *Mysticètes* ou *Balœnides.*

II

A. Phocodontes.

§ 180.

Ce groupe n'est représenté que par des espèces fossiles (Squalodon, Zeuglodon), qui semblent établir le passage entre les Cétacés et les Carnivores aquatiques. Leurs vertèbres cervicales sont distinctes; leur crâne est symétrique. Les naseaux sont plus longs que chez les autres Cétacés. La couronne

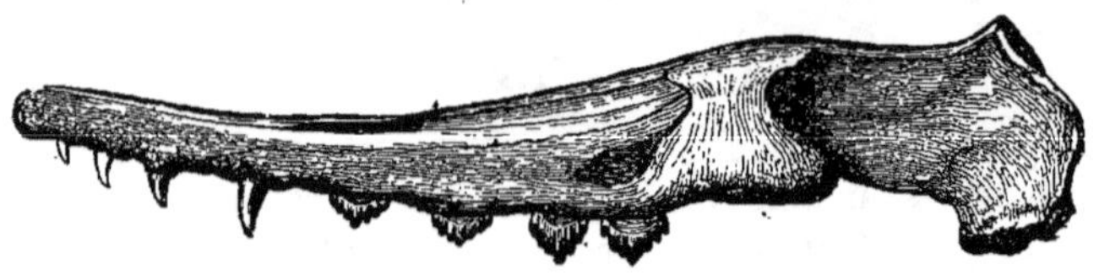

Fig. 156. — Crâne de Zeuglodon cétoïdes.

des molaires comprimée latéralement a des bords dentelés. Ces dents ont une double racine, contrairement à ce qu'on trouve chez tous les autres Cétacés. En avant, les dents très différentes sont coniques, parfois marquées de stries (fig. 156).

Chez le Zeuglodon des terrains tertiaires de l'Amérique sep-

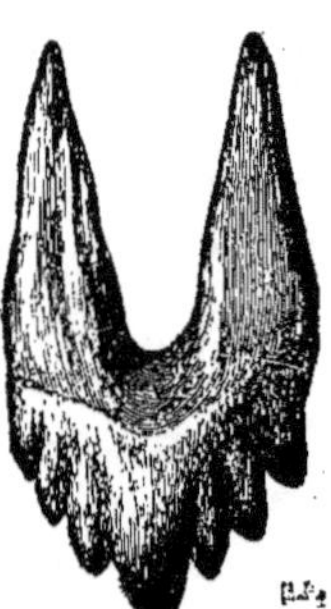

Fig. 157. — Molaire supérieure de Zeuglodon cétoïdes.

tentrionale, il paraît y avoir eu deux dentitions. On n'est d'ailleurs pas d'accord sur la véritable place que doit occuper ce genre que Gervais séparait des Cétacés et rapprochait des Phoques. (Gervais et Van Beneden, *loc. cit.*)

B. Mysticètes

§ 181.

Les Mysticètes où Balænides comprennent tous les Cétacés à fanons (Baleine franche, Balænoptères, Mégaptères, etc.). Leurs caractères ostéologiques peuvent se résumer comme suit :

§ 182. — Tête osseuse.

Le crâne est très développé transversalement. La voûte est formée à peu près entièrement par l'occipital supérieur qui s'interpose entre les pariétaux petits et rejetés de côté.

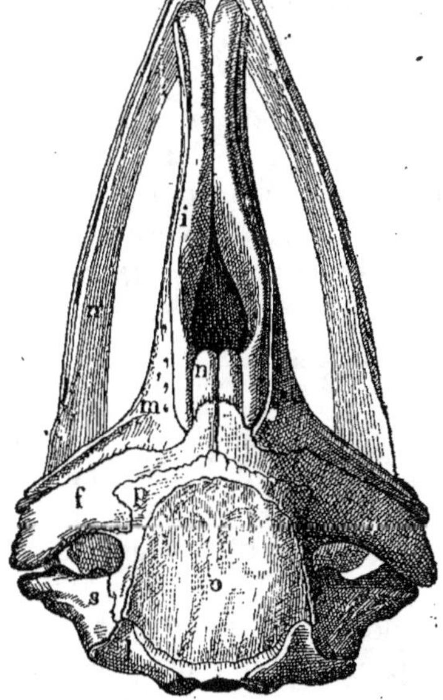

Fig. 158 (d'après Van Beneden et Gervais). Crâne de Baleine du Cap, vu par sa face supérieure ; *o*, occipital supérieur ; *l*, occipital latéral ; *s*, squameux ; *f*, frontal ; *p*, pariétal ; *m*, maxillaire ; *n*, nasal ; *i*, intermaxillaire ; *n'*, mandibule.

La *caisse tympanique* est soudée au rocher. Le rocher lui-même est logé dans une sorte de fosse limitée en dedans et en arrière par l'occipital, en dehors et en avant par le squameux et le ptérygoïdien. Deux puissantes apophyses l'attachent solidement à la base du crâne.

De ces 2 apophyses, l'une, dirigée en avant et en dehors, est épaisse et courte, l'autre, dirigée en arrière (fig. 162), est longue et correspond, suivant Huxley, à la région mastoïdienne (épiotique). Elle est placée dans une gouttière au niveau de la suture qui unit le squameux à l'occipital latéral. Quant à la portion de la masse périotique comprise entre ces deux apophyses, elle est convexe et arrondie ; une sorte de promontoire porte la fenêtre ronde sur sa face postérieure, tandis que la fenêtre ovale est visible sur sa face externe.

La caisse tympanique, de forme globuleuse, est très épaisse en dedans et en dessous, plus mince en dessus et en dehors, du côté où se trouve le conduit auditif externe.

Le marteau est soudé au bord de l'entrée de la caisse. L'étrier, très massif, est percé d'un très petit trou entre ses branches; il est fixé si exactement à la fenêtre ovale qu'il est en général très difficile de l'en détacher.

Les ptérygoïdiens sont complètement séparés par les palatins qui contribuent ainsi, dans une large mesure, à limiter les orifices postérieurs des fosses nasales. Les maxillaires ne recouvrent pas le frontal. Les naseaux, bien que moins allongés que chez les autres Mammifères, sont disposés de manière à former une voûte au-dessus des fosses nasales. Ils sont symétriques.

Il existe un lacrymal distinct situé au-devant de l'orbite, entre le maxillaire et le frontal. C'est une lame mince, aplatie, logée comme un coin entre ces deux os. Le jugal est très grêle, et souvent perdu dans les grandes têtes, au cours de la macération.

Les maxillaires inférieurs sont fortement courbés, convexes en dehors et concaves en dedans; séparés l'un de l'autre en avant, ils limitent entre eux un espace beaucoup plus large que le rostre. Un sillon occupe la place de la gouttière dentaire, et en dehors on voit une série de trous mentonniers (1).

§ 183. — Tronc et membres.

Le corps des vertèbres dorsales n'offre jamais de surfaces articulaires pour les côtes qui s'unissent seulement aux apophyses transverses.

Les côtes, cylindriques, épaisses, varient de forme de la première à la dernière. La première, large, aplatie, s'unit au sternum qui est composé généralement d'une seule pièce courte et large, présentant avec l'âge de grandes différences de forme.

---

(1) La forme des maxillaires inférieurs dépourvus de branche ascendante et portant une apophyse coronoïde réduite à une sorte de tubercule, rappelle assez la forme générale des côtes pour que des confusions aient pu être faites autrefois et que les branches du maxillaire aient été prises pour des côtes d'animaux gigantesques. Il est à remarquer que, chez la *Neobalæna* qui a des côtes aplaties en lames, les branches de la mandibule revêtent la même forme aplatie.

Aux membres antérieurs, l'humérus est court et massif; le cubitus et le radius, également très épais sont plus longs. — Le carpe offre 3 os à la 1re rangée et 2 à la 2e (tra-

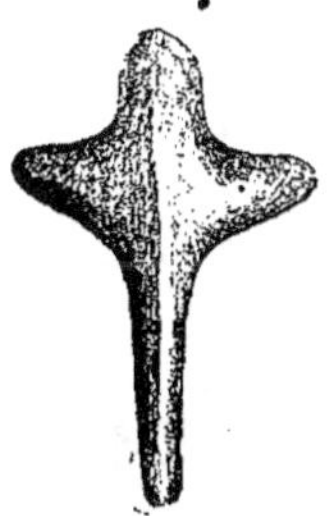
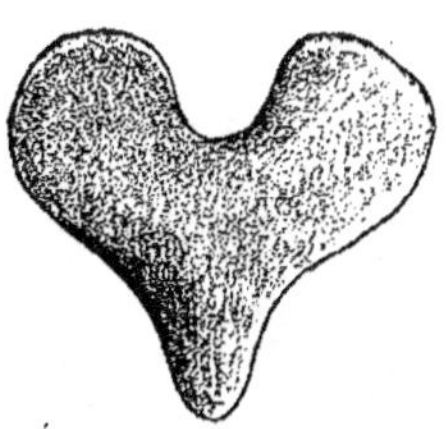

Fig. 159. — Sternum de *Balænoptera rostrata*.   Fig. 160. — Sternum de *Balænoptera musculus*.

pézoïde et grand os). Il existe 5 métacarpiens et 4 doigts, le premier faisant défaut. Le médius qui est le plus long a ordinairement 5 phalanges mais peut en avoir davantage.

Aux membres postérieurs on trouve, le plus souvent, contre les os considérés comme ischions, un cartilage épais et irrégulièrement discoïde, parfois ossifié, qui est regardé comme un fémur rudimentaire. Nous avons dit que, chez *Balæna mysticetus*, on trouve même un rudiment de tibia.

§ 184. — Dentition.

A l'état adulte, les Balænides sont dépourvues de dents, mais, comme l'a montré Geoffroy Saint-Hilaire, il existe des dents chez le fœtus aux deux mâchoires. Elles atteignent leur plus grand développement vers le milieu de la vie fœtale, et offrent cette particularité que les plus postérieures sont grandes et ont leur couronne bilobée, tandis que celles qui sont en avant sont simples et coniques ([1]). Des recherches récentes nous ont appris qu'après avoir acquis un certain développement, la dentine montre une structure qui la rapproche de la substance osseuse, si bien que, finalement, les dents disparaissent en se confondant avec les portions d'os voisines ([2]).

On distingue parmi les Mysticètes trois genres principaux:
1 *Balæna*, 2° *Megaptera*, 3° *Balænoptera*.

---

[1] Flower (61).
[2] Pouchet et Chabry (22).

Balæna

§ 185.

Chez les Baleines franches, la tête, qui mesure le 1/3 ou le 1/4 de la longueur du corps, se fait remarquer par la forme très

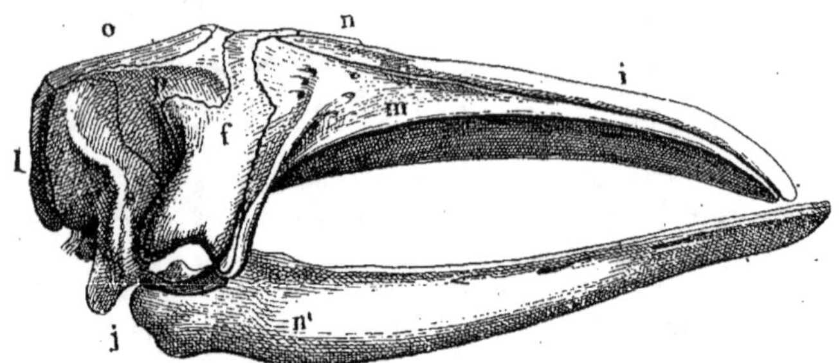

Fig. 161 (d'après Van Beneden et P. Gervais). — Crâne de Baleine vu latéralement; *o*, occipital supérieur; *l*, occipital latéral; *s*, squameux; *p*, pariétal; *f*, frontal; *n*, nasal; *i*, intermaxillaire; *m*, maxillaire; *j*, jugal; *n'*, mandibule.

arquée des maxillaires qui est en rapport avec la hauteur considérable des fanons. La bulle tympanique a une forme presque carrée. Son bord antérieur (*B. mysticetus*) est anguleux; son bord postérieur est arrondi; sa face interne est bombée, tandis que sa face externe est comme comprimée, avec une forte saillie en dessus et en arrière. L'ouverture de cette bulle est assez régulière; elle est tournée en dedans et se divise en deux parties : une moitié postérieure (en rapport avec la membrane du tympan), à laquelle aboutit le conduit auditif externe ; et une moitié antérieure un peu plus grande, communiquant en avant et en dedans avec la trompe d'Eustache.

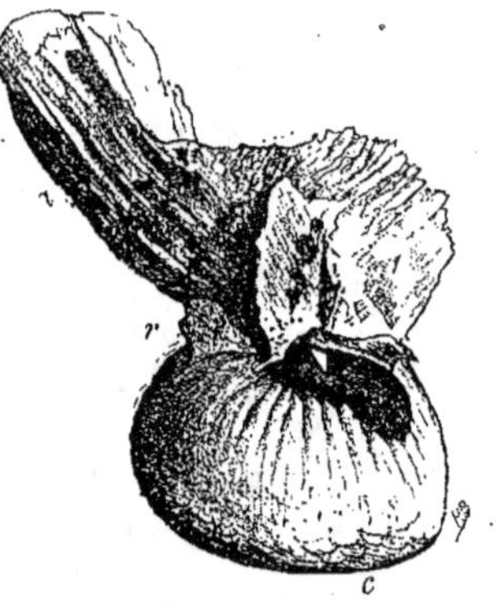

Fig. 162 (d'après P. Gervais). — *c*, Caisse auditive de Balæna australis; *r*, rocher; *a*, apophyse postérieure.

Les 2 branches de la mandibule ne sont point unies en avant; le condyle est plutôt supérieur que postérieur. L'omoplate porte une large apophyse coracoïde et un acromion. Le sternum court est en forme de bouclier.

Les vertèbres cervicales sont toutes soudées. Au membre antérieur, chez Balæna mysticetus, le pouce est dépourvu de phalange, l'index a 3 phalanges, le médius 4, l'annulaire 3 et le petit doigt 2.

Au membre postérieur le fémur est représenté, comme nous l'avons dit plus haut, par une pièce osseuse qu'on ne retrouve pas en général chez les autres Cétacés.

Megaptera.

§ 186.

Le crâne des Mégaptères se distingue par le rostre droit et par la direction de la portion du maxillaire qui longe le bord antérieur du frontal. Cette portion se dirige obliquement d'avant en arrière et non pas brusquement en dehors comme chez les Balænoptères (¹). De plus, la suture du pariétal avec le frontal est visible dans toute la largeur de cet os, ce qui n'a pas lieu chez les Balænoptères.

La caisse tympanique, au lieu d'être comprimée et anguleuse, comme chez Balæna, est de forme ovale et arrondie. Les 2 bords de l'ouverture sont très réguliers. Les apophyses du rocher sont relativement courtes.

Les vertèbres cervicales des Mégaptères ne sont pas soudées; il existe 52 ou 53 vertèbres, 12 os en **V**, 14 paires de côtes ; les omoplates sont dépourvues d'apophyse coracoïde et d'acromion; le sternum à peu près aussi large que long est plein ou échancré, ou perforé, peut-être selon l'âge de l'individu. Les membres antérieurs sont très longs et atteignent le 1/4 de la longueur totale ; ils doivent ce développement à la longueur plus qu'au nombre des phalanges. En effet l'index a 2 phalanges ; le médius et l'annulaire en ont 7 ; le petit doigt 3. Ces phalanges sont très allongées et en forme de sablier. Il n'y a pas de pouce.

(¹) Pour tous les détails ostéologiques concernant les Mysticètes, nous renvoyons au bel ouvrage de MM. Van Beneden et Gervais, l'*Ostéologie des Cétacés*.

Balænoptera

§ 187.

A la tête, le rostre est pointu, non arqué; le frontal se fait remarquer par son bord antérieur très oblique(¹). La caisse, ovale, très grande (chez *B. rostrata*), a un orifice assez régulier. L'apophyse coronoïde du maxillaire inférieur est forte et rejetée en dehors.

Les vertèbres cervicales sont toutes libres. Le nombre des vertèbres varie comme chez les autres Cétacés, mais dans de telles proportions qu'on y peut trouver un bon point de repère. C'est ainsi que la *Balænoptera rostrata* n'a pas plus de 48 vertèbres, tandis que la *B. Sibbaldii* a 64 ou 65 vertèbres, la *B. musculus* 62 et la *B. borealis* 55 ou 56. Le nombre des côtes varie également. Il y a 11 paires de côtes chez *B. rostrata*, 14 chez *B. musculus* et *B. borealis*, et 15 ou 16 chez *B. Sibbaldii*. Le sternum est toujours terminé en pointe en arrière. Il est en forme de croix de Malte chez *B. rostrata* (fig. 159) plus ou moins cordiforme chez les autres espèces (fig. 160).

L'omoplate est pourvue d'apophyse coronoïde et d'acromion (fig. 163); les membres antérieurs, peu développés, ont à la première rangée du carpe 3 os, et 2 seulement à la seconde. Il y a 4 doigts, dont le nombre des phalanges varie; à l'index 3 phalanges (*B. rostrata*) ou 4 (*B. musculus*). Au médius il y a ordinairement 7 phalanges et 6 à l'annulaire; au petit doigt 3 phalanges (*B. rostrata*) ou 5 (*B. musculus*).

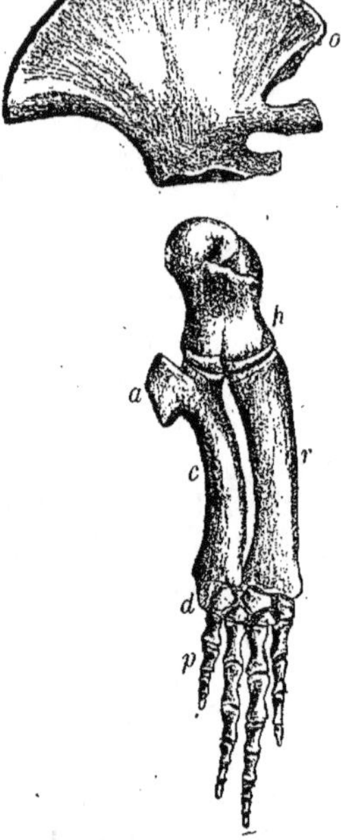

Fig. 163 (d'après Van Beneden et P. Gervais).— Omoplate *o*, et membre antérieur de *Balænoptera rostrata*; *h*, humérus; *c*, cubitus; *r*, radius; *a*, apophyse olécrânienne; *d*, carpe; *p*, phalanges.

(¹) M. Delage (60) a signalé récemment chez un individu adulte de *Balænoptera musculus*, l'existence d'ossicules isolés dans la muqueuse palatine et formés d'un tissu spongieux, friable.

Un rudiment de fémur se voit parfois sur l'os qui représente l'ischion ([1]) (*B. Sibbaldii*, fig. 155).

C. Cétodontes

§ 188.

Les Cétacés pourvus de dents forment un groupe très naturel de Mammifères aquatiques que l'on réunit sous le nom de Cétodontes. Leurs affinités avec les Mysticètes sont évidentes; mais cependant les caractères qui les en éloignent sont nombreux, et, pour ne nous occuper que des caractères ostéologiques, ils suffisent largement à distinguer ces deux groupes importants.

§ 189. — Tête osseuse.

La tête osseuse des Cétodontes s'éloigne très manifestement de celle des Balænides. D'une part, elle présente constamment un degré plus ou moins marqué d'asymétrie; d'autre part, sa forme générale et les rapports des os qui la constituent, sont des plus caractéristiques.

Asymétrie. Chez tous les Cétodontes, la face inférieure du crâne formée par les ailes du sphénoïde et les palatins, n'offre en général aucune différence d'un côté à l'autre (Fischer, 63). Par contre, à la partie supérieure du crâne, le défaut de symétrie osseuse est constant et s'accuse par la déviation des fosses nasales à gauche; il résulte plus spécialement de différences dans la forme et le développement des intermaxillaires et des naseaux à droite et à gauche. Cette asymétrie, qui paraît spéciale aux Cétodontes, est plus particulièrement marquée chez les Cachalots et les Zyphioïdes; elle est encore très sensible quoique moins accusée chez *Prodelphinus, Eudelphinus, Platanista*, etc. Chez *Globiceps*, la déviation des deux os nasaux est rendue encore plus visible par leur élévation au-dessus de l'occipital. Chez *Globiceps melas* par exemple (Pouchet, 64), un plan parallèle au plan sagittal mené par la ligne de partage des deux naseaux, tombe en dehors du trou occipital, sur le condyle gauche. Chez le *Narval*, la déviation paraît entraîner toute la voûte crânienne; elle s'accuse jusque dans l'occipital, le point qui répond à l'extrémité postérieure de la suture sagittale étant fortement dévié à gauche.

([1]) STRUTHERS (62).

Cette déviation est d'ailleurs indépendante de la présence de la dent unique, qui ne fait toutefois que l'accuser davantage. En effet elle existe aussi marquée sur les individus où les deux dents ont avorté, que sur ceux qui présentent, par exception, le développement égal des deux dents. Ajoutons enfin que l'asymétrie de la face se retrouve chez les Cétacés fossiles, et que, dans les.formes actuelles, elle apparaît de bonne heure chez les jeunes individus; on peut seulement admettre qu'elle s'accentue dans un certain nombre de cas avec l'âge.

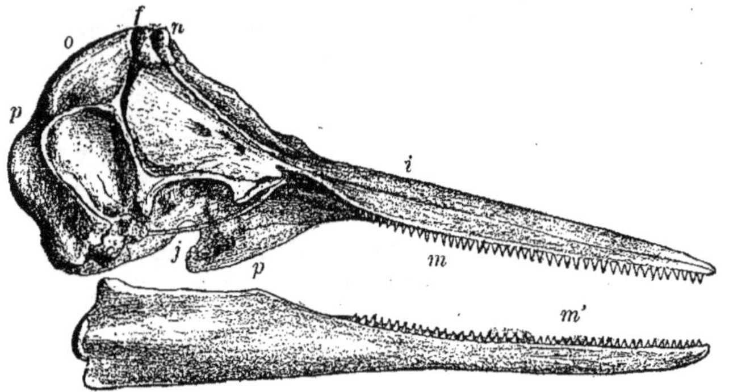

Fig. 164 (d'après van Beneden et P. Gervais). — Crâne et mandibule d'*Eudelphinus delphis*; *o*, occipital; *p*, pariétal; *f*, frontal; *n*, nasal; *i*, intermaxillaire; *m*, maxillaire; *p*, ptérygoïde; *j*, jugal; *m'*, mandibule.

Outre l'asymétrie, la tête osseuse des Cétodontes présente certains caractères qui la distinguent nettement de celle des

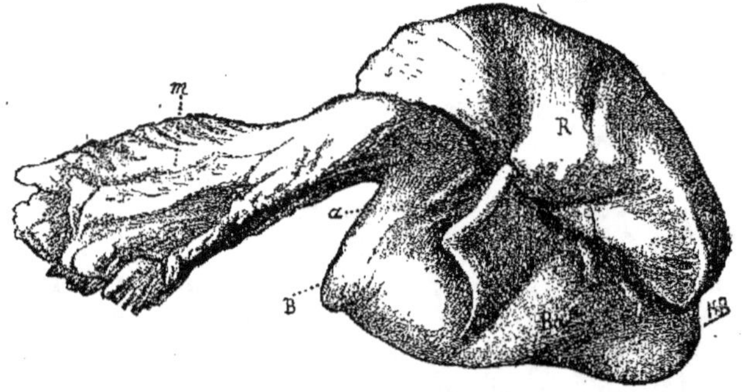

Fig. 165 (d'après Flower). — Caisse auditive et rocher de l'*Hyperoodon rostratus*, surface externe; *a*, méat auditif externe; B*a*, bulle auditive; R, rocher; B, lobe postérieur de la bulle; *m*, apophyse postérieure (mastoïdienne) unie à la bulle.

Balænides. Le crâne est ordinairement de forme sphéroïdale, la face est très allongée et plus ou moins effilée. On reconnaît dans l'occipital un basi-occipital, deux occipitaux latéraux et un occipital supérieur. Celui-ci se prolonge jusqu'au frontal, en recouvrant les pariétaux et l'interpariétal.

Les os ptérygoïdiens limitent une longue étendue des fosses nasales ; enfin, la caisse tympanique n'est plus soudée intimement avec le rocher comme chez les Balænides. Sa forme diffère également de celle des Balænides. Elle est repliée en volute marquée extérieurement d'une dépression qui divise sa surface convexe en deux parties inégalement saillantes (fig. 165). Son ouverture offre une lèvre interne épaisse et une lèvre externe amincie. La région correspondant au tympan est entre les deux points d'attache de la caisse à la masse périotique. Parmi les osselets de l'ouïe, le lenticulaire fait défaut, et l'étrier est représenté par un os triangulaire, épais, percé d'un orifice très petit rapproché de son sommet.

Les particularités que présentent les os de la face sont les suivantes : le jugal est ordinairement grêle (fig. 164), les os lacrymaux manquent souvent ; les naseaux sont très inégaux et souvent réduits à de simples tubercules situés en avant des frontaux sans former une voûte au-dessus des fosses nasales. Les maxillaires concourent toujours, au moins en partie, à former le cadre des fosses nasales, tandis que, chez les Mysticètes, ce sont les intermaxillaires. Enfin, chez tous les Cétodontes, les deux maxillaires inférieurs sont réunis en avant par une véritable symphyse, sur une étendue plus ou moins considérable.

§ 190. — Tronc et membres.

Le nombre des vertèbres varie considérablement avec les espèces. Il en est qui n'en ont pas plus de 44 (Inia, certains Physétérides), c'est-à-dire moins qu'aucun Mysticète, tandis que, chez d'autres, les vertèbres atteignent le chiffre de 94 (Lagenorhyncus). Le nombre des os en **V** est proportionné au nombre des vertèbres ; ainsi, dans le 1er cas, on n'en compte pas plus d'une douzaine, tandis que, dans les derniers, on en peut compter 30.

Les vertèbres cervicales sont plus ou moins complètement soudées. Chez le Marsouin, par exemple, les six premières cervicales sont soudées, tandis que, chez la plupart des autres Delphinides, les deux ou trois premières seulement le sont.

La plupart des vertèbres dorsales portent en arrière du corps une facette articulaire pour les côtes. En effet, chez tous les Cétodontes, les premières côtes s'articulent par leur tête avec le corps des vertèbres, mais chaque côte ne s'articule par sa tête qu'avec une seule vertèbre. Par leur tubérosité, elles s'articulent avec les apophyses transverses. Leur attache au sternum se fait par une portion sternale tantôt cartilagineuse (Physétérides), tantôt osseuse (Delphinides). Quant au sternum, contrairement à ce que nous avons vu chez les Mysticètes, il est formé en général de plusieurs pièces qui se soudent de bonne heure (fig. 166).

Pour les autres parties du squelette, les différences spécifiques deviennent si nombreuses, qu'il n'est guère possible de rien généraliser. Le carpe comprend en général 3 os à la 1re rangée, et 2 ou 3 (Phocæna) à la seconde. Chez *Hyperoodon* toutefois, on en compte quatre. — Il y a ordinairement cinq doigts. Les membres postérieurs sont représentés seulement par deux os pelviens placés, comme chez les Mysticètes, à peu près parallèlement à la colonne

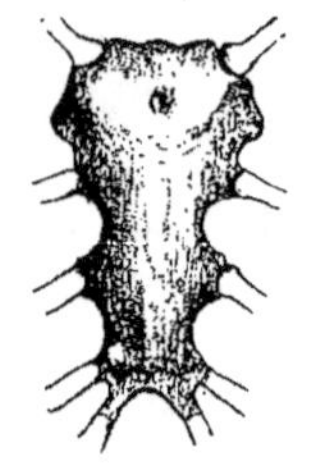

Fig. 166 (d'après P. Gervais et Van Beneden). Sternum de Marsouin.

vertébrale, de chaque côté de la vulve ou à la base de la verge. Il n'y a jamais traces de fémur.

§ 191. — Dentition.

Les Cétodontes sont monophyodontes. Les dents, généralement très semblables entre elles et toujours pour chaque mâchoire envisagée isolément, varient de forme et de nombre avec les espèces. Tantôt elles sont coniques et pointues (Delphinus), tantôt elles sont plus ou moins globuleuses et massives (Inia). Elles n'ont qu'une seule racine et ne sont pas toujours implantées dans des alvéoles distinctes. Enfin il en peut exister aux deux mâchoires ou seulement à l'une d'elles, l'autre en étant alors totalement dépourvue au moins chez l'animal adulte. D'autrefois, les dents sont tout à fait rudimentaires et disparaissent du squelette avec la gencive.

On peut diviser le groupe des Cétodontes en deux grandes familles : les *Physétérides* ou *Zyphioïdes* et les *Delphinides*, auxquelles il convient d'ajouter trois genres aberrants : *Platanista, Inia* et *Pontoporia*. Dans chacune de ces familles on observe des caractères ostéologiques particuliers.

A. PHYSÉTÉRIDES

§ 192.

Cette famille comprend les genres Physeter, Kogia, Hyperoodon, Ziphius, dont les affinités très remarquables avaient été parfaitement établies par Cuvier et de Blainville. Chez tous, la tête osseuse a une forme très particulière, les frontaux et les naseaux surplombant en général les fosses nasales. Le nombre des vertèbres est toujours relativement assez réduit et ne dépasse pas 45 ou 46. Les maxillaires supérieurs sont ordinairement dépourvus de dents chez l'animal adulte, tandis que les maxillaires inférieurs en portent un nombre qui varie avec les genres.

§ 193. — Physeter.

Chez le Cachalot (*Physeter macrocephalus*), la tête est énorme, égale à peu près au 1/3 de la longueur du corps. Postérieurement, les maxillaires supérieurs se relèvent et délimitent, avec les prémaxillaires et les frontaux, les parois d'un immense bassin ([1]) en avant et au-dessus du crâne. L'asymétrie de la tête est extrêmement prononcée et porte à la fois sur les prémaxillaires, les maxillaires et les naseaux. Le conduit nasal osseux du côté droit est étroit, considérablement réduit, tandis que celui du côté gauche est large et bien développé. Les branches de la mandibule se soudent antérieurement en une longue symphyse.

Les vertèbres cervicales sont en partie soudées. En effet, l'atlas est libre, mais les 6 vertèbres suivantes sont soudées entre elles et avec la première dorsale chez le mâle (fig. 167). Chez la femelle, la première dorsale est libre. Les nageoires courtes et larges sont pourvues de 5 doigts. La mâchoire inférieure est armée de 43 à 45 dents en nombre inégal de chaque côté et ne se correspondant pas exactement d'un côté à l'autre. Elles sont très puissantes,

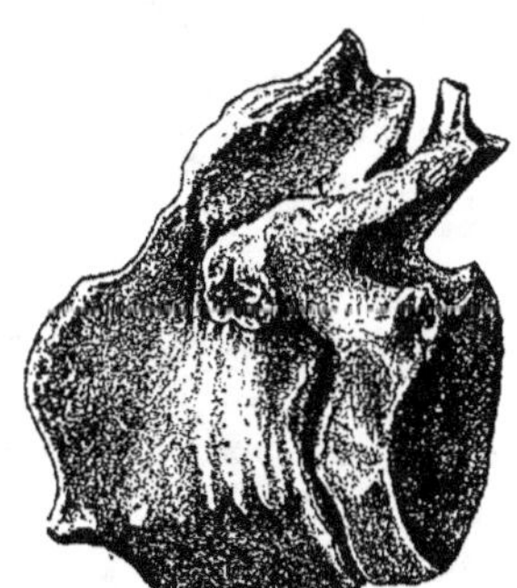

Fig. 167. — Cachalot ♂. Les six dernières vertèbres cervicales soudées entre elles et à la première dorsale

---

([1]) Comparé par les anciens anatomistes au char de Neptune.

coniques, un peu recourbées à leur extrémité (voir § 22) (¹). Chez l'adulte, on trouve à la mâchoire supérieure des dents de forme

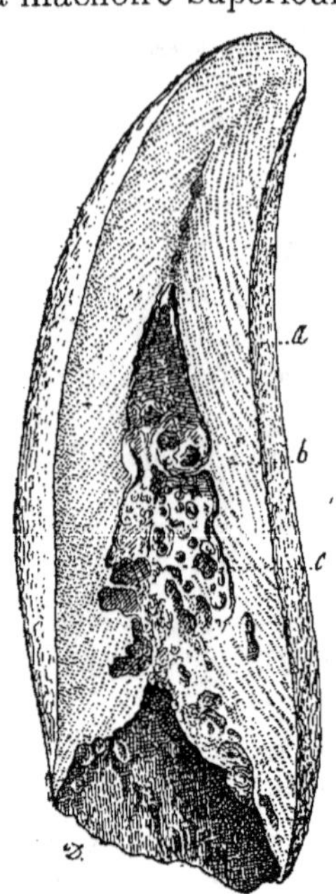

Fig. 168 (d'après Owen).— Dent de Cachalot sciée en long ; *a*, cément ; *b*, ivoire ; *c*, ostéo-dentine

irrégulière, incluses sous la muqueuse et en nombre toujours assez faible (8 à 10). Elles sont implantées à peu près perpendiculairement à la surface de la muqueuse.

§ 194. — Ziphius.

Chez cette espèce, on trouve deux dents coniques et pointues à la mâchoire inférieure. Elles sont implantées dans de larges alvéoles. A la mâchoire supérieure, il existe de petites dents insérées seulement dans la gencive, et sans alvéoles.

§ 195. — Hyperoodon.

Dans ce genre, la tête osseuse est remarquable, à l'état adulte, par l'énorme développement que présentent de hautes crêtes latérales, dépendant des maxillaires, qui délimitent entre elles

---

(¹) Chez le fœtus, on trouve à la mâchoire supérieure une série de petites dents, formées d'un chapeau conique supporté par une longue tige cylindrique et couchées toutes de dehors en dedans.

une fosse profonde. Toutes les vertèbres cervicales sont soudées.

On trouve, en général, sous la muqueuse, vers l'extrémité de la mandibule, deux paires de dents à couronne pointue et conique.

Eschricht (68) avait montré qu'il existe aux deux mâchoires des dents ainsi cachées sous la muqueuse. Turner (67) dans un mémoire récent a donné sur ce sujet de nouveaux détails. Il a fait voir qu'il existe de chaque côté à la mandibule, en arrière des deux paires de dents principales, 7 petits follicules renfermant chacun une dent rudimentaire, puis, au delà de la symphyse, plus en arrière, par conséquent, 6 autres dents rudimentaires à droite et 4 à gauche. A la mâchoire supérieure également, Turner trouve un certain nombre de dents dont deux font saillie dans la cavité buccale (¹).

Sur une mâchoire inférieure d'individu adulte, jeté à la côte près de Bayonne, nous avons retrouvé, en effet, en arrière des deux paires antérieures bien développées mais cachées dans la gencive, 5 follicules renfermant de petits nodules durs, qui représentent évidemment des dents rudimentaires.

B. DELPHINIDES
§ 196.

La famille des Delphinides comprend de nombreux genres qui forment deux groupes bien distincts par la longueur du rostre, ainsi que par le nombre et la forme des dents qui existent aux deux

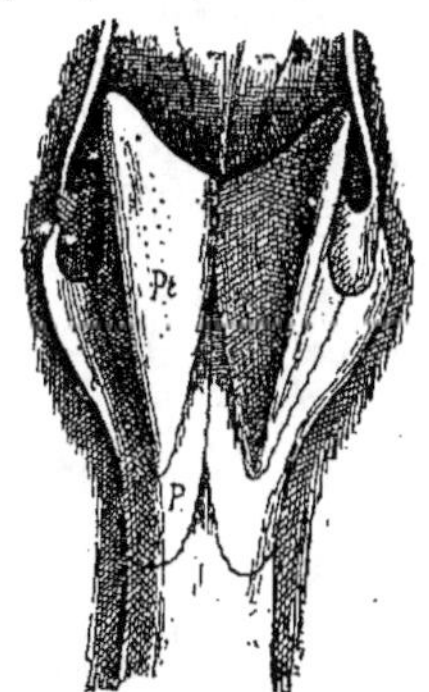

Fig. 169 (d'après Flower). — Région palatine du crâne de *Eudelphinus delphis*; *p*, palatin; *pt*, ptérygoïde.

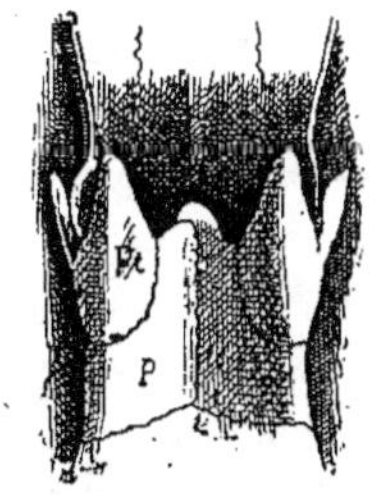

Fig. 170 (d'après Flower).— Région palatine d'un crâne de Marsouin (*Phocæna communis*); *p*, palatin; *pt*, ptérygoïde.

mâchoires; et y sont réparties à peu près également. Gervais avait déjà montré le parti qu'on peut tirer de l'existence d'une profonde

---

(¹) Voir aussi Thompson (69) et Eschricht (*loc. cit.*).

rainure latérale dans la région palatine pour reconnaître les *Eudelphinus*. Dans un récent mémoire sur les Delphinides, Flower (57) a attiré l'attention sur les différences qu'on observe chez les divers genres dans la forme et les rapports des ptérygoïdes. Dans leur forme typique, ces os sont bien développés et en contact sur la ligne médiane par une surface plane étendue; ils se présentent ainsi chez *Delphinus, Tursiops* et *Steno*. Ils sont, au contraire, peu développés et largement séparés, l'extrémité postérieure des palatins s'enfonçant entre eux et laissant en arrière un large espace vide, chez *Phocœna, Monodon, Beluga* (Gray), etc.

Nous résumons dans le tableau ci-dessous, d'après Flower, l'ensemble des caractères ostéologiques et dentaires que présentent ces Cétacés.

Tête arrondie sans rostre distinct, ou avec rostre court à peine égal en longueur à la portion crânienne.	1re et 2me vertèbres cervicales non unies. Os ptérygoïdiens peu développés, mais unis sur la ligne médiane; rapprochés l'un de l'autre postérieurement.		*Monodon* (L.) *Beluga* (Gray).
	Atlas et axis intimement unis	Couronne des dents comprimée latéralement	*Phocæna* (F. Cuv.). *Neomeris* (Gray).
		Couronne des dents plus ou moins conique et pointue.	*Cephalorynchus* (Gray). *Orcella* (Gray). *Orca* (Gray). *Pseudorca* (Reinhardt). *Globiceps* (Flow.). *Grampus* (Gray). *Feresia* (Gray). *Lagenorynchus* (Gray).
Rostre excédant considérablement la portion crânienne en longueur; atlas et axis intimement unis; les autres vertèbres cervicales libres.	Ptérygoïdiens de forme normale se rejoignant sur la ligne médiane par leur bord entier. 2e et 3e doigts bien développés, le reste rudimentaire.	Palais avec profonde rainure latérale.	*Delphinus* (L.).
		Palais sans rainure.	*Tursiops* (Gervais). *Clymenia* (Gray). *Steno* (Gray).
	Ptérygoïdiens étroits, non unis sur la ligne médiane; leurs bords internes non parallèles et divergents postérieurement.		*Sotalia* (Gray).

Dans certains des genres que nous venons de passer en revue, on trouve des caractères intermédiaires : Ainsi, chez *Phocœna* (fig. 171), *Cephalorynchus* et *Orcella* les ptérygoïdiens sont largement séparés, tandis que, chez *Orca*, *Globiceps* et *Grampus*, ils ont la forme normale et s'unissent plus ou moins complètement sur la ligne médiane.

A ces caractères se joignent ceux que fournissent les dents et qui permettent de reconnaître facilement les principaux genres. Chez *Monodon monoceros* (Narval), on ne trouve que deux incisives à la mâchoire supérieure, dont une, celle du côté droit, avorte presque toujours. L'incisive qui se développe prend un énorme accroissement et semble prolonger en avant l'axe de l'animal. Elle présente un caractère très particulier qui consiste dans une *torsion* sur son axe ([1]). — Chez *Delphinus*, les dents sont petites, ne dépassant pas trois millimètres en diamètre. Par contre, elles sont très nombreuses $\frac{40-60}{40-60}$. — Chez *Phocœna* la formule dentaire est $\frac{25}{25}$; la couronne des dents est comprimée. — Chez *Orca* on compte $\frac{12}{12}$ dents à couronne conique recourbée ; elles sont robustes et à grosse racine. — Chez *Grampus* il n'y a pas de dents à la mâchoire supérieure. A la mâchoire inférieure on en compte seulement 3 à 7 de chaque côté, confinées dans la région de la symphyse.

§ 197.

Parmi les Cétodontes aberrants dont nous avons fait mention plus haut, le genre *Inia*, se distingue par l'allongement considérable du rostre et les petites proportions de la boîte crânienne. Une crête saillante partant de la base des apophyses zygomatiques remonte vers le sommet de la tête, et sépare la surface occipitale d'avec les fosses temporales. Les naseaux bien développés sont rectangulaires; enfin les intermaxillaires et les maxillaires sont presque complètement soudés, ce qui les rapproche du Squa-

---

([1]) Dans les cas rares où les deux incisives se développent, comme on en voit un exemple sur le crâne célèbre conservé dans le musée de Hambourg, on remarque que les deux dents, contre toute attente, contre toutes les lois habituelles de la symétrie chez les Vertébrés, sont tordues dans le même sens. Une autre disposition non moins rare, est celle où la dent du Narval prend en plus de sa torsion normale une forme spirale très accusée. Le musée de Leyde possède une dent longue de 0m,75 environ offrant cette particularité. La spire dans ce cas est de même sens que la torsion elle-même. (Voir Pouchet, 64.)

lodon (Gervais). Comme chez le Cachalot, il existe une longue symphyse unissant les 2 branches de la mandibule. A la colonne vertébrale, contrairement à ce qui se voit chez les Cétodontes ordinaires, les vertèbres cervicales sont toutes libres. La formule dentaire est $\frac{55\text{-}60}{55\text{-}60}$. — A partir du point où cesse la symphyse, les dents sont munies en dedans et à leur base, d'un tubercule épais ou talon, à surface granuleuse comme la surface des dents.

Le *Pontoporia* a le crâne globuleux à rostre grêle, très allongé. Les vertèbres cervicales sont toutes libres comme chez l'Inia. Les dents, petites, aiguës et coniques répondent en nombre à la formule $\frac{53\text{-}54}{53\text{-}54}$.

Chez le *Platanista*, la tête se distingue par l'existence d'expansions des maxillaires qui forment, au-dessus de la région faciale, une sorte de casque fendu sur la ligne médiane. Les branches de la mandibule sont unies par une longue symphyse; les deux mâchoires portent des dents pointues, un peu recourbées, répondant à la formule $\frac{27\text{-}28}{30\text{-}32}$ (¹).

(¹) Sur deux individus du Cabinet d'anatomie comparée, Gervais a compté respectivement $\frac{26\text{-}23}{28\text{-}27}$ et $\frac{33\text{-}34}{33\text{-}32}$.

CHAPITRE XIV

ÉDENTÉS ou BRUTES

§ 198. — Caractères extérieurs.

Les Édentés sont pourvus de membres tantôt organisés pour la marche quadrupède, tantôt propres à fouir. Dans ce dernier cas, ils sont armés d'ongles relativement énormes chez les espèces actuelles et qui atteignaient, chez certains Édentés, fossiles tels que le Megatherium des proportions gigantesques. Chez les Édentés pourvus de ces grands ongles (Fourmilier, Pangolin, Tatou géant) la marche ne se fait pas sur la plante du pied antérieur mais sur ses parties latérales. Le grand Fourmilier, par exemple, marche sur le côté externe des phalanges du médius et du 4ᵉ doigt. Une autre disposition des extrémités peut résulter encore de la présence d'ongles très longs, mais parallèles, recourbés en crochet dans le plan même du membre et qui servent à l'animal à grimper dans les arbres (Paresseux).

Le nombre des doigts est variable. S'il est, en général, de 4 ou 5, on le voit chez l'Aï (Bradypus tridactylus) réduit à 3 aux membres antérieurs et postérieurs, et chez l'Unau (Cholœpus didactylus) à 2 au membre antérieur et 3 au membre postérieur.

La forme de la tête présente également de sensibles différences suivant les genres. Très allongée chez les insectivores comme le Fourmilier et l'Oryctérope, elle l'est moins chez d'autres espèces telles que les Tatous et devient tout à fait courte et arrondie chez les Paresseux. — La division des Édentés en insectivores (Fourmilier, etc.) et phytophages (Paresseux), d'après leur régime, répond d'ailleurs à un certain nombre de caractères différentiels que nous indiquerons.

Comme nous l'avons dit plus haut, il n'y a pas d'émail dans les dents des Édentés.

§ 199. — Dermato-squelette.

En traitant de l'aspect extérieur des Édentés, il nous reste à mentionner l'existence d'un dermato-squelette parfois très développé. Nombre d'Édentés fossiles (Glyptodon) offrent une carapace comme celle que nous présentent plusieurs Édentés actuels (Tatous), tandis que certaines espèces vivant à la même époque n'avaient qu'une carapace pour ainsi dire à l'état primitif et rudimentaire. Ainsi, chez le *Mylodon*, le dermato-squelette était réduit à de petits nodules de tissu lamineux ossifié, irréguliers et mesurant 1 à 2 centimètres de diamètre dont on ne connaît pas l'agencement et le mode de disposition exact. Ces nodules se retrouvent chez le Glyptodon au-dessous de la carapace dans certaines régions du corps.

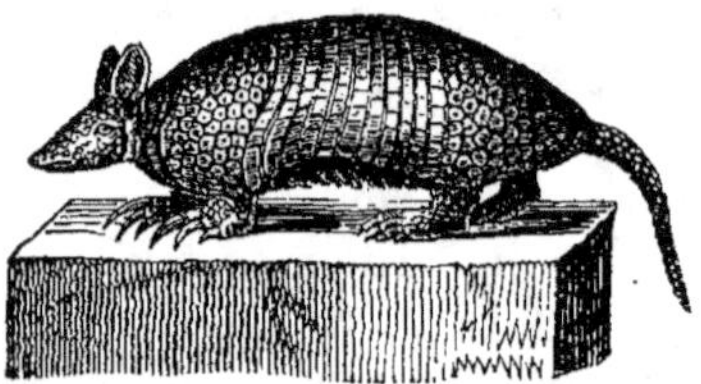

Fig. 171. — Tatou, aspect extérieur.

Les plaques osseuses que l'on observe chez nos Tatous actuels ne se soudent qu'en partie entre elles, et affectent, suivant les régions, des formes différentes ; elles constituent une cuirasse qui protège plus ou moins complètement la tête et le corps vers le milieu du tronc en formant des bandes transversales articulées, mobiles, en nombre variable avec les espèces. Chez le Chlamydophore, les bandes, au nombre de 24, sont remarquables par leur épaisseur ; les dernières soudées en une pièce unique forment bouclier derrière la région sacrée (fig. 177). Ces plaques dermiques chez les Édentés sont recouvertes de formations épidermiques (écailles) ayant la même figure qu'elles ([1]). Chez les espèces fossiles (Glyptodon) elles portent à leur face supérieure des alvéoles qui devaient évidemment loger de gros bulbes pileux.

([1]) Il en est de même chez certains Reptiles pourvus d'un dermato-squelette (Crocodiles), tandis que, chez les Tortues, les écailles, comme on le verra, ne répondent pas, en forme et en grandeur, aux plaques osseuses du dermato-squelette.

§ **200.**

Parmi les caractères ostéologiques plus particulièrement propres au groupe des Édentés, nous signalerons les suivants : le volume réduit de la cavité crânienne ; le nombre considérable des vertèbres dorsales et des côtes ; une différence en plus ou en moins dans le nombre normal des vertèbres cervicales ; la longueur du bassin ; l'union des ischions avec le sacrum. Ajoutons enfin que, chez certains Édentés (Aï, Mylodon), les os longs sont dépourvus de cavité médullaire et sont formés de tissu spongieux.

§ **201.** — **Tête.**

La tête, chez le Fourmilier, est remarquable par le grand allongement de sa partie faciale. Sa surface unie est dépourvue de

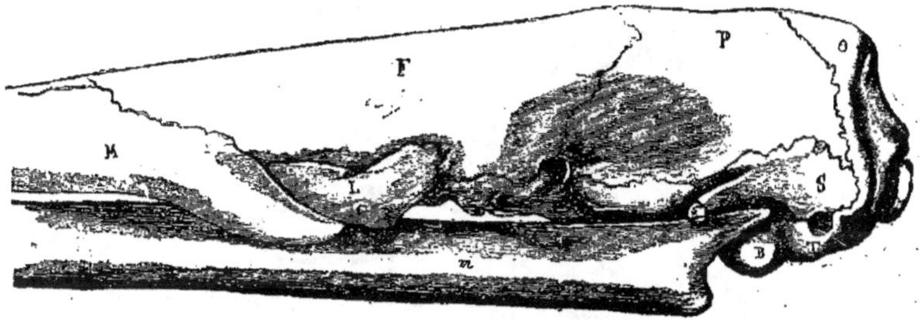

Fig. 172. — Crâne de Grand Fourmilier; M, maxilliare; F, frontal; P, pariétal; O, occipital; S, squameux; T, tympanique; B, bulle auditive; L, lacrymal; *m*, mandibule.

crêtes et elle rappelle assez bien l'aspect général de la tête des Monotrèmes, voire même de celle des Oiseaux.

Les condyles de l'occipital sont situés tout à fait à l'extrémité postérieure du crâne ; les frontaux sont soudés entre eux et avec les palatins. Les maxillaires très développés comprennent les naseaux entre eux ; les prémaxillaires sont réduits ; les lacrymaux au contraire sont volumineux. Mais le trait le plus saillant et qui suffit à caractériser la tête du Tamanoir consiste dans l'extension considérable du palais osseux qui se prolonge en arrière presque jusqu'au niveau du trou occipital. En effet, les ptérygoïdes se rejoignent sur la ligne médiane comme chez certains Cétacés et prolongent les fosses nasales postérieures bien au delà des palatins.

Ajoutons que, chez le Fourmilier, la fosse temporale et l'orbite réunies, en même temps que l'apophyse zygomatique a disparu à peu près complètement, forment une large dépression latérale de chaque côté du crâne. Le jugal est réduit à un os styloïde articulé avec le maxillaire

Chez les Tatous (fig. 173), il y a également allongement de la partie faciale. Les naseaux dépassent le niveau des prémaxillaires, de telle sorte que les narines s'ouvrent obliquement en bas. Il existe une arcade zygomatique complète.

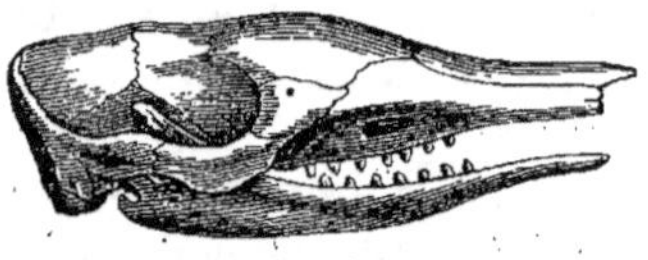

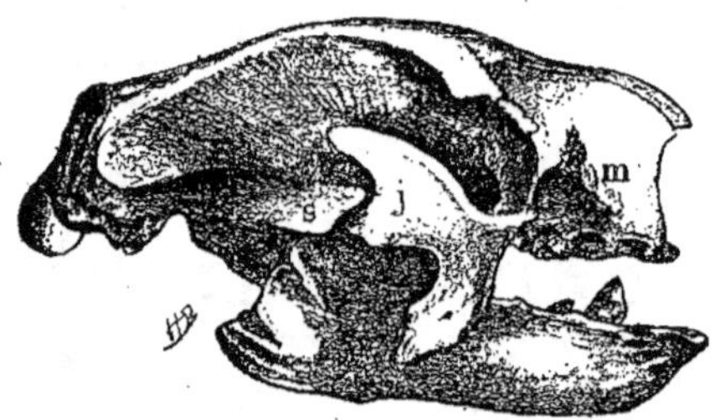

Fig. 173. — Crâne de Tatou.

Chez les Paresseux, le crâne, extrêmement court, a une arcade zygomatique incomplète, le jugal continuant le maxillaire, mais ne rejoignant pas l'apophyse zygomatique du temporal, disposition qui rappelle ce qu'on ob-

Fig. 174 (d'après de Blainville). — Crâne de *Mylodon robustus*; *m*, maxillaire; *j*, jugal et son apophyse massétérine; *s*, squameux.

serve chez le Tamanoir ; de plus, le jugal envoie en bas une apophyse courbe descendante (*apophyse massétérine*). Le Mylodon (fig. 174) et le Glyptodon ont une arcade zygomatique complète et une apophyse du même genre.

Chez le Tamanoir le corps de l'hyoïde est réuni aux cornes postérieures (fig. 175). Les cornes antérieures comprennent un apophyal court, un cératohyal épais, courbe, a concavité tournée en dehors, et un stylhyal long de près de un décimètre, à courbure moins prononcée que le cératohyal et en sens inverse. Le stylhyal embrasse les muscles du cou et, par son extrémité libre, est relié à la base du crâne par l'intermédiaire d'un muscle, le muscle stylo-mastoïdien.

§ 202.

Le nombre des vertèbres est parfois considérable et varie

d'ailleurs beaucoup dans les différentes régions suivant les espèces considérées.

Dans la région cervicale, tantôt on observe des soudures, comme chez les Tatous, et elles sont alors en rapport avec la présence du dermato-squelette; tantôt les vertèbres cervicales sont libres et leur nombre peut être supérieur ou inférieur au nombre normal. Ainsi chez l'Unau d'Hoffmann (Cholœpus Hoffmanni), il n'y a que 6 vertèbres cervicales, tandis qu'on on compte 7 chez l'Unau didactyle (Cholœpus didactylus) et 9 chez l'Aï (Bradypus).

Le nombre des vertèbres dorsales est également sujet à variations. On en compte jusqu'à 24 chez l'Unau d'Hoffmann.

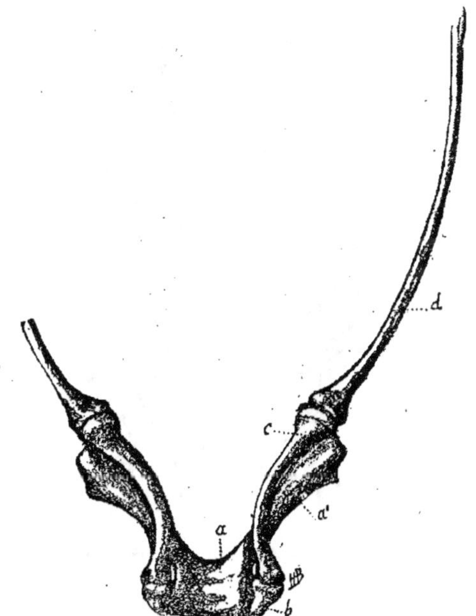

Fig. 175 (d'après G. Pouchet). — Appareil hyoïdien du Tamanoir. *a*, corps de l'hyoïde; *a'* cornes postérieures unies au corps; *b* apohyal; *c* cératohyal; *d*, stylhyal.

Remarquables chez les Paresseux par le peu de développement de leurs apophyses, elles présentent dans leur mode d'articulation, chez les autres Édentés, une complication spéciale. Si, par exemple, on examine les dernières vertèbres dorsales et les lombaires du Tamanoir, on voit qu'elles envoient en avant, entre l'apophyse articulaire de chaque côté et l'apophyse épineuse, une forte apophyse (*apophyse accessoire*) qui présente deux surfaces articulaires et est reçue dans une sorte de mortaise correspondante creusée dans la vertèbre qui précède. Cette mortaise porte également 2 surfaces articulaires répondant à celles de l'apophyse accessoire. Chaque vertèbre offre donc 12 surfaces articulaires pour s'articuler avec les vertèbres voisines.

Il est à noter que, chez les Tatous, la carapace repose sur les apophyses épineuses et sur les apophyses transverses fort développées de la région dorso-lombaire. Dans la région sacrée, elle

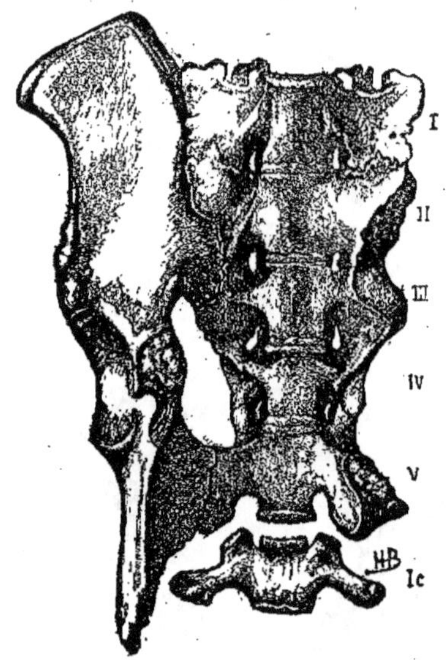

Fig. 176 (d'après G. Pouchet). — Bassin du Grand Fourmilier. I à V, vertèbres sacrées; Ic, première vertèbre caudale.

est supportée par des tubérosités iliaques et ischiatiques. Elle est même soudée avec elles chez le Chlamydophore (fig. 178). Ajoutons aussi qu'un certain nombre de vertèbres du sacrum se soudent avec les ischions par leurs apophyses transverses.

Enfin, chez le Tatou, comme chez le Tamanoir, il existe des os en **V** sur la plus grande partie de la région caudale.

Les côtes sont souvent aplaties (Unau, Didactyle).

Le sternum est constitué, chez le Fourmilier, par un large manubrium suivi de 8 sternèbres entre lesquelles viennent s'articuler les extrémités des côtes sternales osseuses. Une 9ᵉ sternèbre ou pièce xyphoïde prend, chez le Fourmilier et le Pangolin, un grand développement en longueur, se bifurque à son extrémité libre et donne insertion aux muscles rétracteurs de la langue.

§ 203. — Membres.

MEMBRE ANTÉRIEUR. — La ceinture scapulaire comprend de chaque côté, une clavicule et une omoplate. Cette dernière présente une apophyse acromion, particulièrement très développée chez le Chlamydophore. Cette apophyse se recourbe en dedans et

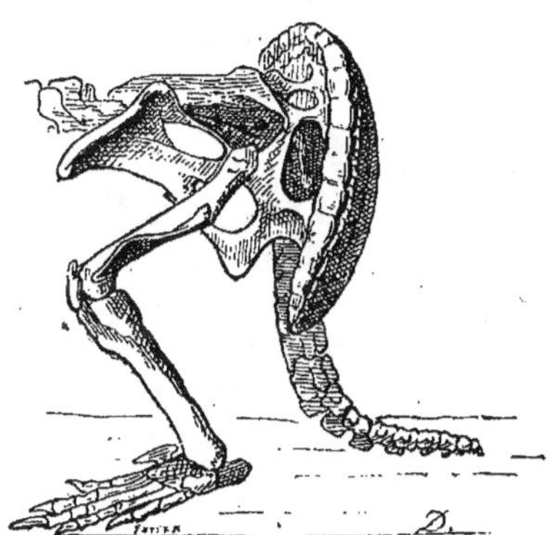

Fig. 177. — Bassin et bouclier de Chlamidophore.

vient s'articuler et finalement se souder avec le bord antérieur de l'omoplate, disposition qui a pour conséquence la délimitation d'un orifice rappelant le trou obturateur du bassin.

L'humérus, tantôt grêle (Paresseux), tantôt robuste et marqué de fortes empreintes (Fourmilier), offre un trou épithrochléen. Le radius et le cubitus, indépendants et très mobiles, rappellent assez la disposition de l'avant-bras des Singes.

L'extrémité du membre antérieur présente de nombreuses variations :

a. *Fourmilier*. — Carpe normal à 2 rangées; 5 doigts. Le pouce et le cinquième doigt n'ont que 2 phalanges, les autres doigts en ont 3, et le médius est remarquable par son grand développement. Les articulations des phalanges sur les métacarpiens et des phalanges entre elles sont des articulations throchléennes parfaites. Les phalanges unguéales sont crochues et, de leur face palmaire, se projette, de chaque côté, une lame osseuse qui recouvre comme d'une gaine la base de l'ongle (fig. 178). Cette disposition rappelle avec exagération celle que nous avons trouvée chez les Carnassiers.

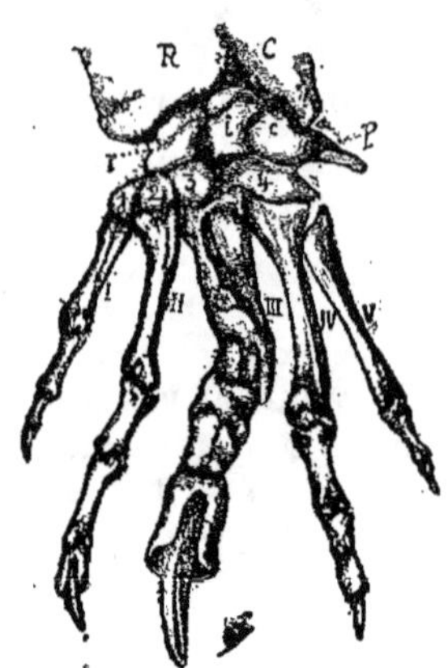

Fig. 178 (d'après Owen). — Main de *Myrmecophaga jubata;* R, radius; C, cubitus; *r*, radial; *i*, intermédiaire; *c*, cubital; P, pisiforme; 1 à 4 1er à 4e carpiens. I à V. 1er à 5e métacarpiens.

On observe les mêmes caractères chez l'Oryctérope.

6. Tatou géant. — Chez ce dernier, l'extrémité antérieure est profondément modifiée. La première rangée du carpe est normale; la seconde rangée est formée de 5 os comme s'il y avait un cinquième carpien, représentant celui que l'on suppose en général soudé avec le quatrième. Ce cinquième carpien est appelé *os supplémentaire.*

Le pouce est normal ainsi que le deuxième doigt. Mais, au troisième doigt, le métacarpien court, cubique, large, trapu, porte 2 phalanges seulement, dont la deuxième, énorme, est une phalange unguéale. Le quatrième doigt a la même composition. Quant au cinquième, il est formé d'un métacarpien et

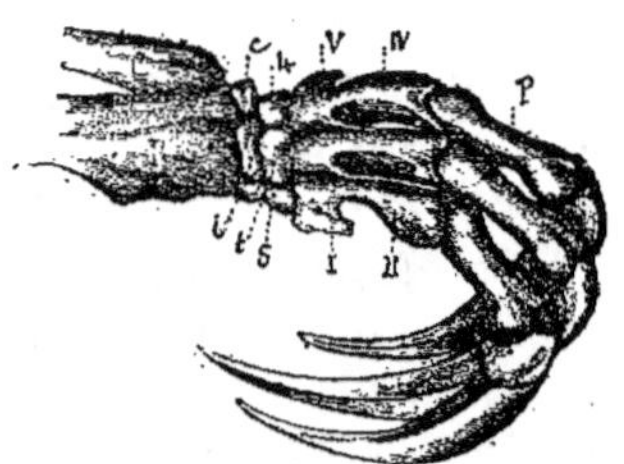

Fig. 179 (d'après Owen).— Main d'Aï; R, radius; C, cubitus; *c*, cubital; *i*, intermédiaire; *s*, radial et 1er carpien soudés; *t*, 2e carpien; 4, 4e carpien; I, rudiment du métacarpien du pouce; II à IV métacarpiens; V, rudiment du métacarpien du 5e doigt; P, phalanges.

d'une phalange unguéale. On pourrait considérer l'os supplémentaire du carpe comme représentant un cinquième métacarpien, auquel ferait suite, dès lors, un doigt de 2 phalanges.

Notons encore qu'en arrière du carpe, il existe un os sésamoïde énorme, dit *os accessoire.*

c. Aï. — Chez l'Aï (Bradypus) (fig. 180), le carpe est formé de 6 pièces; le scaphoïde se soude avec le trapèze, et le grand os avec le trapézoïde. Un rudiment de métacarpien du pouce est soudé avec le métacarpien du deuxième doigt, et le métacarpien rudimentaire du cinquième doigt avec celui du quatrième. Les doigts n'ont que 2 phalanges.

d. Unau. — Chez l'Unau, il n'y a que 2 doigts au membre antérieur; mais on trouve toutefois sous la peau les rudiments indépendants du premier et du quatrième. La première rangée du carpe comprend 2 os; le scaphoïde et le trapèze paraissent soudés. La deuxième rangée comprend 3 os. Il y a 4 métacarpiens, dont les 2 externes sont rudimentaires. Les doigts ont 3 phalanges, dont la première extrêmement courte, ressemble à une épiphyse non soudée.

MEMBRE POSTÉRIEUR. — La ceinture pelvienne des Édentés rappelle à certains points de vue celle des Insectivores. Le bassin est uni au sacrum, comme nous l'avons dit, par des tubérosités sacro-ischiatiques. L'Oryctérope fait exception cependant, bien que les ischions soient fort développés. Le bassin des Édentés présente donc deux trous, un trou obturateur ou sous-pubien et un trou sacro-ischiatique (voir fig. 177).

Chez les Tatous, le fémur a un troisième trochanter et le tibia et le péroné sont soudés à leurs deux extrémités. Chez les Paresseux, ces 2 os sont très écartés comme chez certains Singes. — L'extrémité est normale chez le Fourmilier. — Chez l'*Aï,* le tarse n'a que 2 cunéiformes. Il y a 3 doigts formés de 2 phalanges. Tarse et doigts rappellent, dans leur disposition, le carpe et les doigts de l'extrémité antérieure. Il peut arriver que les 3 métatarsiens soient soudés postérieurement en un seul os, ou bien encore que 2 seulement soient soudés et le troisième libre.

Chez l'Unau, au tarse, il y a un astragale, un calcanéum, un scaphoïde; le premier cunéiforme, très long, porte une phalange rudimentaire puis viennent les deuxième et troisième cunéiformes et le cuboïde. Il existe un cinquième métatarsien rudimentaire.

Les orteils, au nombre de 3, ont chacun 3 phalanges dont la première est très réduite.

§ 204. — Dentition.

Les Édentés sont monophyodontes. Leurs dents offrent des particularités très spéciales au groupe et même chez certaines espèces (Fourmilier, Pangolin) elles font complètement défaut. Chez d'autres au contraire il en existe et parfois en grand nombre. Elles sont alors à croissance continue et sont généralement toutes semblables entre elles, de telle sorte qu'on ne peut distinguer ni canines ni molaires. Toutefois chez les Paresseux et en particulier chez l'Unau, les dents les plus antérieures ont une forme un peu différente et sont considérées comme des canines par rapport aux suivantes. Mais jamais il n'y a d'incisives, sauf chez l'Oryctérope où il y a des incisives de lait (¹). L'Oryctérope présente encore une très intéressante particularité dans la structure de ses dents. Comme chez les autres Édentés celles-ci ne sont formées que de cément recouvrant la dentine, et il n'y a pas d'émail. Ceci posé, voici ce qu'on observe sur une coupe transversale : Extérieurement, une couche de cément ; puis en dedans, une série de champs polygonaux formés de dentine, au milieu de chacun desquels est un trou. Ces champs polygonaux répondent à autant de prismes traversés en leur centre par un canal. Celui-ci n'est autre que la cavité pulpaire. Il faut dans ce cas se représenter le bulbe dentaire comme donnant une série de prolongements comparables à ceux d'une papille et produisant chacun un chapeau de dentine. Mais la limite entre la dentine née sur chaque prolongement pulpaire reste toujours nettement distincte, de là l'apparence des champs polygonaux qu'on observe sur la coupe transversale. Chaque champ a ses canalicules propres qui ne semblent pas s'anastomoser avec les canalicules des champs voisins.

§ 205. — Édentés fossiles.

Au groupe des Édentés herbivores (Paresseux), se rattachent les Mégathérides (Megatherium, Sphenodon, Mylodon, Megalonyx, etc.), grands fossiles des terrains tertiaires de l'Amérique

---

(¹) Voir Pouchet et Chabry, *loc. cit.*

du Sud. Au groupe des Édentés insectivores, se rattache le Glyptodon.

Mégathérides. — Chez ces animaux, l'arcade zygomatique

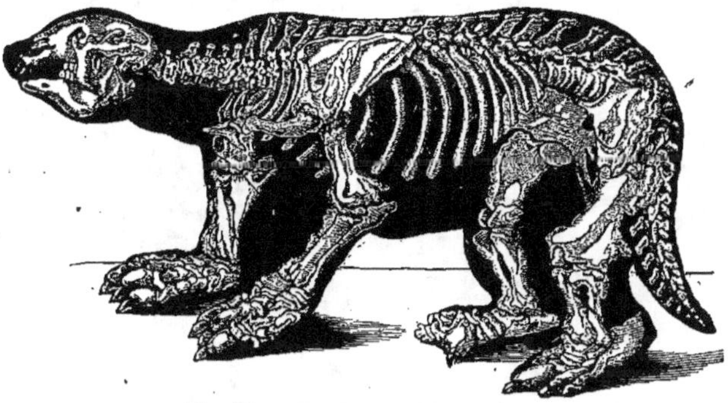

Fig. 180. — Squelette de *Megatherium*.

est complète. Les membres massifs sont, aux pattes antérieures, pourvus de quatre à cinq doigts, et aux postérieures, de 3 à 4 seulement; les doigts du milieu étaient armés de puissantes griffes recourbées. Le Megatherium marchait du reste, comme le Fourmilier, sur le côté du pied.

Glyptodon. — Parmi les Édentés fossiles, les Glyptodon, dont la taille variait, sont ceux qui se rapprochent le plus des Tatous.

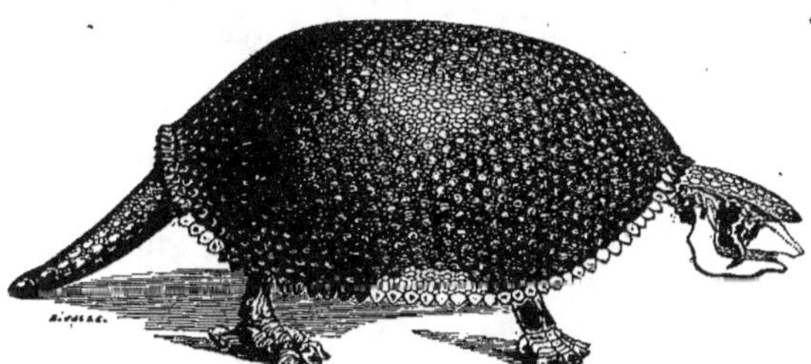

Fig. 181. — Squelette dermique du *Glyptodon*.

Ils sont pourvus d'une carapace, mais qui diffère de celle des Tatous en ce qu'elle est composée de pièces formant une surface continue excepté à la queue où les plaques se trouvent parfois disposées en zones (fig. 181). Les os nasaux chez le Glyptodon sont courts. L'arcade zygomatique complète émet une apophyse descendante puissante. Ces animaux offrent un agencement particulier des vertèbres de la région cervicale. L'atlas est libre et normal. Mais l'axis, les 2e, 3e, 4e, 5e et 6e cervicales sont soudées en un seul os (*mésocervical*) rappelant la soudure des vertèbres de certains Cétacés ([1]). D'autre part, la 7° cervicale et les 2 ou 3 premières dorsales, suivant les espèces, sont également soudées en un os auquel on a donné

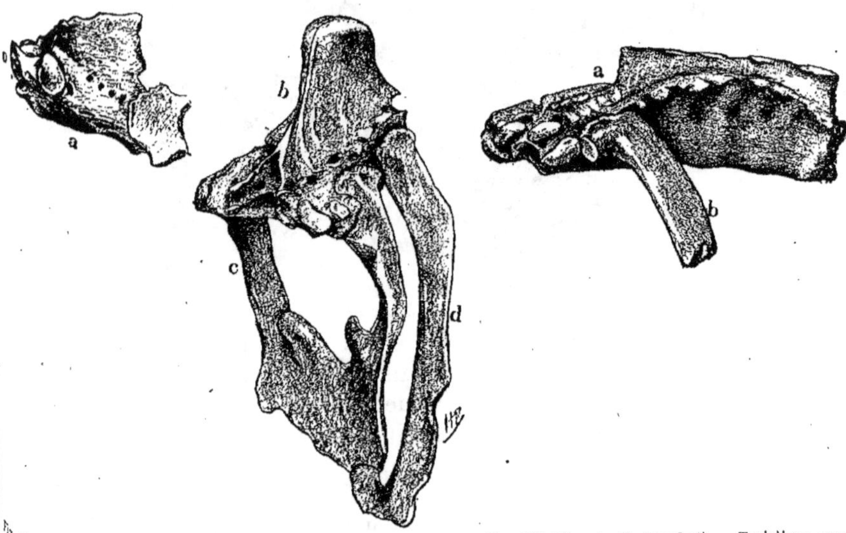

Fig. 182 (d'après G. Pouchet). — *a*, os mésocervical et *b* os métacervical du *Glyptodon clavipes*; *o*, apophyse odontoïde; *c*, première côte droite et première côte gauche unies à la première pièce du sternum; *d*, deuxième côte gauche.

Fig. 183 (d'après G. Pouchet).— Troisième, quatrième, cinquième vertèbres dorsales et suivantes du *Glyptodon clavipes*; *b*, tête de la troisième côte gauche. On voit en avant les surfaces sur lesquelles roule l'os métacervical et au-dessous d'elles l'orifice du canal rachidien

le nom de *métacervical* (fig. 182 *b*). L'os mésocervical est mobile sur ce dernier; il présente en effet à sa face postérieure 2 surfaces articulaires concaves, de chaque côté du canal rachidien, et à l'extrémité de chaque apophyse transverse une autre surface pouvant recevoir un segment de sphère. Une disposition rigoureusement inverse s'observe à la partie antérieure de l'os métacervical. De plus l'os métacervical jouit d'un mouvement de rotation très étendu sur la vertèbre dorsale suivante, soudée avec les autres (fig. 183) pour porter la carapace : ce mouvement résulte d'un développement considérable des surfaces articulaires qui forment ici une trochlée.

Il importe de remarquer que les 2 premières côtes sont intimement unies avec l'os mésocervical. Par suite la tête pouvait se

([1]) Pouchet 74.

porter en arrière, par une sorte de mouvement de sonnette, dispo-

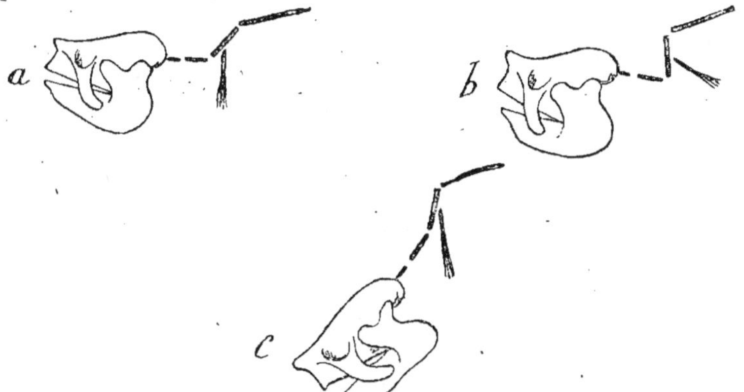

Fig. 184 (d'après G. Pouchet). — Diagramme montrant différentes positions de la tête et du cou du Glyptodon; *a*, attitude que l'on peut considérer comme normale; *b*, flexion forcée des deux articulations montrant le maximum de rétraction de la tête; *c*, extension forcée de l'os méso-cervical sur l'os métacervical; la tête s'abaisse vers le sol, et la colonne vertébrale n'a plus qu'une brisure.

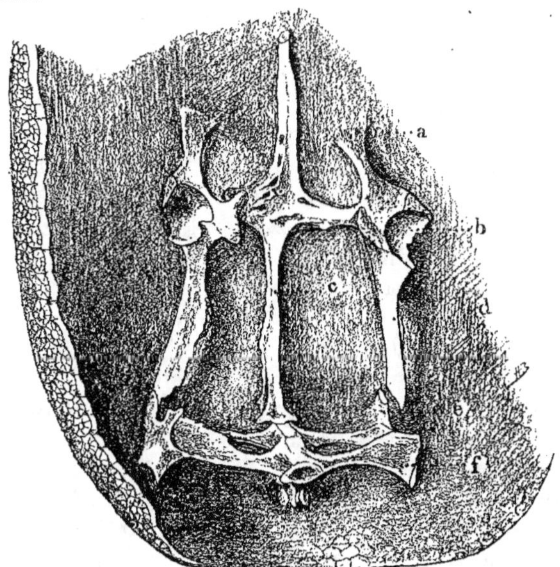

Fig. 185 (d'après G. Pouchet) (1). — Bassin de l'*Hoplophorus euphractus* vu en place au fond de la carapace; *a*, crête iliaque sur laquelle s'appuie la carapace; *b*, branche du pubis; *c*, vertèbres sacrées moyennes; *d*, ischion; *e*, épiphyse marginale de l'ischion; *f*, les deux dernières vertèbres sacrées.

____

(1) Pouchet, 75.

sition que nous retrouverons d'ailleurs chez les Tortues mais résultant d'un autre mécanisme, et qui est évidemment chez le Glyptodon en rapport avec l'existence d'une carapace. L'axe de la colonne vertébrale chez lui présente deux coudes articulés presque à angle droit, en sorte que cet axe au niveau de l'os mésocervical occupe un plan inférieur à celui qu'il occupe au niveau de la région dorsale. Les diagrammes ci-contre (fig. 185), montrent la position que prend la tête dans les divers mouvements de cette articulation qui s'éloigne entièrement de toutes les dispositions connues chez les Mammifères.

Les membres remarquables par leur brièveté sont terminés par cinq doigts à phalanges unguéales très développées en largeur, disposées comme pour porter un sabot.

Les vertèbres dorsales sont soudées entre elles, au moins en grande partie, mais la pièce qu'elles forment est indépendante de la carapace.

Les vertèbres lombaires sont soudées également entre elles et avec les vertèbres sacrées (Hoplophorus), de telle sorte qu'il n'est pas possible de délimiter nettement le sacrum.

Quant au bassin il offre chez les diverses espèces des caractères un peu différents. Chez Hoplophorus euphractus (voir fig. 186) les ischions au lieu de la forme en éventail qu'ils ont chez Glyptodon clavipes, sont allongés, triangulaires, à bord supérieur épais et concave, et à bord inférieur irrégulier. Ils naissent en arrière de la cavité cotyloïde et se dirigent directement en arrière, en limitant, avec les crêtes ilio-pectinées, d'une part, et la dernière vertèbre sacrée d'autre part un espace quadrangulaire au-dessus duquel la région étroite du sacrum est jetée comme un pont. Les deux ischions ne sont toutefois pas complètement parallèles ; ils sont un peu plus espacés en arrière qu'en avant, ils s'unissent en arrière par leur face interne avec l'extrémité de l'apophyse transverse de l'avant-dernière vertèbre sacrée, et par leur bord inférieur avec l'extrémité de l'apophyse transverse de la dernière vertèbre sacrée. Vers les trois quarts de la longueur de l'ischion, il existe une épiphyse mobile soudée à la carapace comme les crêtes iliaques.

CHAPITRE XV

MAMMIFÈRES IMPLACENTAIRES

§ 206.

Ce groupe comprend les Marsupiaux et les Monotrèmes (Ornithodelphes), mammifères qui paraissent avoir précédé tous les autres et qu'on retrouve dès les époques secondaires. Tels que nous les connaissons actuellement, ces animaux sont confinés dans des régions peu étendues du globe ; en Australie d'une part, et dans l'Amérique du Sud, où quelques genres seulement ont persisté.

A. *MARSUPIAUX.*

§ 207. Aspect extérieur.

Les Marsupiaux, le plus souvent de petite taille, sont tous quadrupèdes. Par leur aspect, leurs mœurs, leur dentition, les uns sont comparables aux Insectivores, tels les Myrmecobius, le Péramèle, la Sarigue. D'autres se rapprochent plutôt des Carni-

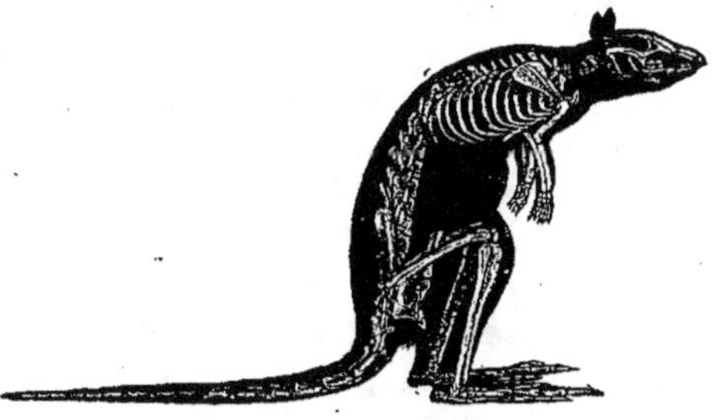

Fig. 186. — Squelette de Kanguroo.

vores, comme le Thylacine. D'autres rappellent les Rongeurs; de ce nombre sont les Phascolomes, Phascolarctos, etc. Enfin les Kanguroos forment un type à part; ils sont herbivores et leurs membres postérieurs sont beaucoup plus développés que les membres antérieurs ; cependant ils restent essentiellement quadrupèdes : au lieu de ne marcher que sur leurs 2 pattes de derrière comme les Gerboises, ils progressent en prenant appui sur leur queue et en avançant à la fois leurs membres postérieurs.

§ 208. — Crâne.

Le crâne des Marsupiaux varie extérieurement suivant les groupes. Chez ceux qui sont insectivores, sa surface est unie ; elle est, au contraire, pourvue de fortes crêtes chez les carnivo-

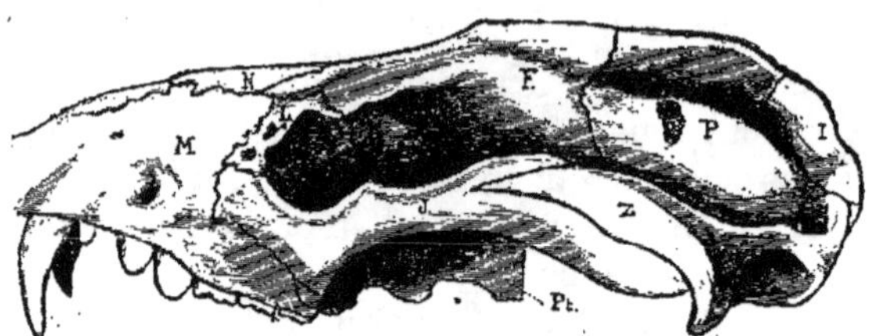

Fig. 187. — Crâne de Sarigue crabier.

res. Il existe des apophyses para-occipitales ; on distingue un occipital basilaire, des occipitaux latéraux et un occipital supérieur. — Le temporal reste généralement divisé en ses parties constituantes qui ne se soudent que très tard. Le périotique, le squameux et le tympanique restent donc distincts.

Chez les Dasyures, Pétauristes, Péramèles, Potoroo et Phascolarctos, il existe une forte bulle formée par une expansion de la base du sphénoïde. En outre, chez les Péramèles et les Acrobates, il en existe une seconde plus petite, creusée dans le rocher. La caisse du tympan, d'autre part, communique chez les Phalangers, les Phascolarctos, les Kanguroos, les Potoroos, avec des sinus creusés dans l'apophyse zygomatique.

Chez tous les Marsupiaux, à l'exception des Pétauristes, le jugal prend part à la formation de la surface glénoïde, dont il constitue la partie externe. La forme de cette surface varie d'ailleurs suivant le régime des espèces.

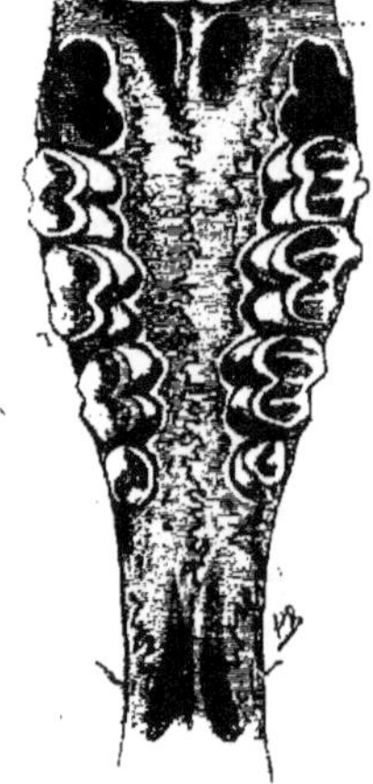

Fig. 188. — Palais de *Phascolome*; *t*, trous creusés dans les palatins.

Chez tous les Marsupiaux également l'arcade zygomatique est complète et la cavité orbitaire communique largement avec la fosse temporale. Ajoutons enfin qu'on observe à la voûte palatine de larges vides (fig. 188) et ce caractère avien se présente

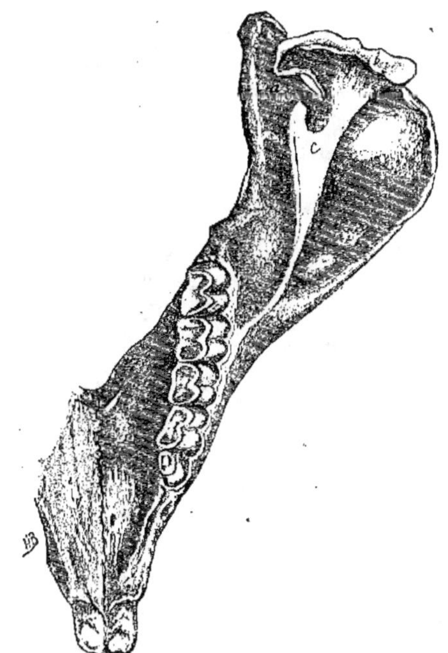

Fig. 189. — Face supérieure d'une moitié de la mandibule du *Phascolomys wombatus*; *c*, apophyse coronoïde; *b*, condyle.

particulièrement bien chez le Kanguroo géant avec ses palatins amincis et percés de trous.

L'angle de la mâchoire inférieure présente une apophyse comparable à celle des Carnassiers (fig. 190), mais au lieu de continuer la direction de la branche de la mâchoire, cette apophyse se dirige en dedans. Cette disposition est très générale chez les Marsupiaux.

§ 209. — Tronc et membres.

Le nombre des vertèbres dorso-lombaires est normalement de 19, dont 16 dorsales. L'ossification d'une grande partie des vertèbres est incomplète sur la ligne médiane ventrale. L'atlas, en particulier (fig. 190), est complété en avant par un cartilage.

Membres. — Il existe des clavicules chez tous les Marsupiaux,
sauf les Péramèles et Chæropus.
Le plus souvent, le condyle externe
de l'humérus est perforé. Le cubitus et le radius sont ordinairement
indépendants. Au carpe, il existe
un os central chez certaines espè-
ces (Sarigue). Chez le Kanguroo, les Phascolomes, etc., la pre-

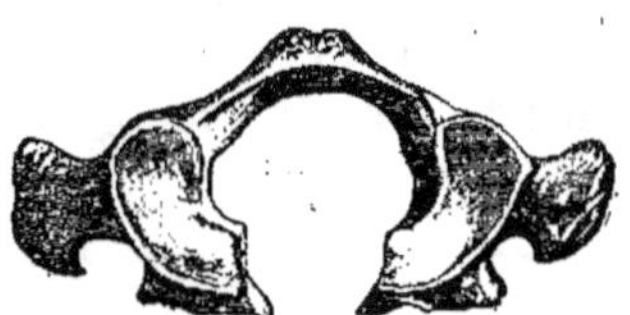

Fig. 190. — Atlas de Phascolome.

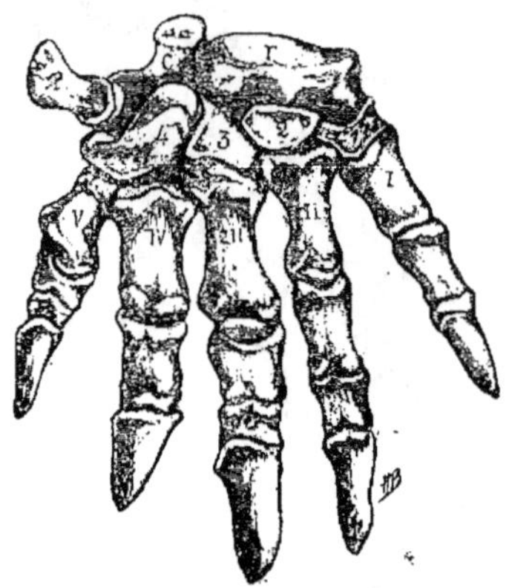

Fig. 191 (d'après Owen). — Main de *Phascolome; r,* radial et intermédiaire soudés; *c,* cubital
p, pisiforme; 1, 2, 3, 4 : premier à quatrième carpiens; I à V, doigts.

mière rangée est réduite à 3 os par suite de la soudure du radial et de l'intermédiaire. Il y a ordinaire-
ment 5 doigts normaux (fig. 191).

Au membre postérieur, le bassin se fait remarquer par l'existence des *os marsupiaux*
implantés sur les pubis parfois très développés
et articulés avec eux. Ces os marsupiaux se
dirigent en avant au milieu des parois musculaires de l'abdomen. Ils donnent attache
en dehors à des fibres du grand oblique, en
dedans à des fibres du pyramidal. Il est difficile
de s'expliquer la nature et l'origine de ces os.

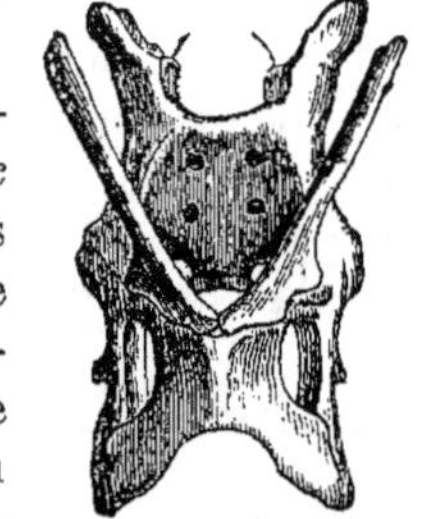

Fig. 192. — Bassin avec os
marsupiaux.

Ils ne sont pas en rapport avec la gestation extra-utérine puisqu'ils sont tout aussi développés chez les mâles et qu'on les re-

trouve chez les Ornithodelphes dépourvus de poche abdominale.

Le péroné est ordinairement libre, plus rarement soudé avec le tibia. Chez les Phalangistes, Wombat et Opossum, le péroné est doué d'un mouvement de rotation autour du tibia analogue à celui du radius sur le cubitus chez l'Homme. Suivant Bardeleben, il y a au tarse un os intermédiaire chez certaines espèces et Owen le figure, en effet, entre l'astragale et le scaphoïde. Chez les Phascolomes (fig. 194), il existe un os décrit comme sésamoïde entre l'astragale, le tibia et le péroné. Cet os a été indiqué également chez Dasyurus macrurus.

Le nombre des doigts au membre postérieur présente quelques variations. On en trouve 5 chez la Sarigue, les Phalangistes et les Phascolomes ; 4 seulement chez les Kanguroo, Péramèles, Thylacine. Il est à remarquer que chez certaines espèces pourvues de 4 doigts seulement, le pouce est largement développé et opposable ; il est réduit à une seule phalange chez les Phascolomes (fig. 194).

Les 4 doigts peuvent être égaux (Thylacine) ou inégaux ; dans ce dernier cas il y en a deux grêles et deux très développés, comme chez les Péramèles et surtout chez le Kanguroo. Les deux doigts grêles (deuxième et troisième) sont rapprochés et apparaissent à l'extérieur comme un seul doigt qui porterait 2 ongles. Cette inégalité des doigts se retrouve également chez des espèces à 5 doigts, comme les Phascolarctos et Phascolome, où le quatrième et le cinquième sont plus considérables que les autres. En réalité, la grande disproportion des doigts au membre postérieur est une disposition essentiellement marsupiale.

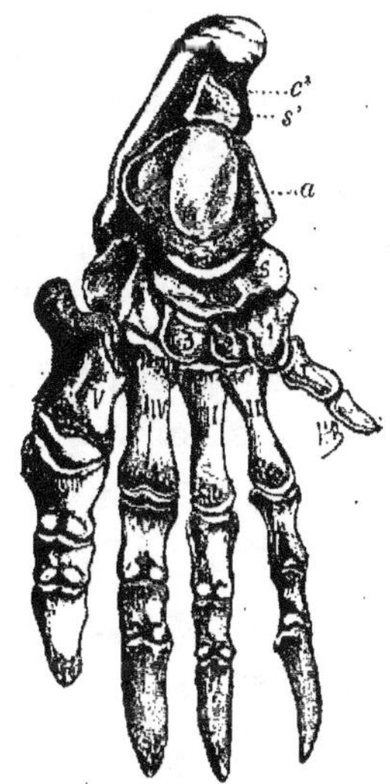

Fig. 193 (d'après Owen). — Pied de *Phascolome*; c', calcanéum; s', os surnuméraire; a, astragale; s, scaphoïde; c, cuboïde; 1, 2, 3, cunéiformes; I à V, orteils.

§ 210.— Dentition.

La dentition chez les Marsupiaux offre ceci de remarquable qu'elle ne peut être ramenée au type que nous avons signalé plus haut pour la dentition des Mammifères. Tandis, en effet, que chez ces derniers le nombre des molaires s'exprimait par la formule $pm\ \frac{4}{4}\ m\ \frac{3}{3}$, chez les Marsupiaux, la formule dentaire des molaires est $pm\ \frac{3}{3}\ m\ \frac{4}{4}$. Le nombre des molaires est donc le même, mais la proportion réciproque des vraies molaires et des prémolaires est inverse.

Quelque différentes que soient les dents des Marsupiaux par le nombre, la forme, les fonctions, la même règle l'emporte en ce qui concerne leur succession, elles ne sont pas précédées par des dents de lait. Cette particularité établie pour toutes les espèces par Flower, avait été indiquée déjà, en 1855, par Gervais pour les Opossum. Il n'y a d'exception que pour une seule dent qui, par sa structure et sa position, se présente comme l'homologue de la dernière prémolaire des Mammifères placentaires. En somme, la formule de la dentition de lait des Marsupiaux, est $i\ \frac{0}{0}\ c\ \frac{0}{0}\ m\ \frac{1}{1}$. La dentition définitive s'exprime par la formule $i\ \frac{3}{3}\ c\ \frac{1}{1}\ pm\ \frac{3}{3}\ m\ \frac{4}{4}$, la troisième prémolaire remplaçant la dent de lait. Mais on peut observer des variations multiples soit par défaut, soit par excès.

Eu égard au nombre des incisives, on peut diviser les Marsupiaux en 2 groupes : les *Polyprotodontes* à incisives multiples, et les *Diprotodontes* à deux paires d'incisives seulement. Dans le premier groupe, les incisives peuvent être au nombre de 5 (Péramèle) ou de 4 à la mâchoire supérieure (Thylacine). Chez cette dernière espèce, la dentition est comparable à celle des Carnivores, avec dent carnassière et tuberculeuse. Elle diffère de celle du Chien par la présence d'une incisive et d'une molaire de plus à la mâchoire supérieure.

Le Myrmecobius a plus de dents que tout autre marsupial. Il en possède 54 ainsi distribuées $i\ \frac{4}{3}\ c\ \frac{1}{1}\ pm\ \frac{3}{3}\ m\ \frac{6}{6} = 54$. C'est une dentition d'insectivore avec molaires hérissées de pointes.

Dans le genre Sarigue (Didelphys) on trouve 5 incisives en haut. Par conséquent $i\ \frac{5}{4}\ c\ \frac{1}{1}\ pm\ \frac{3}{3}\ m\ \frac{4}{4} = 50$.

Les *Phalangers* ont pour formule des incisives $\frac{3}{1}$. Les inférieures sont à croissance continue. Les canines sont très petites à la mâchoire inférieure. Une barre les sépare des molaires.

Le Koala (*Phascolarctos*) n'a ni prémolaires rudimentaires, ni canines inférieures. Les incisives, bien que très semblables à celles des Rongeurs, ne paraissent pas être à croissance continue. Les deux externes de la mâchoire supérieure sont derrière les deux internes comme chez le Lapin.

Le Wombat (*Phascolomys*) se rapproche beaucoup des Rongeurs. Les incisives sont à croissance continue ainsi que les molaires, dont elles sont séparées par une large barre ; elles sont complètement enveloppées de cément et ne présentent pas d'émail. La formule dentaire est $i\,\frac{2}{2}\ c\,\frac{0}{0}\,pm\,\frac{1}{1}\,m\,\frac{4}{4}$.

Le Potoroo (*Hypsiprimnus*) a la dentition suivante $i\,\frac{3}{1}\ c\,\frac{1}{0}\,pm\,\frac{1}{1}\,m\,\frac{4}{4}$. A la mâchoire supérieure, les incisives internes sont à croissance continue, les 2 autres paires sont réduites. Les 2 incisives inférieures sont fortes.

Chez le Kanguroo géant, le nombre des incisives est également $\frac{3}{1}$, les inférieures étant très proclives. Les prémolaires tombent et la dentition définitive se traduit par la formule $i\,\frac{3}{1}\ c\,\frac{0}{0}\,pm\,\frac{0}{0}\,m\,\frac{4}{4}$.

Chez l'Halmaturus (*Macropus Benetti*), la dernière prémolaire persiste ; elle est tranchante et cannelée sur les côtés, forme d'autant plus intéressante qu'on la retrouve chez un Marsupial fossile, le Thylacoleo.

B. *MONOTRÈMES*

§ 211. — Caractères généraux.

Réduit à 2 genres, l'Ornithorhynque et l'Échidné, le groupe des Monotrèmes comprend des quadrupèdes qui se distinguent par l'absence de dents et par l'existence d'un revêtement corné plus ou moins étendu sur les maxillaires et rappelant le *thécorhynque* des Oiseaux. Chez l'Ornithorhynque, en particulier, on trouve des épaississements épithéliaux circulaires, un peu comme la couronne d'une dent, supportés par des plateaux osseux nettement dessinés sur les maxillaires. Ces épaississements épithéliaux sont des dépendances de l'épiderme et n'ont rien à faire avec le squelette. Ils ne sauraient être rapprochés que des fanons des Cétacés et nullement des dents.

Le squelette est dans son aspect général celui d'un mammifère marsupial, toutefois il présente des caractères aviens et reptiliens très accusés.

§ 212. — Crâne.

Le crâne offre une soudure précoce et à peu près complète dés os constituants, qui rappelle le type avien (¹). Il n'y a pas dé dents et l'on voit (Ornithorhynque) les maxillaires s'élargir pour porter les plaques cornées dont nous avons parlé plus haut.

Chez l'Ornithorhynque (fig. 195), il existe un petit os prénasal. Deux larges vides en avant de la cavité tympanique représentent, l'un le trou jugulaire et le trou précondylien réunis, l'autre, le trou oval. Ajoutons que la face est aplatie à la façon d'un bec de Canard, aplatissement auquel correspond une divergence antérieure des maxillaires et des intermaxillaires (fig. 195).

Chez l'Echidné, le crâne, piriforme, est très développé par rapport à la face. La région maxillaire est allongée et forme une sorte de bec pointu. Les nasaux distincts et bien développés ne prennent pas part à la délimitation des orifices des narines ; ils en sont séparés par les prémaxillaires unis entre eux sur la ligne médiane en avant des nasaux, semblablement à ce qui a lieu chez les Crocodiles.

La voûte du crâne est formée par un large occipital supérieur qui s'interpose aux occipitaux latéraux et s'étend du trou occipital presque jusqu'au sommet du crâne. En avant, la voûte est complétée par les pariétaux soudés sur la ligne médiane.

Le rocher, extrêmement large, limite en partie la cavité crâ-

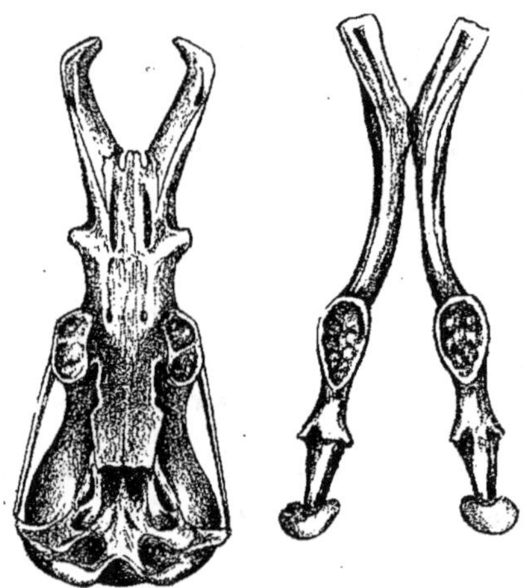

Fig. 194. — Crâne d'Ornithorhynque vu par sa face inférieure et mandibule.

(¹) Malgré quelques caractères aviens ou reptiliens, le crâne dés Monotrèmes est essentiellement un crâne de Mammifère. L'oreille en particulier est bien du type de l'oreille de ces derniers, ce qui montre une fois de plus l'importance de cet organe, le premier apparu des organes du squelette

nienne; l'espace qui existe entre le rocher et l'alisphénoïde est borné extérieurement par le squameux. Les ptérygoïdes s'articulent comme chez beaucoup d'Oiseaux avec le tympanique et le basisphénoïde. Les osselets de l'ouïe sont en partie soudés. Le marteau est grand, l'enclume fort réduite, l'étrier est columelliforme, imperforé.

§ 213. — Tronc et membres.

La colonne vertébrale, dont toutes les pièces sont distinctes, ne présente pas d'épiphyses au corps des vertèbres. Les apophyses épineuses sont toutes inclinées en arrière. L'apophyse odontoïde reste longtemps distincte du corps de l'axis.

Les côtes, au nombre de 14 paires chez l'Échidné, et de 16 chez l'Ornithorhynque (d'après les individus du Cabinet d'anatomie), s'attachent aux corps des vertèbres seulement et n'ont aucun rapport avec les apophyses transverses. D'autre part il existe 5 à 6 côtes sternales, dont la dernière remarquablement élargie.

Le sternum chez l'Échidné, se compose d'un *manubrium* large et bien développé, portant en avant une pièce volumineuse, l'*episternum,* qui reçoit aussi le nom d'os en **T** ou *interclaviculaire,* à branches transversales largement étendues et infléchies un peu en ∽. Tout cet appareil sert à supporter les diverses pièces de la ceinture scapulaire.

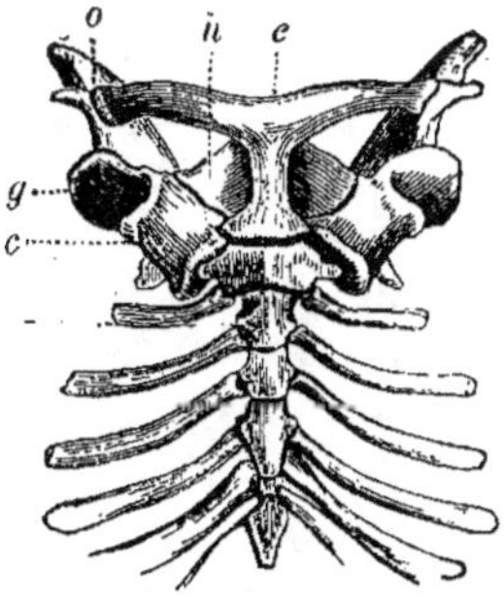

Celle-ci se compose des clavicules, des omoplates et de deux paires d'os coracoïdiens. Les clavicules grêles, aplaties, reposent sur la face antérieure des branches transversales de l'os en **T** sur lesquelles elles semblent se mouler. Ces clavicules ne se joignent

Fig. 195. — Sternum et ceinture scapulaire d'Ornithorynque. *e,* episternum; *o,* omoplate; *h,* coracoïdien antérieur; *c,* coracoïde; *g,* cavité glénoïde. (La clavicule n'est pas figurée).

pas sur la ligne médiane; par leur extrémité externe, elles s'appuient sur une apophyse (acromion) de l'omoplate, ainsi d'ailleurs que les branches de l'os en **T**. Les omoplates concourent pour un tiers environ, à la formation de la cavité glénoïde.

Les deux autres tiers sont formés par l'extrémité externe épaisse d'un os *coracoïde* qui par son extrémité interne s'articule avec le manubrium. Sur le bord antérieur de chacun des os coracoïdes proprement dits, on voit un os épais et court, dont la large base occupe près des deux tiers internes du bord du coracoïde. Cet os se dirige de dehors en dedans et d'arrière en avant sur un plan postérieur à l'épisternum. Il vient, en même temps que son congénère, s'appuyer à la face postérieure de l'os en **T** à l'union de ses 2 branches transversales. Cet os peut être considéré comme un *coracoïdien antérieur* (fig. 196.)

Malgré les caractères si particuliers de la ceinture scapulaire, l'extrémité antérieure est, dans tous ses détails, semblable à celle

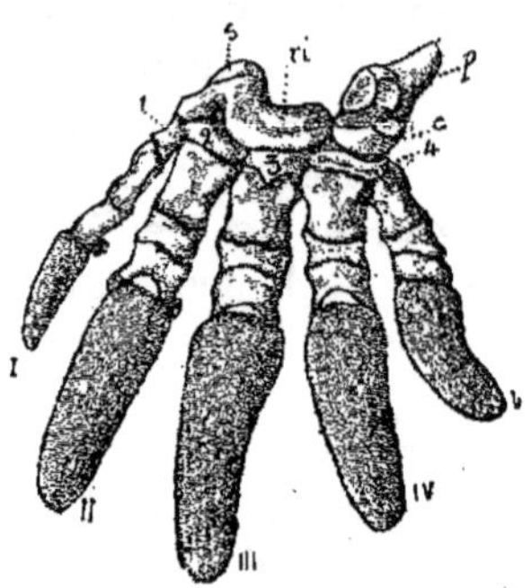

Fig. 196 (d'après Owen). — Main d'*Échidné* face dorsale; *ri* radial et intermédiaire soudés (scapho-lunaire); *c*, cubital; *p*, pisiforme; *s*, sésamoïde; 1, premier carpien; 2, deuxième carpien; 3, troisième carpien; 4, quatrième carpien; I à V, doigts.

des autres Mammifères. Le carpe présente 3 os à la première rangée, le scaphoïde et le semi-lunaire étant soudés ([1]); la seconde rangée comprend les 4 os normaux. Ajoutons que chez l'Echidné, qui est fouisseur, l'humérus court, large et irrégulier se rapproche de celui de la Taupe.

Le bassin des Monotrèmes se fait remarquer par la persistance des sutures qui unissent les 3 os composants. Semblablement à ce qui a lieu chez les Oiseaux et les Crocodiles, l'acetabalum est perforé. Enfin on trouve ici également les 2 os marsupiaux qui s'appuient sur les pubis.

A la jambe, le péroné se prolonge supérieurement au delà du

([1]) Chez l'Échidné où l'on trouve quatre os à la première rangée, le premier de ces os est un sésamoïde développé dans le fléchisseur radial du carpe.

tibia en une forte apophyse analogue à l'olécrâne du cubitus.
Au tarse, chez les individus mâles, on trouve à la partie posté-

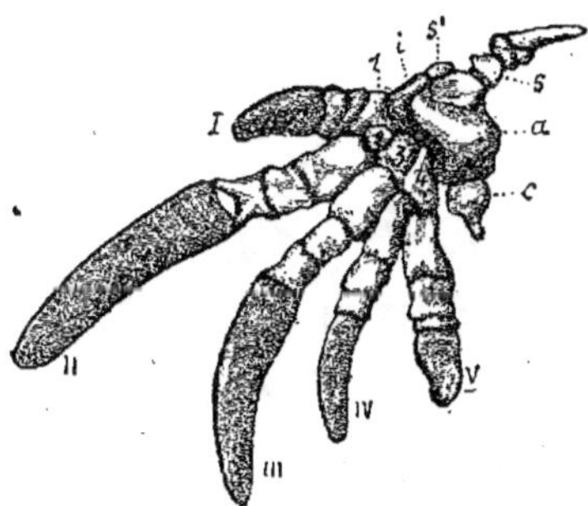

Fig 197 (d'après Owen). — Pied d'*Échidné*; *s*, os surnuméraire portant l'ergot; *a*, astragale;
i, scaphoïde, *s'*, sésamoïde; *c*, calcanéum ; 1, 2, 3, 4, premier à quatrième tarsiens ;
I à V, doigts.

rieure de l'astragale, un os surnuméraire qui porte un éperon
perforé ou ergot. Chez l'Échidné, il existe un sésamoïde pénétrant entre l'astragale et le scaphoïde (fig. 198).

Chez l'Ornithorhynque, le cuboïde est représenté par 2 os qui,
chacun, portent un doigt, caractère que nous retrouverons chez
certains Reptiles.

II

SAUROPSIDES

CHAPITRE XVI

Généralités.

§ **214**.

On a groupé, sous le nom de Sauropsides, les animaux qui, actuellement, composent la classe des Oiseaux et celle des Reptiles, et ceux qui, appartenant aux époques géologiques, avaient des rapports intimes avec eux, tels les *Dinosauriens* et les *Ptérodactyles*. Les Sauropsides se distinguent absolument de tous les Mammifères par le mode d'alimentation des jeunes, et on peut dire qu'il existe, sous ce rapport, entre ces deux grands groupes une lacune que rien ne vient combler. Au contraire, les Oiseaux et les Reptiles sont reliés entre eux par des caractères communs nombreux qui justifient pleinement leur réunion en un seul groupe. Bien plus, une forme intermédiaire a été retrouvée, l'Archéoptéryx, qui, sans parler des Odontornithes, établit la filiation la plus nette et la plus certaine. Avec des formes essentiellement reptiliennes, l'Archéoptéryx avait des plumes, caractère avien par excellence. Reste à savoir s'il était à température constante ou à température variable. La première hypothèse paraît toutefois la plus probable.

La tête est la partie du squelette qui offre à la fois les plus grands traits de ressemblance, quand on compare entre eux les Sauropsides, et les différences les plus marquées quand on compare ceux-ci aux Mammifères. Nous pensons donc, avant d'aborder l'étude des Oiseaux, devoir formuler quelques considérations générales sur le crâne des Sauropsides.

§ 215. — Tête osseuse des Sauropsides en général.

Pour l'étudier et la comprendre, on ne devra pas perdre de vue les points suivants :

A. Un certain nombre d'os gardent leur désignation [1] et leurs rapports comme :

1° Les *pariétaux* (il peut exister des interpariétaux); 2° les *frontaux* (il peut exister des frontaux antérieurs et des frontaux postérieurs); 3° les *lacrymaux* (ils peuvent manquer); 4° les *nasaux* (ils peuvent manquer); 5° l'*ethmoïde* (réduit le plus souvent à une simple lame); 6° les *palatins* (ils peuvent porter des dents comme les maxillaires); 7° les *incisifs* (ils peuvent être soudés ou manquer).

B. La *mâchoire inférieure* est composée de six os au plus pour chaque branche : 1° l'articulaire; 2° l'angulaire; 3° le sur-angulaire; 4° le coronoïdien; 5° le splénial; 6° le dentaire.

C. La partie postérieure du crâne, l'occipital, peut être divisée en 4 et même en 6 os : 1° occipital supérieur; 2° deux occipitaux latéraux (ex-occipitaux des anatomistes anglais); 3° deux occipitaux externes en dehors des précédents (ils peuvent être soudés avec eux). Les occipitaux externes sont une dépendance du rocher. La preuve en est que lorsqu'ils existent, la fenêtre ovale se trouve sur la suture des deux os. En réalité, le rocher est le prootique et l'occipital externe comprend l'opisthotique; 4° occipital basilaire.

D. Le *temporal* est représenté par deux os : 1° rocher ou prootique; 2° squameux.

E. Les os de l'oreille sont représentés par deux os : 1° columelle de l'oreille (analogue de l'étrier); 2° os carré qu'on a considéré comme analogue du marteau (Voy. HUXLEY). Il porte la mâchoire inférieure.

L'oreille est comprise à la fois dans :

le rocher (prootique);

l'occipital supérieur auquel est soudé l'épiotique,

l'occipital latéral } à l'un desquels est toujours soudé l'opis-
l'occipital externe }   thotique.

---

[1] La nomenclature variant avec les auteurs, nous croyons utile de présenter un tableau comparatif de ces variétés de désignation ; nous donnons aux os les numéros indicatifs de leurs noms sur les figures théoriques et descriptives de R. Owen.

OWEN.	CUVIER.	HUXLEY.	PARKER.
Basioccipital (1).	Occipital basilaire.		
Exoccipital (2).	— inférieur.		
Superoccipital (3).	— latéral.		
Paroccipital (4).	— supérieur.	Susoccipital.	Supraoccipital.
	— externe.		
Basisphénoïde (5).	Corps du sphénoïde postérieur.		
Alisphénoïde (6).	Grande aile du sphé-noïde.		
Pariétal (7).			
Mastoïde (8).	Mastoïdien.	Squameux.	Squameux.
Présphénoïde (cartila-gineux) (9).	Corps du sphénoïde antérieur.		
Orbitosphénoïde (en grande partie carti-lagineux) (10).	Ailes orbitaires du sphénoïde.		
Frontal (11).			
Postfrontal (12).	Frontal postérieur.		
Vomer (13).			
Préfrontal (14).	Ethmoïde.	Préfrontal ou par-ethmoïde.	Ethmoïde et mes-ethmoïde.
Nasal (15).			
Pétrosal (16).	Rocher.		
Étrier ou columelle (16).			
Sclérotal (17).			
Turbinal (19).			
Palatin (20).			
Maxillaire (21).			
Prémaxillaire (22).	Intermaxillaire.		
Ptérygoïde (24).			
Ectoptérygoïde (25).	Transverse (Ophi-diens, etc.)		
Malaire (26).	Jugal, et jugal uni au squameux chez les Oiseaux.		
Squameux (27).	Partie écailleuse du temporal chez Cro-codiles et Lézards. Jugal chez les Oi-seaux.	Quadratojugal.	Quadratojugal.
Tympanique (28).	Caisse (Ophidiens et Crocodiles. Os car-ré (Oiseaux).	Quadrate ou os carré	
Lacrymal (73).	Lacrymal (Oiseaux). Frontal antérieur (Ophidiens).		
Articulaire et angu-laire (29).			
Coronal (29).			
Angulaire et splé-nial (30).			
Dentaire (32).			
Cératohyal (40).			
Basihyal (41).			
Cératobranchial ou ty-rohyal (47).			

Autant que faire se pourra nous conserverons la nomenclature française et nous n'accepterons les désignations nouvelles que lorsqu'elles sont justi-fiées par des raisons anatomiques.

F. Le sphénoïde se décompose dans les os suivants : 1° basi-sphénoïde; 2° parasphénoïde; 3° deux alisphénoïdes; 4° deux ptérygoïdes.

G. Signalons enfin trois os nouveaux que nous n'avons point vu figurer chez les Mammifères :

1° La *columelle*, qu'il ne faut pas confondre avec la columelle de l'oreille. C'est un os vertical que l'on trouve individualisé chez les Lacertiens et qui descend des pariétaux sur les ptérygoïdiens;

2° L'os *transverse* allant du maxillaire ou du jugal au ptérygoïde;

3° Le *quadrato-jugal* intercalé entre le jugal et l'os carré.

§ 216. — Os carré et columelle de l'oreille.

La pièce osseuse qui a reçu de Hérissant (77) le nom d'*os carré* apparaît chez les Sauropsides en même temps que les os de l'oreille simplifiés se réduisent à l'étrier. L'étrier (*columelle de l'oreille*) a sa base ovalaire appliquée sur la fenêtre ovale; mais, au lieu de deux branches qu'on lui voit chez les Mammifères, cet osselet n'en a qu'une seule, parfois très longue, qui se continue par des pièces cartilagineuses. Ces pièces rattachent l'étrier à la surface du tympan, par conséquent la columelle joue par son extrémité distale seulement le rôle du marteau.

Quant à l'os carré, c'est un os ordinairement volumineux mobile ou fixe, qu'on retrouve chez tous les Sauropsides. Il sert chez les Chéloniens, au moins en partie, de cadre à la membrane du tympan et a toujours pour caractère essentiel de porter la mâchoire inférieure qui s'articule sur lui. En sorte que, chez ces animaux, la mâchoire inférieure ne vient plus s'articuler directement sur le crâne, mais sur un os interposé entre elle et le crâne. Nous retrouverons la même disposition chez les Ichthyopsides.

Ces rapports de l'os carré avec le tympan d'une part, avec la mâchoire inférieure de l'autre, ont servi de base aux diverses hypothèses proposées par les anatomistes pour établir ses homologies. L'os carré avait été considéré par Hérissant comme représentant la branche montante séparée et individualisée de la mâchoire inférieure. Geoffroy Saint-Hilaire (78) donna une autre théorie et considéra l'os carré comme représentant à la fois l'os tympanique et l'apophyse styloïde ; il faisait remarquer que chez les Reptiles, à mesure que l'os carré s'éloigne de l'oreille, il ne perd pas pour cela ses connexions avec la membrane du tympan, ni avec la columelle qui s'allonge proportionnellement à cet éloignement. Geoffroy Saint-Hilaire montrait en même temps que, chez les Monotrèmes, le cadre du tympan n'est pas soudé avec le temporal, premier pas vers une individualisation plus complète. — Cuvier n'admit que l'homologie de l'os carré avec l'os tympanique seul. C'est aussi l'opinion qu'adopta Owen et il la soutint en faisant observer que, parmi les Mammifères, on voit successivement chez les Cétacés, les Ruminants et l'Echidné, le *squameux* (écaille du temporal) se séparer plus complètement du rocher, en même temps que la région mastoïdienne se spécialise. Ce squameux, chez l'Autruche, descend à la face externe de l'os carré et représente le quadrato-jugal des auteurs, tandis que la région mastoïdienne comprenant le cadre tympanique devient *l'os carré*.

Il est bon de remarquer toutefois que les formes de passage entre le cadre tympanique et l'os carré font réellement défaut. Aussi ne faut-il pas s'étonner qu'on ait cherché autre chose.

On proposa alors (Reichert) de considérer l'os carré comme représentant l'*enclume* des osselets de l'ouïe, le marteau ayant pour homologue l'os articulaire de la mandibule. C'est cette manière de voir que Huxley (70) adoptait en 1867. « The mandibule is connected with the Skull by the intermediation of a quadrate bone (which represents the *incus* of Mammalia). Each ramus of the mandible is composed of a number of separate ossifications, wich may amount to as many as six in all (of these the *articulare* represents the *malleus* of Mammalia. » Cette opinion reposait sur ce fait que, chez les fœtus de Mammifères (fig. 198), le cartilage de Meckel est la continuation directe du marteau cartilagineux, tandis qu'il s'articule

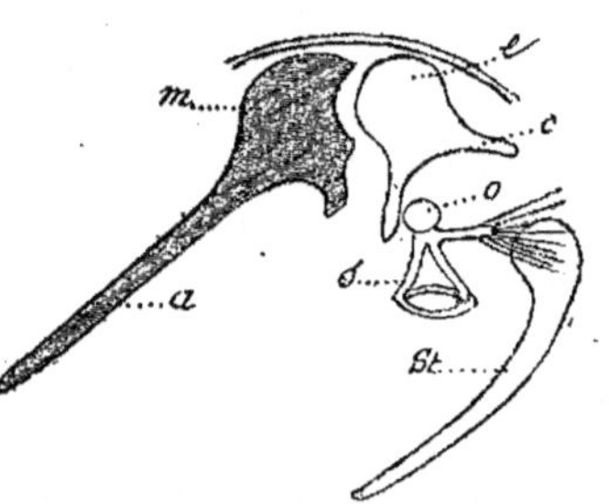

Fig. 198 (d'après Huxley). — Schéma des extrémités proximales des arcs mandibulaire et hyoïdien chez les Mammifères; *m*, marteau; *a*, cartilage de Meckel; *e*, enclume; *c*, cartilage suprastapédial; *o*, lenticulaire; *s*, étrier; *st*, stylhyal. (L'arc mandibulaire est teinté de noir, l'arc hyoïdien a été laissé en blanc).

par une large surface avec le cartilage qui représente l'enclume. Ces deux cartilages venant à s'ossifier, on pouvait considérer le marteau en relation directe avec le cartilage de Meckel comme homologue de l'articulaire, tandis que l'enclume était regardée comme homologue de l'os carré.

Aujourd'hui on s'accórde à considérer l'os carré non plus comme représentant l'enclume, mais comme l'homologue du marteau. Huxley (71) en effet a fait remarquer que chez le Crocodile la columelle de l'oreille (étrier) est continuée supérieurement par un cartilage (cartilage suprastapédial); cette pièce présente les mêmes connexions que l'enclume des Mammifères et la représente en réalité. Il s'ensuivrait que le carré, qui a avec ce cartilage stapédial les mêmes connexions que le marteau avec l'enclume, sera nécessairement homologué avec le marteàu.

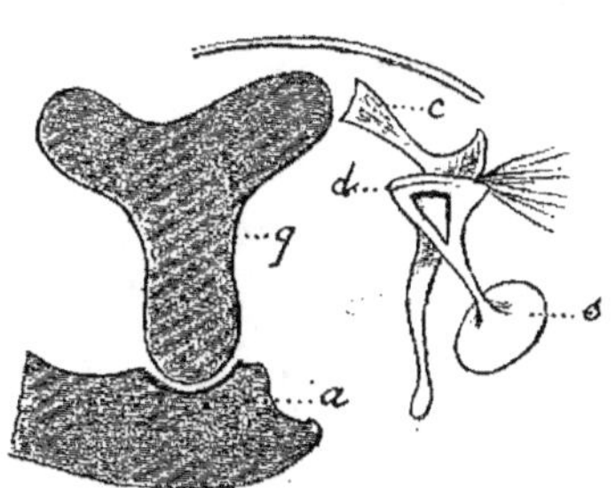

Fig. 199 (d'après Huxley). — Schéma des extrémités proximales des arcs mandibulaire et hyoïdien chez les Oiseaux; *q*, os carré; *a*, mandibule; *c*, cartilage supra-stapédial; *d*, cartilage extra-stapédial; *s*, columelle de l'oreille (étrier).

On peut donc dresser le tableau suivant des homologies des parties en question :

Arc mandibulaire :

I. Mammifères. *Marteau*..................   *Cartilage de Meckel.*
II. Sauropsides. *Os carré*........ *Articulaire.*   *Cartilage de Meckel.*

Arc hyoïdien :

I. Mammifères. *Enclume* .... *Etrier* ..... *Stylhyal; corne de T'hyoïde.*
II. Sauropsides. *Cartilage suprastapédial.*   *Columelle de l'oreille.*   *Corne de l'hyoïde.*

CHAPITRE XVII

SAUROPSIDES A TEMPÉRATURE CONSTANTE

OISEAUX

§ 217. — Apparence extérieure.

Les Oiseaux forment un groupe à ce point naturel que les différences qu'on peut observer d'un genre à l'autre ne portent jamais que sur des détails de l'organisation qui laissent intacts les caractères généraux. Les uns volent, d'autres marchent (Autruches, Casoars), d'autres nagent (Manchots), certains même peuvent se servir de leurs ailes pour nager et pour voler (Plongeons, jeunes Canards), et cependant ils restent toujours assez semblables entre eux pour qu'on puisse dire que dans leurs formes les plus aberrantes ils ne présentent point de différences aussi accentuées que celles que l'on constate entre deux ordres quelconques de Mammifères.

Extérieurement, les modifications les plus importantes portent sur la longueur des membres et la forme de la face. Les ailes sont plus ou moins développées et parfois réduites à des sortes de nageoires; elles peuvent s'atrophier plus ou moins complètement comme chez les Autruches, les Casoars, et l'Aptéryx. Le bec et la tête présentent des variations bien connues depuis la forme simple qu'ils ont chez le Corbeau jusqu'au Calao et au Pélican.

Enfin, le nombre des doigts aux membres postérieurs est variable. Il ne dépasse toutefois pas 4 et n'est pas inférieur à 2. Ajoutons que les Oiseaux sont digitigrades, sauf les Manchots, à l'encontre des autres Sauropsides qui sont tous plantigrades.

On remarquera que chez les Sauropsides à température constante il n'existe jamais de squelette dermique, tandis que nous en trouverons chez un grand nombre de Sauropsides à température variable.

I

Généralités.

§ 218.

Le nombre des os dans le squelette des Oiseaux tend d'une part à être restreint par l'atrophie de l'extrémité antérieure et la simplification non moins remarquable de l'extrémité postérieure. Mais il faut noter d'autre part l'apparition de pièces osseuses nombreuses dans les sclérotiques, d'anneaux trachéens encore beaucoup plus nombreux et formés de substance osseuse au lieu de cartilage comme chez les Mammifères; et enfin la présence de nombreux tendons ossifiés au membre postérieur chez certaines espèces.

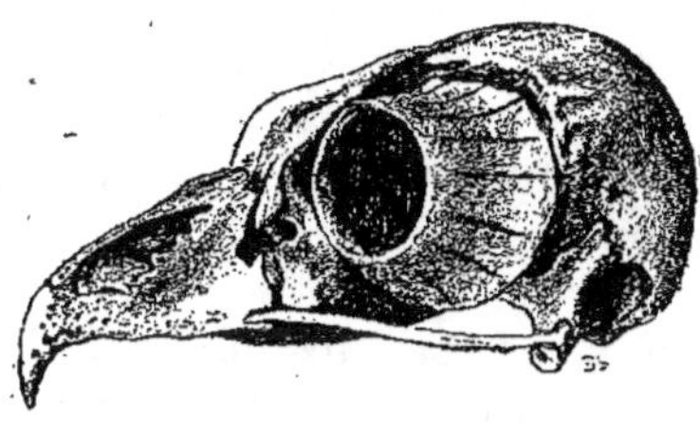

Fig. 200. — Tête de Harfang montrant les plaques scléroticales en place.

Il est à remarquer que chez les Oiseaux, les organes cartilagineux qui entrent dans la constitution du squelette définitif sont en moins grand nombre que chez les Mammifères. Les côtes sternales sont osseuses, et nous venons de parler des anneaux de la trachée. Il y a toutefois à tenir compte de masses cartilagineuses assez importantes qui persistent parfois dans la face.

Ajoutons enfin, que les soudures sont fréquentes entre diverses pièces du squelette, comme les os du crâne qui se confondent de très bonne heure en une masse compacte, comme encore diverses parties de la colonne vertébrale.

A ces caractères généraux du squelette il convient de joindre celui qui ressort de l'atrophie plus ou moins complète des membres antérieurs.

§ 219. — Pneumatisme.

Lorsqu'on étudie le squelette des Oiseaux on est frappé du *volume* considérable qu'il présente, relativement au volume même de l'animal. Toutefois, ces os si gros ne sont pas tant s'en faut aussi massifs et aussi lourds que ceux des quadrupèdes. En effet, aux particularités du squelette que nous venons d'indiquer, il faut ajouter que les os des Oiseaux ne renferment généralement pas de moelle, mais de l'air; cet air circule dans de larges cavités que traversent des trabécules déliés, tapissés par un périoste mince. Si les os des Oiseaux sont volumineux, par contre ils sont creux; aussi offrent-ils à la fois une grande solidité unie à un poids minime, et de larges surfaces pour les insertions musculaires.

Le pneumatisme ne se développe qu'avec l'âge ([1]). Tous les os des Oiseaux, au début de la vie, contiennent de la moelle, et cette moelle elle-même paraît comme chez les Mammifères se modifier dans sa composition, aux différentes périodes du développement. Le tissu médullaire serait moins riche en matières grasses au moment de l'éclosion que plus tard. D'autre part, les éléments adipeux y seraient moins abondants chez les Oiseaux de proie que chez les granivores. La substitution de l'air à la moelle dans les os où elle s'opère, ne se fait pas chez toutes les espèces à des époques identiques. Elle serait relativement précoce chez la Poule, et on observerait aussi des différences suivant les régions du squelette. Ainsi la substitution paraît se faire plus tôt dans l'humérus que dans le fémur. D'ailleurs, chez les Oiseaux à os pneumatiques toutes les pièces du squelette ne sont point remplies d'air. C'est ainsi que les maxillaires inférieurs et les omoplates renferment à peu près toujours de la moelle ; de même les os de l'avant-bras et ceux de la jambe sont rarement pneumatiques ([2]). Les fémurs d'autre part le sont plus rarement que les humérus ; ils renferment de la moelle chez les Oiseaux de proie nocturnes, la plupart des Passereaux et des Palmipèdes, ils sont au contraire creux chez les Oiseaux de proie diurnes, les Cigognes, les Pélicans, les Albatros, etc. En règle générale, les fémurs ne sont pas pneumatiques quand les humérus sont remplis de moelle. Toutefois les Autruches font exception, leurs fémurs

---

[1] JOHN DAVY. On the Bones of Birds at Different Periods of the Growth (*Proceed. of the Roy. Soc.*, 1866, 8 octobre).

[2] MECKEL. *Anatomie comparée.*

étant pneumatiques alors que leurs humérus ne le sont pas. Le pneumatisme prend un développement exagéré dans les os de la tête de certains Oiseaux (Calao, Toucan). Ces os très volumineux offrent sur les coupes l'apparence d'une fine dentelle d'une remarquable légèreté. Les Oiseaux plongeurs (Manchots), se distinguent en ce que leurs os sont remplis d'une moelle grasse.

Quoi qu'il en soit, le pneumatisme qui prend une si grande extension chez les Oiseaux ne constitue pas un fait absolument propre à ces animaux. Nous avons vu chez les Mammifères, des sinus dans les os de la face et du crâne, et chez certains d'entre eux (Éléphants) nous avons vu les cellules aériennes acquérir un développement tout à fait remarquable. Nous retrouverons encore des sinus crâniens plus ou moins développés ches les Reptiles.

Dans le squelette des Oiseaux, c'est par l'intermédiaire des sacs aériens que les os pneumatiques se remplissent d'air. A cet effet, il existe des orifices par lesquels s'établit la communication. Au fémur, cet orifice se trouve au niveau du grand trochanter. A l'humérus, on voit en général un certain nombre d'orifices s'ouvrir au-dessous de la tubérosité antérieure de cet os.

On a dit que l'air renfermé dans les os des Oiseaux pouvait servir à alléger l'animal. On comprend aisément que la quantité d'air qui se trouve ainsi emmagasinée, admit-on qu'elle égalât un litre, ne saurait même en tenant compte de la température du corps, concourir efficacement à son allégement puisque ce poids est fort minime et ne représente à la rigueur qu'une partie du poids du contenu de l'estomac. Il est plus probable que le pneumatisme doit être considéré comme une extension du pouvoir respiratoire.

Les Oiseaux actuels ont été divisés en deux groupes qui offrent en effet des caractères anatomiques assez tranchés : les *Carinates* au sternum muni d'un bréchet, tous Oiseaux qui volent ou qui nagent ; les *Ratites* dont le sternum est en forme de bouclier, et qui sont simplement marcheurs (Autruches, Nandou, etc...). C'est une importante division que l'anatomiste ne saurait par conséquent perdre de vue.

11

TÊTE OSSEUSE

Caractères généraux.

§ 220.

La tête des Oiseaux offre dans toutes les divisions de la classe une remarquable unité de composition. Elle est généralement en forme de cône arrondi à sa base, ou mieux suivant la comparaison de Cuvier, en forme de poire. Les os de la face s'allon-

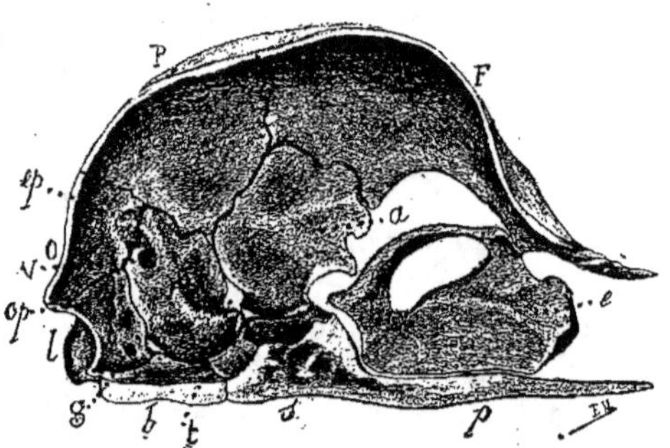

Fig 201. — Crâne de jeune Autruche, coupe longitudinale ; F. frontal ; P, pariétal ; O, occipital supérieur soudé à l'épiotique *ep ; op,* opisthotique soudé à l'occipital externe ; *r,* rocher ; *t,* orifice pour la cinquième paire ; *v,* orifice pour le nerf acoustique ; *g,* trou précondylien ; *b,* basioccipital ; *a,* alisphénoïde ; *s,* sphénoïde ; *p,* parasphénoïde ; *e,* ethmoïde.

gent en effet, parfois considérablement, pour former le bec, tandis que les os du crâne se groupent de manière à constituer une sorte de boîte plus ou moins sphérique séparée de la base du bec par les deux cavités orbitaires. Dans sa forme générale la tête des Oiseaux rappelle assez celle de certains Cétacés et des Monotrèmes.

Les os de la tête des Oiseaux se soudent en général de très bonne heure. C'est donc sur les jeunes animaux qu'il faut en étudier la composition osseuse et spécialement sur de jeunes Autruches. Ici, comme pour les autres Sauropsides, on se heurterait aux plus grandes difficultés si l'on voulait s'astreindre à suivre la marche méthodique reconnue la meilleure pour le crâne de l'Homme et des Mammifères. Nous serons obligés pour chaque groupe des animaux qu'il nous reste à étudier, de prendre la voie que l'expérience de l'enseignement nous a montrée être la meilleure pour donner une idée de la nature plus ou moins compliquée des crânes que nous allons avoir à passer en revue.

Avant de procéder à l'étude des os du crâne des Oiseaux, il paraît utile d'indiquer la disposition des principaux trous de la base du crâne, tels qu'on les observe lorsqu'on a enlevé la voûte osseuse. Ces trous sont d'excellents repères, propres à diriger dans la détermination homologique des pièces osseuses plus ou moins soudées qui forment le crâne. On remarquera d'abord que, tandis que chez l'Homme, les trous de la base du crâne se trouvent répartis à peu près sur un même plan horizontal, il n'en est plus de même chez les Oiseaux. Ici, ils sont disposés sur une surface courbe telle, que le trou occipital se trouve le plus souvent reporté au même niveau que les trous ethmoïdaux à l'autre extrémité de la courbure que dessine la surface basilaire interne du crâne. Si, pour faciliter l'exposé, on suppose tous ces trous reportés sur un même plan, voici, en procédant d'arrière en avant, dans quel ordre ils se suivent :

1° Le trou occipital.

2° Un peu en avant de celui-ci et de chaque côté, le trou condylien antérieur ou précondylien. Plus en avant sur la ligne médiane, la fosse pituitaire se présente sous forme d'une excavation profonde.

3° De chaque côté de cette excavation, à peu près au même niveau qu'elle, se voit le trou pour la 5° paire.

4° Viennent ensuite, les trous optiques presque réunis sur la ligne médiane et même parfois confondus, et au voisinage desquels existent ordinairement plusieurs petits orifices. Les uns placés immédiatement au-dessous du trou optique, donnent issue à la 4° paire ; un autre placé latéralement, livre passage à la branche ophthalmique. Quand ces orifices n'existent pas, le trou optique représente à la fois le trou optique et la fente sphénoïdale des Mammifères.

5° Plus en avant, et tout à fait en haut de la paroi antérieure du crâne, sont les trous olfactifs, parfois représentés par une sorte de crible ethmoïdal.

§ 221. — Crâne.

Ceci posé, examinons maintenant la constitution osseuse du crâne, et envisageons d'abord celui-ci par sa région postérieure. Sa forme bombée en dessus est tout à fait caractéristique et le distingue du crâne des autres Sauropsides. Comme chez tous les animaux de ce groupe, il n'y a qu'un seul condyle occipital.

Le trou occipital est limité par 4 os :

1° Un occipital basilaire ou basi-occipital portant la plus grande partie du condyle.

2° et 3° Deux occipitaux latéraux ou exoccipitaux prenant également part à la formation du condyle.

4° Un occipital supérieur ou suroccipital complétant en haut le bord du trou occipital, particularité qu'on ne retrouve pas chez tous les animaux qui possèdent un suroc-

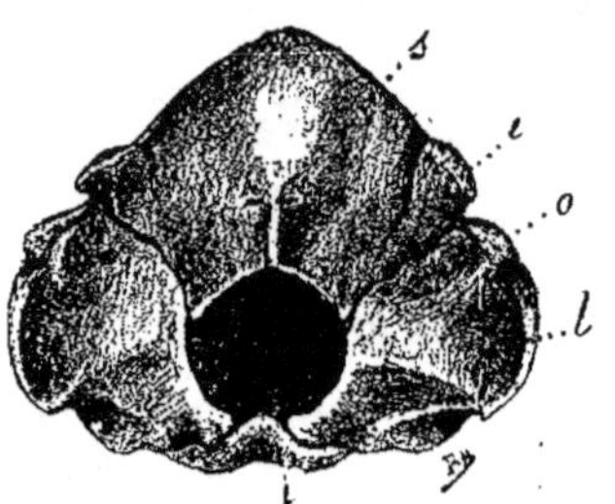

Fig. 202. — Jeune Autruche; face postérieure du crâne; *s*, suroccipital; *e*, extrémité externe de l'épiotique soudée au suroccipital; *l*, occipital externe; *o*, extrémité supérieure et externe de l'opisthotique soudée à l'occipital externe; *i*, basioccipital.

cipital. Sur cet os on voit s'articuler chez le Cormoran, un os triangulaire saillant en arrière, auquel on a donné le nom d'*os stylien*.

Chez l'adulte ces diverses parties de l'occipital se confondent ordinairement au point que leurs sutures disparaissent complètement.

Les os que l'on trouve en avant de la partie supérieure de la région occipitale sont : 1° de chaque côté de l'occipital supérieur, un pariétal, 2° plus en avant et de chaque côté, un frontal.

A la partie inférieure du crâne, on voit d'arrière en avant :

1° L'occipital basilaire ;

2° Le sphénoïde, pièce osseuse médiane qui se projette fort loin en avant comme une sorte d'éperon dont nous avons parlé plus haut; c'est le *rostre basisphénoïdal* (*parasphénoïde* de Parker), qui offre de chaque côté vers sa base, chez la plupart des Carinates, une facette articulaire (*apophyse basiptérygoïde* fig. 204) pour les os ptérygoïdes.

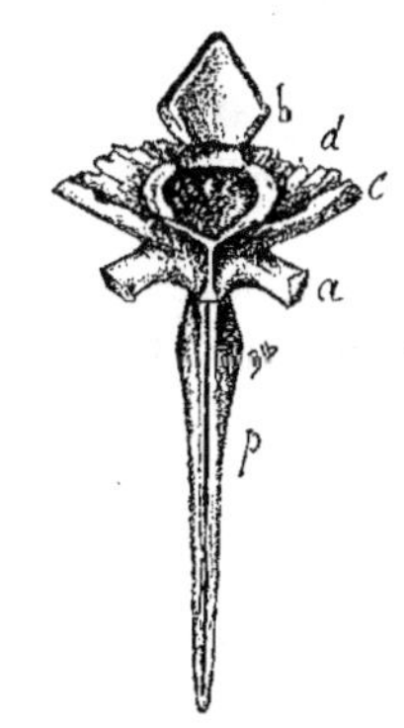

Fig. 203. — Os de la base du crâne d'une jeune Autruche, vus par leur face supérieure; *b*, occipital basilaire; *c*, corps du sphénoïde; *d*, surface sur laquelle s'articule en arrière, le bord inférieur du rocher, en avant de l'extrémité inférieure de l'alisphénoïde; *a*, apophyse basi-ptérygoïde; *p*, parassphénoïde.

Le sphénoïde se relève de chaque côté en une lame considérée comme représentant l'*alisphénoïde* (fig. 202). Quand il existe des *orbito-sphénoïdes* ceux-ci se montrent en avant entre les alisphénoïdes. Pour reconnaître ces parties du crâne sur les têtes d'adultes, on se référera d'une part à la position du trou oval (5e paire) qui se trouve en général à l'union entre le basisphénoïde et l'alisphénoïde, et d'autre part à la position du trou optique qui est situé tout à fait en avant entre l'ali- et l'orbito-sphénoïde de chaque côté. D'ailleurs, les orbito-sphénoïdes sont rarement représentés par une lame osseuse. Une simple membrane en tient le plus souvent la place, et les trous optiques sont plus ou moins complètement confondus.

Quoi qu'il en soit, les alisphénoïdes placés dans une direction perpendiculaire au grand axe de la tête concourent à former la *lame orbitaire* qui limite en avant la cavité crânienne, et la sépare des orbites. Une expansion dépendant du frontal forme la partie supérieure de cette lame orbitaire.

Les os qui complètent le crâne sur les côtés sont d'arrière en avant :

1° L'occipital latéral ;

2° Le squameux (mastoïdien d'Owen) qui ne prend aucune part à la délimitation de la cavité crânienne et qui se reconnaît à ce qu'il donne articulation à l'os carré.

3° Le rocher ; il répond chez les Oiseaux au point d'ossification du *prootique* ; l'épiotique en effet se confond avec le suroccipital et l'opisthotique avec l'occipital externe.

Les os de l'oreille sont réduits à un seul, la *columelle*, tige osseuse grêle traversant la cavité tympanique dont nous avons parlé plus haut. La columelle est en rapport par son extrémité distale avec le tympan comme nous l'avons dit ; l'autre extrémité s'élargit et va fermer la fenêtre ovale. C'est donc comme on l'a vu, un *étrier*.

De la constitution du rocher, il résulte que la cavité tympanique est limitée par le squameux en haut, par l'occipital latéral en arrière ; en bas par un prolongement du sphénoïde qui, sous le nom de *basitemporal*, forme de chaque côté une lame mince, étendue horizontalement. Les deux lames se continuent en avant dans le parasphénoïde (rostre), et elles enferment dans leur repli les 2 trompes d'Eustache, qui viennent s'ouvrir ensemble sur la ligne médiane en avant, à l'union du rostre et des lames en question ([1]).

Pour en finir avec les os que l'on aperçoit sur les côtés du crâne des Oiseaux, il nous faut signaler encore l'*os carré* (fig. 205 c.) Cet os, de forme quadrilatère, est incliné en bas et un peu en dehors. Sur son bord interne il offre une apophyse plus ou moins développée saillante en dedans. L'os carré est mobile

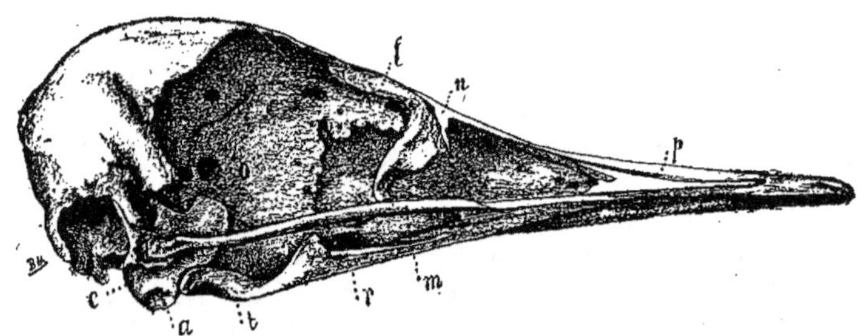

Fig. 204. — Crâne d'Autruche vu latéralement ; *c*. os carré ; *a*, surface articulaire pour la mandibule ; *o*, trou optique ; *t*, ptérygoïde ; *r*, palatin ; *m*, quadrato-jugal ; *p*, prémaxillaire ; *n*, nasal ; *l*, préfrontal.

sur le crâne et sert d'intermédiaire entre celui-ci d'une part et les os de la face et de la mâchoire inférieure. Il présente, en effet, un grand nombre de surfaces articulaires, savoir : 1° à son extrémité proximale, une tête pour l'articulation avec le squameux et le rocher. Cette tête est parfois bifurquée et l'articulation avec

---

([1]) Ces lames paraissent être celles que Geoffroy Saint-Hilaire considérait comme les analogues des *os pharyngiens supérieurs* des Poissons, et dans lesquelles Cuvier ne voyait autre chose qu'une sorte de délamination horizontale du basisphénoïde due à la présence des trompes d'Eustache et des cellules tympaniques.

le crâne se fait alors en 2 points (Rapaces diurnes tels que Buse, Falco Bonelli, Vultur papa et plusieurs Pétrels, Goélands, Pingouins, etc.). Elle est simple chez Otus, Perroquet, Oie, Dinde.

2° A son extrémité distale, l'os carré présente :

a. Une surface articulaire inférieure ordinairement en forme de trochlée, pour la mandibule ; chez le Perroquet cette surface, aplatie latéralement, forme une tête articulaire reçue dans une concavité correspondante de la mandibule.

b. En dehors, une surface pour s'articuler avec le quadrato-jugal, dont nous parlerons plus loin.

c. Enfin en dedans, une surface pour s'articuler avec le ptérygoïdien.

Avant de passer à l'étude des os de la face, nous décrirons les fosses orbitaires qui, nous l'avons dit, forment de chaque côté deux larges excavations séparant le crâne de la face.

§ 222. — Fosses orbitaires.

Les fosses orbitaires très larges ont pour limite inférieurement le rostre sphénoïdal ; en dessus, elles sont limitées par les frontaux. Ceux-ci s'écartent en avant pour laisser place à la partie plane et horizontale de l'*ethmoïde* (Cuvier) qu'on voit ainsi chez les Oiseaux faire partie de la surface du crâne. Au-dessous de cette partie horizontale extérieure parfois peu développée, une lame descendante verticale, médiane, repose par sa base dans une rainure du parasphénoïde et forme en partie au moins la cloison de séparation des deux orbites. Suivant Parker, il y aurait à distinguer, dans cette cloison, une partie antérieure ou *mésethmoïde* et une partie postérieure ou *présphénoïde*. Chez beaucoup d'espèces, le mésethmoïde se prolonge jusqu'à l'extrémité du bec en un septum nasal cartilagineux et même s'étend sur les côtés en cornets également cartilagineux. Cet ensemble de cartilages tient une grande place dans le squelette de la face des Oiseaux. Le présphénoïde vient, lorsque l'ossification est avancée, s'appuyer contre la paroi antérieure du crâne. Il est à retenir toutefois, que l'ossification de la cloison inter-orbitaire est rarement complète ; chez certains Oiseaux même (Cormoran), elle est extrêmement réduite et les orbites sont seulement séparées par une membrane.

La face postérieure des fosses orbitaires est formée par la cloison antérieure du crâne. D'ailleurs, les limites osseuses des fosses orbitaires sont susceptibles de variations assez considérables. D'une part, en effet, les frontaux peuvent, comme cela se voit chez beaucoup de Rapaces (Vultur papa, etc.), s'étaler latéralement et augmenter ainsi l'étendue de la voûte orbitaire. Ou bien, au contraire, ils sont grêles et cette voûte se réduit à un simple rebord osseux (Pluvier). D'autre part, les frontaux présentent des os complémentaires plus ou moins nombreux. En avant, par exemple, il existe, d'une façon presque constante, une lame osseuse qui se déjette en dehors et reçoit le nom de *préfrontal;* on l'appelle aussi *lacrymal.* Cette lame forme de chaque côté la paroi antérieure de l'orbite. En arrière, on trouve également une autre apophyse du frontal dirigée en dehors ; c'est le *frontal postérieur* ou *post-frontal.* Chez le Poulet, ce frontal postérieur s'unit à un prolongement aplati et mince du squameux mais il reste séparé du préfrontal par un large espace. Ailleurs au contraire, chez les Perroquets, par exemple, le préfrontal et le frontal postérieur très développés tendent l'un vers l'autre, et vont jusqu'à se rejoindre, de manière qu'ils forment, parallèlement au quadrato-jugal, et au-dessus de lui, un cadre

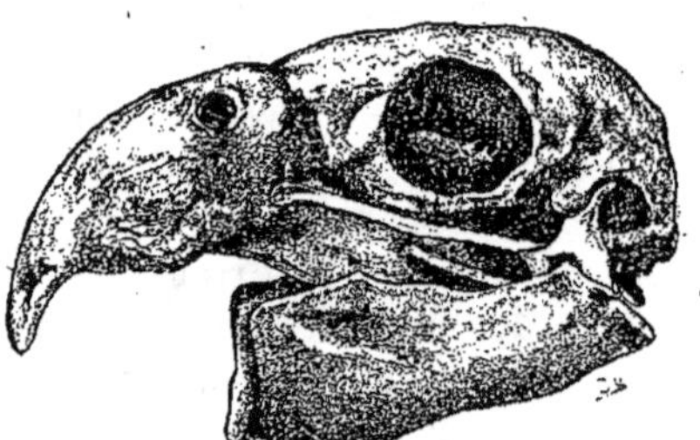

Fig. 205. — Crâne de l'Ara chloroptère, montrant le cercle sous-orbitaire formé par le pré-et le post-frontal unis.

orbitaire complet (fig. 205). Un semblable cadre orbitaire comple s'observe chez la Bécasse. Chez d'autres espèces (Oie, Canard), le frontal postérieur se projette fortement en avant à la rencontre du préfrontal, mais leur réunion ne se fait pas (Voir fig. 212).

Ajoutons, enfin, que, chez certains Oiseaux et plus particulièrement parmi les espèces aquatiques, on observe au bord du frontal au-dessus de l'orbite une empreinte (Pétrels, Pingouins

Manchots, Albatros, etc.) en forme de gouttière parfois assez profonde qui loge une glande nasale (glande de Jacobson). En outre, le fond de cette gouttière est souvent percé d'orifices comme cela se voit particulièrement bien chez le Goéland à manteau gris (Larus argentatus).

§ 223. — Os de la face.

Pour décrire la face, nous lui considérerons un plan supérieur formant la voûte du bec et un plan inférieur horizontal, passant par le rostre sphénoïdal et se prolongeant en arrière jusqu'à l'os carré.

La voûte du bec et sa masse principale, indépendamment des cartilages dont nous avons parlé, est constituée par deux paires d'os, savoir : les nasaux et les prémaxillaires (fig. 207).

1° Le nasal est un os fourchu antérieurement, placé en avant du frontal. Les branches de la fourche circonscrivent le bord postérieur de la narine. Le nasal se confond souvent avec les os voisins et particulièrement en arrière avec le frontal. Il reste bien distinct chez les Gallinacés en particulier (Coq, Dinde).

2° Les deux prémaxillaires soudés forment un os médian compris entre les nasaux, et représentant un os à trois branches dirigées en arrière. De ces trois branches l'une médiane, montante, concourt avec la branche interne des nasaux à former le bord supérieur des narines, et se prolonge jusqu'au frontal. Les deux autres sont horizontales et forment avec la première, de chaque côté, un angle plus ou moins ouvert qui limite le bord antérieur des narines. Ces branches horizontales s'unissent aux palatins et aux maxillaires et font partie du plancher palatin.

La forme de l'intermaxillaire est très variable avec les espèces, elle est en rapport avec la forme générale de la masse cornée du bec qu'il soutient. Très souvent d'autre part, et surtout chez les Rapaces et les Grimpeurs, une cloison osseuse (septum nasal) descend de l'apophyse montante de l'intermaxillaire sur le plancher palatin. Cette cloison fait défaut chez beaucoup d'Oiseaux et on ne trouve alors à ce niveau que le prolongement cartilagineux de l'ethmoïde signalé plus haut.

Il ne nous reste plus, pour terminer l'énumération des os de

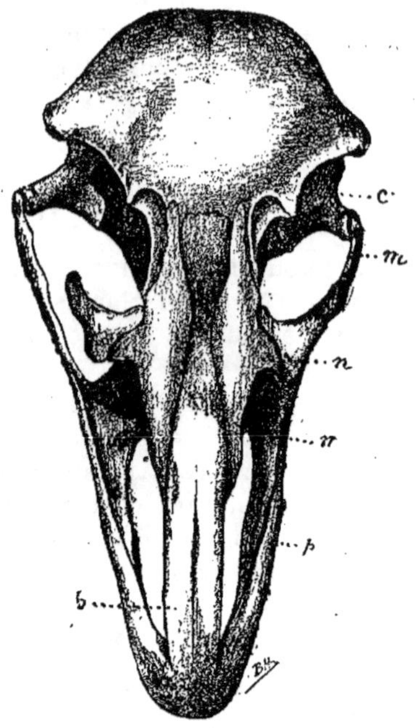

Fig. 206. — Crâne d'Autruche vu un peu obliquement par sa face supérieure; *c*, os carré; *m* quadrato-jugal; *l*, préfontal; *n*, nasal; *m'*, maxillaire; *pp*, prémaxillaire.

la face qu'à indiquer ceux qui forment le plancher palatin entre l'intermaxillaire et l'os carré (fig. 208). Ces os sont au nombre de 7, savoir: le *vomer*, les *palatins*, les *quadrato-jugaux* et les *ptérygoïdes*. — 1° Le vomer est un os impair et médian situé à l'extrémité antérieure du parasphénoïde (rostre). — 2° Les palatins sont placés en dehors et de chaque côté du vomer; ils sont tantôt lamelleux, plans ou excavés profondément en gouttière, ou réduits à des sortes de stylets grêles. — 3° Le quadrato-jugal, est une tige osseuse, toujours grêle, qui, partant de l'os carré avec lequel elle s'articule, reste dans le même plan, mais en dehors des palatins, et va comme ces derniers rejoindre l'apophyse externe des prémaxillaires. Les anatomistes sont loin d'être d'accord sur la signification exacte qu'il convient de donner à cette tige osseuse considérée tour à tour comme maxillaire, comme jugal ou encore comme os intermédiaire, *quadrato-jugal*. En raison de ses connexions, cette mince tige osseuse mériterait le nom de temporo-jugo-maxillaire. Nous adopterons le nom de quadrato-jugal. On remarquera que, dans beaucoup de cas, on distingue vers son tiers antérieur une suture bien apparente qui semble montrer qu'elle est formée de deux os distincts. Mais il est difficile de donner le nom de jugal à l'os postérieur puisqu'il s'articule avec l'os carré et n'est point en relation directe avec le squameux. Quant à la partie antérieure de l'os, elle est taillée en biseau au dépens de sa face supérieure et supporte la précédente. Elle s'articule en avant avec le prémaxillaire, parfois le nasal et est considérée comme un maxillaire. Chez un grand nombre d'Oiseaux, ce maxillaire, à son extrémité antérieure, envoie en dedans une apophyse qui se réfléchit en arrière et que l'on désigne sous le nom d'apophyse *maxillo-palatine* (Huxley) (*prévomer* de Parker). Cette apophyse est tantôt rudimentaire (Dinde, Coq), tantôt au contraire développée en une lame épaisse, concave extérieurement (Pétrels),

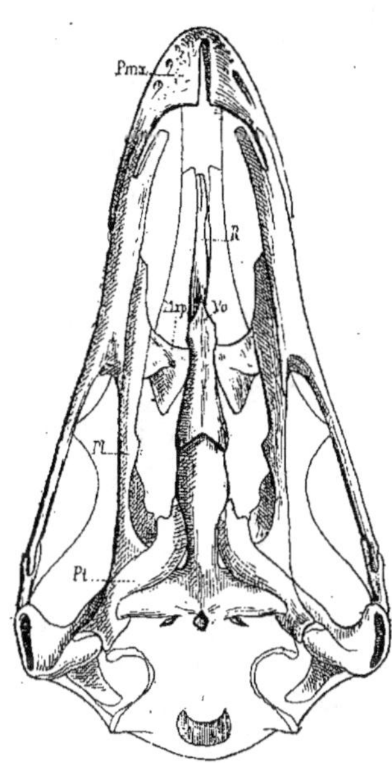

Fig. 207 (d'après Huxley). — Face inférieure du crâne de *Struthio camelus*; *Pl*, palatin; *Pmx*, prémaxillaire; *Pt*, ptérygoïde; M*x*p, apophyse maxillo-palatine; R, rostre sphénoïdal; V*o*, Vomer.

ou en une masse volumineuse et spongieuse (Hibou), qu'on aperçoit à côté du vomer, en dedans et au-dessus du palatin qui se confond plus ou moins avec elle. — L'apophyse maxillo-palatine contribue donc à la formation de la voûte du palais et des parois inférieures des cavités nasales. Elle répond à l'apophyse palatine du maxillaire des Mammifères.

4° Le ptérygoïde est un os convergent qui part de l'extrémité antérieure interne de l'os carré avec lequel il s'articule et se dirige de là vers la ligne médiane du crâne, pour gagner l'extrémité postérieure du palatin avec lequel il s'articule chez la plupart des Carinates.

Ajoutons que, chez certains Oiseaux, on trouve sur le rostre sphénoïdal, de chaque côté, une surface articulaire parfois sessile, parfois portée par un court pédicule (apophyse *basi-ptérygoïde* de Huxley), telle que nous la retrouverons chez les Lacertiliens et quelques Ophidiens. Cette surface articulaire est en rapport avec les os ptérygoïdes quelque peu avant que ceux-ci atteignent les palatins. Elle fait défaut chez les Perroquets, le Goéland, les Pingouins, et le Cormoran. Elle est sessile et constitue de larges empreintes articulaires chez les Coqs et les Dindes. Un peu surélevée chez le Canard et l'Oie, elle est manifestement pédiculée chez les Pétrels, l'Otus, le Vultur papa, etc.

Par ce qui précède, on voit que l'os ptérygoïde sert de trait d'union entre les palatins et l'os carré, et comme, d'autre part, les palatins s'unissent aux maxillaires et ceux-ci, par l'intermédiaire du quadrato-jugal à l'os carré, il résulte que tous les os de la mandibule supérieure sont unis médiatement ou immédiatement à l'os carré. Quand on détache l'os carré du crâne et qu'on sépare l'intermaxillaire des frontaux, on enlève à la fois tous les os de la face. Il ne reste plus d'autre part que les os du crâne, tels que nous les avons décrits.

Un résultat de cette disposition et de la mobilité de l'os carré sur le crâne est que, si les intermaxillaires au lieu d'être soudés solidement aux frontaux sont mobiles sur ces os, tout le bec pourra être mis en mouvement par le seul déplacement de l'os carré. C'est ce que l'on observe en effet chez les Perroquets. Chez ces Oiseaux, lorsque le quadrato-jugal est tiré en avant par les muscles qui s'y attachent, on voit le bec se soulever, mouvement fréquent chez certaines Perruches et autres Psittaciens.

III

M. Huxley ([1]) a cherché à classer les Oiseaux d'après les modifications que présentent les os de la voûte palatine. Nous croyons devoir donner ici le résumé de ces modifications.

§ 224. — Ratites.

Parties antérieure des ptérygoïdes et postérieure des palatins très imparfaitement ou nullement articulées au rostre (fig. 208), ordinairement écartées de lui et supportées par l'extrémité postérieure élargie du vomer.

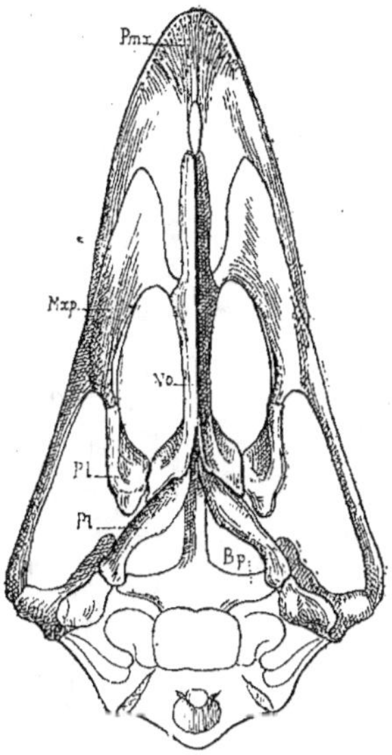

De fortes apophyses basiptérygoïdes nées du corps du basisphénoïde et non du rostre s'articulent avec des facettes des ptérygoïdes situées plus près de leur extrémité postérieure que de l'antérieure.

L'extrémité proximale du carré ne présente qu'une seule facette.

Chez *Struthio*, le bord interne des apophyses maxillo-palatines s'unit latéralement avec le vomer qui est très court.

Chez *Rhea*, les maxillo-palatins, minces et fenêtrés, ne s'articulent pas avec le vomer; ce dernier est allongé.

Chez *Casuarius* et *Dromœus*, les maxillo-palatins sont plats, imperforés, et ils s'unissent solidement avec les prémaxillaires et le vomer. Ce dernier est allongé.

Fig. 208. — (D'après Huxley). Face inférieure du crâne de *Dromœus Novæ Hollandiæ*. *Bp*, apophyse basi-ptérygoïde ; *Pl*, palatin ; *Pt*, ptérygoïde ; *Vo*, vomer ; *Mxp*, apophyse maxillo-palatine ; *Pmx*, prémaxillaire.

Enfin, chez *Dinornis* et *Apteryx*, la forme et les rapports des maxillo-palatins rappellent ce qui vient d'être dit pour Casuarius.

____

([1]) Voir aussi PARKER (72 et 73).

§ **225.** — **Carinates.**

Chez les Carinates, les variations qu'on observe peuvent donner lieu au classement suivant adopté par Huxley :

I. *Dromœognathes* ([1]), dont le type est le Tinamou. — Carinates offrant les caractères des Ratites, ce qui montre bien la vanité de toutes ces classifications. En effet, comme chez Dromæus, le vomer est uni en avant avec les maxillo-palatins qui sont bien développés, et en arrière il porte les extrémités antérieures des ptérygoïdes et les extrémités postérieures des palatins. Ajoutons que l'extrémité proximale de l'os carré est simple. Le Tinamou a donc bien, en ce qui concerne la région palatine, tous les caractères des Ratites, et cependant c'est bien un Carinate, car le sternum est pourvu d'une crête élevée.

II. *Schizognathes* ([2]) (Gallinacés, Grallæ, Nageurs). — Le vomer plus ou moins développé se prolonge en pointe en avant. En arrière, il embrasse le rostre entre les palatins. Mais ces derniers et les ptérygoïdes sont directement articulés l'un avec l'autre et avec le rostre, et ne sont pas portés par les extrémités postérieures du vomer. Les maxillo-palatins sont ordinairement allongés et lamellaires. Ils ne s'unissent point entre eux sur la ligne médiane, non plus qu'avec le vomer.

L'arrangement schizognathe, type des palatins, se voit surtout bien chez le Pluvier. Ces os ont la forme de gouttières à bords plats et larges; écartés l'un de l'autre sur la ligne médiane, ils s'unissent en arrière, avec les ptérygoïdes et le rostre, en avant avec les os maxillaire et prémaxillaire du côté correspondant. De cet arrangement des divers os de la voûte palatine, il résulte qu'une lame de scalpel peut passer sans

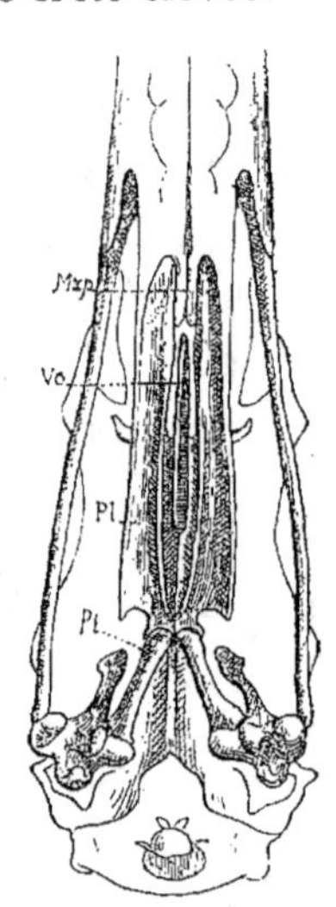

Fig. 209. — (D'après Huxley). Crâne d'*Ardea*, vu par la face inférieure : *mxp*, maxillo-palatin ; *vo*, vomer; *pl*, palatin ; *pt*, ptérygoïde.

([1]) *Dromæus ;* γνάθος, mâchoire.
([2]) Σχίζειν, fendre ; γνάθος, mâchoire.

rencontrer d'obstacle osseux, des narines postérieures, en longeant le vomer, jusqu'à l'extrémité du bec (Huxley).

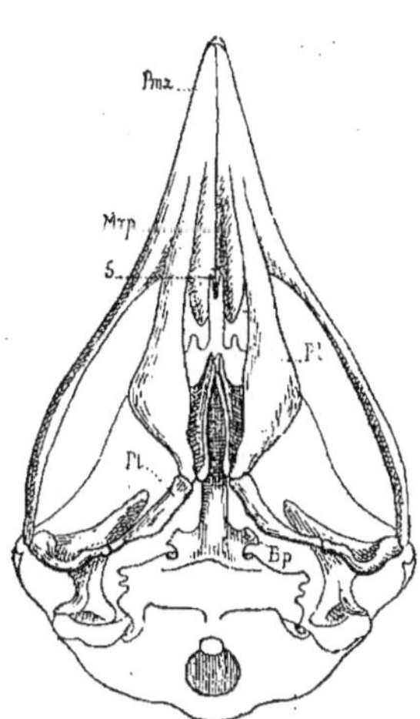

Fig. 210 (d'après Huxley). — Crâne de *Gypogeranus serpentarius*, vu par la face inférieure ; *Bp*, apophyse basi-ptérygoïde ; *Pt*, ptérygoïde ; *Pl*, palatin ; *Mxp*, apophyse maxillo-palatine ; *Pmx*, prémaxillaire ; *s*, septum nasal ossifié.

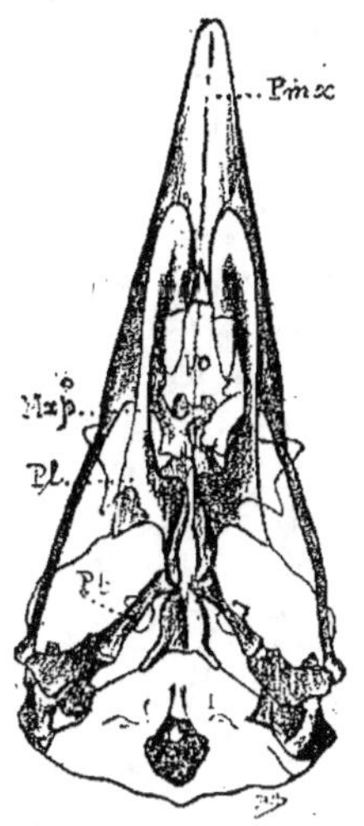

Fig. 211 (d'après Huxley). — Crâne de *Corvus corax*. Les lettres ont la même signification que dans la fig. 211.

Chez les Gallinacés, les palatins généralement grêles et peu étalés, les maxillo-palatins rudimentaires et le vomer très imparfaitement développé limitent une large fente s'étendant de chaque côté sur une grande longueur entre le vomer et les palatins.

III. *Desmognathes* ([1]). Ce groupe comprend quelques Grallæ et Nageurs qui ne sont pas schizognathes, les Accipitres, les Grimpeurs et, parmi les Passereaux, les Fissirostres, les Syndactyles, etc.

Le vomer est souvent avorté ou très petit, au point qu'on ne le retrouve plus sur le squelette. — Les maxillo-palatins sont unis soit directement sur la ligne médiane, soit par l'intermédiaire d'un point d'ossification dans la cloison cartilagineuse du nez. Les extrémités antérieures des ptérygoï-

---

([1]) Δεσμὸς, lien ; γνάθος, mâchoire.

des et postérieures des palatins s'articulent directement avec le rostre comme chez les schizognathes.

Les caractères que nous venons d'indiquer se rencontrent à leur plus haut degré de développement chez les Lamellirostres. Les os maxillo-palatins sont larges, plats et complètement unis sur la ligne médiane. Chez les Rapaces, ces os sont en forme de volute ou bien très renflés et de texture spongieuse.

IV. *Ægithognathes* (¹). — Ce groupe offre une disposition intermédiaire à celle des schizognathes et à celle des desmognathes. Il comprend la plupart des Passereaux, et a pour type le Corbeau (fig. 211) .Le vomer est large, coupé carrément en avant et profondément fendu en arrière, embrassant le rostre entre ses fourches. — Les apophyses maxillo-palatines, peu larges à leur origine, s'étendent obliquement en dedans et en arrière, au-dessus des palatins; leurs extrémités, étalées au-dessous du vomer, ne sont jamais soudées entre elles, ni avec cet os.

La partie antérieure du septum nasal (en avant du vomer) est souvent ossifiée, mais il n'y a jamais soudure de cette partie ossifiée et du vomer.

§ 226. — Mâchoire inférieure.

En suivant le développement de la mâchoire inférieure, on voit qu'elle est originellement formée, comme c'est la règle chez les Sauropsides, par la réunion de six os :

1° L'*articulaire*, articulé avec le carré;

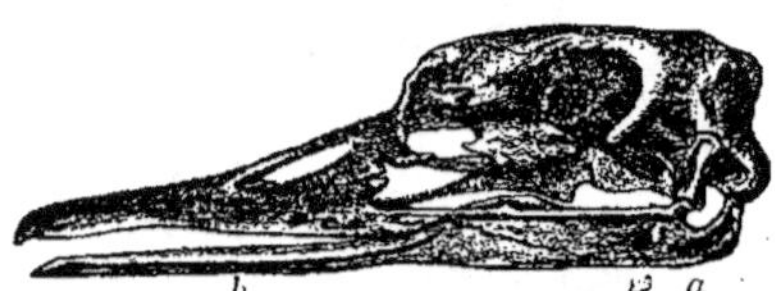

Fig. 212. — Tête osseuse de Cygne :
a, articulaire soudé aux pièces voisines ; *b,* dentaire et splénial soudés.

2° L'*angulaire*, vers l'angle de la mandibule;

3° Le *surangulaire*, au-dessus des deux précédents, bien visible en dehors;

4° Le *dentaire*, portant les dents chez les Sauropsides qui en sont pourvus;

(¹) Αἴγιθος, linotte ; γνάθος, mâchoire.

5° Le *splénial*, qui doit son nom à sa configuration comparable à celle d'une bandelette appliquée en dedans du dentaire;

6° Le *coronoïdien*, un peu en dedans du surangulaire, à la place, par conséquent, où l'on trouve chez l'Homme l'apophyse coronoïde.

Chez les Oiseaux adultes, ces os sont plus ou moins soudés et sont réduits, le plus souvent, au nombre de 2 ou à l'unité (Pélican). Le cas ordinaire est l'existence de 2 os distincts, comme chez l'Albatros, le Cygne etc.: l'un (*a* fig. 212) répond à la soudure des 4 os suivants : articulaire — angulaire — surangulaire — coronoïdien ; le second (*b* fig. 212) résulte de la soudure du dentaire et du splénial.

Communément en dehors, au niveau de la jonction de ces deux os constituants, on trouve une lacune ou fontanelle.

Très fréquemment, l'angle de la mandibule se prolonge en une apophyse plus ou moins grêle qui se recourbe en haut. C'est ce qui se voit, par exemple, chez beaucoup de schizognathes. Chez certains d'entre eux (Tétras), cette apophyse acquiert même une très grande longueur. Ailleurs, l'angle de la mandibule, dépourvu de tout prolongement, est droit.

<h3 style="text-align:center">§ 227. — Hyoïde.</h3>

L'hyoïde, chez les Oiseaux, offre une disposition bien différente de celle que nous lui avons vue chez les Mammifères. Il n'est plus en rapport avec la base du crâne.

Il comprend une chaîne médiane de pièces qui portent des arcs disposés par paires. En avant, la chaîne médiane commence par une pièce dont l'extrémité antérieure est cartilagineuse. Cette pièce, située dans la langue, est le *glossohyal* et résulte peut-être de la soudure des deux petites cornes. Deux os placés en arrière en série linéaire portent respectivement les noms de *basihyal* (basibranchial de Wiedersheim) et *urohyal* (deuxième basibranchial). On a donné le nom de *cératohyal* à un petit prolongement qui se voit de chaque côté en arrière du glossohyal au niveau de l'articulation de cet os avec le basihyal. A l'extrémité pos-

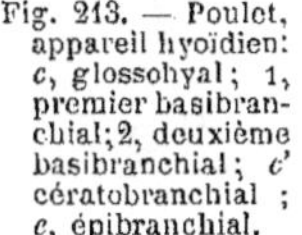

Fig. 213. — Poulet, appareil hyoïdien: *c*, glossohyal; 1, premier basibranchial; 2, deuxième basibranchial; *c'* cératobranchial ; *e*, épibranchial.

térieure du basihyal s'articule de chaque côté un arc, mais qui ne correspond pas aux grandes cornes comme on pourrait le croire. Chacun de ces arcs est formé de deux pièces, un *cératobranche* et un *épibranche* (Parker). Ces pièces chez le Pic prennent un développement considérable et, contournant la face postérieure du crâne, viennent reposer presque à la base des nasaux.

IV

COLONNE VERTÉBRALE

§ 228.

La colonne vertébrale, chez les Oiseaux, se distingue par une rigidité plus ou moins étendue de la région dorso-sacrée en même temps que par la grande flexibilité de la région cervicale. Les corps des vertèbres qui la composent s'unissent par des surfaces articulaires lisses concavo-convexes. L'extrémité supérieure (ou antérieure) est convexe d'avant en arrière et concave de droite à gauche; l'extrémité inférieure ou postérieure offre une disposition inverse, de telle sorte que la mobilité de l'articulation est très grande. Il résulte de cette disposition que dans les régions où les vertèbres ne se soudent pas, au cou par exemple, la colonne vertébrale jouit d'une extrême mobilité principalement dans le plan antéro-postérieur. La plupart des vertèbres surtout dans la région dorsale et dans la partie inférieure de la région cervicale présentent sur leur corps des trous plus ou moins larges, en partie cachés par les apophyses transverses. Ces trous sont des orifices pneumatiques.

Le nombre des vertèbres cervicales est toujours supérieur à 7 et peut aller jusqu'à 23 (Cygne à bec noir). C'est chez certains Palmipèdes et chez les Oiseaux de proie que ce nombre est le plus faible.

L'atlas, presque annulaire, présente une surface antérieure excavée pour recevoir le condyle unique de l'occipital. — Les surfaces articulaires des autres corps vertébraux sont concavo-convexes comme nous l'avons dit. Le canal vertébral creusé à la base des apophyses transverses loge non seulement l'artère vertébrale, mais encore le cordon du grand sympathique. Ces apophyses chez beaucoup d'Oiseaux, particulièrement chez l'Autruche, les Gallinacés et certains Palmipèdes

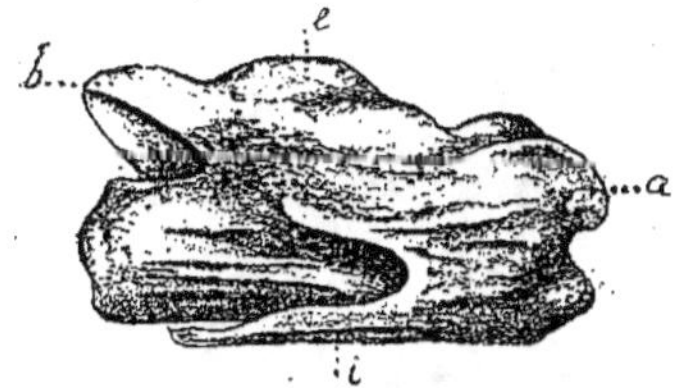

Fig. 214. — Vertèbre cervicale d'Autruche d'Afrique, vue latéralement : *a*, apophyse articulaire antérieure ; *b*, apophyse articulaire postérieure ; *e*, apophyse épineuse ; *i*, prolongement styloïde.

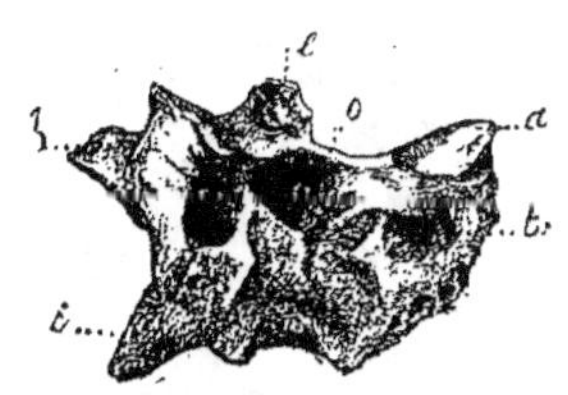

Fig. 215. — Vertèbre cervicale d'Autruche d'Afrique, vue obliquement par sa face antérieure : *e*, apophyse épineuse ; *a*, apophyse articulaire antérieure ; *b*, apophyse articulaire postérieure ; *o*, canal neural ; *t*, canal vertébral ; *i*, prolongement styloïde.

émettent au niveau de leur racine, de chaque côté, un long prolongement styloïde qui se dirige en arrière et qu'on pourrait, à la rigueur, considérer comme un rudiment de côte (fig. 215 *i*). Enfin le corps des premières et des dernières vertèbres cervicales, chez beaucoup d'Oiseaux, présente en dessous une paire d'apophyses ou crêtes opposées aux lames neurales et qui peuvent acquérir un grand développement. Chez le Pélican, chez le Fou de Bassan, etc., ces apophyses s'inclinent en dedans et se rejoignent sur la ligne médiane de manière à constituer une apophyse épineuse inférieure et à former, au-dessous des corps vertébraux un second conduit ventral ou sous-rachidien.

Les vertèbres dorsales, avons-nous dit, présentent une grande tendance à se souder. La soudure a lieu le plus souvent par les apophyses épineuses qui s'unissent alors en une crête rigide presque continue. Cette soudure peut se faire d'ailleurs encore par les apophyses transverses, voire par les apophyses inférieures quand celles-ci existent. On trouve sur le corps des vertèbres dorsales et sur l'apophyse transverse, de chaque côté, une surface articulaire pour l'attache des côtes.

Il ne semble pas qu'il soit possible de distinguer une région lombaire, car les dernières vertèbres qui précèdent immédiatement le bassin portent des côtes bien développées et répondent dès lors à des dorsales.

Les vertèbres sacrées, par contre, si l'on désigne ainsi toutes

celles qui sont en rapport avec la ceinture iliaque, sont ordinairement nombreuses. Elles se soudent par leurs apophyses épineuses et transverses avec le bassin. Parfois les plus antérieures portent des côtes articulées, comme les vertèbres dor-

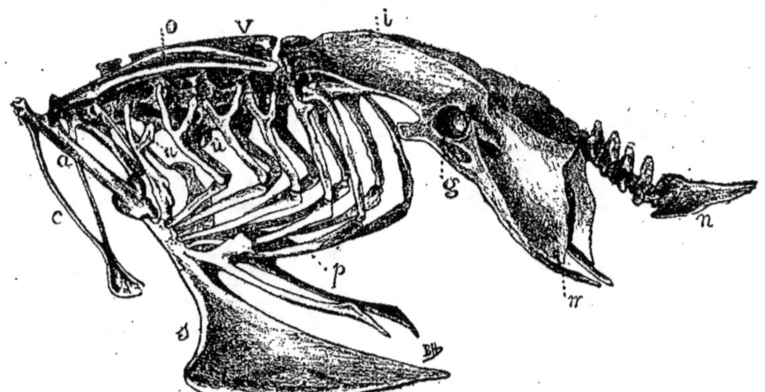

Fig. 217. — Tronc de Faisan oreillard (*Crossoptilon auritum*); *a*, coracoïdien ; *c*, clavicules ;
s, sternum ; *o*, omoplate V, région dorsale ; *i*, iliaque ; *g*, acétabulum ; *m*, pubis ; *n*, pygostyle ; *p*, côtes sternales ; *uu*, apophyses uncinées.

sales. Ce fait démontre encore mieux combien il est difficile de
déterminer exactement où commence le sacrum.

Les vertèbres caudales chez tous les Oiseaux actuels sont
courtes et peu nombreuses. On en compte toutefois 20 chez
l'Autruche à la naissance. Chez les Carinates, les dernières
coccygiennes sont toujours soudées et forment un os volumineux, le *pygostyle* (fig. 216 *n*), qui se présente tantôt sous la
forme d'une pyramide triangulaire (Manchot), tantôt sous celle
d'une lame verticale, comprimée latéralement.

V

TRONC ET MEMBRES

§ 229. — Côtes.

Les côtes, dont le nombre varie de 7 à 16, sont généralement
plates. Elles sont continuées par des *côtes sternales osseuses*
(fig. 216 *p*,) qui vont s'articuler avec le sternum. Les deux premiè-

res toutefois sont ordinairement libres. Chez la plupart des Carinates, les côtes moyennes portent vers le milieu de leur bord postérieur une apophyse aplatie lamelleuse, dirigée en arrière et en haut et qui va s'appuyer sur la côte suivante sans s'y articuler. Cette apophyse dite *uncinée* est une pièce distincte pendant une partie de la vie de l'Oiseau et pendant toute la vie chez certaines espèces telles que les Pingouins et les Manchots. En général elle finit par se souder à la côte et elle contribue en même temps que l'état osseux des côtes sternales à assurer la solidité de la cage thoracique. Nous les retrouverons chez les Crocodiles et chez un Lacertilien, l'Hatteria. Elles font défaut chez les Ratites.

§ **230**. — **Sternum.**

Le sternum formé d'une seule pièce est ordinairement très volumineux. Chez les Carinates, voiliers aussi bien que nageurs, le sternum est relevé d'une crête médiane inférieure qui prend le nom de *bréchet* (fig. 216) et qui est tout à fait caractéristique pour ce groupe ([1]). Chez les forts voiliers (Oiseaux-mouches, Martinet, etc.), ce bréchet devient énorme. Il est nul au contraire chez les Ratites ou Marcheurs ; et le sternum, petit relativement au volume du corps de ces grands Oiseaux, a la forme d'une sorte de bouclier plus ou moins bombé (fig. 217). Le bréchet des Carinates

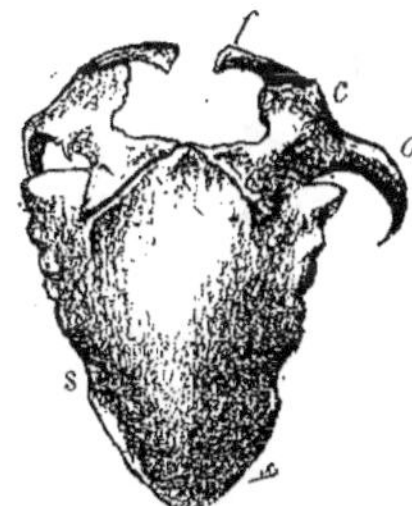
Fig. 217. — Sternum et ceinture thoracique de Casoar Emeu : *s*, sternum ; *o*, omoplate ; *c*, coracoïdien ; *f*, clavicule.

donne par son bord libre insertion aux muscles grands pectoraux. Quant aux petits pectoraux, ils s'insèrent sur le sternum même au voisinage de l'os coracoïde. L'angle rentrant, formé par le bréchet et le corps du sternum, est presque occupé tout entier par le grand pectoral. La saillie du bréchet permet un développement considérable du muscle qui se loge dans cet angle, en même temps qu'elle donne à ses fibres une direction plus favorable à l'action du muscle.

En arrière, de chaque côté du bréchet, le sternum présente sur

<hr>

([1]) Seul un Perroquet, le *Strigops*, se distingue de tous les Carinates par l'absence de bréchet.

son bord postérieur chez certains Carinates (Faisan, Tinamou, etc.) une échancrure plus ou moins profonde, fermée par
une membrane. Cette échancrure peut se transformer en un trou
plus ou moins large. Quoi qu'il en soit, il est à noter que les
côtes sternales ne viennent s'attacher au sternum qu'en avant
de ces échancrures, de telle sorte que lorsque celles-ci prennent
un grand développement, l'espace réservé à l'insertion des côtes
devient très réduit. — Signalons encore au sujet du sternum le
cas particulier des Grues (fig. 218) et des Cygnes, chez lesquels le
bréchet se renfle et se creuse pour loger une anse de la
trachée.

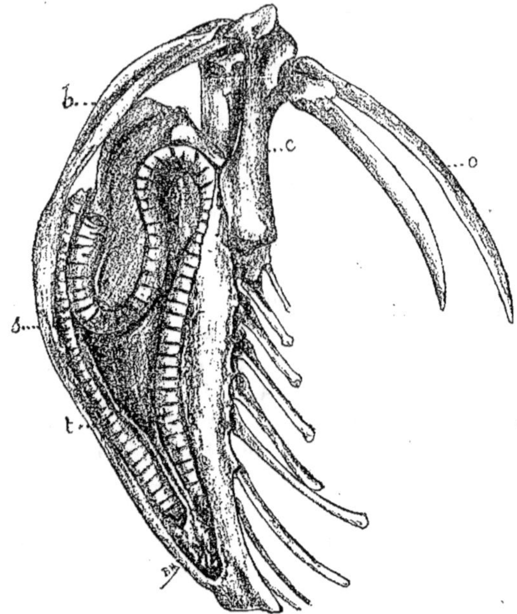

Fig. 218.— Épaule et sternum de Grue, : *s*, sternum ouvert pour montrer les replis de la trachée
(*t*), à l'intérieur de cet os ; *o*, omoplate ; *b*, clavicule ; *c*, coracoïdien.

Les modifications de la forme du sternum ont été utilisées par
quelques zoologistes (88 et 89) pour la classification des Oiseaux [1].

---

[1] LHERMINIER. (*Ann. de la Soc. Linnéenc*, 1827.)—E. BLANCHARD. (*Ann.
des Sc. nat.*, 1859).

§ **231.** — **Ceinture scapulaire.**

Elle comprend trois os de chaque côté; une omoplate, un coracoïdien et une clavicule, cette dernière le plus souvent soudée à celle du côté opposé (fig. 220 *f*).

L'omoplate a la forme d'une lame de sabre. Allongée, aplatie

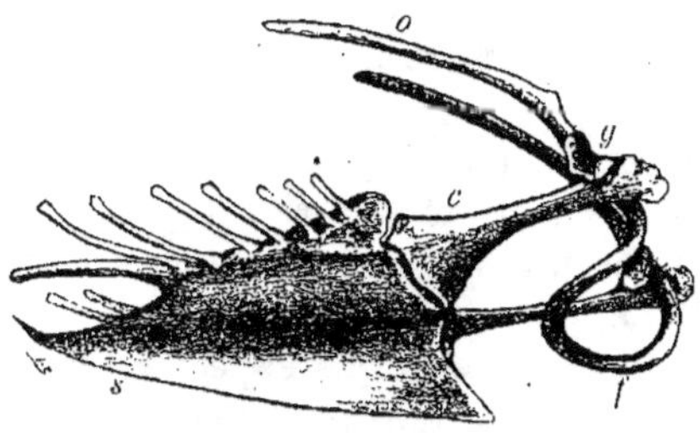

Fig. 219. — Sternum et ceinture thoracique de la Bernache armée : *s*, sternum ; *c*, coracoïdien ; *o*, omoplate ; *f*, clavicules soudées ; *g*, cavité glénoïde.

et mince dans sa région postérieure elle est située parallèlement à la colonne vertébrale et se prolonge jusqu'au voisinage de l'extrémité antérieure du bassin. Chez les Manchots elle se distingue par un plus grand développement en largeur.

L'extrémité antérieure de l'omoplate est ordinairement épaisse et présente : 1° en dedans, une apophyse qui se projette en avant et reçoit l'extrémité postérieure de la clavicule; 2° en dehors, une saillie volumineuse qui s'articule au coracoïdien et qui fournit latéralement une grande partie de la cavité glénoïde de l'articulation scapulo-humérale.

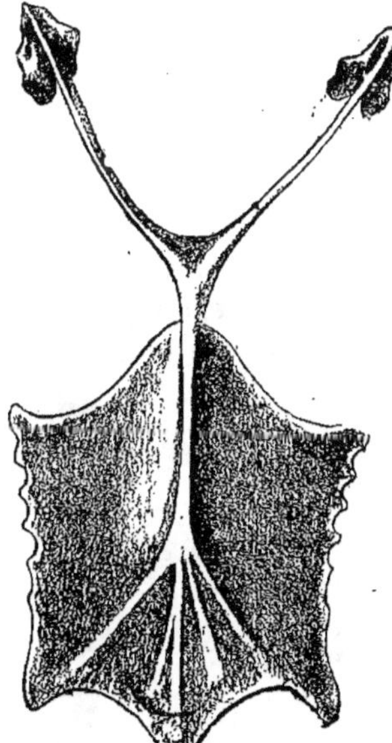

Fig. 220 (D'après A. Milne Ewards) — Sternum de Pélican (*Pelecanus Philippinensis*).

Le coracoïde volumineux et robuste chez la plupart des Oiseaux, ne se soude que très tardivement à l'omoplate et constitue un os indépendant, à l'exception toutefois des Casoars et de l'Autruche (fig. 218), chez lesquels la soudure est complète. Les os coracoïdes s'appuient, par une longue surface cylindrique, dans une gouttière correspondante creusée sur le bord antérieur du sternum de chaque côté du bréchet. Ils forment ainsi une sorte d'arc-boutant solide qui rappelle ce qui existe chez les Monotrèmes. A leur extrémité supérieure ils entrent pour une large part dans la constitution de la cavité glénoïde. En dedans ils offrent une surface articulaire pour la clavicule.

La clavicule, unie le plus souvent à la fois à l'omoplate et au coracoïde par son extrémité supérieure, se soude en général à son extrémité inférieure avec sa congénère. Les deux clavicules forment ce qu'on appelle la *fourchette*, os en forme de V plus ou moins ouvert qui, chez certaines espèces (Frégate, Grue, Pélican, etc.), se soude au sternum par sa pointe (fig. 220). Elles sont très volumineuses chez les Rapaces ; mais, chez les Oiseaux qui ne volent pas (Manchot, Casoar, Autruche), ainsi que chez les Perroquets et les Pigeons, les clavicules consistent seulement en des stylets osseux qui ne se rejoignent pas sur la ligne médiane. Chez l'Aptéryx elles sont tout à fait rudimentaires et réduites à un noyau osseux (R. Owen).

§ 232. — Membre antérieur.

Les Dinornis (Oiseaux récemment disparus) semblent avoir été complètement dépourvus d'ailes. Il est certain, comme Owen l'a montré, que la cavité glénoïde est absente et remplacée par une petite crête.

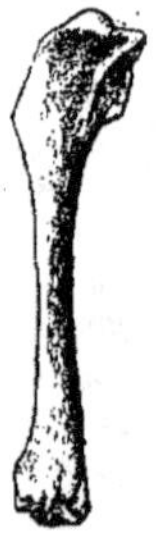

Chez tous les autres Oiseaux le membre antérieur existe, et il est partout très semblable à lui-même aussi bien lorsqu'il est normalement développé que lorsqu'il est considérablement atrophié comme chez les Ratites (Aptéryx, Autruche, Casoar, etc.). Cette uniformité organique constitue, du reste, ainsi que nous l'avons déjà dit, un des caractères des Oiseaux.

L'humérus, est très long chez certains Oiseaux et particulièrement chez l'Albatros où le bras atteint des dimensions démesurées comme chez les Chauves-souris ; par contre il est très court chez l'Autru-

Fig. 221. — Humérus de Gypaète avec orifice pneumatique.

che, les Casoars, les Pingouins. Il se distingue par son extrémité supérieure ordinairement élargie, ce qu'il doit au grand développement des crêtes destinées à l'insertion des muscles du vol. Il n'y a pas à proprement parler de tête articulaire en ce sens que la surface d'articulation correspondant à la cavité glénoïde est allongée et n'est point séparée du reste de l'os par un étranglement.

Le radius et le cubitus n'offrent rien de particulier à signaler, sauf que le cubitus ordinairement plus volumineux que le radius porte souvent une rangée de saillies tuberculeuses correspondant à l'insertion des rémiges.

Le carpe comprend seulement deux os, un radial et un cubital. Le cubital fait plus ou moins saillie en dehors; il est triangulaire et fortement aplati chez le Manchot (fig. 224 a).

Le métacarpe est représenté par trois os unis chez tous les Oiseaux en une seule pièce dans laquelle on peut reconnaître encore les parties composantes. La portion correspondante au 1er métacarpien est la plus courte. Les deux autres se soudent par leur extrémité distale en laissant entre eux un large vide chez la plupart des espèces. Sur ce métacarpe, s'articulent trois doigts. Le 1er siège très en arrière en raison de la brièveté du métacarpien correspondant. De ces trois doigts, le médian seul présente 2 phalanges ; les 2 autres, rudimentaires, n'ont qu'une seule phalange. La 1re phalange du doigt médian est large et comprimée. En fait, l'atrophie du membre antérieur des Oiseaux porte seulement sur le métacarpe et les phalanges, car la simplification du carpe peut être interprétée comme une condition de déploiement de force (de même que chez la Chauve-souris).

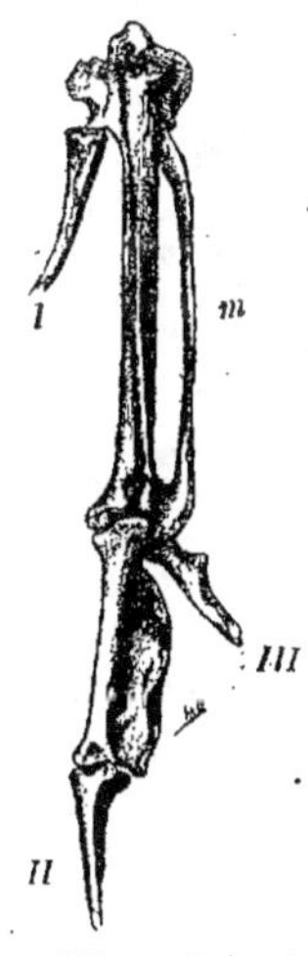

Fig. 222. — Main de Gypaète barbu : *m*, métacarpe; I, II, III, doigts.

Chez les Ratites, le membre garde les mêmes caractères que chez les Carinates, mais devient extrêmement grêle. Chez l'Aptéryx il n'y a qu'un doigt.

Une modification beaucoup plus importante est celle que subit le membre chez les Oiseaux nageurs tels que les Manchots. Sa constitution n'est d'ailleurs pas fondamentalement différente, mais les os qui le forment sont aplatis pour lui permettre de faire office de nageoire. L'unique phalange du 3ᵉ doigt est très allongée et supérieure en longueur à la 1ʳᵉ phalange du doigt médian. Les 2 phalanges de ce dernier sont remarquables par leur grande largeur transversale et la 1ʳᵉ de ces phalanges, au lieu d'être épaissie sur ses bords comme chez la plupart des Oiseaux, est mince et tranchante. C'est sur la ligne médiane qu'elle offre sa plus grande épaisseur.

Le membre antérieur présente, chez quelques espèces, des prolongements osseux comparables aux éperons dont nous parlerons à propos du membre postérieur (voir plus loin § 234). Chez le Kamichi (fig. 223), par exemple, il existe vers l'extrémité proximale du métacarpe un éperon de cette sorte, remarquable par son grand développement.

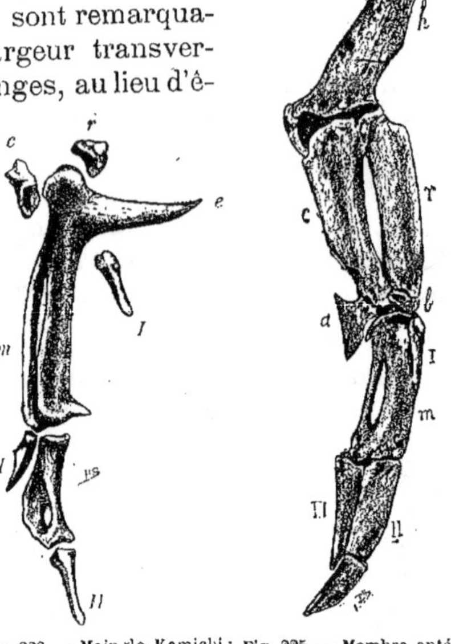

Fig. 223. — Main de Kamichi ; *r*, radial ; *c*, cubital ; *e*, éperon osseux du métacarpe *m* ; *I, II, III,* doigts.

Fig. 225. — Membre antérieur de Manchot, *Eudyptes antipoda :* *h*, humérus ; *c*, cubitus ; *r*, radius ; *a,b*, carpe ; *I*, pouce réduit à un stylet osseux soudé au métacarpe *m; II*, 2ᵉ doigt ; *III*, 3ᵉ doigt.

§ 233. — Ceinture pelvienne.

Le bassin des Oiseaux comprend, outre un grand nombre de vertèbres sacrées (voir § 230), 3 os de chaque côté qui contribuent tous trois à former la cavité cotyloïde comme chez les Mammifères. Cette cavité (*acetabulum*) est toujours percée au fond, caractère que nous avons signalé déjà chez les Monotrèmes. Elle présente ordinairement sur son bord postérieur

une surface articulaire allongée, dirigée en dehors, sur laquelle
s'appuie le grand trochanter.

La ceinture pelvienne comprend, de chaque côté, comme chez
les Mammifères, un iliaque, un ischion et un pubis. Ils cons-

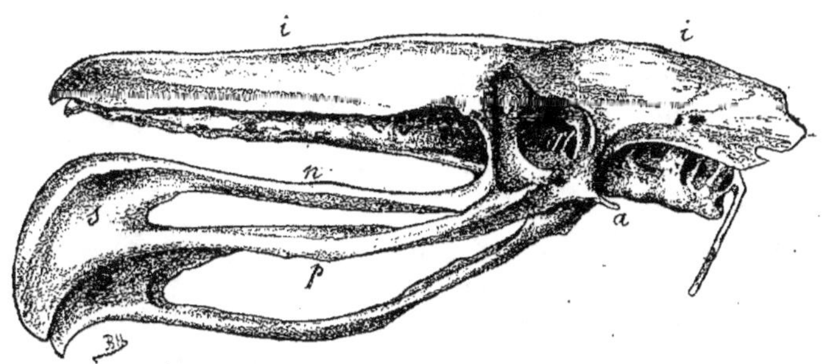

Fig. 225. — Bassin de l'Autruche d'Afrique. *i*, iliaque ; *n*, ischion ; *s*, symphyse ischio-pubienne ; *p*, pubis ; *a*, apophyse prépubienne.

tituent, ensemble, une large pièce osseuse s'étendant très
loin en avant et en arrière de la cavité cotyloïde.

L'iliaque est le plus développé de ces trois os; il s'étend à la
fois sur un grand nombre de vertèbres et se soude plus ou
moins intimement avec un certain nombre d'entre elles, en même
temps qu'il s'unit sur la ligne médiane avec son congénère.

Le pubis et l'ischion occupent leur place normale, au-dessous
de la colonne vertébrale; mais les 2 lames osseuses qui les représentent, sont dirigées en arrière parallèlement l'une à l'autre.
L'ischion, tantôt reste séparé de l'iliaque par une vaste échancrure
(Autruche (fig. 226), Tinamou); tantôt au contraire, il s'unit en
arrière à l'iliaque, et l'échancrure est alors convertie en un trou

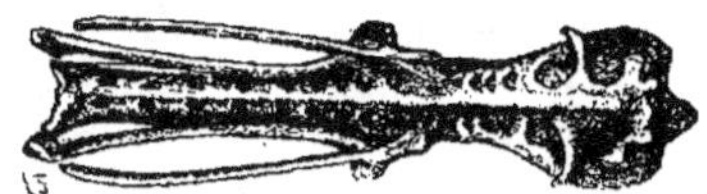

Fig. 226. — Bassin de Casoar émeu vu par sa face inférieure.

ilio-ischiatique parfois considérable (Nandou, Casoar, Canard).
Quant au pubis, c'est une pièce ordinairement grêle qui, en s'u-
nissant à l'ischion délimite, un trou sous-pubien (obturateur) plus
ou moins grand, quelquefois divisé en deux par un pont osseux.

Chez les Oiseaux, il n'y a pas en règle générale de symphyse pubienne, et le bassin est largement ouvert à sa partie inférieure. L'Autruche fait toutefois exception; les extrémités soudées de l'ischion et du pubis de chaque côté s'unissent sur la ligne médiane en une symphyse. Signalons encore, chez les Ratites et, en particulier, chez l'Autruche, une apophyse (fig. 225 *a*) naissant de la base du pubis et dirigée en avant. Cette apophyse (apophyse *prépubienne*) peu développée semble représenter la région pubienne antérieure qui prend chez certains Sauropsides une importance considérable.

§ 234. — Membre postérieur.

Au membre postérieur, le fémur se distingue généralement par sa brièveté relative. Il est toujours plus court que les os de la jambe. Sa tête articulaire, petite, sphérique et rattachée à angle droit au corps de l'os par un col bien marqué, est pourvue en son milieu d'une profonde excavation. Un large orifice pneumatique se voit ordinairement à une petite distance au-dessous du col.

Le tibia et le péroné sont très allongés chez les Échassiers. Toutefois le péroné est toujours rudimentaire, réduit à un os styliforme grêle soudé au tibia dans sa partie inférieure. L'extrémité distale du tibia est caractérisée par sa forme qui rappelle celle de l'extrémité inférieure du fémur. Elle offre en effet une poulie transversale considérable. Suivant Gegenbaur l'extrémité inférieure du tibia serait soudée à l'astragale et le tibia serait en

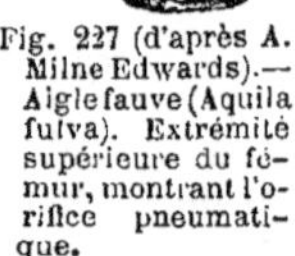

Fig. 227 (d'après A. Milne Edwards).— Aigle fauve (Aquila fulva). Extrémité supérieure du fémur, montrant l'orifice pneumatique.

réalité un tibio-tarsien. Ce serait là une analogie avec ce que nous observerons chez les Reptiles. Au-dessus de cette poulie, se voit, à la face antérieure de l'os, une profonde gouttière surmontée par un pont osseux dirigé obliquement de dehors en dedans; c'est sous ce pont que passe le tendon du muscle extenseur commun des orteils [1].

Chez les Plongeons, les Guillemots, les Albatros, etc., le tibia, à son extrémité supérieure, se prolonge au-devant de l'articulation du genou en une apophyse souvent très développée dite apophyse *précnémienne*, en forme de pyramide à bords tranchants.

---

[1] Meckel (*Anat. comp.*, t. III, p. 19).

Le tarse, tout au moins les os de la 2ᵉ rangée si l'on admet l'hypothèse de Gegenbaur, et le métatarse sont, d'une manière constante, soudés en un seul os appelé *tarso-métatarsien*, très allongé en général et qui forme ce qu'on nomme vulgairement la *jambe* de l'oiseau. Trois métatarsiens, les 2ᵉ, 3ᵉ et 4ᵉ, rentrent dans la constitution de cette pièce osseuse, ainsi qu'on peut s'en convaincre par l'étude de jeunes embryons où les 3 os ne sont pas encore soudés. D'ailleurs chez l'Autruche, à la naissance, les 3 métatarsiens sont très reconnaissables, et, chez beaucoup d'Oiseaux adultes, on observe aux extrémités supérieure et inférieure de l'os des fentes (*pertuis supérieurs* et *inférieurs*) plus ou moins larges qui sont les traces de la soudure des os composants. Bien plus, chez les Manchots (fig. 228), les métatarsiens ne sont que partiellement soudés; deux sillons très profonds, plus ou moins convertis en trous ou même en fentes marquent la séparation des 3 os. On remarquera à ce sujet que les Manchots sont des Oiseaux essentiellement plantigrades et qui ont, comme l'Homme, la station verticale. Enfin, chez tous les Oiseaux, l'extrémité inférieure du tarso-métatarsien, présente 3 têtes articulaires écartées et bien séparées qui figurent les extrémités des 3 pièces dont l'os est composé (fig. 230).

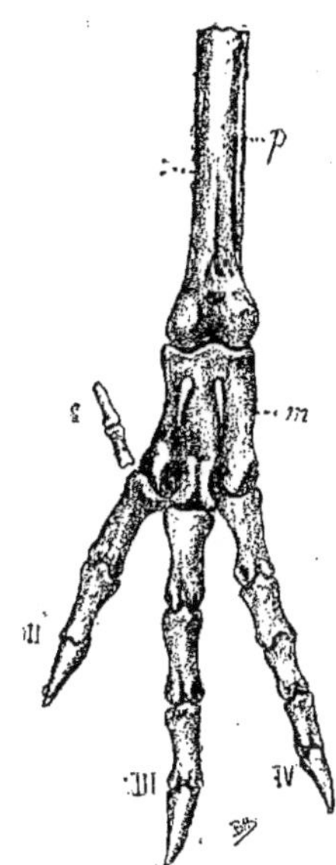

Fig. 228. — Pied de Manchot (*Eudyptes antipoda*); *t*, tibia; *p*, péroné; *m*, tarso-métatarsien I II III IV, doigts.

Le nombre des doigts ne dépasse jamais 4, il peut descendre à 3 (Casoar) et même à 2 (Autruche d'Afrique) (fig. 229). Lorsqu'il y a 4 doigts, le pouce est ordinairement (sauf chez les Totipalmes, Pélican, Cormoran, etc.) placé en arrière et supporté par un petit os spécial appliqué contre le tarso-métatarsien et que l'on considère comme un premier métatarsien rudimentaire. Il est à remarquer que, quand le nombre des doigts diminue, c'est le premier, puis le 2ᵉ qui disparaissent; le 3ᵉ et le 4ᵉ subsistent seuls alors (Autruche). C'est là une règle différente de celle qui nous a été présentée par les Mammifères, chez lesquels nous avons vu disparaître alternativement le doigt interne et le doigt externe.

D'ailleurs, chez les Oiseaux, il est facile de reconnaître le rang

auquel appartiennent les doigts qui disparaissent, car le nombre
des phalanges suit chez tous une progression constante du

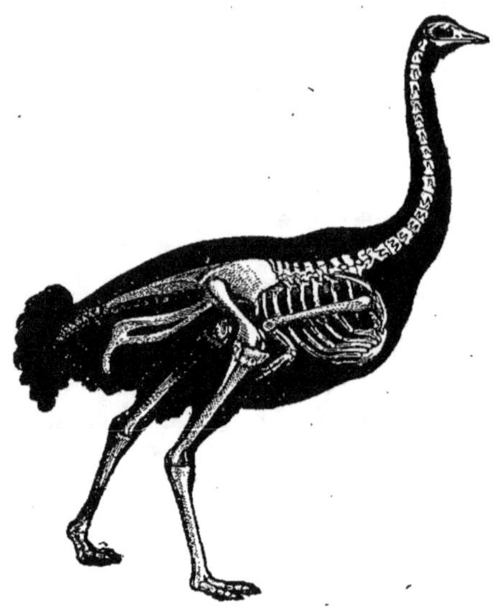

Fig. 229. — Squelette de l'Autruche d'Afrique.

premier au 4ᵉ doigt, de telle sorte que le premier doigt a 2 phalanges, le 2ᵉ, 3, le 3ᵉ, 4 et le 4ᵉ, 5. Le nombre des
phalanges n'a du reste pas de rapport avec la longueur des
doigts. Ainsi, chez le Casoar qui n'a pas de pouce, le
4ᵉ doigt qui est beaucoup plus court que le 3ᵉ a cependant
5 phalanges tandis que ce dernier n'en a que 4. Il y a toutefois
quelques exceptions à cette règle. Chez le Martinet, par exemple,
le nombre des phalanges est 2, 3, 3, 3; la réduction porte donc ici
sur les 4ᵉ et 5ᵉ doigts.

Nous avons dit que le pouce, lorsqu'il existe, est ordinairement
reporté en arrière. Il en est de même du 4ᵉ doigt chez certains Oiseaux, tels que les Grimpeurs (fig. 230). Chez les Oiseaux de proie
nocturnes, cette disposition du 4ᵉ doigt s'observe aussi, mais elle
est facultative et non permanente comme chez les Grimpeurs.

Pour terminer ce qui a trait au squelette des membres chez
les Oiseaux, ajoutons que, chez certaines espèces, on observe
aux membres inférieurs des prolongements osseux comparables aux chevilles osseuses développées sur le frontal

des Ruminants. Ces prolongements s'enveloppent de corne et constituent les ergots. Chez le Coq, l'ergot est une dépendance du métatarse et se voit à une certaine distance

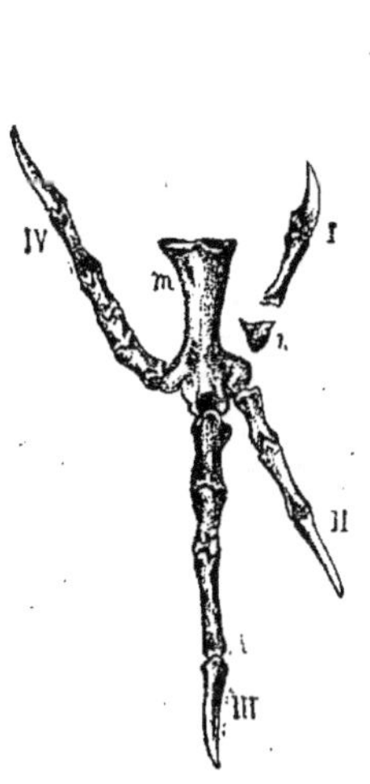

Fig. 230. — Pied d'Ara chloroptère ; *m*, tarso-métatarsien ; *n*, premier métatarsien ; I, II, III, IV, doigts.

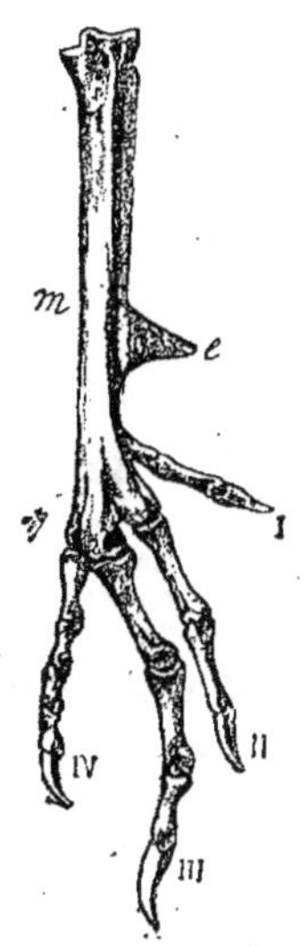

Fig. 231. — Extrémité du membre postérieur du Faisan oreillard : *m*, tarso-métatarsien; *e*, éperon; I, II, III, IV, doigts.

au-dessus et en arrière de l'extrémité inférieure du tarso-métatarsien (fig. 232). On ne confondra pas l'ergot du Coq avec celui de l'Échidné qui dépend de l'astragale.

V

OISEAUX FOSSILES

§ 235. — Odontornithes.

M. Marsh a désigné sous le nom d'*Odontornithes* les Oiseaux fossiles qu'il a retrouvés dans les couches crétacées supérieures du Kansas et du Colorado, se distinguant des Oiseaux actuels par la présence de dents implantées dans les maxillaires.

Les nombreux spécimens qu'il a pu obtenir (plus de 30 espèces) lui ont permis de distinguer deux types, savoir : les *Odontolcæ* représentés par le genre *Hesperornis*, grands Oiseaux aquatiques

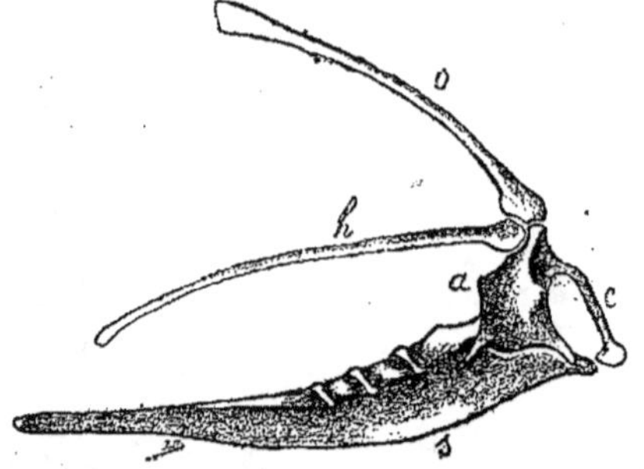

Fig. 232 (d'après Marsh). — Sternum *s*, et épaule d'*Hesperornis regalis* ; *a*, coracoïdien ; *c*, clavicule ; *o*, omoplate ; *h*, humérus.

aptères et les *Odontormæ* comprenant de petits Oiseaux bons voiliers, tels l'*Ichthyornis*.

I. ODONTOLCÆ : *Hesperornis*. Ce genre qui atteignait une grande taille (5 à 6 pieds de la pointe du bec à l'extrémité des doigts chez *Hesperornis regalis*), présente certains caractères qui le rapprochent des Ratites. Ainsi, le sternum est dépourvu de bréchet (fig. 232) et le membre antérieur très réduit n'est représenté que par un humérus fort long auquel s'ajoutaient peut-être quelques nodules osseux.

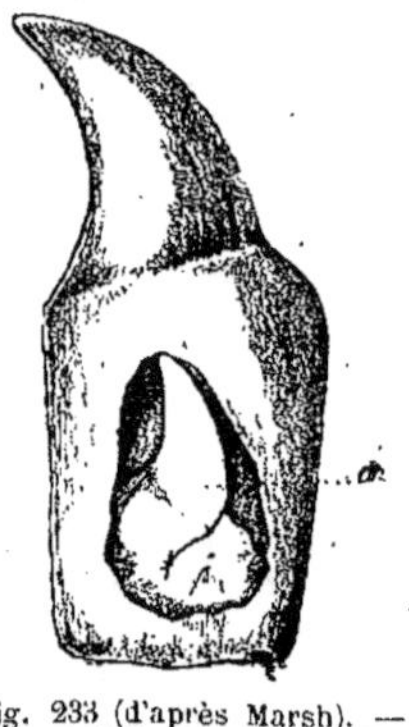

Par d'autres caractères l'Hesperornis s'éloigne des Oiseaux actuels. Ainsi, le crâne (fig. 234) est bien celui d'un Oiseau aquatique, mais le bec est garni de dents coniques implantées dans un sillon de la mandibule et du maxillaire. Ces dents ont leur couronne pointue recouverte d'émail et ressemblent à celles des Mosasauridés parmi les Reptiles (fig. 233). Leur remplacement se faisait d'ailleurs latéralement d'après le mode que nous indiquerons chez le Crocodile.

Fig. 233 (d'après Marsh). — Dent d'*Hesperornis regalis*, avec jeune dent *a* en développement.

Les intermaxillaires, à l'encontre de ce qu'on observe chez les Oiseaux actuels, sont distincts et non soudés. Ils étaient probablement recouverts d'un étui corné.

Les pièces de la mandibule sont distinctes comme chez les Reptiles. Quant à la colonne vertébrale, d'une manière générale. elle possède les mêmes caractères que chez les Oiseaux actuels.

Le sacrum est allongé et ressemble à celui des Plongeons de notre époque (fig. 235). Les vertèbres caudales, au nombre de 12

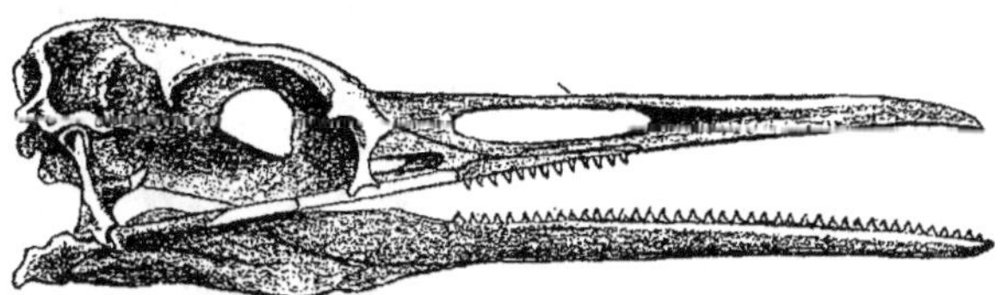

Fig. 234 (d'après Marsh). — Tête d'*Hesperornis regalis*.

environ, offrent des caractères intéressants. Les premières, courtes, portent des apophyses épineuses élevées et des apophyses transverses de grandeur ordinaire. Mais les vertèbres médianes et les postérieures ont des apophyses transverses longues et dirigées horizontalement, qui semblent bien indiquer que la queue se mouvait verticalement comme chez les Plongeons. Les 4 dernières caudales sont unies en une pièce unique dont la forme diffère du pygostyle des espèces actuelles. En somme les Hesperornis paraissent avoir été des Oiseaux aquatiques, assez voisins des Ratites.

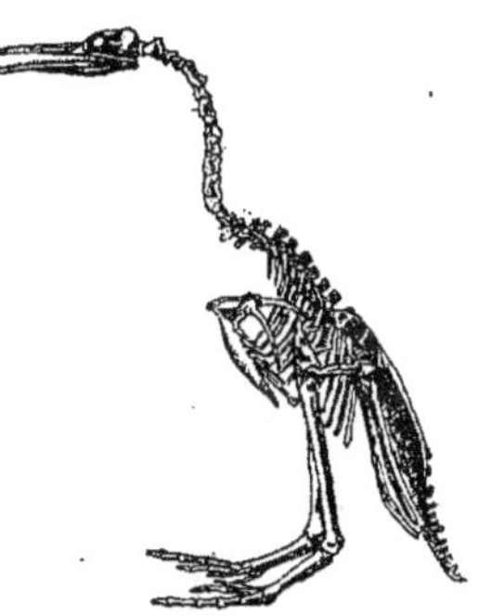

Fig. 235.
Squelette de l'*Hesperornis*.

II. Odontormæ : *Ichthyornis*. Les Oiseaux de ce groupe sont de petite taille. Ils atteignent environ celle du Pigeon et ils étaient pourvus d'ailes puissantes. Leurs membres postérieurs sont grêles. Par tous leurs caractères, spécialement par le développement du bréchet (fig. 236), ces Oiseaux se rattachent aux Carinates, mais leurs vertèbres sont amphicœliques (biconcaves) et les maxillaires sont garnis de dents. L'implantation de ces dents est différente de celle des dents des Hesperornis. Elles sont logées en effet dans des alvéoles distinctes et leur remplacement se faisait verticalement.

Parmi les autres Oiseaux fossiles nous citerons encore les

Gastornis, Remiornis et *Eupterornis* : ces deux derniers trouvés
par M. Lemoine (79) dans les terrains tertiaires inférieurs des environs de Reims. Le premier, de grande taille, a des affinités avec

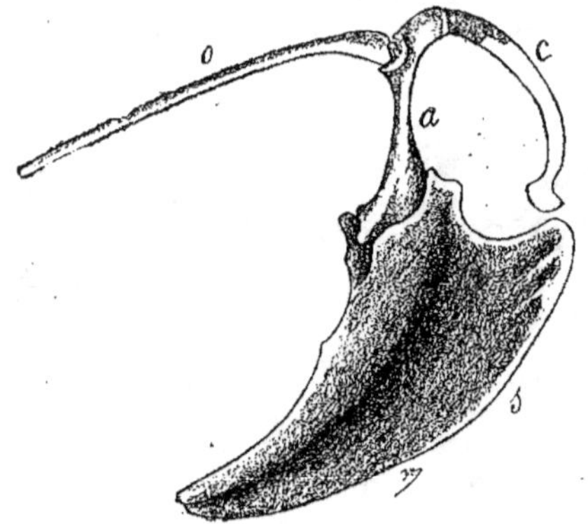

Fig. 236 (d'après Marsh). — Sternum *s* et épaule de *Ichthyornis victor :*
a, coracoïdien *c*, clavicule ; *o*, omoplate.

les Ratites actuels, tandis que le Remiornis et l'Eupterornis rappellent plutôt les Carinates. Il résulte des recherches de M. Lemoine, que, dès l'éocène inférieur, la classe des Oiseaux présentait déjà les 2 grandes subdivisions des temps actuels.

§ 236. — Archæopteryx (Saururæ).

L'Archæopteryx qui forme à lui seul l'ordre des Saurures, est
un Oiseau fossile qui a été trouvé dans les couches jurassiques
de Solenhaufen. C'est donc le plus ancien des Oiseaux puisque
les Odontornithes et autres espèces dont nous venons de parler
appartiennent aux terrains tertiaires et secondaires.

Ses caractères aviens sont très nets. La tête est absolument
celle d'un Oiseau ; on y observe un cercle sclérotical osseux très
développé (fig. 237) ; mais elle est pourvue de dents cylindro-
coniques siégeant dans des alvéoles distinctes.

Les vertèbres cervicales sont amphicœliques comme chez
Ichthyornis, par contre les vertèbres dorsales avec leurs apo-

---

(1) Dames. *Ueber Archæopteryx (Paleont. Abhand.).*

physes épineuses peu développées rappellent absolument celles
des Oiseaux actuels.

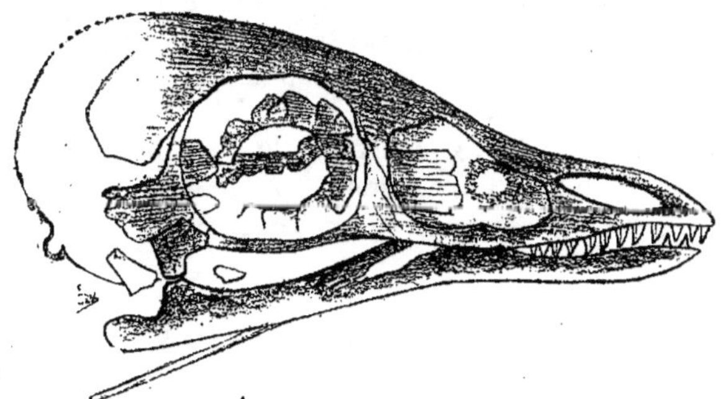

Fig. 237. — Tête d'*Archæopteryx*.

Plus de 20 vertèbres caudales portaient les plumes rectrices
disposées latéralement et non en éventail comme chez les Oiseaux actuels. Le nombre considérable des vertèbres de la queue n'a rien qui doive étonner, si l'on
songe qu'à l'état embryonnaire chez l'Autruche
on compte de 18 à 20 vertèbres. Les côtes,
grêles, sont dépourvues d'apophyse uncinée et il
n'y avait pas de côtes sternales. Par contre il
existe des côtes abdominales, particularité que
nous retrouverons chez les Reptiles. D'après ce
que l'on connaît de la ceinture thoracique,
l'Archæopteryx devait voler, comme l'indiquent d'ailleurs les longues rémiges dont était
pourvu le membre antérieur. Mais l'aile se
fait remarquer par l'existence de 3 *métacarpiens libres*, et non soudés comme chez les
Oiseaux actuels. C'est le 1er métacarpien qui est
le plus court et le 2e qui est le plus long. Les
doigts sont dans les mêmes rapports de longueur
et leurs phalanges au nombre de 2, 3, 4, à partir
du bord radial, rappellent le type reptilien. Les
trois doigts portaient des griffes.

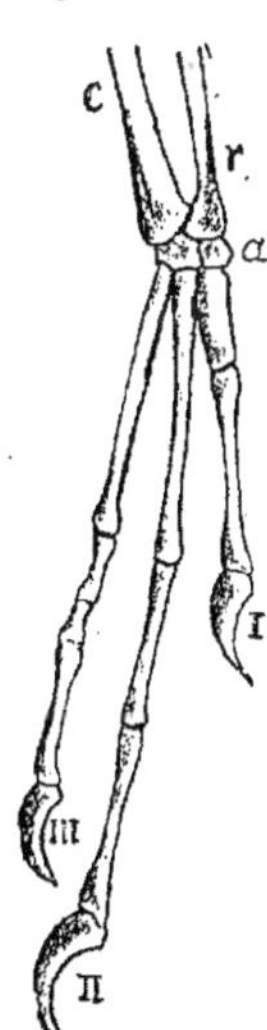

Fig. 238. — Main
d'*Archæopteryx*: *a*,
carpe ; *c*, cubitus ;
r, radius ; I; II, III,
doigts.

Le bassin est composé comme celui des Oi-
seaux, sauf que ses pièces ne sont pas soudées. La jambe présente une particularité consistant en ce que le péroné s'étend

jusqu'au tarso-métatarsien avec lequel il s'articule. Les doigts, au nombre de quatre, sont composés de phalanges dont le nombre, à dartir du bord tibial, est comme chez les Oiseaux, 2, 3, 4, 5. L'ensemble de ces caractères montre que l'Archæopteryx, s'il établit un passage aux Reptiles, n'en reste pas moins un Oiseau par le plus grand nombre des traits de son organisation. D'ailleurs l'existence seule des plumes suffirait à déterminer sa place zoologique.

CHAPITRE XVIII

SAUROPSIDES A TEMPÉRATURE VARIABLE

I

Généralités.

§ **237**.

Les Sauropsides à température variable revêtent des formes peu nombreuses dans le monde actuel. On aura une idée à peu près complète de ces formes extérieures en se représentant une Tortue, un Crocodile, un Lézard et un Serpent, c'est-à-dire un type de chacune des familles (Chéloniens, Crocodiliens, Lacertiliens, Ophidiens) que comporte la classe. On fera à cette occasion une remarque, c'est que les formes extérieures ne nous renseignent qu'assez imparfaitement sur la constitution squelettique de ces animaux. Ainsi le Crocodile et le Lézard, qui se ressemblent par la forme générale du corps, diffèrent absolument au point de vue de leur système squelettique. Au contraire, la forme lézard et la forme serpent si distinctes en apparence, nous offrent, au point de vue anatomique des transitions presque insensibles.

Si nous jetons un coup d'œil sur les Sauropsides à température variable aujourd'hui éteints, nous trouvons à côté d'espèces très voisines des espèces actuelles, diverses formes qu'on peut ramener à trois groupes : 1º les *Ptérosauriens* (Ptérodactyles), qui avaient des ailes et qui n'ont pas de similaires dans le monde actuel; 2º les *Dinosauriens* qui ont certains rapports avec les Lacertiliens; 3º les *Enaliosauriens* qui n'ont pas de représentants actuels.

§ **238**.— **Tête osseuse**.

La tête des Sauropsides à température variable étant, de toutes les parties de leur squelette, celle qui offre le moins de variations,

nous noterons brièvement quelques particularités qui compléte-
ront ce que nous en avons dit en traitant des Sauropsides en
général (§ 215).

Chez tous les animaux qui vont nous occuper, le squelette de
la tête offre, avec celui de la tête des Oiseaux, les plus grandes
analogies. Un petit reptile, l'*Hatteria* fait seul exception et paraît
se rapprocher plutôt des Amphibiens. Toutefois, en passant
des Oiseaux aux Reptiles, on observe un caractère nouveau qui va désormais se présenter chez tous les Vertébrés,
à un degré plus ou moins accusé. A l'âge adulte et quand
l'animal a atteint son parfait développement, une partie
de la boîte crânienne reste cartilagineuse. Chez les Oiseaux,
comme nous l'avons vu, c'etait la face seule qui restait cartilagineuse, et chez les Ichthyopsides ce sera toute la tête, en sorte
que le squelette sec, tel que nous le présentent ordinairement
les collections d'Anatomie comparée, offre des lacunes qu'il
faut se figurer comblées sur le vivant. Cette particularité
est déjà très sensible chez les Chéloniens. La paroi de leur
cavité crânienne présente de chaque côté une masse cartilagineuse (qu'on retrouve réduite presque à un point chez le Crocodile et le Varan) entre l'occipital supérieur, l'occipital externe,
le rocher, le sphénoïde et le basi-occipital.

La tête osseuse des Reptiles se montre, suivant les espèces
que l'on étudie, sous des aspects
très différents. Tantôt elle paraît
formée d'os lâchement unis entre
eux, offrant de toutes parts des cavités et des orifices. Les Lacertiliens
et les Ophidiens présentent cette disposition à laquelle on peut donner le
nom de type *disjoint*, par opposition
au type *compact* que nous offrent la
tête des Chéloniens et celle des Cro-

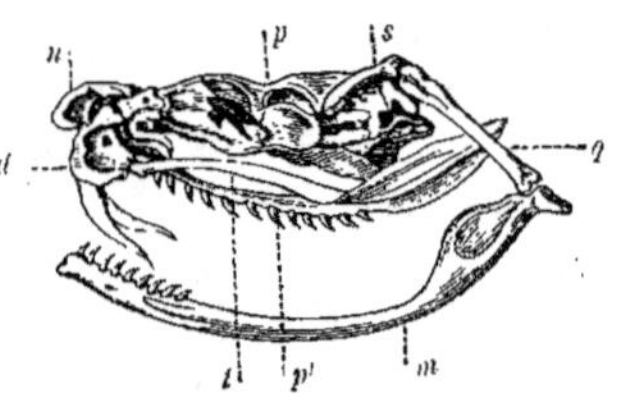

Fig. 239. — Tête de Crotale (type disjoint).
d, maxillaire; *m*, mandibule; *p'*, palatin; *p*, pariétal; *n*, nasal; *q*, carré; *s*,
squameux; *t*, transverse.

codiliens. Chez ces derniers tous les os sont solidement unis et la
tête a une apparence extérieure massive tout à fait caractéristique.

Au point de vue des os qui composent la tête des Reptiles, nous
relèverons quelques observations générales. Ainsi chez les
Chéloniens et les Ophidiens on peut dire que la tête est *incomplète* par rapport à celle des Lacertiliens et des Crocodiliens.

Chez les Chéloniens, en effet, on ne trouve ni lacrymaux, ni nasaux, ou du moins les nasaux prenant part à la formation de la paroi de l'orbite doivent être considérés comme les analogues des frontaux antérieurs qu'on voit dans les mêmes rapports chez nombre de Reptiles (Lacertiliens). Chez les Ophidiens, il existe d'autre part des nasaux, mais il n'y a pas de quadrato-jugaux.

Voici d'ailleurs les résultats que donne l'étude comparée des diverses parties de la tête osseuse des Reptiles.

Le crâne présente toujours postérieurement, 1 occipital basilaire, 1 occipital supérieur uni à l'épiotique, 2 occipitaux latéraux unis à l'opisthotique, sauf chez les Chéloniens où l'opisthotique reste libre et forme l'occipital externe (Cuvier).

A la base du crâne on trouve d'arrière en avant : le basioccipital, le basiphénoïde et le présphénoïde. Quant aux ali-et orbito-sphénoïdes, ils tendent à disparaître et, chez les Serpents par exemple, ils sont remplacés par des apophyses descendantes des frontaux et des pariétaux qui viennent embrasser le bec du sphénoïde.

A la partie supérieure du crâne, on trouve d'arrière en avant : l'occipital supérieur, les pariétaux et les frontaux. Les pariétaux sont soudés chez tous les Reptiles sauf chez les Tortues et chez les Geckos parmi les Lacertiliens. A l'union du frontal et du pariétal on observe chez les Lacertiliens un orifice ou *trou pariétal*, qu'on retrouve chez beaucoup de Sauriens et d'Amphibiens fossiles. Cet orifice est en rapport avec un développement spécial de la glande pinéale qui viendrait former au-dessous de lui une sorte d'œil médian. En tous cas, extérieurement une écaille ou formation épidermique propre correspond au trou pariétal.

Les frontaux sont fréquemment soudés (beaucoup de Crocoliens et de Lacertiliens) et peuvent s'unir par articulation avec les pariétaux (Ascalabotes). En avant, dans la région ethmoïdale, chaque frontal envoie des prolongements qui protègent les nerfs olfactifs et qui fonctionnent comme lame criblée. Chez les Reptiles pourvus d'une cloison interorbitaire, les frontaux ne prennent plus aucune part à la formation des parois du crâne et jouent le rôle d'os sus-orbitaires. Il existe très souvent des préfontaux et des postfrontaux. Les premiers chez les Ophidiens se projettent en avant et en dehors vers la mâchoire à la façon de contreforts.

Sur les côtés du crâne, on trouve : à l'intérieur, le rocher (prootique) ; à l'extérieur, de chaque côté, le squameux (mastoïdien des anciens auteurs français). Chez les Lacertiliens et les Crocodiliens, le squameux est en dehors des pariétaux, placé longitudinalement sur les côtés du crâne. Chez les Ophidiens, il se projette fort loin en dehors et en arrière. Enfin chez les Chéloniens, il se creuse en forme de capuchon et complète en haut et en arrière la paroi de la caisse tympanique.

Les os de la face sont : à la base, d'arrière en avant, les ptérygoïdes, les palatins, le vomer souvent double et les prémaxillaires. Les maxillaires sont disposés sur le même plan en dehors des os précédents. Chez les Ophidiens et les Lacertiliens (type disjoint) les ptérygoïdes et les palatins de chaque côté sont écartés de la ligne médiane et divergent plus ou moins fortement en arrière. Chez les Chéloniens et les Crocodiliens (type compact) les ptérygoïdes et les palatins de chaque côté sont au contraire unis médialement sur une grande étendue. Les vomers, doubles chez les Lacertiliens et les Ophidiens, sont soudés chez les Chéloniens et les Crocodiliens.

A la partie supérieure de la tête, en avant des frontaux, s'étendent la région naso-ethmoïdale et les prémaxillaires. Chez les Ophidiens, la région naso-ethmoïdale montre dé chaque côté une masse cartilagineuse libre, recouverte au milieu par les nasaux osseux. Ceux-ci manquent chez les Tortues. Quant aux prémaxillaires, ils sont soudés chez les Chéloniens et les Lacertiliens. Ils portent des dents sauf chez la plupart des Ophidiens et chez les Chéloniens.

Sur les côtés de la tête, en arrière du maxillaire, le quadrato-jugal et le jugal sont réduits parfois à un seul os ou remplacés (Ophidiens) par un ligament.

Moyens d'union. — Pour en finir avec cet exposé général de la composition osseuse de la tête des Reptiles, il nous reste à signaler trois os qui peuvent être considérés comme établissant l'union entre les différents systèmes d'os énumérés ci-dessus. Ce sont *l'os carré* que nous connaissons déjà pour l'avoir étudié chez les Oiseaux et deux os nouveaux, la *columelle* et l'os *transverse*.

L'os *carré* établit l'union d'une part entre le crâne et l'arc ptérygo-palatin, d'autre part entre le crâne et le maxillaire. L'os carré, en effet, s'articule à la fois au ptérygoïde et au quadratojugal. Chez les Serpents cependant il ne se rattache pas immédiatement au crâne, mais s'articule à l'extrémité du squameux très déjeté en dehors comme nous l'avons dit.

L'os *transverse* (*transpalatin* de Parker), propre aux Reptiles, mais qui manque chez les Chéloniens et les Typhlopides, est un os pair, qui s'étend du bord externe du ptérygoïde à l'extrémité postérieure et interne du maxillaire. Il établit l'union entre le système ptérygo-palatin et les maxillaires.

Enfin, la *columelle* (*épiptérygoïde* de Parker) est un os pair qui, chez les Lacertiliens, unit le système ptérygo-palatin au crâne. Il s'étend, en effet, dans un plan vertical, du pariétal au ptérygoïde. Cette pièce semble représentée, chez les Chéloniens, par des lames descendantes, dépendant des pariétaux et atteignant les os ptérygoïdes.

La mâchoire inférieure peut comprendre jusqu'à six os distincts de chaque côté, savoir : en dehors, un *dentaire*, un *angulaire*, un *surangulaire*, un *articulaire*, et en dedans, un *coronoïdien* et un *splénial*. Chez les Ophidiens, ces derniers font défaut ; de plus les branches dentaires de chaque côté ne sont pas unies en symphyse et sont reliées entre elles par un tissu extensible.

Les Tortues sont dépourvues de dents ; on en trouve toutefois chez l'embryon des Trionyx. Chez les autres Reptiles, on trouve des dents aux deux mâchoires, celles-ci peuvent siéger en plus sur les intermaxillaires, sur les palatins, et même sur les ptérygoïdes.

---

(1) Le nom de *columelle* appliqué à l'os pair en question donne malheureusement lieu à confusion avec celui de columelle qui est également employé pour désigner la tige grêle osseuse qui représente les osselets de l'ouïe. Pour éviter toute erreur, cette dernière devra être dénommée *columelle de l'oreille* ou *étrier*.

II

Chéloniens.

§ 239. — Aspect extérieur.

Par certains côtés, le squelette des Chéloniens est de tous les Sauropsides à température variable celui qui se rapproche le plus du squelette des Oiseaux ; ce rapprochement se justifie encore par l'examen de certaines particularités extérieures, telles que la présence d'un bec corné, l'absence de dents, le mode de locomotion des Tortues marines qui, en nageant, semblent voler dans le milieu liquide à la façon des Oiseaux dans l'air. Ajoutons encore à ces traits généraux la courbure de la région cervicale qui rappelle tout à fait celle de cette même partie de la colonne vertébrale chez les Oiseaux.

Tous les Chéloniens actuellement vivants se ressemblent considérablement, et on ne trouve pas de forme de transition qui les rattache aux autres Reptiles. Ils frappent la vue par la carapace plus ou moins développée et plus ou moins solide qui les recouvre. Tous ont quatre membres propres soit à la marche, soit à la nage. Ces membres ainsi que la tête peuvent, chez la plupart des espèces, être ramenés à l'intérieur de la carapace qui fonctionne comme un appareil de protection. La faculté dont jouit la tête de rentrer ainsi sous la carapace, chez la plupart des Tortues, résulte d'une disposition spéciale de la région cervicale qui lui permet de se replier (1). Ce reploiement du cou, se fait, en général, dans un plan vertical, mais dans certaines espèces dites *pleurodères* (Sternothère du Cap), il se fait dans un plan transversal.

(1) De ce que la tête peut rentrer dans la carapace, certains anatomistes, considérant, d'autre part, que la carapace a des connexions intimes avec les côtes, ont pensé que, contrairement à ce qu'on observe chez tous les animaux les Tortues étaient capables de rentrer leur tête et les membres antérieurs dans leur poitrine. C'est là une manière de voir erronée. Pour comprendre les relations de la carapace, il faut se représenter la nuque et la poitrine de la Tortue comme formant deux énormes replis cutanés renforcés par des plaques osseuses et montant au-devant et en arrière de la tête quand le cou est reployé. Ces rapports montrent bien que les premières pièces du plastron ne doivent pas être homologuées avec le sternum. Elles seraient, en tout cas, un sternum ayant perdu ses rapports, et il est plus naturel de considérer l'animal comme ayant subi une sorte d'éventration. On peut dire que les Tortues sont des animaux éventrés et, sous ce rapport, un petit Lacertilien, le Dragon volant, semble établir un passage avec les Chéloniens, car les côtes y sont étalées de même et le sternum fait absolument défaut également. Quant à la

§ **240**. — **Dermato-squelette**.

Les os qui entrent dans la constitution du dos et du plastron de la carapace sont des *os dermiques* en tout comparables aux os du dermato-squelette des Tatous ; ces os peuvent, suivant les circonstances, présenter des soudures plus ou moins étendues avec les os du squelette proprement dit.

Chez les Tortues, le squelette dermique est plus ou moins développé. Quelquefois, il enveloppe complètement l'animal ; ailleurs, il est limité à une petite portion de la région dorsale (Tortues molles). Il est formé d'un certain nombre de plaques osseuses qui ont reçu des noms spéciaux.

C'est d'abord une série médiane de plaques qui recouvrent la colonne vertébrale et qui, nées de très bonne heure dans la peau, se soudent rapidement aux apophyses épineuses des vertèbres dorsales. Elles prennent le nom de plaques *neurales ;* on en compte ordinairement 5. A droite et à gauche se voient, en général, quatre plaques allongées transversalement, ce sont les plaques *costales*. Développées dans la peau, elles se soudent de très bonne heure aussi aux côtes. Enfin, sur les bords de la carapace, il existe 24 à 26 plaques *marginales* dont la plus antérieure sur la ligne médiane, immédiatement en avant de la première plaque neurale, reçoit le nom de plaque *nucale*, tandis que celle qui est à l'extrémité opposée est dite plaque *pygale*. Cette dernière est souvent double. La disposition et le nombre des pièces composant la carapace sont d'ailleurs susceptibles de variations. C'est ainsi que, chez les Trionyx (Tortues molles), il n'y a pas de plaques marginales ; chez Chelone Midas, par contre, la carapace comprend un nombre de plaques plus considérable que celui que nous avons indiqué. On compte 8 plaques neurales unies à 8 vertèbres dorsales, de la 2e à la 9e vertèbre inclusivement ; la 1re vertèbre dorsale et la 10e n'ont pas de relation directe avec la carapace, les côtes qui leur correspondent s'attachent aux plaques costales voisines. Dans cette même espèce, on compte 8 paires de plaques costales ; elles n'atteignent pas les plaques marginales, et celles-ci sont seulement réunies au reste de la carapace par les extrémités libres des côtes (fig. 241). Il en résulte sur les bords de la carapace, entre la marge et le dos, un treillage

---

portion antérieure du plastron dans laquelle on avait cru trouver le sternum, elle n'est qu'un repli de la peau dans lequel se sont développés des os dermiques.

où les côtes alternent avec des espaces vides. Ici, la plaque nucale est élargie transversalement et les plaques pygales sont au nombre de 3, disposées en série linéaire, en arrière des plaques neurales. Elles se reconnaissent à ce qu'elles n'ont aucun rapport avec les vertèbres.

Le plastron des Chéloniens est formé d'une manière à peu près constante de neuf pièces osseuses, savoir : une plaque médiane impaire antérieure dite *ento-plastron* (fig. 241 *a*). De chaque côté, et s'appuyant sur elle, une plaque dite *épiplastron*. Chez un certain nombre de Tortues (Caret, Chélonées, etc.), l'entoplastron et les épiplastrons forment ensemble une sorte d'os en **T** analogue à l'épisternum des Ornithorynques. On ne doit, toutefois, pas se laisser tromper par cette apparence, car, chez d'autres Chéloniens, la disposition de ces mêmes plaques ne reproduit point la même figure. En arrière des épiplastrons

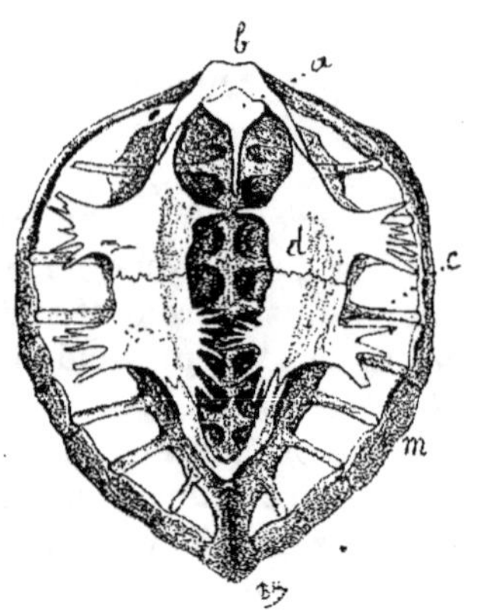

Fig. 240. — Carapace de Chelone midas vue par la face ventrale. *a*, ento-plastron ; *b*, épiplastron ; *c*, côtes ; *d*, hyoplastron ; *m*, plaques marginales de la carapace.

viennent les *hyoplastrons*, os pairs, puis les *hypoplastrons*, et enfin, postérieurement, les *xyphiplastrons* ([1]).

La forme générale du plastron des Chéloniens varie avec les espèces. Tantôt toutes les pièces qui le composent sont unies entre elles par engrènement, comme le sont les pièces de la carapace, et il n'existe aucun vide entre les plaques osseuses. C'est le cas chez les Tortues, les Émydes, etc. Tantôt, au contraire, il existe des lacunes plus ou moins grandes sur la ligne médiane, ainsi que cela s'observe chez les Chélonées et les Trionyx. Le plastron de ces dernières a, de plus, une forme en croix caractéristique. Chez certains Chéloniens (Émydes, Testudo clausa, Cistudo Carolina, etc.), le plastron est divisé transversalement en deux parties articulées et mobiles l'une sur

---

([1]) Les noms d'*ento-sternum*, *épisternum*, *hyosternum*, *hyposternum*, *xyphisternum*, adoptés primitivement, répondaient à l'idée qu'on se faisait du plastron des Chéloniens, qui était regardé comme représentant le sternum.

l'autre. Chez les Émydes, la partie antérieure, qui comprend l'entoplastron, les épiplastrons et les hyoplastrons, est beaucoup plus petite que la partie postérieure sur laquelle elle est mobile.

Ajoutons enfin une remarque importante relative à la répartition des écailles chez les espèces où elles existent. Ces écailles n'ont, dans leur disposition, aucun rapport avec celle des plaques osseuses sous-jacentes, soit sur la carapace, soit sur le plastron. Les écailles, en d'autres termes, ne dessinent nullement les limites des plaques osseuses (¹). Chez certaines Tortues à plastron comprenant soit une soit deux parties mobiles, l'articulation ménagée entre les écailles, répond en même temps à une division du plastron osseux. On voit, par exemple, chez Cistudo Carolina la suture entre les hypo- et les hyo-plastrons se transformer en une articulation permettant les mouvements de la partie

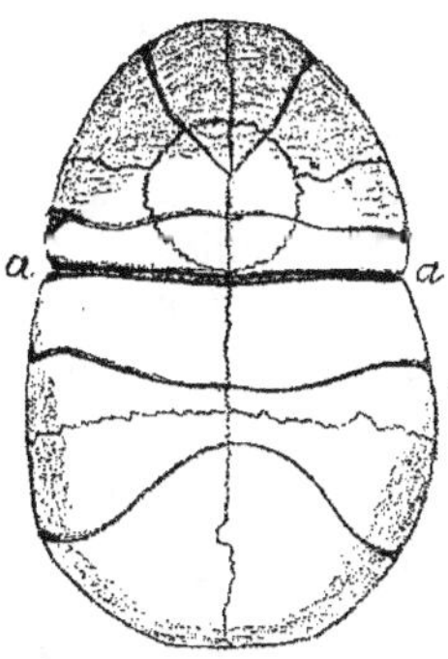

Fig. 241. — Plastron de Cistudo Carolina, divisé en deux pièces articulées et mobiles suivant la ligne *aa* à l'union de l'hyo- et de l'hypoplastron.

antérieure du plastron sur la partie postérieure (fig. 242). De même chez les Cinosternons où le plastron est divisé en 3 pièces dont l'antérieure et la postérieure sont mobiles, l'articulation se fait pour l'antérieure à l'union de l'épiplastron et de l'hyo-plastron et pour la postérieure à l'union de l'hypo- et du xyphi-plastron.

Notons encore, au sujet du plastron, qu'il offre en général un caractère sexuel assez net. Chez la ♀, il est plan et uni, tandis que chez le ♂, il est parfois profondément concave comme pour favoriser l'accouplement.

Chez certaines Tortues fossiles de grande taille, on trouve sur les membres des scutes comparables à ceux des Crocodiliens.

§ 241. — Tête des Chéloniens.

Si l'on pratique sur la tête osseuse d'une Tortue une coupe transversale passant par les orbites, on voit la cavité encéphalique largement ouverte en arrière par le trou occipital très grand, et en avant plus largement ouverte encore. C'est une

---

(¹) Dans la figure 241 les lignes épaisses marquent la limite des plaques cornées et les lignes ondulées la limite des pièces osseuses.

différence complète avec ce que nous présentent les Oiseaux. La cavité est limitée de chaque côté en avant par deux lames verticales, minces, parallèles qui descendent des pariétaux sur les ptérygoïdes tandis que ceux-ci envoient chacun une lame apophysaire qui s'élève verticalement et va à la rencontre de la lame descendant du pariétal.

Pour étudier la cavité crânienne, il convient d'enlever l'occipital supérieur et les pariétaux qui en forment la voûte. On voit alors la base constituée par l'occipital basilaire et le sphénoïde, très reconnaissables en vertu de leurs rapports.

La paroi latérale, surtout importante à connaître, est constituée de chaque côté par trois os :

1° L'occipital latéral qui empiète en bas et latéralement sur l'occipital basilaire. Il est percé d'un trou : trou condylien antérieur (12e paire).

2° L'occipital externe (opisthotique), séparé du précédent par un vaste orifice (laissant passage à la 10e et à la 11e paire).

En avant de l'occipital externe, une lame cartilagineuse comble un espace vide, au niveau de l'articulation du basilaire et du sphénoïde.

3° Le rocher (prootique), percé des orifices pour la 7e et la 8e paires. En avant du rocher, il existe un large hiatus (correspondant au trou ovale), par lequel s'engage la 5e paire.

Envisagé par la partie postérieure (fig. 242), le crâne présente :

1° L'occipital basilaire contribuant à former le condyle, mais ne prenant pas part à la formation du trou occipital ;

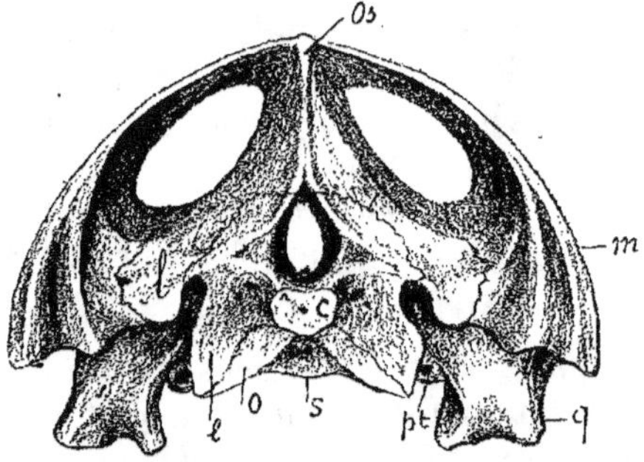

Fig. 242. — Crâne de Tortue vu postérieurement. *Os*, occipital supérieur ; *o*, occipital basilaire ; *s*, basisphénoïde ; *e*, occipital latéral ; *l*, occipital externe (opisthotique) ; *c*, condyle occipital ; *pt*, ptérygoïde ; *m*, squameux ; *q*, os carré.

2° Un occipital supérieur, qui se relève en carène prolongée en arrière. Il comprend à l'épiotique ;

3° Les occipitaux latéraux (fig. 243, *e*) qui contribuent à former le condyle et limitent en bas et latéralement le trou occipital ;

4° Les occipitaux externes (opisthotiques indépendants), placés obliquement et en dehors des occipitaux latéraux, tout à fait extérieurement.

L'occipital latéral et l'occipital externe de chaque côté forment ensemble une avancée latérale qui reporte le squameux fort loin de la cavité crânienne. Cette avancée porte le nom de *processus parotique*. Elle est beaucoup plus accusée chez les autres Reptiles que chez les Chéloniens. Ce n'est pas une unité anatomique, mais une région.

5° Les squameux ;

6° L'os carré qui, chez les Chéloniens, est solidement encastré en avant de l'occipital externe et du squameux, en dehors du rocher (prootique) ; il est creusé extérieurement d'une excavation conique, qui est la cavité de la caisse, d'où le nom d'*os de la caisse* donné à cet os par les anciens anatomistes français. L'os carré se termine inférieurement en un fort condyle pour l'articulation avec la mandibule.

Supérieurement le crâne offre à considérer :

1° L'occipital supérieur ;

2° Les deux pariétaux non soudés, envoyant inférieurement une apophyse en lame descendante (peut-être comparable à la columelle des Lacertiliens), qui vient tomber sur les ptérygoïdes, ainsi que nous l'avons dit plus haut.

3° Le frontal, qui peut être partagé en trois : le post-frontal, le frontal proprement dit et le frontal antérieur. Ce dernier s'avance de façon à limiter en haut les fosses nasales.

Latéralement le crâne offre (fig. 243) à considérer deux os :
1° Le quadratojugal, interposé au jugal et à l'os carré ; 2° le jugal, unissant le précédent au maxillaire, qui est très développé.

Enfin, la face inférieure du crâne présente d'arrière en avant :
1° l'occipital basilaire ; 2° le sphénoïde ; 3° deux os facilement reconnaissables pour des ptérygoïdes, divergents en arrière, où ils sont solidement encastrés entre le sphénoïde et l'os carré ; ils se rejoignent ordinairement en avant sur la ligne médiane ; 4° les palatins limitant l'orifice postérieur des fosses nasales ; 5° entre les palatins, à leur extrémité antérieure, un

os impair, le vomer ; 6° enfin, tout à fait en avant, les prémaxillaires.

Quand on connaît la disposition des os que nous venons
d'énumérer, on se rend mieux compte de l'apparence que présente la tête chez certains Chéloniens. Chez les Tortues de

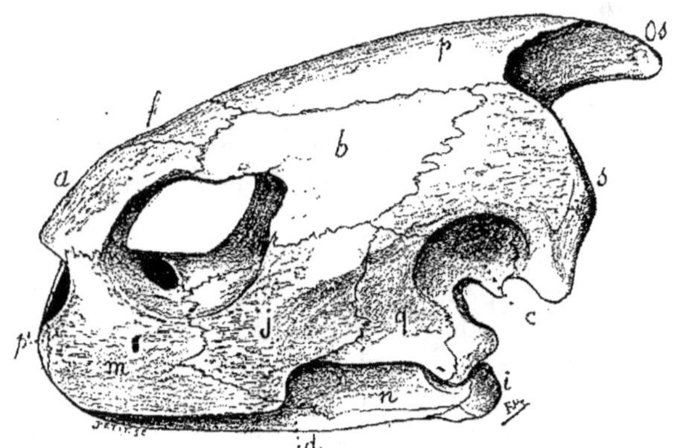

Fig. 243. — Crâne et mandibule de Chelonée vus latéralement : *a*, préfrontal; *b*, postfrontal; *f*,
frontal; *c*, os carré; *d*, dentaire; *i*, angulaire; *j*, jugal; *m*, maxillaire; *n*, articulaire; *os*, occipital
supérieur; *p*, pariétal; *p'*, prémaxillaire; *q*, quadrato-jugal; *s*, squameux.

mer, par exemple, on voit, en arrière des fosses orbitaires,
une grande fosse recouverte par une large voûte, prolongement du pariétal, du jugal, du temporal et du frontal postérieur.
Que l'on suppose ces prolongements enlevés, et l'on aura une
large fosse à découvert, ainsi que cela s'observe chez certaines Tortues telles que les Trionyx.

La mâchoire inférieure n'offre rien de particulier.

L'hyoïde comprend un basihyal cartilagineux, deux cornes antérieures, longues, ossifiées, ainsi que deux cornes postérieures
plus courtes. L'appareil n'est pas rattaché directement au crâne.

§ 242. — Colonne vertébrale.

La colonne vertébrale des Chéloniens présente suivant les
régions de grandes différences; les vertèbres cervicales sont
très mobiles; mais, comme nous l'avons dit plus haut, une partie
des vertèbres dorsales se soudent de bonne heure aux plaques osseuses de la carapace ; toutefois, la 1re dorsale ainsi
que les dernières restent toujours libres. Ordinairement, la suture
entre les arcs neuraux et le corps de la vertèbre persiste longtemps (fig. 245).

La région cervicale chez les Chéloniens comprend 8 vertèbres.

L'atlas est peu développé, l'apophyse odontoïde reste toujours distincte du corps de l'axis. Quant aux autres vertèbres cervi-

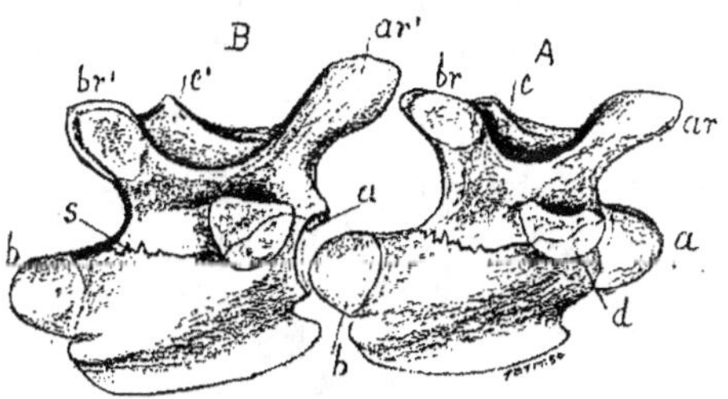

Fig. 214. — Tortue franche: 4ᵉ et 5ᵉ vertèbres cervicales montrant la différence de forme des extrémités des corps vertébraux; la vertèbre B est procœlique, tandis que la vertèbre A est amphicyrtienne; *a*, surface antérieure du corps; *b*, surface postérieure; *ar, ar'*, apophyses articulaires antérieures; *br, br'*, apophyses articulaires postérieures; *d*, apophyse transverse; *c, c'*, apophyses épineuses; *s*, suture demeurant apparente entre les deux parties de la vertèbre.

cales, elles présentent des particularités que nous allons indiquer rapidement (¹). Leurs articulations sont extrêmement mobiles. Elles peuvent présenter toutes les variétés de formes; elles sont pro-, amphi-, opistho-cœliques, et elles peuvent être de même *amphicyrtiennes,* c'est-à-dire convexes aux deux extrémités. Il y a, en général, soit une, soit deux vertèbres présen-

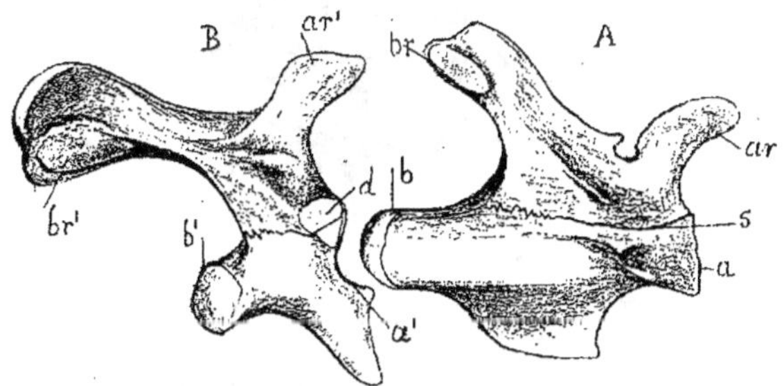

Fig. 215. — Tortue franche: les deux dernières vertèbres cervicales; en A, la surface antérieure *a* du corps est plane; en B, cette surface *a'* est concave; les surfaces postérieures *b* et *b'* sont convexes; *ar, ar'*, apophyses articulaires antérieures; *br, br'*, apophyses articulaires postérieures; *d*, apophyse transverse; *s*, suture entre les deux parties de la vertèbre.

tant cette dernière disposition (fig. 245 A). La Cistude d'Europe et la Tortue marginée en particulier, en ont deux. Les dernières vertèbres cervicales sont articulées en ginglymes. Chez les Trionyx, la jonction de la 8ᵉ cervicale et de la 1ʳᵉ dorsale est uniquement

---

(¹) Vaillant (80).

effectuée par les apophyses articulaires formant une charnière ou ginglyme si parfait que, dans la flexion complète, les faces inférieures des corps vertébraux s'appliquent l'une contre l'autre.

Ajoutons que l'arc neural de la 8e cervicale se projette, d'ordinaire en arrière en une lame saillante qui donne à cette vertèbre une forme très particulière, en rapport avec son mode d'articulation avec la 1re dorsale (fig. 245 B).

Les vertèbres cervicales n'ont ni apophyses transverses ni côtes. La 1re vertèbre dorsale porte une côte ou au

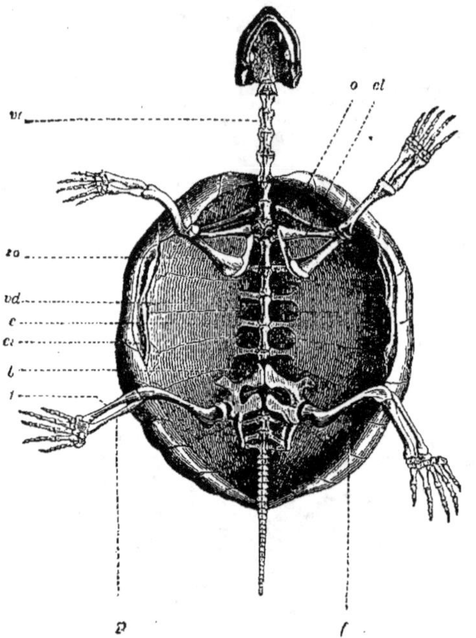

Fig. 246. — Squelette de Tortue, le plastron enlevé: *vc*, vertèbres cervicales; *o*, omoplate; *cl*, clavicule; *co*, coracoïde; *vd*, vertèbres dorsales; *c*, plaques costales; *m*, plaques marginales; *i*, pubis; *t*, tibia; *p*, péroné; *f*, fémur.

moins un prolongement transversal grêle qui va s'appliquer, mais sans se souder, comme nous l'avons dit déjà, aux plaques de la carapace.

La 2e côte est articulée entre la 1re et la 2e vertèbres dorsales, et est en rapport, comme la précédente, avec la 1re large plaque costale. On peut trouver entre les vertèbres reliées à la carapace et celles qui supportent le bassin, une vertèbre libre dite lombaire (Trionyx).

Les prolongements latéraux des 11ᵉ et 12ᵉ vertèbres, en comptant de la 1ʳᵉ dorsale, soutiennent les os iliaques. Ce sont les vertèbres sacrées. Les vertèbres caudales sont en nombre variable et parfois très grand.

§ 243. — Membre antérieur.

La ceinture scapulaire chez les Chéloniens est très simple.

L'extrémité supérieure de l'omoplate se trouve logée dans une excavation de la carapace placée en avant de la 1ʳᵉ côte, en sorte que l'épaule garde réellement ses rapports, et que la rentrée de la tête entre les épaules n'est elle-même qu'une apparence. ainsi que nous l'avons fait remarquer plus haut.

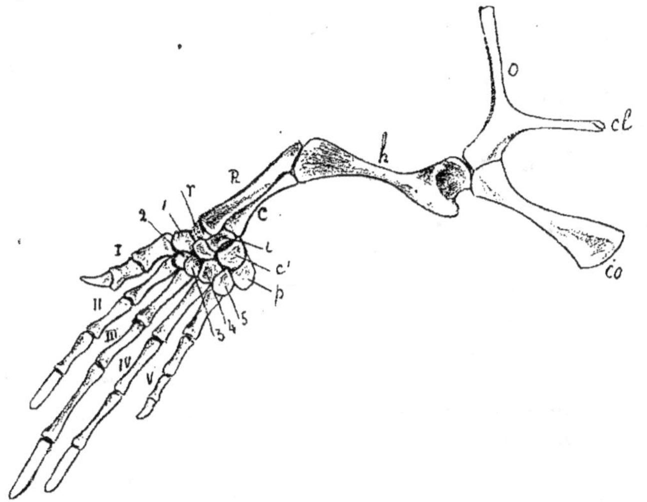

Fig. 247. — Membre antérieur de Chélonée caouanne, vu par la face palmaire: *o*, omoplate; *cl*, clavicule; *co*, coracoïde; *h*, humérus; R, radius; *c*, cubitus; *r*, radial (cartilagineux); *i*, intermédiaire; *c'* cubital; *p*, pisiforme; 1 à 5, carpiens. Un os central est interposé aux deux rangées du carpe. I à V, doigts.

La ceinture scapulaire se complète par une clavicule (*procoracoïde* de certains anatomistes) et un coracoïde de chaque côté. Ce dernier, aplati, allongé, ne contracte aucune adhérence avec le plastron. Par contre, il se prolonge à son extrémité en un cartilage qui a été considéré comme un *épicoracoïde*.

L'humérus chez les Tortues de terre présente une torsion considérable. Le radius est beaucoup plus long que le cubitus, surtout chez les Tortues de mer (fig. 248). Au carpe, le radial ne s'ossifie pas et le radius vient s'articuler directement avec la 2ᵉ rangée.

Il y a un central, un intermédiaire, un cubital et un pisiforme. Cinq os carpiens à la 2ᵉ rangée ; il peut y avoir réduction à 4, soit que le 4ᵉ et le 5ᵉ se soudent (Emys), ou qu'une soudure unisse le 1ᵉʳ et le 2ᵉ (Testudo).

Le nombre des phalanges est, du 1ᵉ au 5ᵉ doigt, respectivement de 2, 3, 3, 3, 3. Les trois premiers doigts portent des ongles. Chez les Tortues de mer, les trois doigts du milieu sont très allongés, et c'est principalement à la grande longueur des 2ᵉˢ phalanges des 3ᵉ et 4ᵉ doigts qu'est due la dimension remarquable de la main chez ces espèces (fig. 248).

§ 244. — Membre postérieur.

Les iliaques, longs et grêles chez Emys, Testudo, etc., sont courts et trapus chez les Chélonées. Les pubis sont larges et soudés sur la ligne médiane (fig. 248). Les ischions tournés en arrière restent écartés des pubis, mais se soudent entre eux sous la ligne ventrale ; il en résulte entre la symphyse pubienne et la symphyse ischiatique un orifice qui représente, en réalité, l'union des deux orifices sous-pubiens (Tortues de mer, Trionyx). Parfois cependant les extrémités des pubis et des ischions allant au-devant les unes des autres il en résulte deux trous sous-pubiens normaux.

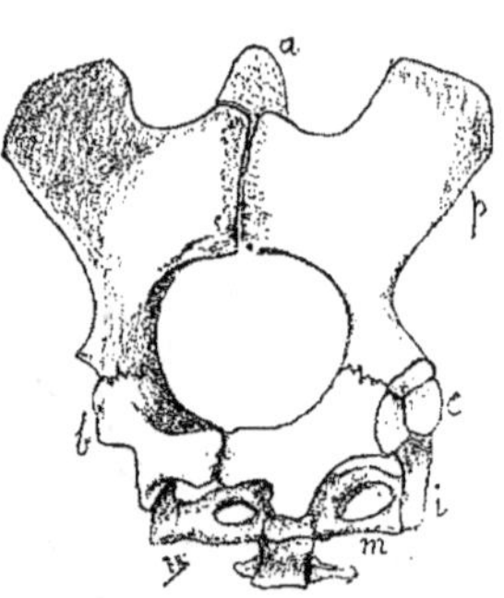

Fig. 248. — Bassin de Trionyx. *a* pièce cartilagineuse ; *b*, ischion ; *c*, cavité cotyloïde ; *i*, ilion ; *m*, apophyses des vertèbres sacrées ; *p*, pubis.

A la jambe, il n'y a point de rotule ; l'espace interosseux est large. La première rangée du tarse comprend deux os, l'astragale et le calcanéum, soudés le plus souvent avec le scaphoïde en un seul os (astragalo-calcanéo-scaphoïdien).

Chez les Chélonées et les Chélys le calcanéum est distinct.

Il y a 5 tarsiens, le dernier très développé. Chez Trionyx les phalanges sont au nombre de 2, 3, 3, 4, 2. Chez la Tortue de terre, le 5ᵉ doigt est réduit à un métatarsien rudimentaire et chacun des autres doigts n'a que 2 phalanges.

III

Crocodiliens.

§ 245. — Aspect extérieur. Dentition.

Les Crocodiliens par leur forme extérieure rappellent les Lacertiliens, mais ils ont une organisation très différente. Les

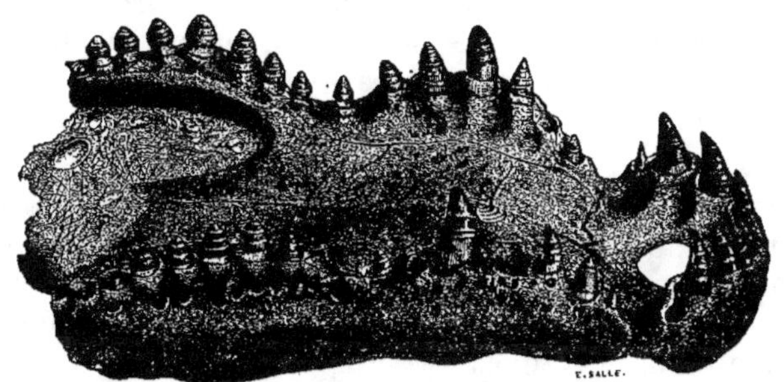

Fig. 249. — Dents d'un Alligator fossile de l'île de Wight.

membres antérieurs, terminés par cinq doigts, sont plus courts que les membres postérieurs, qui ont généralement quatre doigts.

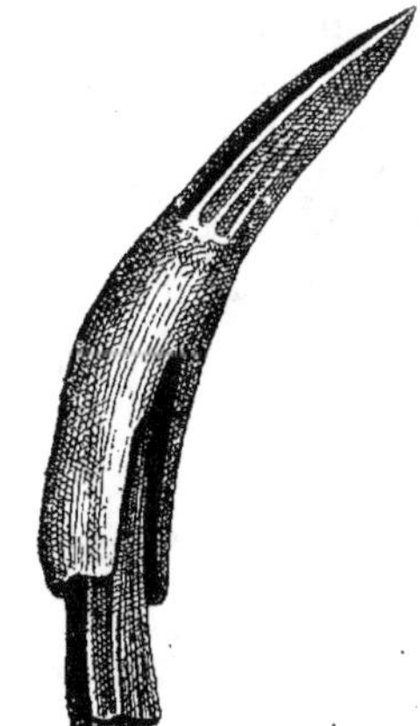

Fig. 250. — Dent de Crocodile soulevée par sa dent de remplacement.

Les mâchoires sont garnies de dents coniques, à pointe plus ou moins obtuse, et dont la forme varie avec les espèces. Tantôt droites ou courbées, tantôt presque globuleuses ou un peu aplaties, elles sont placées dans des alvéoles distinctes, et leur partie intra-alvéolaire est creuse. Ces dents n'augmentent pas en nombre avec l'âge, mais elles sont susceptibles d'un renouvellement continu, c'est-à-dire qu'à tous les âges des dents nouvelles succèdent à celles qui tombent. La dent de remplacement se développe en dedans de celle qui existe, dans l'alvéole et vers sa base. Elle finit par user la face interne de la racine de la dent ancienne, elle y creuse d'abord une fossette, puis une encoche, et finalement un orifice par lequel elle s'introduit dans sa cavité. Par suite, chaque dent se trouve ainsi, au bout d'un certain temps, recouvrir une jeune dent de remplacement qui, en s'accroissant, la soulève (fig. 250) et entraîne bientôt sa chute. Cette dernière peut, à son tour, en contenir déjà une autre.

Les Crocodiles sont pourvus d'un dermato-squelette, moins développé toutefois que celui des Chéloniens. Les scutes ou plaques osseuses qui le composent, sont recouverts par des écailles cornées, et, contrairement à ce qui a lieu pour la carapace des Chéloniens, il y a correspondance entre les scutes et les écailles. Ces scutes existent tantôt sur le dos seulement, tantôt sur le dos et le ventre (Caïman, Jacare).

§ 246. — Crâne.

Comme celui des Chéloniens, le crâne des Crocodiliens appartient au type compact ; mais il s'en distingue, en dehors de sa forme générale, par l'existence d'os *transverses* (ptérygoïdiens externes de Cuvier). La tête s'allonge en un museau à pointe mousse, dont la forme déprimée et la grande longueur sont particulièrement remarquables chez les Gavials. Les narines se présentent sous la forme d'un grand trou oval à l'extrémité de la face supérieure de ce museau.

La cavité crânienne est ouverte en avant, mais moins large-

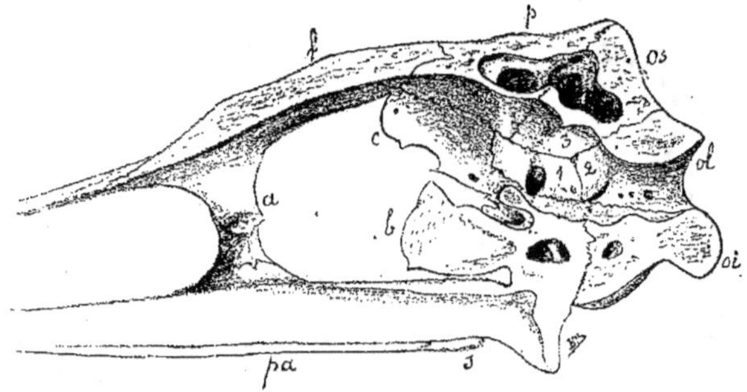

Fig. 250.— Coupe sagittale du crâne d'un Alligator: *a*, lacrymal rejoignant le palatin *f*; *b*, basisphénoïde; *c*, alisphénoïde; *f*, frontal; *oi*, basioccipital; *ol*, occipital latéral; *os*, occipital supérieur; *p*, pariétal; *pa*, palatin; *s*, ptérygoïde; 1, prootique; 2, opisthotique; 3, épiotique

ment que chez les Chéloniens. De plus, il existe des alisphénoïdes, de telle sorte que les pariétaux restent dans leur rôle ordinaire et ne limitent que la partie supérieure de la cavité crânienne. L'épiotique est rattaché à l'occipital supérieur et l'opisthotique à l'occipital latéral. Entre ces trois os, épiotique, opisthotique et prootique, il existe une suture à trois branches convergentes (fig. 250) laissant à leur point de réunion un vide comblé par du cartilage.

A la partie postérieure, la région occipitale est formée d'un occipital basilaire, de deux occipitaux latéraux et d'un occipital supérieur qui ne prend pas part à la formation du trou occipital (fig. 251). Sur les côtés proéminent les grands processus parotiques formés par l'os carré et le quadrato-jugal ; en bas se

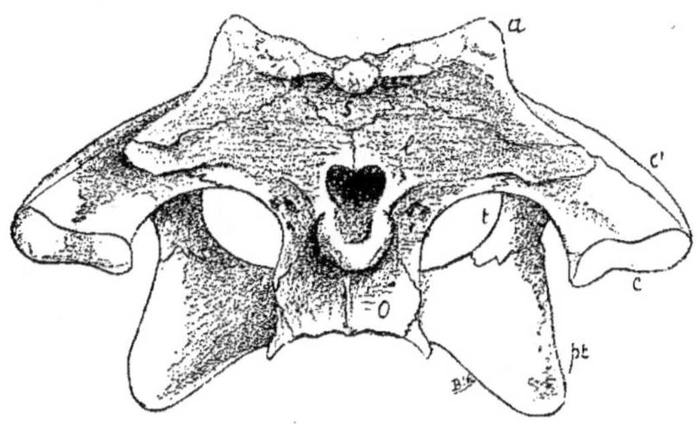

Fig. 251. — Crâne d'Alligator vu par sa face postérieure : *a*, squameux ; *c*, os carré ; *c'*, quadrato-jugal ; *e*, occipital latéral ; *o*, occipital basilaire ; *s*, occipital supérieur ; *t*, os transverse ; *pt*, ptérygoïde.

voient les larges lames ptérygoïdiennes. A sa partie supérieure et d'arrière en avant, la tête osseuse comprend : l'occipital supérieur, le pariétal, petit et impair, le frontal également impair. On reconnaît, en outre, des préfrontaux et des post-frontaux pairs qui contribuent à border en avant et en arrière la cavité orbitaire. Devant les préfrontaux, les lacrymaux limitent antérieurement les orbites et se prolongent en bas jusqu'à la rencontre d'une courte apophyse des palatins ; puis viennent les nasaux, très développés en longueur, et enfin les prémaxillaires, percés chacun, chez les vrais Crocodiles, d'un trou qui reçoit une dent de la mâchoire inférieure.

Sur les côtés, on reconnaît, d'arrière en avant, l'occipital latéral, l'os carré et le squameux, solidement soudés. Le squameux, compris comme toujours entre le pariétal et le postfrontal, limite en dehors pour sa part avec ces deux os, un orifice qui donne dans la fosse temporale et qu'on désigne sous le nom de fosse *sus-temporale* (fig. 252). Il en résulte comme une arcade zygomatique supérieure, par rapport à celle que forme en-dessous et plus extérieurement l'union du carré, du quadrato-jugal et du jugal. L'os carré est, comme chez les Chéloniens, solidement attaché au crâne. Quant au jugal, il envoie en dedans une forte apophyse qui rejoint une apophyse descendante du pariétal. Il en résulte au bord postérieur de l'orbite une sorte de colonne osseuse cylindrique qui la ferme en arrière et la sépare de la fosse temporale.

A la face inférieure (fig. 252), le crâne montre, d'arrière en avant, l'occipital basilaire, le sphénoïde, petit, mais se prolongeant en une sorte de rostre, comme chez les Oiseaux. Puis viennent les ptérygoïdes unis en grande partie sur la ligne médiane, comme chez les Tortues, mais de plus limitant les orifices postérieurs des fosses nasales, qui se trouvent ici reportés très loin en arrière. En avant des ptérygoïdes, les palatins,

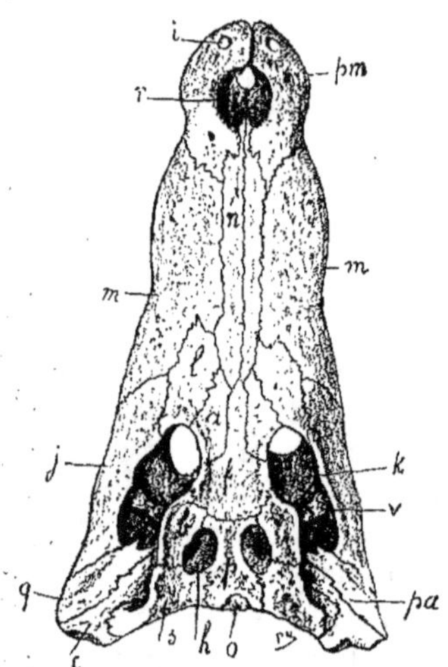

Fig. 252. — Crâne d'Alligator vu par sa face supérieure. *a*, préfrontal; *b*, postfrontal; *c*, os carré; *f*, frontal; *i*, trou du prémaxillaire *pm*; *h*, fosse sus-temporale; *j*, jugal; *n*, nasal; *l* lacrymal; *mm*, maxillaires; *k*, cavité orbitaire; *o*, occipital supérieur; *p*, pariétal; *pa*, processus parotique; *q*, quadrato-jugal; *r*, fosse nasale; *s*, squameux; *v*, colonne formée par une apophyse du jugal recevant une apophyse descendante du pariétal.

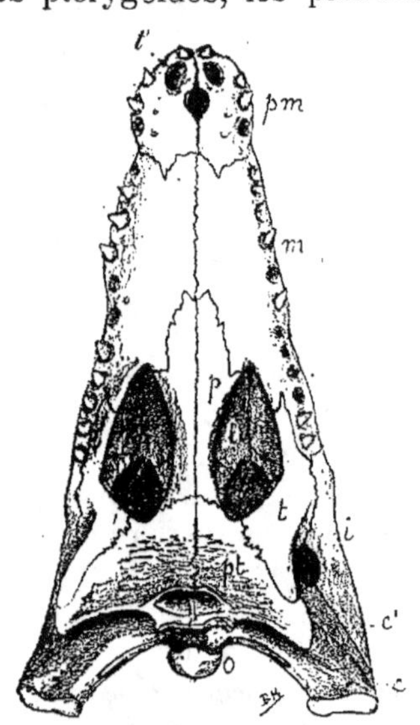

Fig. 253. — Crâne d'Alligator vu par la face inférieure. *c*, os carré; *c'* quadrato jugal; *i*, jugal; *l*, lacrymal; *m*, maxillaire; *o*, occipital basilaire et condyle; *p*, palatin; *pm*, prémaxillaire; *pl*, ptérygoïde; *t*, os transverse; *t'*, trou logeant les extrémités des dents inférieures.

unis aussi par suture sur la ligne médiane, vont rejoindre les maxillaires, très développés, qui se continuent eux-mêmes; à l'extrémité du museau, par les prémaxillaires. Maxillaires et prémaxillaires portent des dents. La face supérieure des ptérygoïdes est relevée d'une lame osseuse formant demi-cylindre qui se prolonge à la surface des palatins et qui forme de chaque côté, au-dessus du plancher palato-ptérygoïdien, la voûte des arrière-narines.

Signalons enfin, à la partie inférieure du crâne, un os transverse de chaque côté, large et robuste, qui unit les ptérygoïdes aux maxillaires.

Chez les Crocodiles, la cavité tympanique communique avec de nombreuses cellules aériennes creusées non seulement dans le squameux, mais encore dans le basi-occipital, l'occipital supérieur et les occipitaux latéraux, dans les alisphénoïdes et dans les pariétaux. Ces dernières, en particulier, sont considérables et communiquent avec celles de l'occipital supérieur. Ajoutons enfin que des cellules existent également dans l'os carré, et qu'elles communiquent par l'intermédiaire d'un canal membraneux avec des cavités aériennes creusées dans la pièce articulaire de la mâchoire inférieure.

Les communications entre la cavité tympanique et la gorge sont complexes. Les trompes, sur l'animal en chair, s'ouvrent, comme chez les Oiseaux, par un orifice unique. Mais, sur le crâne sec, on distingue 3 orifices, un médian à l'union du sphénoïde et du basi-occipital, et un de chaque côté, également à l'union de ces deux os, mais tout à fait en dehors. Le premier donne dans un conduit médian et chacun des 2 autres aboutit à un conduit latéral. Le conduit médian se bifurque bientôt pour fournir de chaque côté un canal antérieur et un canal postérieur courts, sortes de sinus siégeant, le premier dans le sphénoïde, le second dans l'occipital. Le sinus antérieur se ramifie en deux branches transversales qui gagnent la cavité tympanique. Quant au sinus postérieur il reçoit avant de pénétrer dans la cavité tympanique, le conduit latéral du côté correspondant.

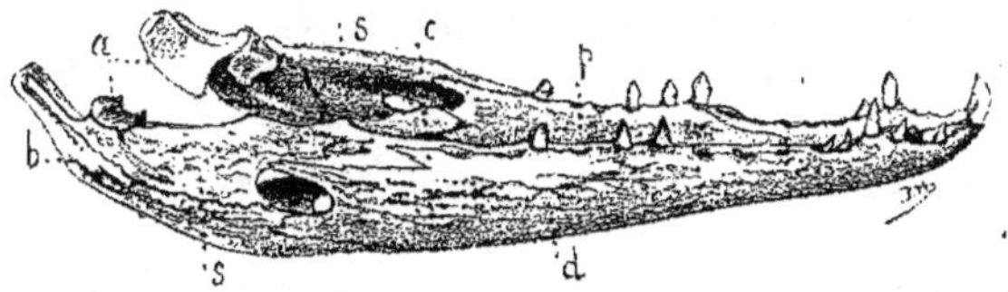

Fig. 254. — Alligator, mandibule;
a, articulaire; b, angulaire; s, surangulaire; c, coronoïdien; p, splénial; d, dentaire.

La mâchoire inférieure des Crocodiles peut être prise comme

type de cette partie de la tête chez les Sauropsides. Nous n'avons donc rien à ajouter à ce que nous en avons dit plus haut. Signalons toutefois que ses deux branches sont unies en avant sur la ligne médiane par une suture qui reste visible, et que l'articulaire est creusé comme nous l'avons dit, de cellules à air qui communiquent avec les sinus du crâne par un canal spécial placé sur le côté.

L'appareil hyoïdien, très simple, comprend un basihyal cartilagineux ou en partie ossifié et deux cornes osseuses qui ne s'attachent pas directement au crâne.

§ 247. — Colonne vertébrale.

Chez les Crocodiles le corps des vertèbres n'est pas soudé aux lames ; la suture entre ces deux parties se fait par engrènement et reste toujours apparente (fig. 255). Les apophyses transverses procèdent à la fois du corps et de l'arc neural. Toutes les vertèbres, sauf les deux premières cervicales, les deux sacrées et la première caudale, sont procœliques. Toutes, sauf l'atlas et les dernières caudales, portent à la face inférieure de leur corps un chevron osseux placé vers le bord antérieur.

L'atlas est formé d'un corps irrégulier biconcave, placé (fig. 256) en avant de l'apophyse odontoïde et supportant un arc formé de deux pièces. Celui-ci est complété supérieurement par un chevron osseux indépendant. Le corps porte deux lames dirigées en arrière, parallèlement à la colonne vertébrale et appuyées contre elle. Aplaties en lame de couteau, ces pièces descendent jusqu'en avant de la 3° cervicale.

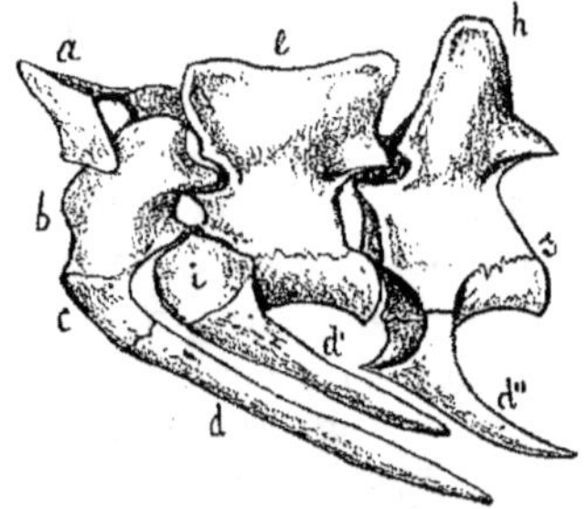

Fig. 255. — Alligator, les trois premières vertèbres cervicales. *a, e, h,* arcs neuraux ; *b,* corps de l'atlas ; *c,* partie inférieure du corps donnant attache à la côte *d* ; *i,* apophyse odontoïde ; *d'* deuxième côte ; *d''* troisième côte insérée sur les 2 racines de l'apophyse transverse de la troisième vertèbre ; *s,* suture du corps.

On peut les interpréter comme de véritables côtes appuyées par une tête simple sur un très court prolongement latéral du corps de l'atlas.

L'apophyse odontoïde est distincte sous forme d'une masse osseuse irrégulière appuyée sur l'extrémité antérieure du corps de l'axis. Cette apophyse odontoïde porte, comme l'atlas, une paire de longues côtes aplaties. Le corps de l'axis, procœlique comme les vertèbres suivantes, ne porte ni apophyses transverses ni côtes. Les autres vertèbres cervicales sont pourvues de prolongements osseux courts, au nombre de deux de chaque côté ; l'un, placé sur l'arc neural, à la limite de la suture de cet arc avec le corps ; l'autre, près du bord inférieur du corps. Les côtes cervicales s articulent au moyen de deux têtes sur ces deux prolongements osseux, qui représentent en réalité les deux racines d'une apophyse transverse.

Dans la région dorsale, les apophyses transverses ne dépendent plus que de la région neurale et forment de longues lames sur lesquelles s'articulent les côtes. Celles des vertèbres sacrées sont très développées et rappellent des côtes par leur étendue. Ces apophyses élargies qui supportent le bassin, sont distinctes au début et se soudent plus tard au corps vertébral.

§ 248. — Cage thoracique.

Les côtes au nombre de huit (Alligator) ou neuf (Crocodiles) se rattachent au sternum par des côtes sternales ossifiées. Elles sont pourvues, comme celles des Oiseaux et de l'Hatteria parmi les Lacertiliens, d'apophyses uncinées.

Le sternum des Crocodiles est formé d'une plaque osseuse sur les bords de laquelle s'appuient les os coracoïdes et en arrière de ceux-ci, 2 paires de côtes. Postérieurement, cette plaque sternale se prolonge le long de la ligne blanche en une pièce cartilagineuse médiane qui se termine par 2 cornes divergentes. Sur cette pièce, s'appuient 6 paires de côtes. De plus, dans la région abdominale, il existe une pièce cartilagineuse médiane, sur laquelle s'attachent 7 paires de cartilages costaux semblant appartenir à des côtes qui font défaut. Les derniers de ces cartilages peuvent s'ossifier, mais paraissent plutôt répondre à des pièces solides du dermato-squelette qu'à de vraies côtes.

§ 249. — Membres.

Chez les Crocodiles, la ceinture scapulaire présente seulement les omoplates et les coracoïdes. Les clavicules manquent. On en voit, particularité que nous retrouverons seulement chez les Caméléons, un rudiment chez l'Alligator, sous forme d'une sorte de tubercule acromial.

L'humérus a une double courbure. Le cubitus et le radius n'offrent rien de particulier. La 1ʳᵉ rangée du carpe comprend trois os : un cubital et un radial, puis, en dehors de celui-ci,

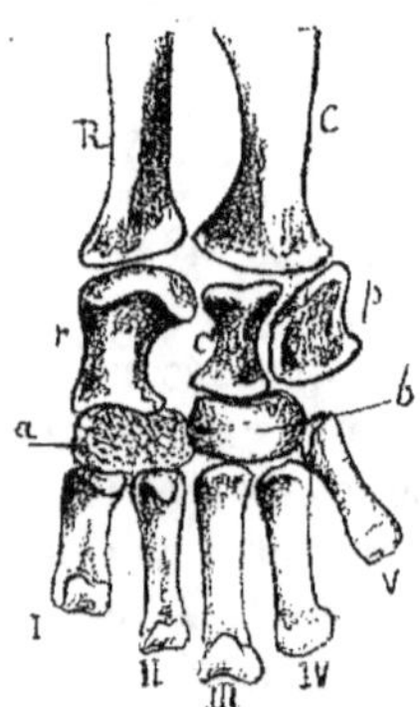

Fig. 256. — Extrémité antérieure d'Alligator. R, radius; C, cubitus; r, radial; c', cubital; p, pisiforme; a, premier et deuxième carpiens (cartilagineux); b, troisième à cinquième carpiens soudés en un seul os; I à V, métacarpiens.

un cartilage plus ou moins complètement ossifié considéré comme un pisiforme (fig. 256 p). La 2ᵉ rangée comprend, du côté radial, un cartilage offrant quelquefois un point d'ossification et représentant le 1ᵉʳ et le 2ᵉ carpiens ; du côté cubital, un os plus volumineux (os *lenticulaire*) qui représente les 3ᵉ, 4ᵉ et 5ᵉ carpiens soudés.

Le nombre des phalanges est 2, 3, 4, 4, 3. Les 3 premiers doigts seuls ont des griffes.

La ceinture pelvienne présente une particularité inattendue. L'acétabulum est formé, comme la cavité glénoïde de l'épaule, seulement par deux des os qui composent la ceinture, l'iléon et l'ischion (fig. 256). Quant au pubis il n'y prend pas part. Les pubis dirigés en avant, s'unissent en une symphyse qui n'est pas apparente sur certains squelettes secs, parce que les extrémités en contact sont cartilagineuses ou imparfaitement ossi-

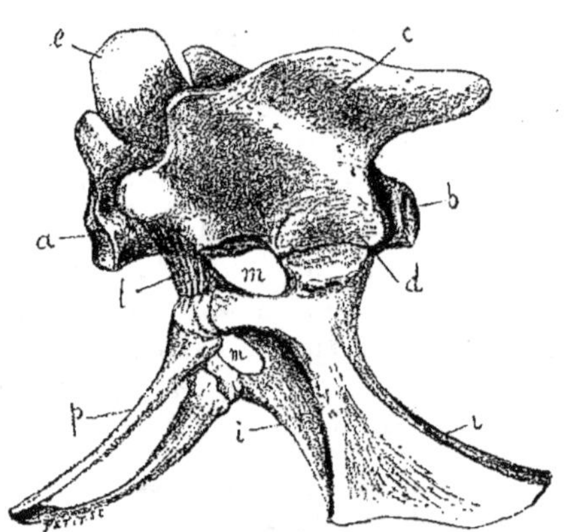

Fig. 257. — Sacrum et bassin d'Alligator, vus latéralement. a, extrémité antérieure du corps de la première vertèbre sacrée; b, extrémité postérieure du corps de la seconde sacrée; c, iléon; d, cavité cotyloïde; l, ligament fermant en avant le trou ilio-ischiatique m; i, ischion; p, pubis, tous deux unis à leur congénère sur la ligne médiane.

fiées. Les ischions, dirigés en arrière, forment également une symphyse. Le fémur est court, il n'y a pas de rotule, le tibia et le péroné sont indépendants.

Le tarse offre une composition qui rappelle beaucoup celle du carpe. A la 1re rangée, deux os volumineux, dont l'un peut être considéré comme résultant de la soudure de l'astragale, du scaphoïde et du 1er cunéiforme, et dont l'autre est un calcanéum. La seconde rangée comprend 2 ou 3 os qui vont en grandissant du bord tibial au bord péronéen. Chez l'embryon on trouve cette rangée formée de 4 pièces distinctes placées vis-à-vis des 4 métatarsiens; mais plus tard les 2 premiers et parfois les 3 premiers tarsiens s'unissent en un seul os, le 4e seul restant libre. Les 4 métatarsiens sont à peu près égaux; un rudiment de 5e métatarsien se voit au bord externe du tarse, appuyé contre le 4e tarsien.

Le nombre des phalanges des doigts est 2, 3, 4, 4, du bord tibial au bord péronéen; les 3 premiers doigts seuls portent des griffes comme au membre antérieur.

IV

Lacertiliens.

250. — Aspect extérieur. Dentition.

On rencontre, parmi les Lacertiliens, une série de formes allant des Lézards à corps allongé porté sur 4 membres relativement bien développés, ordinairement pourvus de 5 doigts, aux Amphisbènes complètement apodes. On trouve tous les intermédiaires entre ces deux extrêmes. Chez les Brachymèles qui possèdent 4 membres, les antérieurs n'ont que 2 doigts et les postérieurs un seul. Chez les Chamæsaures, les 4 membres rudimentaires sont dépourvus de doigts. Chez les Scheltopusik (Pseudopus) il n'existe que des membres postérieurs rudimentaires, alors que ce sont les membres antérieurs qui sont encore représentés chez les Chirotes. Enfin les Orvets (Anguis) ont leurs membres tellement réduits qu'ils ne sont plus visibles extérieurement; toutefois la ceinture scapulaire subsiste.

La peau est ordinairement pourvue d'écailles sauf chez quelques espèces (Amphisbène, Caméléon); parfois même, il existe un dermato-squelette; chez les Scincoïdes, par exemple, le corps est couvert de scutes osseux, répondant aux écailles cornées qui les couvrent. Souvent aussi des plaques osseuses se développent à la tête; elles ne correspondent pas toujours alors aux plaques cornées et de plus elles se soudent avec les os du crâne, tandis que jamais les scutes osseux du corps ne sont en rapport direct avec le squelette sous-jacent.

Les Lacertiliens sont pourvus de dents qui siègent sur l'inter-maxillaire et les maxillaires et parfois aussi sur les palatins et les ptérygoïdes. Ces dents présentent de grandes variations tant au point de vue de leur forme que de leur mode d'implantation. Leur couronne est conique, pointue et courbe, chez le Varan, presque globuleuse chez les Cyclodus, Lacerta ocellata, etc., comprimée et pectinée sur les bords chez l'Iguane. — On donne le nom d'*acrodontes* (Hatteria, Draco, Calotes, etc.) aux Lacertiliens dont les dents sont implantées sur la crête du maxillaire, et le nom de *pleurodontes* (Varan, Lacerta, Iguane, etc.) à ceux dont les dents siégeant dans une rainure de la mâchoire sont soudées au côté interne du bord de celle-ci. Rarement les dents sont implantées dans des alvéoles comme chez les Crocodiles qui comparativement aux précédents forment le groupe des *thécodontes*. Cette disposition s'observe également chez les Ptérosauriens.

Chez les Lacertiliens comme chez les Crocodiles, le renouvellement des dents est continu, et les dents de remplacement se développent à côté des anciennes.

§ 251. — Tête osseuse du Varan.

La tête des Lacertiliens appartient au type disjoint, en ce sens que nombre des os qui entrent dans sa composition sont, comme le faisait remarquer Cuvier, non plus des os plats ou lamelleux comme chez les Chéloniens, « mais des os longs, diversement entre-croisés, de manière à représenter beaucoup plus une sorte de réseau à mailles irrégulières, que des cavités à parois complètes. » La forme générale de la tête est celle d'une pyramide quadrangulaire dont les faces latérales sont beaucoup moins larges que les faces supérieure et inférieure. Nous prendrons pour type la tête du Varan.

La boîte crânienne forme une masse compacte résultant de la soudure des occipitaux, du rocher et du sphénoïde. Le rocher (prootique) forme la partie antérieure de la paroi latérale du crâne et s'articule : en arrière, avec l'opisthotique (exoccipital confondu avec l'occipital latéral) ; en haut, avec l'épiotique soudé avec l'occipital supérieur. La cavité crânienne est, sur les pièces sèches, largement ouverte en avant, car les ali- et orbito-sphénoïdes font à peu près complètement défaut. Ils sont représentés seulement par un tractus osseux mince, irrégulier, développé de chaque côté dans le dédoublement postérieur de la membrane qui sert de septum interorbitaire. Ce tractus osseux entoure le trou optique, s'appuie en bas sur le bec du sphénoïde et envoie en haut un prolongement qui atteint le frontal.

Vue par sa face postérieure, la tête présente : 1° un basi-occipital qui fournit presque à lui seul le condyle articulaire ; 2° deux occipitaux latéraux ; 3° un occipital supérieur qui contribue à limiter le trou occipital. Ces divers os déterminent de concert avec le rocher, un volumineux processus parotique dirigé en dehors et en arrière, de chaque côté du trou occipital ; c'est à l'extrémité interne de ce processus que se trouve la capsule auditive. On voit encore à la face postérieure de la tête, au-dessus du processus parotique, une arcade osseuse qui, de chaque côté, continue d'avant en arrière et de dedans en dehors le bord postérieur du pariétal, et vient rejoindre l'extrémité distale du processus parotique. Ce prolongement pariétal limite supérieurement une large fosse (fosse temporale postérieure) dont le plancher est formé par le processus parotique.

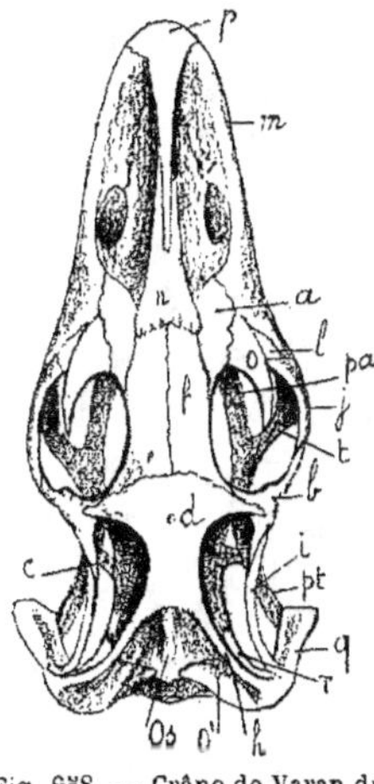

Fig. 258. — Crâne de Varan du désert vu par la face supérieure. *a*, préfrontal ; *b*, postfrontal ; *c*, columelle ; *d*, trou pariétal ; *f*, frontal ; *h*, apophyse postérieure du pariétal ; *i*, supra-temporal externe recouvrant le squameux ; *j*, jugal ; *l*, lacrymal ; *m*, maxillaire ; *n*, nasal ; *p*, prémaxillaire ; *pa*, palatin ; *pt*, ptérygoïde ; *o* sus-orbitaire ; *o'* occipital latéral ; *os*, occipital supérieur ; *r*, supratemporal interne ; *q*, os carré.

La face supérieure de la tête montre, (fig. 258) d'arrière en avant, les os suivants :

1° L'occipital supérieur soudé au pariétal au niveau où ce dernier se bifurque comme nous venons de le dire.

2° Le pariétal unique, prolongé de chaque côté à sa partie antérieure en une apophyse latérale, épaisse, irrégulière et plus courte que l'apophyse postérieure ; un trou (*trou pariétal*) se voit au milieu de l'os, vers son bord antérieur. Celui-ci, à peu près droit, s'articule avec les frontaux.

3° Les frontaux, larges en arrière, se rétrécissant en avant et se recourbant à leur face inférieure pour former un canal dans lequel s'engagent les nerfs olfactifs.

4° A l'union du pariétal et du frontal, en dehors de l'apophyse latérale que forment ces os en s'unissant, on voit une petite pièce osseuse prolongeant l'extrémité libre de cette apophyse. C'est un post-frontal. Il est relié en arrière au processus parotique par un stylet osseux arqué qui vient s'appuyer sur l'os carré. Contre ce stylet osseux s'applique en dedans un os grêle, en forme de faucille, qui représente le squameux. Le stylet osseux est considéré par certains auteurs comme un quadrato-jugal, bien qu'il soit séparé de l'os jugal par le post-frontal. Nous lui conserverons le nom de *supra-temporal* que lui donne Parker (81). Ce supra-temporal borde extérieurement la large fosse (*fosse temporale supérieure*) qui est d'autre part limitée en dedans et en arrière par le pariétal, en avant par le pariétal et le post-frontal. Un 2me supra-temporal (supra-temporal interne) est représenté par un os (fig. 258 *r*) appliqué contre l'extrémité postérieure du pariétal.

5° A l'extrémité antérieure des frontaux, de chaque côté, il existe un préfrontal. Celui-ci envoie en bas une apophyse descendante qui concourt à former la paroi antérieure de l'orbite et qui s'unit au palatin.

6° En dehors de ce préfrontal se voit un sus-orbitaire très développé, qui se projette en arrière en une longue apophyse pointue, rattachée au postfrontal par un ligament. Ce sus-orbitaire forme la limite externe et supérieure de l'orbite, dont le frontal forme la limite interne.

7° En avant du frontal, sur la ligne médiane, se voient les nasaux soudés, puis un long prémaxillaire impair, qui s'élargit à son extrémité antérieure. De chaque côté, le museau est formé par les maxillaires larges, aplatis, pourvus en arrière d'une apophyse montante qui rejoint le frontal antérieur.

A sa face inférieure (fig. 258), la tête présente :

1° Le basi-occipital, offrant à ses angles antérieurs, au niveau où il se soude au sphénoïde, un tubercule saillant, court et épais.

2° Le sphénoïde prolongé en avant en un bec osseux (parasphénoïde) qui se continue par le septum interorbitaire mem-

braneux. De chaque côté de l'origine de ce bec, le basisphénoïde émet une puissante apophyse (apophyse basiptérygoïde) semblable aux mêmes apophyses que l'on observe chez
les Oiseaux, et sur lesquelles s'appuient les ptérygoïdes.

3° Les ptérygoïdes. Ils s'élargissent en avant de leur articulation à l'apophyse basiptérygoïde et occupent les côtés de la
base du crâne. Ils se soudent en avant aux palatins et s'articulent en arrière par une branche spéciale avec l'os carré. Contrairement à ce qui a lieu chez les Chéloniens et les Crocodiliens,
ils ne se soudent entre eux dans aucune partie de leur longueur.
Entre les branches postérieures des ptérygoïdes qui divergent
fortement et l'occipital, se voit une fosse (*fosse tympano-eusta-
chienne*) limitée en avant par les apo-
physes basi-ptérygoïdes et en arrière
par les processus parotiques. Contre
la paroi postérieure de cette fosse,
est appliquée la columelle de l'oreille
appuyée sur la fenêtre ovale qu'on
aperçoit entre l'occipital et le rocher.
Par leurs extrémités antérieures les
ptérygoïdes tendent à se rapprocher
l'un de l'autre. Leur union avec les
palatins a lieu toutefois bien avant
qu'elles se rencontrent, de telle sorte
qu'il existe sur la ligne médiane de la
tête, au niveau des orbites, un large
espace vide. Les ptérygoïdes émettent
à leur bord externe, un peu au delà de
leur articulation avec les apophyses
basi-ptérygoïdes, un court prolongement osseux qui, par le moyen de l'os
transverse, s'unit au maxillaire. Chez

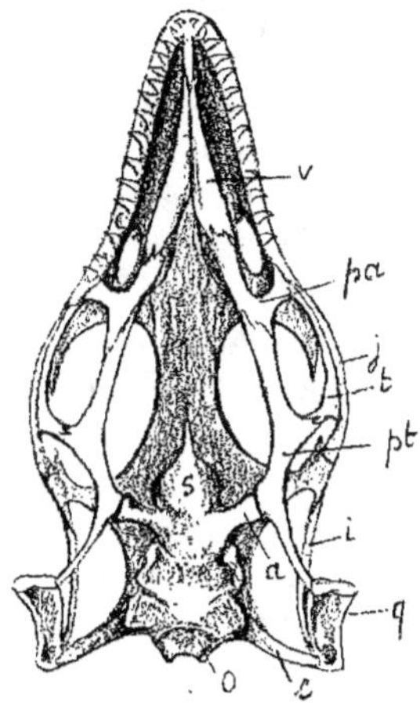

Fig. 259. — Crâne de Varan du désert vu par sa face inférieure. *a*,
apophyse basiptérygoïde; *e*, supra-
temporal interne; *i*, squameux; *j*,
jugal; *o*, occipital basilaire; *pa*,
palatin; *pt*, ptérygoïde; *q*, os carré;
t, os transverse; *s*, sphénoïde; *v*,
vomer.

le Varan, que nous étudions spécialement ici, l'os transverse
unit le ptérygoïde non seulement au maxillaire, mais aussi au
palatin.

4° Les palatins très petits, complètement séparés sur la
ligne médiane et soudés à l'extrémité antérieure des ptérygoïdes,
fournissent vers le milieu de leur bord externe une forte apophyse qui rejoint le maxillaire au niveau où celui-ci s'articule
avec le transverse. Cette apophyse s'appuie en avant sur le bord

interne du maxillaire, et plus en arrière, sur l'extrémité antérieure du transverse. Elle forme le bord antérieur d'un trou (*trou palatin*) que limitent d'autre part le transverse et le ptérygoïde, trou analogue au grand espace vide que l'on observe également chez les Crocodiles au niveau du plancher de l'orbite.

5° En avant des palatins, se voient les vomers, qui se rapprochent bientôt sur la ligne médiane et se soudent avec le prémaxillaire et les maxillaires. Le bord interne du maxillaire, le bord externe du vomer et le palatin en arrière limitent de chaque côté l'orifice de la narine postérieure.

De ce que nous venons de dire, il résulte que la tête du Varan se fait remarquer par un nombre considérable de fosses ou mieux de larges espaces vides. Ce sont : à la face supérieure, la fosse temporale postérieure, la fosse temporale supérieure et le plafond évidé de l'orbite ; à la face inférieure, la fosse occipito-eustachienne, le grand vide médian inter-ptérygoïdien, les deux larges trous palatins sur les côtés, et les arrière-narines. Ce n'est pas tout. En effet, si l'on examine la face latérale du crâne (fig. 262), on voit encore : en arrière, une grande fosse, la fosse temporale inférieure séparée de la cavité orbitaire par le jugal très grêle et limitée en arrière par l'os carré. Ce dernier os n'est

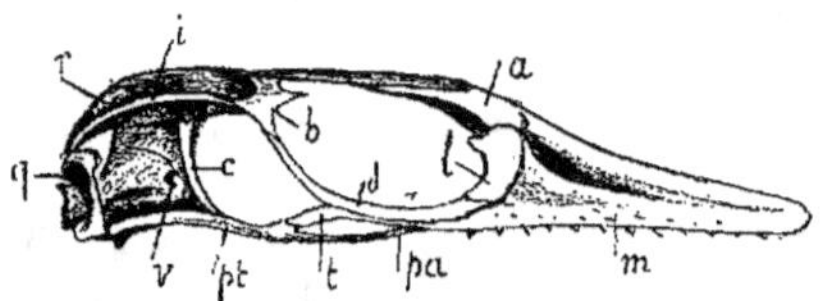

Fig. 260. — Crâne de Varan vu latéralement. *a*, préfrontal ; *b*, postfrontal ; *c*, columelle ; *i*, supra-temporal externe ; *j*, jugal ; *l*, lacrymal ; *m*, maxillaire ; *pa*, palatin ; *pt*, ptérygoïde ; *r*, supra-temporal interne ; *q*, os carré ; *t*, os transverse ; V orifice de sortie du trijumeau.

pas soudé intimement au crâne comme chez les Chéloniens et les Crocodiliens ; il est mobile et suspendu à l'extrémité du processus parotique. Dans le fond de cette fosse temporale inférieure, on aperçoit une tige osseuse cylindrique qui s'étend du ptérygoïde au pariétal, c'est la *columelle* (*épiptérygoïde*).

Quant au jugal, c'est un os grêle qui s'étend au-dessous de l'orbite, du maxillaire au frontal postérieur. En avant, le jugal se soude à la fois au maxillaire et au lacrymal qui concourt à former la paroi antérieure de l'orbite, et qui est appliqué contre la branche montante du maxillaire. Un trou lacrymal se voit sur cet os.

Les principaux orifices pour le passage des nerfs crâniens sont : 1° une échancrure au bord antérieur du rocher pour la 5° et la 7°paire. 2° En arrière et au-dessous de cet orifice le trou auditif interne pour la 8° paire. 3° Le trou vague pour les 9,° 10° et 11° paires ; c'est une petite ouverture qu'on aperçoit en arrière et au-dessous de la fenêtre ovale dans la région opisthotique. 4° Enfin le trou condylien pour la 12° paire, occupant sa position ordinaire à la racine du condyle dans la partie postérieure de l'occipital latéral.

§ 252. — Tête des Lézards, Caméléons, etc.

Parmi les Lacertiliens, on observe dans la composition de la tête quelques différences par rapport au type du Varan que nous avons choisi. Ainsi, chez les Lézards proprement dits (Lacerta ocellata, par exemple), la tête est recouverte de plaques osseuses qui font disparaître les grandes cavités qu'on observait à la face supérieure de la tête du Varan. En particulier, le postfrontal, très développé, recouvre la fosse temporale postérieure, et le plafond de l'orbite est formé par une chaîne de quatre osselets sus-orbitaires appliqués contre le bord externe du frontal (fig. 261).

En arrière du postfrontal une lame osseuse dépendant du dermato-squelette recouvre le supratemporal (quadrato-jugal de certains auteurs) qui, semblablement à ce qui existe chez le Varan, unit le postfrontal à l'apophyse postérieure du pariétal. Entre l'extrémité postérieure du supratemporal et l'apophyse du pariétal est interposé un squameux, en forme de faucille, appliqué contre cette apophyse.

La face inférieure de la tête présente quelques particularités. Les palatins, au lieu d'être complètement écartés comme chez le Varan, sont rapprochés sur la ligne médiane. De même, les ptérygoïdes dessinent une courbe rentrante qui les amène presque à se toucher sur la ligne médiane, de telle sorte que la grande fosse médiane interptérygopalatine se trouve remplacée par 2 fosses latérales sous-orbitaires. En même temps, les trous palatins sont reportés plus en avant, au niveau de l'extrémité postérieure des maxillaires et non en arrière de cette extrémité comme chez le Varan. Cette situation différente des trous palatins tient à ce que les os transverses s'articulent

presque à l'extrémité antérieure des ptérygoïdes et non plus
vers le milieu de ces os, comme chez le Varan. D'ailleurs, sauf
ces modifications de détail, la structure du
crâne des Lézards est semblable à celle du
crâne du Varan.

Chez les Geckos, il n'y a pas de supratemporal ; le postfrontal est uni au squameux par
un ligament, de telle sorte qu'il n'y a pas de
limite externe osseuse à la fosse temporale
supérieure. De même le cadre de l'orbite est
incomplet en arrière, le jugal étant rudimentaire et n'atteignant point le frontal postérieur.

Le crâne des Caméléons doit son aspect
spécial principalement à trois prolongements
placés tantôt dans le même plan, tantôt dans
des plans différents et provenant, de chaque

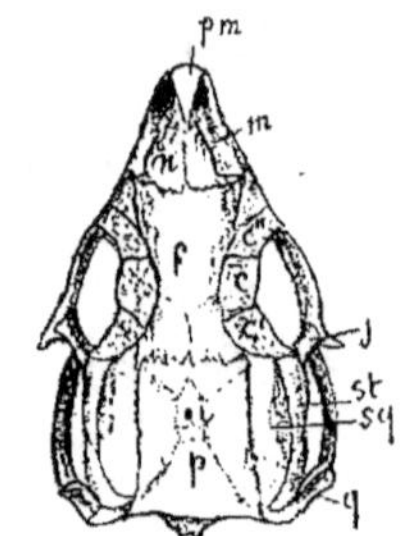

Fig. 261. — Crâne de Lé-
zard ocellé. *c*, *c'*, *c''*, cercle
sus-orbitaire ; *f*, frontal ; *i*,
trou pariétal ; *j*, jugal ;
m, maxillaire ; *n*, nasal ;
p, pariétal ; *pm*, prémaxillaire ; *q* os carré ; *st*, supra-temporal ; *sq*, post-
frontal.

côté, du pariétal et des squameux. Il n'y a qu'un frontal ; les nasaux sont très petits et les narines sont percées dans les os
maxillaires. Les ptérygoïdes, particularité remarquable, ne s'u-
nissent pas directement à l'os carré, et ne s'y attachent que par
l'intermédiaire d'un ligament. Enfin il n'y a pas de columelle
(épiptérygoïde). Les Caméléons partagent ce dernier caractère avec les Amphisbènes, qui man-
quent en même temps de postfrontaux et se distinguent encore par la
position de l'os carré incliné en
avant ainsi que par deux rangées
de dents aux maxillaires.

Chez l'Hatteria ou Sphénodon (fig.
262) l'os carré est complètement im-
mobile, soudé au ptérygoïde et au
crâne, ce qui distingue ce Lacertilien de tous les autres. De plus, contrairement à ce qu'on observe chez
ceux-ci, le squameux de l'Hatteria
l'emporte beaucoup en volume sur
le prolongement postérieur du pa-

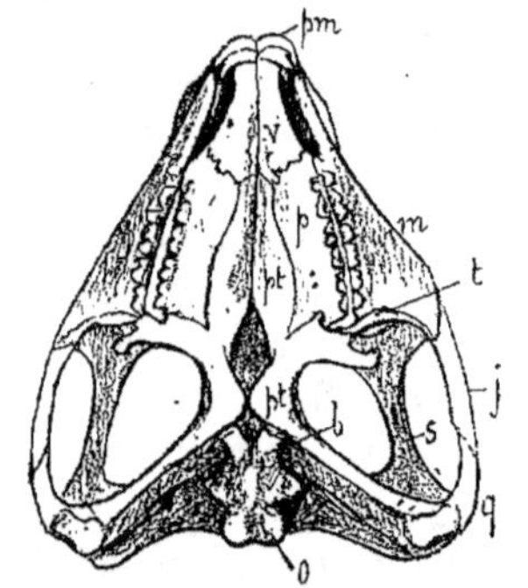

Fig. 262 (d'après Günther). — Crâne
d'*Hatteria* vu par sa face inférieure.
b, apophyse basiptérygoïde ; *j*, jugal ;
o, occipital basilaire ; *m*, maxillaire ; *p*,
palatin ; *pm*, prémaxillaire ; *pt*, ptérygoïde ; *q*, os carré ; *s*, supra-temporal ;
v, vomer.

riétal, qui est ici relativement court et grêle. Le jugal, très
développé, atteint l'os carré en arrière, de telle sorte que, bien

qu'il n'y ait pas de quadrato-jugal, la fosse temporale est limitée complètement en bas, comme chez les Crocodiles. Les palatins sont séparés l'un de l'autre dans toute leur longueur par l'interposition des ptérygoïdes, qui viennent en avant se souder aux vomers doubles comme les prémaxillaires. Enfin l'Hatteria est encore remarquable par sa dentition ; au bord externe des palatins, il existe une rangée de dents, tout auprès de la rangée des dents maxillaires. Ces dents sont si intimement soudées aux mâchoires et aux palatins qu'elles paraissent des éminences des bords de ces os (fig. 263). Chaque intermaxillaire porte une dent qui s'use presque complètement avec l'âge. Ces dents, chez les individus encore jeunes, ont l'apparence des incisives des Rongeurs. L'Hatteria est franchement *acrodonte*.

La mâchoire inférieure comprend ordinairement, chez les Lacertiliens, les six pièces dont nous avons fait mention (§ 248).

§ 253. — Hyoïde.

Chez les Lacertiliens, l'appareil hyoïdien se compose d'un basihyal fourchu ; le cératohyal est reporté en avant, tandis que le cératobranche est en arrière. Cet appareil n'est pas rattaché au crâne, sauf chez l'Hatteria, où il est uni aux apophyses parotiques. — L'appareil hyoïdien des Caméléons se distingue par le développement considérable du glossohyal en longue tige osseuse sur laquelle vient s'engianer la langue rétractée. En arrière de ce glossohyal, on voit le basihyal, sur lequel s'attachent le cératohyal et le cératobranche de chaque côté, qui se réfléchissent en haut pour se placer en arrière du crâne. Les cératobranches sont grêles et longs.

§ 254. — Colonne vertébrale.

D'une manière générale, les vertèbres sont procœliques ; toutefois les Geckos et l'Hatteria font exception, leurs vertèbres étant amphicœliques. Le nombre des vertèbres, chez les Lacertiliens, est ordinairement considérable. On en compte 130 chez l'Amphisbène et 146 chez le Monitor. C'est d'ailleurs le chiffre le plus considérable qu'elles peuvent atteindre chez les Lacertiliens.

On ne compte jamais plus de 9 vertèbres cervicales, et rarement plus de 2 vertèbres sacrées. Pour le nombre de vertèbres

une partie supérieure ossifiée et une partie inférieure sternale, cervicales, il ne faut pas oublier qu'il ne peut être établi que d'une façon assez arbitraire, car les vertèbres cervicales ne se distinguent des dorsales que par l'absence de côtes. L'articulation des vertèbres entre elles, outre les apophyses articulaires, présente chez les Iguanes un mode d'union complémentaire qui rappelle ce que nous trouverons chez les Ophidiens. A droite et à gauche se développe sur le bord antérieur du corps de chaque vertèbre, une cheville osseuse dite *zygosphène*, qui pénètre dans une cavité correspondante ou *zygantrum* du bord postérieur de la vertèbre précédente.

L'atlas est composé de trois pièces ; une pièce inférieure et deux latérales qui forment l'arc neural. Il est creusé en avant d'une cavité qui reçoit le condyle occipital. L'apophyse odontoïde est soudée à l'axis. Dès la 3e vertèbre cervicale, on constate la présence d'apophyses transverses très développées, costiformes, qui procèdent de l'arc neural.

Les vertèbres dorsales sont nombreuses et portent les côtes attachées à leurs apophyses transverses généralement courtes, et développées à la limite du corps et de l'arc neural.

Quant aux vertèbres caudales, elles offrent des apophyses épineuses ordinairement plus saillantes que celles des vertèbres des autres régions. La plupart d'entre elles, les dernières exceptées, portent, en outre, des apophyses transverses bien développées. Un arc hémal, formé d'un os en **V** ([1]) relativement grand, est attaché à la face inférieure du corps, à son bord postérieur. Ajoutons que, chez certaines espèces (Lacerta, Iguane, Geckos), le corps des vertèbres caudales est divisé en deux par un septum vertical non ossifié qui donne à cette partie de la colonne vertébrale une fragilité spéciale, chez l'animal vivant. La queue des Lézards se brise toujours dans le plan de ces septa.

§ 255. — Cage thoracique.

Les côtes sont nombreuses. Elles sont toujours divisées en

([1]) Suivant Gegenbaur, ces os en V sont bien, comme ceux de la région caudale des Mammifères, des arcs inférieurs des vertèbres et ne doivent pas être assimilés aux appendices de la face inférieure du corps des vertèbres dorsales et cervicales qu'on observe chez certains Lacertiliens, chez les Crocodiliens et les Oiseaux (voir ce qui a été dit des vertèbres du Pélican).

ordinairement cartilagineuse. Leur extrémité proximale est fixée aux apophyses transverses des vertèbres. Seules les trois ou quatre premières côtes s'insèrent par leur extrémité distale au sternum ; la dernière paire de ces côtes sternales s'unit ordinairement à une paire de prolongements cartilagineux grêles de l'extrémité postérieure du sternum. Les côtes suivantes sont des fausses côtes qui peuvent s'unir entre elles (Geckos, Caméléons, Scincoïdes) par leurs extrémités distales et former ainsi une ceinture ventrale continue.

Chez le Dragon volant, en arrière des quatre côtes appuyées sur le sternum, les côtes abdominales se font remarquer par leur grande longueur ; ces côtes, en même temps, au lieu de se rapprocher vers la face ventrale, restent étalées à la façon des côtes des Chéloniens ; elles servent à soutenir les membranes aliformes dont l'animal est pourvu.

Le genre Hatteria présente, parmi tous les autres Lacertiliens, une intéressante particularité consistant dans la présence d'*apophyses uncinées* qui rappellent ce qui existe chez les Crocodiliens et les Oiseaux. De plus, chez Hatteria, les côtes qui font suite aux trois côtes attachées au sternum offrent, au lieu d'une pièce cartilagineuse inférieure, deux pièces osseuses (hæmapophyses) soudées bout à bout, dont la supérieure est courte et cylindrique, et l'inférieure élargie vers son milieu en deux sortes d'apophyses, dont l'une est antérieure et l'autre postérieure (fig. 265). La dernière s'appuie sur la côte abdominale correspondante.

Le sternum des Lacertiliens se compose, en général, d'une pièce losangique terminée postérieurement par un ou deux prolongements. Il porte sur sa partie antérieure un *épisternum*, sorte d'os en **T** qui rappelle l'épisternum des Monotrèmes (fig. 265). Le sternum est rudimentaire et n'est pas rattaché aux côtes chez les Lacertiliens dépourvus de membres, tels que les Orvets, les Chirotes, etc. Il fait complètement défaut chez les Amphisbènes. Chez les Caméléons, le

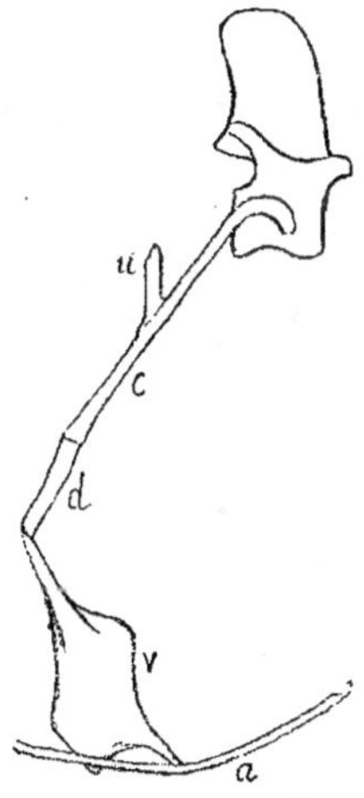

Fig. 264. — Hatteria; côte au niveau de la 17ᵉ vertèbre. *c*, portion supérieure de la côte ; *u*, apophyse uncinée ; *d*, pièce hæmapophysaire supérieure ; *v*, pièce hæmapophysaire inférieure ; *a*, portion de la côte abdominale correspondante.

sternum. Il comprend une pièce antérieure large, à surface ventrale convexe (sur laquelle s'appuient les épicoracoïdiens) et, en
arrière, une série linéaire de petites pièces osseuses formant
une tige sternale médiane sur laquelle s'appuient quatre ou cinq
paires de côtes.

Outre un sternum conformé à peu près comme chez les autres
Lézards, on trouve chez Hatteria, en arrière de celui-ci, au
milieu des tissus sous-cutanés, une série de pièces osseuses
qui forment une sorte de sternum abdominal, mais qui n'est pas
comparable au sternum abdominal des Crocodiles et de certains
Lézards (Caméléons, Polychrus, etc.), (Günther, 76). On compte
25 à 26 de ces pièces osseuses. Elles ont la forme de chevrons à
pointe tournée en avant et occupent la ligne médiane. Leur nombre ne répond ni à celui des côtes, ni à celui des vertèbres ; mais,
par contre, il répond à celui des plaques cornées de la région
abdominale. Chacun de ces os est formé de trois pièces : une

médiane et deux latérales.
C'est de chaque côté, à
l'union de la pièce mé-
diane avec la pièce latérale
(fig. 263 *a*) que s'attachent
les côtes ventrales par une
extrémité élargie. Günther
considère ce faux sternum
abdominal comme un ap-
pareil spécial servant à la
locomotion.

§ 256. — Membres antérieurs.

La ceinture scapulaire,
chez les Lacertiliens pourvus de membres bien dé-
veloppés, est complète
(fig. 264). Elle comprend un
scapulum supportant une
large pièce (*épiscapulum*),
formée de cartilage ossifié
rappelant le cartilage épis-
capulaire qu'on observe

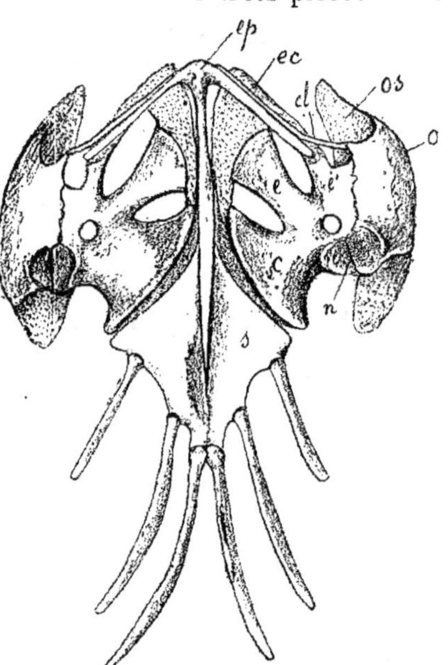

Fig. 264. — Sternum et ceinture thoracique de Varan
à deux bandes : *c*, coracoïde osseux ; *cl*, clavicule ; *e*,
e', processus du coracoïde osseux ; *cc*, épicoracoïde
formé de cartilage calcifié ; *cp*, épisternum ; *n*, cavité
glénoïde ; *o*, omoplate ; *os*, épiscapulum ; *s*, sternum.

chez les Baleines. Le coracoïde, très volumineux, présente

sur son bord antérieur deux processus séparés par de profondes encoches remplies de tissu fibreux. Son extrémité sternale est bordée par un large cartilage calcifié nommé *épicoracoïdien*. Les épicoracoïdiens, de chaque côté, se croisent ordinairement sur le sternum. Enfin une clavicule grêle et styliforme, partant de l'extrémité du scapulum, vient s'appuyer sur l'épisternum.

Chez les Lacertiliens dépourvus de membres antérieurs, la ceinture scapulaire devient rudimentaire, bien qu'on y puisse retrouver des traces des diverses parties composantes (Orvet, Scheltopusik). Le Caméléon se fait remarquer par l'absence de clavicule.

Les membres antérieurs, chez le Varan, par exemple, où ils sont bien développés, ont une constitution normale. Le carpe offre une première rangée de trois os, dont le premier est considéré comme résultant de l'union du radial et de l'intermédiaire ; le second est un cubital, le troisième un pisiforme ; l'intermédiaire se présente parfois comme un très petit os entre le radial et le cubital. Il existe un central. La seconde rangée comprend cinq carpiens, s'articulant chacun avec le métacarpien correspondant. Le nombre des doigts est de cinq, et les phalanges des quatre premiers doigts sont en même nombre que chez les Oiseaux, 2, 3, 4, 5 ; le cinquième doigt n'a que trois phalanges.

Le carpe des Caméléons offre une disposition très remarquable en rapport avec la singulière disposition des doigts, qui rappelle celle des doigts des Perroquets. Chez le Caméléon deux doigts sont susceptibles de s'opposer aux trois autres. Dans ce cas particulier, la première rangée du carpe comprend un radial et un cubital volumineux séparés par un très petit intermédiaire. La seconde rangée offre une disposition inverse. Au milieu se voit le central, qui est énorme, et de chaque côté le 1er et le 5e carpiens rudimentaires ; les autres carpiens sont soudés avec les métacarpiens correspondants. Quant aux métacarpiens, trois d'entre eux sont dirigés en dedans et deux en dehors. Le 3e et le 4e métacarpiens sont donc en opposition à leur base. Le nombre des phalanges est 2, 3, 4, 4, 3.

Chez certains Lacertiliens, on voit les membres antérieurs devenir rudimentaires et n'être plus représentés sur le squelette que par de petits stylets grêles. Ils disparaissent même complètement chez les Anguis, Acontias, etc., et chez l'Amphisbène.

§ 257. — Membres postérieurs.

Le bassin des Lacertiliens à membres postérieurs bien développés est composé des trois os ordinaires qu'il est facile de
distinguer chez les jeunes, où ils s'unissent pour former l'acétabulum. L'iliaque est soudé à deux vertèbres sacrées par l'intermédiaire de rudiments de côtes. Les ischions dirigés en
arrière s'unissent sur la ligne médiane. Les pubis, de leur
côté, forment une symphyse ventrale. L'espace libre compris
entre cette symphyse pubienne et la symphyse ischiatique
représente évidemment un trou obtura-
teur, puisqu'il est la réunion des 2 trous
sous-pubiens (voy. Chéloniens). Quant
au petit orifice que l'on voit sur le pubis
et que certains anatomistes ont considéré
comme un trou sous-pubien, il ne saurait
avoir cette valeur, étant creusé dans le
pubis même. La ceinture pelvienne et les
membres postérieurs sont rudimentaires
chez les Scinques. Chez Pseudopus, la
ceinture pelvienne est composée de 3 os
peu développés. Chez l'Orvet, on trouve
également des rudiments de ceinture.

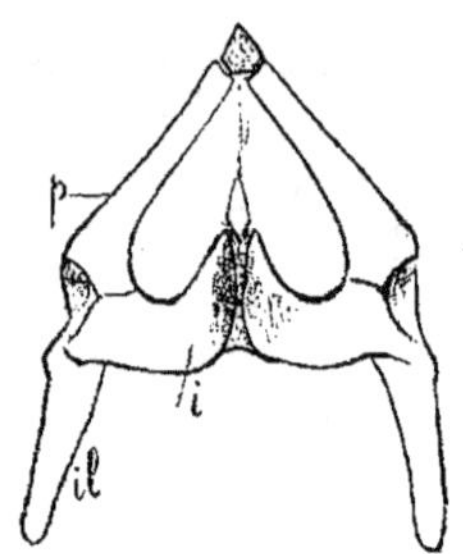

Fig. 265. — Bassin de Lézard
des murailles: *p*, pubis; *i*, ischion; *il*, ilion.

Les os de la jambe n'offrent rien de particulier. Le tarse
a la constitution suivante : la première rangée est formée par un os unique, très volumineux, résultant de la
soudure de l'astragale et du calcanéum. La seconde rangée
comprend, chez les jeunes, 5 os distincts ; mais ultérieurement le 1er et le 2e tarsiens se soudent aux métatarsiens correspondants, et les 3e, 4e et 5e tarsiens restent seuls libres. Les
doigts offrent le même nombre de phalanges que ceux de la
main, savoir : 2, 3, 4, 5, 3 ou 4.

Chez les Caméléons, la composition du tarse est très simplifiée. La première rangée est formée d'un seul os tibio-péro-
néen, et la seconde rangée est également réduite à un seul os.
Il y a 5 doigts, mais ceux-ci ont une disposition inverse par
rapport à celle des doigts de la main. C'est le 2e et le 3e métatarsiens qui s'adossent tandis qu'à la main c'étaient le 3e et
le 4e métacarpiens, et il y a 2 doigts rejetés du côté tibial et 3 du
côté péronéen.

V

Ophidiens.

§ 258. — Aspect extérieur et dentition.

L'apparence extérieure spéciale aux Ophidiens se résume dans l'allongement considérable de leur corps, l'extrême mobilité de leur colonne vertébrale (qu'on trouvait d'ailleurs déjà très développée chez l'Orvet) et l'absence complète de membres qui ne sont représentés chez quelques espèces que par des rudiments à peine apparents au dehors. Il n'y a jamais de dermato-squelette. Par contre les dents sont ordinairement nombreuses et bien développées et, chez certains Serpents africains, les Dasypeltis (Rhachiodontides) où elles sont rudimentaires, il existe des sortes de dents pharyngiennes formées par les apophyses épineuses inférieures d'un certain nombre de vertèbres cervicales.

Les dents des Ophidiens peuvent siéger sur les maxillaires, les palatins et les ptérygoïdes. Rarement (Python, Tortrix) les prémaxillaires en portent aussi. Les Uropeltides ne possèdent de dents que sur les maxillaires. Chez les *Opotérodontes*, les dents sont limitées tantôt à la mâchoire supérieure seule (*Epanodontes*, ex. Typhlops), tantôt à la mâchoire inférieure seule (*Catodontes*, ex. Stenostoma). Ces dents, généralement coniques et aiguës, sont soudées aux os qui les portent. Elles sont implantées dans des alvéoles et la soudure ne se fait pas directement, mais par l'intermédiaire d'une substance osseuse différente de celle de l'os sous-jacent. La texture de cette substance est grossière et les ostéoplastes y affectent une disposition parallèle à la base de la dent, tandis que ceux de l'os sous-jacent sont concentriques (Tomes).

Les dents des Ophidiens sont recouvertes d'une mince couche d'émail. Le plus souvent ces dents sont crochues, à pointe longue, recourbée en arrière. Chez le Python et le Boa (fig. 268) par exemple, toutes les dents ont cette forme, aussi bien celles qui siègent sur l'intermaxillaire que celles qui sont implantées sur les maxillaires, les palatins et les ptérygoïdes. Mais, aux dents ordinaires s'adjoignent souvent des dents venimeuses, canaliculées ou sillonnées, en rapport avec une glande à venin, et qui siègent sur les maxillaires supérieurs. Les Serpents qui ne possèdent pas ces sortes de dents sont dits *Aglyphodontes* (Python, Boa, Couleuvres). Ceux qui les possèdent ont été divisés en *Opistoglyphes, Protéroglyphes* et *Solénoglyphes* suivant la disposition des dents venimeuses sur les maxillaires. Chez les premiers (Cœlopeltis, Scytale, etc.), les dents venimeuses toujours postérieures, sont parcourues par un sillon qui occupe leur face antérieure. Chez les *Protéroglyphes* (Naja, Aspic, etc), les dents venimeuses sont situées sur la partie antérieure des maxillaires. Elles sont ordinairement sillonnées, et parfois le sillon s'y transforme en canal par rapprochement de ses bords, ainsi que l'atteste une crête saillante qui marque la ligne de soudure des lèvres du sillon. Enfin le nom de *Solénoglyphes* est réservé à des Serpents (Crotale, Vipères, etc.) chez lesquels les maxillaires très courts portent chacun une seule dent énorme, canaliculée. Une section transversale de cette dent montre au centre un large canal et sur la demi-circonférence postérieure de ce canal un conduit étroit qui est la cavité pulpaire de la dent. La demi-circonférence antérieure du canal résulte de la soudure des bords d'un sillon primitif; mais les traces de cette soudure ne sont plus apparentes.

Le remplacement des dents venimeuses est continu. Les dents nouvelles se montrent couchées parallèlement au grand axe de la mâchoire, au côté interne des dents qu'elles doivent remplacer.

§ 259.— Tête osseuse.

La tête des Serpents, comme celle des Lacertiliens appartient au type disjoint, mais à un degré beaucoup plus prononcé. Il est vrai que la cavité crânienne n'est pas largement ouverte en avant comme celle des Lacertiliens et que les os qui limitent cette cavité sont très intimement unis entre eux, mais le caractère disjoint s'accentue par la mobilité très grande de l'os carré, de l'appareil ptérygo-maxillo-palatin, et enfin par ce fait que les branches de la mandibule inférieure sont unies à la symphyse par un simple ligament. La tête des Ophidiens est formée d'un nombre d'os moindre que celle des Lacertiliens et des autres Reptiles. En particulier il n'y a jamais ni jugal, ni quadrato-jugal; la columelle (épiptérygoïde) manque également. Nous prendrons comme type, dans l'étude de cette partie du squelette des Ophidiens, la tête du Python.

La région occipitale comprend: un occipital basilaire cordiforme, qui porte la plus grande partie du condyle; deux occipitaux latéraux (soudés aux opisthotiques) unis entre eux supérieurement de manière à limiter seuls, avec le basi-occipital, le trou occipital, suivant la disposition déjà observée chez les Crocodiles; l'occipital supérieur soudé avec les épiotiques. Il se voit au-dessus des occipitaux latéraux; il est plus ou moins recouvert par les pariétaux.

La face supérieure de la tête montre d'arrière en avant : les pariétaux soudés, relevés d'une crête longitudinale médiane et flanqués latéralement de larges squameux dirigés obliquement en arrière et en dehors. Les pariétaux, à leur extrémité antérieure projetée très loin en avant, sont recouverts par les frontaux pairs, courts et larges. De part et d'autre des frontaux, l'orbite offre en avant un préfrontal volumineux qui constitue sa paroi antérieure et dont le bord externe est creusé d'un trou lacrymal. Au-dessus de l'orbite se voit un petit sus-orbitaire. En arrière un post-frontal forme la limite postérieure de l'orbite et se dirige en bas jusqu'à la rencontre de l'os transverse. Les frontaux se prolongent à leur face inférieure en une lame médiane verticale formant une sorte de cloison osseuse entre les deux orbites; cette lame descend rejoindre le parasphénoïde; à son union avec le pariétal correspondant, se voit l'orifice qui livre passage au nerf optique et aux autres nerfs de l'œil. En avant des frontaux, à la surface du crâne, on trouve deux nasaux larges, bombés, recouvrant la région ethmoïdale cartilagineuse ; comme les frontaux, ils donnent une lame verticale médiane qui forme un septum osseux séparant les deux narines. A leur extrémité antérieure, un prémaxillaire unique, armé de dents chez le Python, termine la série des pièces osseuses supérieures de la tête.

A la face inférieure, le crâne présente sur la ligne médiane, d'arrière en avant: le basi-occipital court et large, puis le corps du sphénoïde prolongé antérieurement en un long parasphénoïde osseux, avec lequel il est complètement soudé. Sur les côtés, le sphénoïde s'articule avec les ptérygoïdes au moyen de deux courtes et larges apophyses basi-ptérygoïdes, comme chez les Lacertiliens. Les ptérygoïdes sont, comme chez le Varan, largement écartés de la ligne médiane. Leurs longues apophyses postérieures vont, en divergeant, s'attacher de chaque côté à l'extrémité inférieure interne de l'os carré. En avant, à partir de leur union avec les apophyses basi-ptérygoïdes, les ptérygoïdes portent des dents ; ils sont légèrement arqués en dehors et s'unissent par leur extrémité antérieure avec les palatins. Leur union avec les os transverses se fait vers le milieu de leur bord externe. Ces os transverses, dirigés obliquement d'arrière en avant et de dedans en dehors, vont se joindre par leur extrémité antérieure aux maxillaires et aux postfrontaux.

Les palatins, qui portent des dents, restent dans tout leur trajet très écartés de chaque côté de la ligne médiane. Contrairement à ce qui a lieu chez tous les autres Reptiles, ils ne sont pas soudés

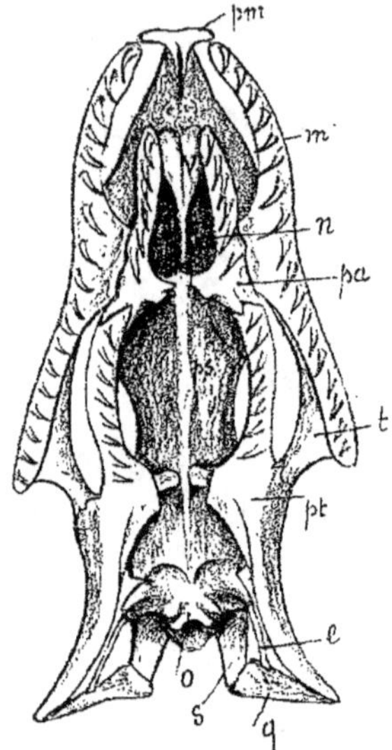

Fig. 266. — Tête de Boa, vue par la face inférieure. *e*, étrier (columelle de l'oreille); *o*, basioccipital; *m*, maxillaire ; *n*, orifices nasaux ; *pa*, palatin ; *pm*, prémaxillaire ; *pt*, ptérygoïde ; *ps*, parasphénoïde ; *q*, os carré ; *s*, squameux ; *t*, os transverse.

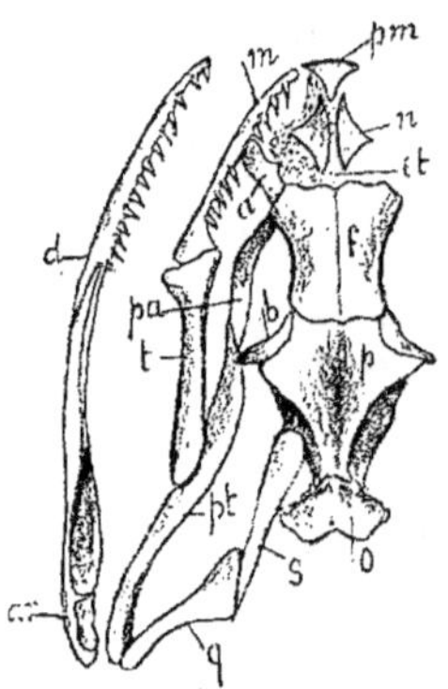

Fig. 267. — Tête de Couleuvre à collier. *a*, préfrontal ; *ar*, articulaire ; *b*, postfrontal ; *d*, dentaire ; *f*, frontal ; *et*, ethmoïde ; *m*, maxillaire ; *n*, nasal ; *o*, occipital supérieur ; *p*, pariétal ; *pa*, palatin *pm*, prémaxillaire ; *pl*, ptérygoïde ; *q*, os carré ; *s*, squameux ; *t*, os transverse.

aux vomers, mais reposent simplement sur ces os, dont il sera question plus loin. En arrière, les palatins s'unissent par leur bord externe à une apophyse interne du maxillaire correspondant. Quant aux vomers, au nombre de deux, rapprochés sur la ligne médiane, ils se prolongent en arrière jusqu'au parasphénoïde. Du côté interne, à leur extrémité postérieure également, ils émettent une apophyse dirigée en dedans et en haut et qui va s'appuyer sur l'extrémité antérieure du parasphénoïde, entre les deux palatins. Ils séparent ainsi les narines postérieures que limitent en dehors et en arrière les palatins et leur apophyse supérieure.

Sur les côtés, le crâne présente, d'arrière en avant, un large et robuste os carré qui est comme suspendu, par son extrémité supérieure, au squameux dont il a été déjà question. Au-dessous du squameux se voit le rocher (prootique) qui présente deux trous pour le passage de la 5ᵉ paire. La columelle de l'oreille est étendue, sous forme d'un stylet osseux grêle, de la partie postérieure du rocher à l'os carré (fig. 270). En avant du rocher se voit le pariétal, avec le trou optique à son union avec la lame descendante du frontal ; en avant de celui-ci, entre le préfrontal et le frontal, un autre trou donne passage à la branche nasale de la 5ᵉ paire.

Sur un plan inférieur au crâne proprement dit, on voit encore, sur les faces latérales de la tête. l'extrémité postérieure du ptérygoïde et l'os transverse uni au postfrontal et au maxillaire. Celui-ci, très développé porte des dents sur son bord inférieur et se prolonge, à quelque distance en arrière de son point d'attache à l'os transverse. En avant, les maxillaires ne sont unis ni entre eux, ni avec le prémaxillaire.

§ 260.

La description que nous venons de donner s'applique, dans ses traits essentiels, à la tête d'un grand nombre de Serpents. Les différences que l'on observe portent sur l'absence d'un sus-orbitaire chez les Boas et la plupart des Couleuvres, et, particulièrement chez ces dernières, sur l'absence de crête pariétale et sur le plus grand allongement du squameux et de l'os carré (fig. 269). Le prémaxillaire est en outre dépourvu de dents chez le Boa tandis qu'il en porte chez le Python.

Chez les Solénoglyphes (Crotale, Vipère), une importante modification de la tête osseuse consiste dans la brièveté singulière

des maxillaires, qui forment de chaque côté une sorte de
socle creux, irrégulièrement cylindrique, sur lequel est im-
planté le crochet (fig. 268). Ce maxillaire articulé avec le
frontal antérieur est susceptible de mouvements étendus
sur cet os. Il est de même mobile sur l'os transverse, longue tige osseuse aplatie, qui ne s'appuie plus sur le postfrontal très court et est unie comme toujours à son extrémité postérieure avec le ptérygoïde. Celui-ci, va s'attacher à l'os carré
en arrière, mais n'est pas en rapport avec le sphénoïde d'ailleurs dépourvu d'apophyses basi-ptérygoïdes. Signalons encore
le développement médiocre des squameux et la grande longueur
de l'os carré qui se présente comme une tige osseuse relativement grêle reportant très en arrière et loin du crâne l'articula-

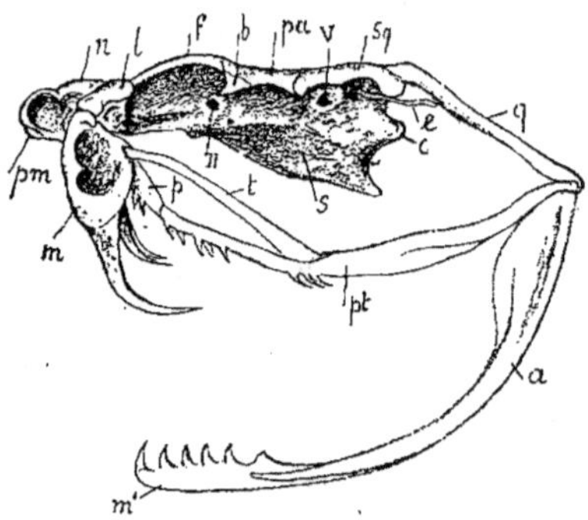

Fig. 268. — Crâne de Crotale, vu latéralement. *a*, articulaire; *b*, post-frontal; *c*, condyle de l'occipital; *c*, étrier; *f*, frontal; *l*, préfrontal (lacrymal); *m*, maxillaire supérieur; *m'*, dentaire; *n*,
nasal; *p*, palatin; *pa*, pariétal; *pm*, prémaxillaire; *pt*, ptérygoïde; *q*, os carré; *s*, basisphénoïde;
sq, squameux; *t*, os transverse; II, trou optique; V, orifice du trijumeau.

tion de la mandibule. Quand la bouche est fermée, les rapports
de l'appareil ptérygo-palatin et des maxillaires sont tels que la
face inférieure du maxillaire se relève et devient postérieure, et
que les dents venimeuses se trouvent cachées entre des replis
de la muqueuse buccale. Lorsque, au contraire, la bouche est
ouverte, le maxillaire fait un mouvement de rotation sur le
préfrontal contre lequel il est appuyé, et la dent devient saillante.

Les deux types que nous venons de décrire (Python et Crotale) suffisent à faire connaître la tête des Ophidiens, car, dans
les autres groupes, on ne trouve que des différences peu tran-

chées relativement à celui de ces deux types auquel ils se rattachent. Il y a toutefois une exception à faire pour les Opotérodontes, tels que les Typhlops, chez lesquels les palatins et les ptérygoïdes se rejoignent presque sur la ligne médiane. De plus, comme chez les Caméléons, les ptérygoïdes, chez ces Ophidiens, ne sont pas unis directement à l'os carré. Enfin l'os transverse fait défaut. Nous avons dit plus haut que les Typhlopides n'ont de dents qu'à la mâchoire supérieure.

L'appareil hyoïdien des Serpents est très rudimentaire. Il consiste en une paire de stylets cartilagineux unis antérieurement. Ces stylets, placés au-dessous de la trachée, sont parallèles entre eux et n'ont pas de rapports avec le crâne.

§ 261.— Colonne vertébrale.

La colonne vertébrale des Ophidiens est généralement formée d'un grand nombre de vertèbres. On en compte plus de 200 chez Coluber natrix et plus de 400 chez le Python.

Toutes les vertèbres sont procœliques, le corps offrant à sa face antérieure une profonde cavité hémisphérique qui reçoit une tête saillante de l'extrémité postérieure de la vertèbre précédente. Les vertèbres, unies par des apophyses articulaires, le sont en outre au moyen d'un dispositif semblable à celui que nous avons indiqué plus haut chez les Iguanes. En effet, à la base et de chaque côté de l'apophyse épineuse, à la partie antérieure de chaque vertèbre, il existe chez les Ophidiens une volumineuse saillie, double par conséquent, qui a un peu la forme d'une queue d'aronde et qui est appelée *zygosphène*. Cette saillie est reçue dans une cavité de forme appropriée dite *zygantrum*, creusée sur la face postérieure de la vertèbre qui précède, de chaque côté de l'arc neural.

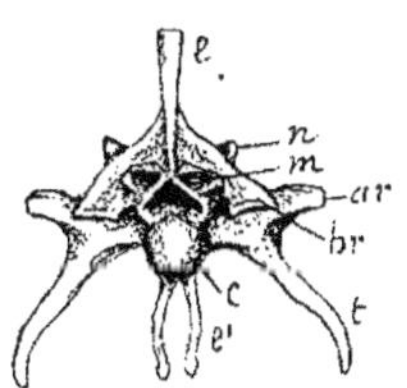

Fig. 269. — Vertèbre caudale de Python, vue postérieurement : *ar*, apophyse articulaire antérieure ; *br*, apophyse articulaire postérieure ; *c*, extrémité postérieure du corps ; *e*, apophyse épineuse supérieure ; *e'*, apophyse épineuse inférieure ; *m*, mortaise ou zygantrum ; *n*, surface articulaire antérieure ou zygosphène ; *t*, apophyse transverse.

La région cervicale comprend deux vertèbres seulement, l'atlas et l'axis ; les autres vertèbres se répartissent en deux groupes, dorsales et caudales.

L'axis est soudé à l'apophyse odontoïde. Toutes les vertèbres placées en arrière de celle-ci portent des côtes articulées par deux facettes et terminées inférieurement par un petit prolongement cartilagineux.

Cette extrémité inférieure des côtes est libre, et il n'y a pas de sternum.

Les apophyses épineuses des vertèbres sont assez bien développées ; mais les apophyses transverses sont ordinairement rudimentaires. Par contre, à la partie inférieure du corps d'un grand nombre de vertèbres, on trouve une petite apophyse osseuse ; dans la région caudale, on observe même de vraies hæmapophyses, mais qui, au lieu de former des os en **V**, comme chez la plupart des autres Reptiles, consistent en une paire de stylets osseux divergents (fig. 269). En outre, sur ces mêmes vertèbres, on voit des apophyses transverses allongées et grêles qui sont dans le même plan que les côtes attachées aux vertèbres plus antérieures et qui semblent continuer les côtes jusqu'à l'extrémité de la région caudale. Les dernières vertèbres caudales sont tout à fait rudimentaires.

Les Ophidiens sont, pour la plupart, complètement dépourvus de membres. Cependant, chez quelques-uns (Python, Boa, Tortrix), il existe des rudiments de membres postérieurs. Chez le Boa, par exemple, on voit, de chaque côté de l'orifice ano-génital, un ergot corné supporté par une ou deux pièces osseuses qui sont elles-mêmes à l'extrémité d'un stylet osseux allongé. Chez les Typhlops, on trouve seulement des stylets osseux rudimentaires complètement cachés sous la peau.

VI

Reptiles fossiles.

§ 262. — Membres.

Les divers types fossiles pouvant se rattacher aux Reptiles sont nombreux, mais, pour la plupart, ne sont reliés par aucun intermédiaire connu soit avec les Reptiles aujourd'hui existants soit avec les Amphibiens ou les Poissons. Ce fait n'a rien qui doive étonner, quand on songe à la pauvreté des documents fournis par la géologie, et l'on comprend aussi qu'il est impossible, avec des données aussi imparfaites, d'établir, parmi les quelques types que l'on a pu reconstituer, une classification

susceptible de rappeler l'ordre d'apparition et de développement
des formes qu'ils représentent. Parmi les formes fossiles, tout à fait
voisines des actuelles, nous citerons : les Téléosauriens et les
Sténéosauriens des terrains jurassique et crétacé ; ce sont

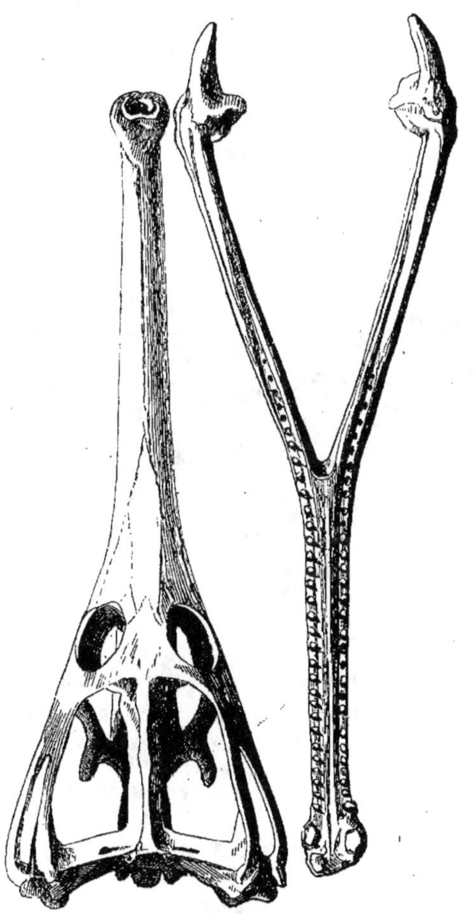

Fig. 270. — Tête et mandibules de *Steneosaurus Heberti*.

des Crocodiles à tête allongée portant les narines tout à fait à
l'extrémité du museau (fig. 270). Les ptérygoïdes ne s'unissent pas
sur la ligne médiane et ce sont les palatins qui limitent les narines
postérieures. — Aux Lacertiliens se rattachent les Protérosau-

riens des formations permiennes que Marsh classe parmi les
Dinosauriens dans l'ordre des Théropodes (voir plus loin) ; —
ce sont les plus anciens Sauriens connus — et les Mosasaures de la craie de Maëstricht, dont la tête se rapproche
beaucoup de celle des Varans et a, comme ces derniers,
les deux nasaux soudés. Les Mosasaures ont des dents
aiguës et recourbées, qui siègent non seulement sur les maxillaires mais encore sur les ptérygoïdes (fig. 273).Les ptérygoïdes
se distinguent de ceux des Lacertiliens par leur forme et par
leur union qui ne se fait que très loin en arrière des orifices
postérieurs des narines.

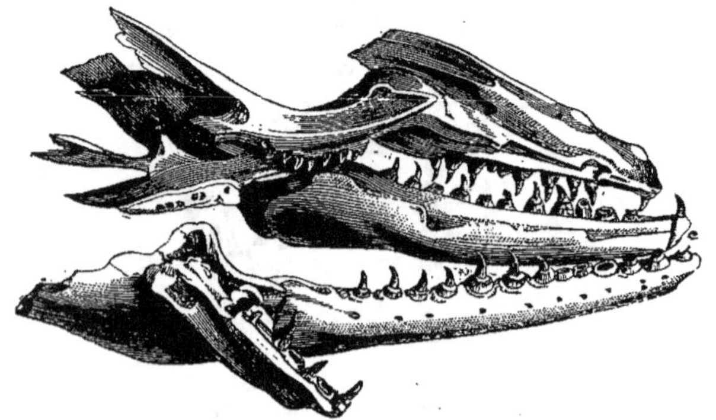

Fig. 271. — Portion de tête de Mosasaure.

Nous diviserons les autres Reptiles fossiles, qu'on ne peut
rapprocher directement des types actuels, d'une manière tout
à fait artificielle, en trois groupes : Les *Ptérosauriens,* les *Di-*
nosauriens, et les *Enaliosauriens.*

A. Ptérosauriens.

§ **263**.

Les Ptérosauriens étaient des Reptiles de taille peu considérable, qu'on retrouve dans le terrain jurassique, et qui devaient porter un repli cutané leur permettant de se soutenir dans l'air. Ces Reptiles sont pourvus de dents aux deux
mâchoires (fig. 272). La répartition de ces dents varie d'ailleurs.

Elles siègent aux extrémités antérieures des mâchoires chez les Ptérodactyles, tandis qu'elles étaient remplacées probablement par un bec corné chez les Ramphorynchus. D'autre part, les dents sont toutes de même longueur dans ce dernier genre, tandis qu'elles se présentent différemment chez le genre Dimorphon où les antérieures sont beaucoup plus longues que les postérieures. Le squelette offre à la fois des caractères reptiliens, et aviens ; les os sont pneumatiques.

La tête, volumineuse, se rapproche par certains côtés de celle des Oiseaux. Ainsi, les sutures sont tout à fait effacées, le condyle occipital est reporté à la base du crâne et, chez certaines espèces, les prémaxillaires et la mâchoire inférieure se prolongent loin en avant, à la façon d'un bec. D'autre part, les affinités reptiliennes du crâne des Ptérosauriens résultent de l'existence d'un post-frontal qui, avec le squameux, limite une fosse temporale supérieure. Comme chez les Lacertiliens, ce post-frontal s'unit au jugal pour former la limite postérieure de l'orbite. Enfin il existe un cercle osseux sclérotical comme chez beaucoup de Sauropsides.

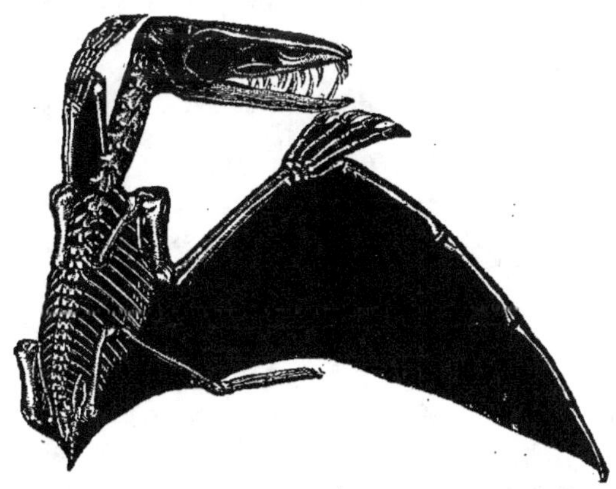

Fig. 272. — Squelette de Ptérodactyle. (C'est à tort que 5 doigts ont été figurés sur ce dessin.)

A la colonne vertébrale la région cervicale est courte, formée de 7 à 8 vertèbres procœliques très volumineuses ; l'atlas et l'axis sont soudés. La région dorsale, est formée de 14 à 16 vertèbres, toutes ou à peu près pourvues de côtes. Pas de région lombaire distincte. La région sacrée est formée de 3 à 6 vertèbres soudées. Enfin la queue est courte chez Pterodactylus et longue chez Rhamphorynchus.

Les côtes, reptiliennes, ne portent pas d'apophyses uncinées ; 4 à 5 d'entre elles s'unissaient par des côtes sternales osseuses à un sternum cartilagineux. La ceinture thoracique est formée d'une omoplate et d'un coracoïde, et dépourvue de clavicule. Le membre antérieur comprend un humérus allongé, muni d'une forte crête deltoïde, un cubitus et un radius séparés et égaux en longueur. Le carpe supporte 4 métacarpiens dont les 3 premiers sont allongés et le 4ᵉ massif. Il y a quatre doigts dont le nombre des phalanges aux 3 premiers est respectivement 2, 3, 4. Chacun de ces 3 premiers doigts est terminé par un ongle plat et recourbé rappelant l'ongle du pouce des chauves-souris. Le 4ᵉ doigt, formé comme le 3ᵉ de 4 phalanges, est remarquable par la longueur et la grosseur de ces phalanges et par l'absence d'ongle. C'est évidemment ce doigt qui soutenait la membrane cutanée, et on peut supposer que celle-ci s'étendait jusqu'au membre postérieur.

Le bassin, très petit, a à la fois des caractères aviens et reptiliens. Comme chez les Reptiles, les ischions sont unis aux pubis et les deux se soudent en une symphyse ventrale. Au membre postérieur, le péroné et le tibia sont soudés. Il y a 4 doigts pourvus respectivement de 2, 3, 4 et 5 phalanges. La dernière phalange est pointue et recourbée.

B. DINOSAURIENS.

§ **264.**

Les Dinosauriens sont des Reptiles fossiles dont on connaît, bien qu'assez imparfaitement, un assez grand nombre d'espèces. Les uns, comme Palæosaurus, Teratosaurus, appartiennent aux couches triasiques ; les autres, Scelidosaurus, Megalosaurus, Hylæosaurus, Iguanodon, etc., se trouvent dans les couches jurassiques depuis les assises du lias, et se rencontrent même dans les assises inférieures du terrain crétacé. A ces formes parfois gigantesques et dont la taille dépasse, chez quelques-uns, celle des plus grands quadrupèdes connus, puisque les vertèbres cervicales de l'Atlantosaurus mesurent près de 1 mètre de diamètre, on peut joindre un petit Reptile fossile, le Compsognathus des schistes de Solenhaufen qui se distingue encore par des caractères tout particuliers. Voici d'ailleurs comment, d'après les travaux de Marsh (82), on peut grouper les nombreux Dinosauriens des terrains Jurassiques de l'Amérique.

I. Sauropodes. — Herbivores; ongulés, plantigrades; 5 doigts aux quatre membres. Pubis unis en avant par un cartilage.

a. Atlantosaurides. Vertèbres antérieures opisthocœiques; un canal pituitaire : Atlantosaurus, Apatosaurus, Brontosaurus, Diplodocus.

b. Morosaurides. Vertèbres antérieures opisthocœliques; une fosse pituitaire seulement : Morosaurus.

II. Stégosaures. — Herbivores; ongulés; plantigrades; 5 doigts aux quatre membres. Pubis libres en avant.

Stégosaurides. Stegosaurus, espèce dont la tête présente beaucoup de rapports avec celle du l'Hatteria, et où en particulier l'os carré est soudé.

III. Ornithopodes. — Herbivores; digitigrades; 5 doigts à la main, 3 au pied; pubis libres en avant.

Camptonotides. Camptonotus, Diracodon, Laosaurus, Nanosaurus. C'est à ce groupe que se rattache l'Iguanodon.

IV. Théropodes. — Carnivores; digitigrades. Doigts munis d'ongles préhensiles. Pubis soudés en avant.

a. Mégalosaurides. Vertèbres antérieures convexo-concaves, les autres vertèbres biconcaves : Megalosaurus, Allosaurus, Cœlosaurus, Creosaurus, Dryptosaurus.

b. Cératosaurides, Corne sur la tête, vertèbres cervicales plano-concaves, les autres biconcaves. Os pelviens soudés : Ceratosaurus.

c. Labrosaurides. Vertèbres cervicales et dorsales convexo-concaves : Labrosaurus.

d. Zanclodontides. Vertèbres biconcaves; 5 doigts aux quatre membres : Zanclodon (?), Teratosaurus.

e. Amphisaurides. Vertèbres biconcaves. 5 doigts à la main, 3 au pied : Amphisaurus, Palæosaurus, Thecodontosaurus.

f. Cœlurides. Os pneumatiques; vertèbres cervicales antérieures convexo-concaves; les autres biconcaves : Cœlurus.

g. Compsognathides. Vertèbres cervicales convexo-concaves, les autres biconcaves; 3 doigts aux quatre membres : Compsognathus.

V. Hallopodes. — Carnivores? Digitigrades, onguiculés; 3 doigts au pied; deux vertèbres sacrées.

Hallopodides : Hallopodus.

Les Dinosauriens ont les dents implantées dans des alvéoles. Chez quelques-uns existe un dermato-squelette plus ou moins développé; celui-ci présente parfois d'énormes pointes saillantes.

§ 265. — Sauropodes (Brontosaurus).

Parmi les Sauropodes, nous citerons plus particulièrement
Brontosaurus excelsus (Marsh), qui se distingue de toutes les
espèces de cette division par le sacrum composé de 5 vertèbres
soudées, alors que les autres Sauropodes n'en ont que 4. Le
sternum, d'autre part, est formé de 2 os pairs, qui étaient vraisemblablement unis sur la ligne médiane par un cartilage.

§ 266. — Ornithopodes.

Parmi ces gra ndsReptiles, l'un des mieux connus est l'Iguanodon dont 16 spécimens ont été retrouvés en Belgique. Grâce
à cette belle découverte, on a pu reconnaître que leur allure devait être essentiellement bipède, et constater combien étaient
inexactes les anciennes restitutions qu'on en avait faites et qui
représentaient l'Iguanodon comme un quadrupède à membres
à peu près égaux. Il était herbivore.

L'Iguanodon est un Reptile de grande taille, armé de dents denticulées sur les bords comme celles des Iguanes (fig. 273), et
pourvues, sur leur face externe, de crêtes saillantes, tandis que
leur surface interne est lisse et concave. Le crâne est intermédiaire à celui des Crocodiliens et à celui des Lacertiliens. A

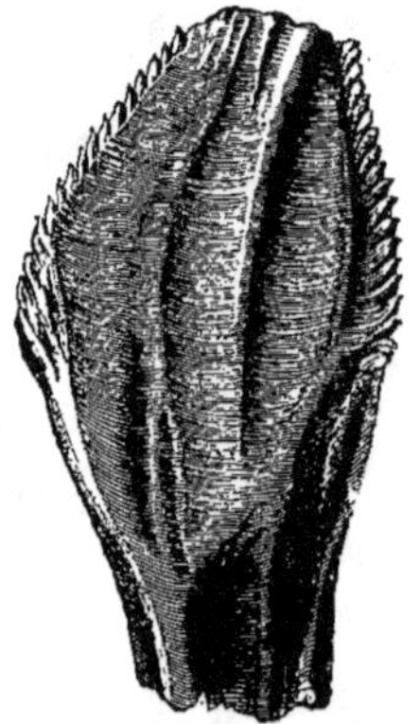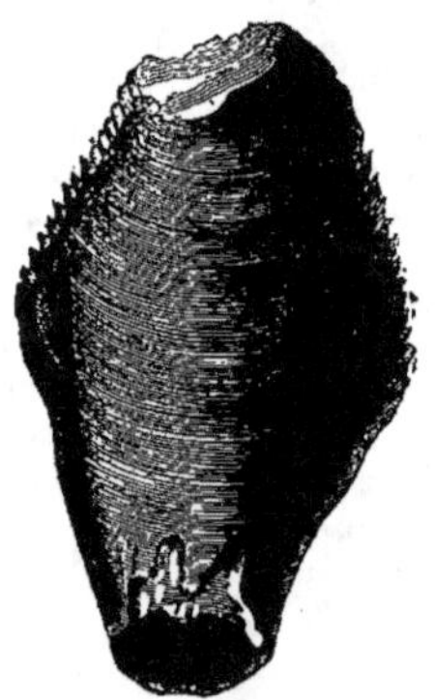

Fig. 273. — Dents d'Iguanodon, surface externe et surface interne.

la symphyse de la mâchoire inférieure, il existe un os développé
séparément [*os présymphysien* de Dollo (83)].

Les vertèbres sont légèrement amphicœliques ; 5 d'entre

elles sont soudées pour former le sacrum. Les vertèbres caudales, nombreuses et très grosses, portent des os en **V** énormes et sont munies d'apophyses épineuses très développées.

Le sternum peu volumineux se compose de deux pièces ossifiées, réunies sur la ligne médiane. La ceinture thoracique offre de chaque côté un scapulum et un os coracoïde très fort. Le membre antérieur, robuste est terminé par des doigts courts et épais.

Quant à la ceinture pelvienne, comme chez la plupart des Dinosauriens, elle offre des caractères aviens qui n'ont pas manqué de fixer l'attention des anatomistes et ont valu aux animaux de ce groupe le nom d'Ornithoscélides. Elle comprend en effet un iliaque appliqué comme celui des Oiseaux sur la région sacrée de la colonne vertébrale et se prolongeant comme chez eux en avant et en arrière de la cavité cotyloïde, mais moins loin en arrière, que chez les Oiseaux. De plus, comme chez les Ratites, l'ischion et le pubis se dirigent sous forme de longs os grêles, parallèles entre eux, en arrière de la cavité cotyloïde. Comme chez les Oiseaux aussi, cette cavité est perforée au centre ; de plus il existe une forte apophyse prépubienne, exagération de celle que nous avons spécialement mentionnée chez l'Autruche, et qu'on trouve plus apparente encore chez Giococcyx californianus. Cette apophyse chez l'Iguanodon se projette en avant et se rapproche, sur la ligne médiane, de sa congénère.

Le membre postérieur des Dinosauriens les plus anciens (Sauropodes) présente les deux extrémités du tibia et du péroné également bien développées, tandis que, chez l'Iguanodon (Ornithopodes), le tibia empiète sur le domaine du péroné et s'articule non seulement avec l'astragale, mais en partie aussi avec le calcanéum. On se rappelle que, chez les Oiseaux, le péroné n'a plus aucun rapport avec le tarse.

La 1re rangée du tarse est normale, la seconde comprend 3 pièces dont 2 s'articulent avec l'astragale et la 3e avec le calcanéum. Les métatarsiens et les doigts, au nombre de 3, ont la disposition avienne.

§ 267.— Théropodes (Ceratosaurus).

Parmi les Théropodes (Dinosauriens carnivores) décrits par Marsh, Cératosaurus présente une exception dans le groupe, en ce que les 3 métatarsiens sont parfaitement reconnaissables, comme chez les Manchots. Cette espèce est

encore remarquable par le développement d'une corne qui siège
sur le nasal (C. nasicornis). Le crâne caractérisé par l'allongement de sa partie faciale et l'élévation de sa région postérieure
appartient au type lacertilien. Il présente de chaque côté 5 larges
ouvertures, savoir : l'orifice nasal ; un trou anté-orbitaire,
triangulaire et très grand ; une cavité orbitaire ovale et large ;
une fosse temporale inférieure, et enfin une fosse supra-tempo-
rale. Le trou anté-orbitaire ne se voit chez aucun autre Dino-
saurien (Marsh).

Les vertèbres cervicales de Ceratosaurus sont également
propres à caractériser cette espèce, elles constituent un type
qu'on ne retrouve chez aucun Reptile connu. A l'exception de
l'atlas, elles sont opisthocœliques, ou mieux plan-concaves, la
face antérieure étant parfaitement plane et la face postérieure
creusée en capsule. Les vertèbres dorsales, lombaires et caudales sont biconcaves. Toutes les caudales, sauf la première,
portent des os chevrons.

§ 268. — Compsognathus. Dicynodon.

Compsognathus est un très petit reptile fossile qui se distingue
des Dinosauriens par la grande longueur du corps des vertèbres
cervicales. La tête pourvue de nombreuses dents est portée

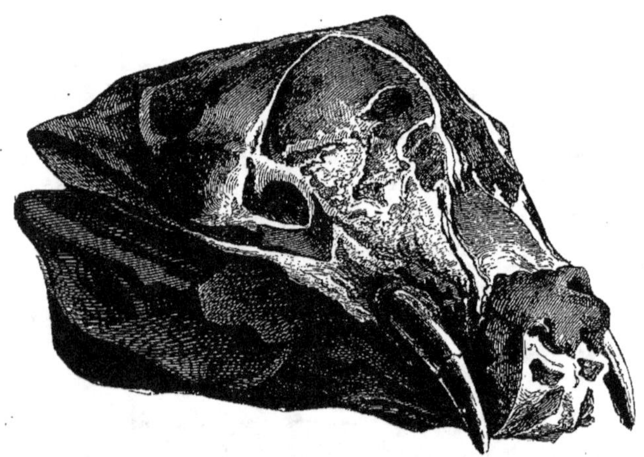

Fig. 274. — Tête de Dicynodon (*Ptychognathus depressus*).

par un long cou. Les membres antérieurs sont courts, les postérieurs très longs ; ils présentent un caractère avien des plus mar-

qués qui consiste dans la soudure de l'astragale avec le tibia.

DICYNODON. — Certains Reptiles fossiles s'éloignent des Dinosauriens par la forme de leur tête, qui rappelle assez celle des Tortues et qui paraît avoir été pourvue, comme celle de ces Reptiles, d'un bec corné n'excluant pas l'existence de dents. Tel est, par exemple, le *Dicynodon* (fig. 276), que caractérise la présence d'une longue dent de chaque côté à la mâchoire supérieure. Cette dent, en forme de défense, était à croissance continue.

C. Énaliosauriens.

§ 269.

On réunit sous le nom d'Enaliosauriens des Reptiles marins, qui ne se relient d'ailleurs à aucun des groupes de Reptiles actuels, et qui présentent entre eux de grandes différences anatomiques. Trois types principaux se rencontrent dans ce groupe : les Nothosaures de l'époque triasique, les Plésiosaures et les Ichthyosaures de l'époque jurassique. Extérieurement, ces Reptiles se faisaient remarquer par leur grande taille et par la disposition des quatre membres en nageoires portées par des ceintures osseuses et qui rappelent, par leur forme générale, les nageoires des Cétacés. Ils paraissent n'avoir point eu de dermato-squelette ; par contre, ils sont pourvus de dents nombreuses.

§ 270. — Nothosaures.

Les Nothosaures ont une tête allongée. La ceinture scapulaire comprend de chaque côté un scapulum, un coracoïdien et une clavicule. Les deux coracoïdiens se rejoignent sur la ligne médiane, et il paraît n'avoir point existé de pièce sternale à ce niveau. Les dents coniques ne sont pas de longueur égale, celles de l'extrémité antérieure de la mâchoire supérieure se distinguant par leur grande taille.

§ 271. — Plésiosaures.

Chez les Plésiosaures (fig. 275) un long cou supporte la tête ; il rappelle chez certaines espèces, par sa forme et ses dimensions, le cou du Cygne. La tête est courte et remarquable par le développement relativement considérable des prémaxillaires, qui contribuent en grande partie à former l'extrémité du museau ; l'orifice nasal est immédiatement en avant de l'orbite.

L'atlas et l'axis sont soudés. Les autres vertèbres sont légèrement amphicœliques. Elles portent un arc neural, dont

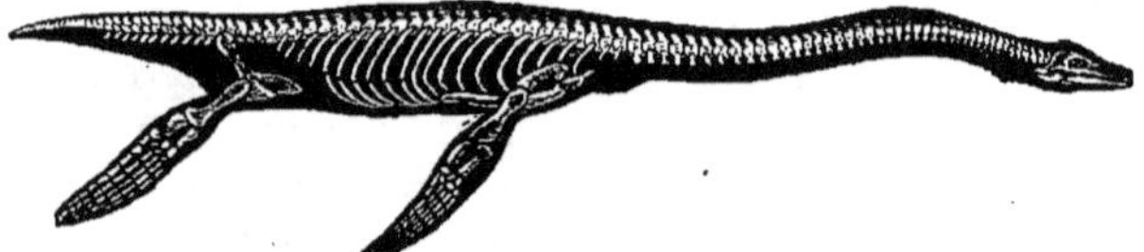

Fig. 275. — Squelette de Plésiosaure.

la suture avec le corps restait apparente assez tard. Les vertèbres sacrées, au nombre de 2, sont pourvues de grandes apophyses transverses qui donnent attache aux os iliaques. Enfin, des os en V se voient à la face inférieure de la région caudale.

Les côtes, peu nombreuses, s'articulent à des apophyses transverses que présentent les vertèbres dorsales. Il n'y a pas de côtes sternales, mais dans la région abdominale, il existe un système de pièces osseuses imbriquées, disposées transversalement, au niveau des côtes.

La ceinture scapulaire est formée, comme chez les Nothosaures, d'une omoplate, d'un coracoïdien et d'une clavicule. Les 2 coracoïdiens se rapprochent sur la ligne médiane, et il n'existe pas de sternum. Le bassin se compose des 3 os ordinaires : iliaque, ischion et pubis. Les membres postérieurs sont plus longs que les membres antérieurs. La queue est courte. Les dents, très aiguës et recourbées, logées dans des alvéoles, sont striées sur leur face externe.

Les membres sont comparables à ceux des Ichthyosaures dont il va être question.

§ 272. — Ichthyosaures.

Les Ichthyosaures étaient des Reptiles à tête allongée, mais pour ainsi dire dépourvus de cou à la manière des Cétacés actuels. Leur queue longue paraît avoir été pourvue d'expansions (probablement verticales) servant à la propulsion dans l'eau.

La tête, volumineuse (fig. 278), est remarquable par l'allongement du museau, par les grandes dimensions des orbites et par l'existence d'un large cercle sclérotical osseux (¹). Comme

---

(¹) En tous cas les dimensions du squelette de l'œil ne nous indiquent point les dimensions que celui-ci pouvait avoir à l'extérieur, comme le montre l'exemple du Caméléon.

chez les Plésiosaures, l'orifice des fosses nasales est situé immédiatement en avant de l'orbite.

Les vertèbres sont amphicœliques ; elles rappellent, sous ce rapport, les vertèbres des Poissons et celles des Geckos et de l'Hatteria parmi les Reptiles. De plus, les corps vertébraux

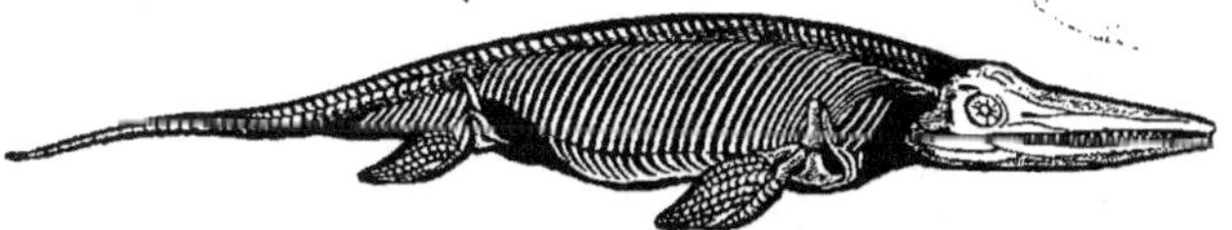

Fig. 276. — Squelette d'Ichthyosaure

ne présentent que de légères saillies épiphysaires et en particulier n'ont pas d'arc neural. Celui-ci paraît avoir été cartilagineux, et on n'en a retrouvé que l'empreinte. Les apophyses transverses sont, en réalité, représentées par les côtes, qui, dans la partie moyenne de la région dorsale, s'appuient sur le corps des vertèbres par deux têtes. Ces vertèbres montrent deux empreintes servant à cette insertion. Plus en arrière, les côtes devenues plus courtes, ne s'attachent plus aux vertèbres que par une seule tête ; aussi ne retrouve-t-on plus en cette région qu'une seule surface articulaire de chaque côté du corps vertébral. Les côtes sont très remarquables par la présence d'un sillon qui leur donne l'apparence de 2 côtes étroitement soudées l'une à l'autre.

Le sternum paraît n'avoir été représenté que par un os en T (épisternum), en arrière duquel les coracoïdiens devaient se rejoindre sur la ligne médiane comme chez les Plésiosaures. Ces coracoïdiens sont larges et volumineux. Ils participent avec les omoplates à former la cavité glénoïde. Enfin, il existe des clavicules épaisses, s'étendant de l'omoplate à l'épisternum.

Le membre antérieur comprend un humérus court et épais comparable à celui des Cétacés. A partir de là, l'homologie du membre des Énaliosauriens (Plésiosaures et Ichthyosaures) avec celui des autres Vertébrés devient incertaine. Deux os font ordinairement suite à l'humérus. Puis viennent des séries d'os disposées parallèlement à l'axe du membre et se dichotomisant plus ou moins rapidement. L'assimilation au membre des autres vertébrés devient dès lors impossible. Dans cette dichotomisation, en effet, on trouve tout ce que l'on veut. Ainsi les 2 os qui font suite à l'humérus et que l'on considère ordinai·

rement comme représentant le cubitus et le radius peuvent être remplacés par 3 os (Sauranodon natans). Faut-il dès lors assimiler cette rangée transversale au carpe ? il n'y aurait plus dans cette hypothèse, ni cubitus ni radius. La même observation s'applique aux rangées suivantes qui tiennent la place du carpe et des doigts, mais qui ne peuvent être homologuées avec ces parties du membre des autres vertébrés que d'une manière tout à fait problématique. C'est seulement chez les Poissons qu'on retrouve une semblable dichotomisation des rayons des membres.

Le bassin chez les Ichthyosaures est composé des 3 pièces fondamentales, mais il reste sans rapports directs avec la colonne vertébrale. Les pubis et les ischions se rejoignent sur la ligne médiane pour former une double symphyse. Les membres postérieurs, moins développés que les antérieurs, ont la même structure générale.

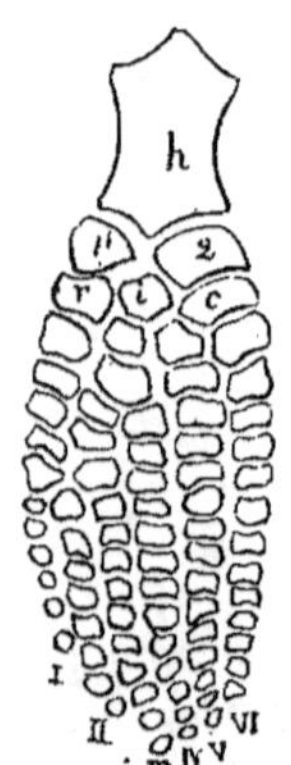

Fig. 277 (d'après Wiedersheim). — Main d'Ichthyosaure : *h*, humérus ; 1, radius ; 2, cubitus ; *r*, radial ; *i*, intermédiaire ; *c* cubital ; I à VI, doigts.

III

ICHTHYOPSIDES (ANALLANTOÏDIENS)

CHAPITRE XX

Généralités.

§ **273**.

Les Vertébrés dépourvus d'allantoïde forment un groupe d'animaux à part. Ils se distinguent par de nombreux caractères des autres Vertébrés plus élevés en organisation. En effet, bien qu'on ne puisse méconnaître des rapports dans les formes extérieures, entre certains Anallantoïdiens, spécialement les Urodèles, et les Allantoïdiens, on doit remarquer, cependant, que les intermédiaires entre ces deux classes d'animaux font complètement défaut.

Les caractères propres aux Anallantoïdiens s'accusent dès qu'on étudie leur squelette. Il devient, en effet, impossible d'avoir une idée de la composition de ce squelette en employant des pièces sèches, comme on pouvait le faire avec les autres Vertébrés. Chez ces derniers, à quelques rares exceptions près (face des Oiseaux par exemple), toutes les parties de la charpente solide du corps sont formées de substance osseuse ayant succédé au squelette cartilagineux primitif. Il n'en va plus de même chez les Anallantoïdiens. L'étude du squelette ne peut se faire d'une manière vraiment utile et complète que sur des pièces humides, car les organes cartilagineux primitifs ne disparaissent pas ; loin de là, ils continuent de grandir pendant toute la vie, et les pièces osseuses qui se développent par la suite ne font que les recouvrir. Il en est ainsi, par exemple, de la tête cartilagineuse du têtard de la Grenouille, qui s'accroît tout en changeant de forme à mesure que se développent les parties osseuses qui doivent la compléter chez l'adulte. Il en est de même aussi de la tête des Poissons. Chez beaucoup de ces derniers, en outre, tout le squelette reste cartilagineux à l'état adulte. On conçoit, d'après cela, que l'étude des pièces sèches ne saurait donner qu'une vue très incomplète de l'ensemble du système de soutien de ces animaux.

Bien plus, chez les Anallantoïdiens, outre le cartilage et l'os, il entre dans la composition du squelette une substance osseuse particulière dite *ostéoïde* ('), remarquable par la forme de ses ostéoplastes, quand elle en contient, et par les proportions moindres de ses sels calcaires. Cette substance ostéoïde a, le plus souvent, une structure fibreuse ; elle est élastique et moins compacte que l'os proprement dit. On la rencontre à côté des os véritables, formant parfois des organes développés en grand nombre, tels que les écailles des Poissons. Ajoutons encore, au sujet du squelette, qu'on ne rencontre jamais de sinus aériens dans les os des Anallantoïdiens.

D'autres caractères généraux du squelette distinguent également les Anallantoïdiens. Tandis que, chez les Mammifères et les Sauropsides, on pouvait observer un développement considérable du système épidermique, donnant naissance à des formations multiples et variées, telles que ongles, cornes, piquants, poils, plumes, écailles ; chez les Anallantoïdiens les productions solides de nature épithéliale deviennent extrêmement rares. La peau est toujours molle, et lorsque, comme chez les Poissons, cette peau est couverte d'écailles, ces écailles, ainsi qu'on le verra plus loin, ne sont nullement des formations épidermiques. On ne peut guère citer, comme exceptions, que les sortes d'ergots cornés qui se développent au moment des amours sur le bord radial de la main de beaucoup de Batraciens, les prétendues dents qui hérissent la ventouse des Cyclostomes et les mâchoires cornées de Siren lacertina.

Nous verrons également, en étudiant les dents, qu'elles se font remarquer, chez la plupart des Anallantoïdiens, par leur évolution assez différente de celle des dents des Mammifères et des Sauropsides. Chez les Squales, il est vrai, les dents présentent parfois une assez grande analogie avec les dents des Mam-

---

(¹) Voir page 13.

mifères et des Reptiles, elles sont recouvertes d'émail et naissent d'un bulbe, résultant d'une involution épithéliale ; mais chez beaucoup de Poissons et d'Amphibiens, il paraît en être autrement, les dents n'étant plus dans beaucoup de cas entièrement enveloppées d'une couche apparente d'émail, mais seulement coiffées d'une petite calotte de cette substance; de plus ces dents, avec la composition que nous indiquons ici, peuvent se présenter à la surface du corps aussi bien que dans la bouche et même comme chez le Protoptère, par exemple, sur des écailles placées profondément dans la peau.

CHAPITRE XXI

AMPHIBIENS

§ 274. — Aspect extérieur.

Les Anallantoïdiens peuvent être divisés en *Amphibiens* et *Poissons*.

Les Amphibiens, par leurs caractères généraux, se rapprochent plus des Reptiles que des Poissons. Cependant ils présentent parfois le mode de respiration qui caractérise ces derniers. On peut rapporter les Amphibiens à quatre types principaux : les *Cécilies*, les *Labyrinthodontes*, les *Urodèles* et les *Anoures*. Deux de ces groupes ont l'aspect lacertilien : ce sont les Urodèles et les Labyrinthodontes. Comme chez les Sauropsides, la dégradation des membres conduit à des formes qui en sont complètement dépourvues et ressemblent par conséquent aux Ophidiens ; telles sont les Cécilies. Enfin les Anoures ont un aspect extérieur très particulier qui constitue la forme batracienne proprement dite. Ils sont dépourvus de queue, et leur corps trapu est supporté par quatre membres dont les postérieurs sont souvent très longs.

Le groupe des Amphibiens est remarquable par les métamorphoses que subissent les espèces qui le composent, dans le cours de leur développement. Ces métamorphoses doivent être prises en considération avec d'autant plus de soin dans l'étude du squelette, que les pièces cartilagineuses qui forment le squelette des têtards, ne disparaissent pas, comme nous l'avons dit plus haut, mais continuent de s'accroître pendant toute la vie.

Les membres, lorsqu'ils existent, sont au nombre de quatre, rarement deux (Siren), et pourvus de quatre ou cinq doigts ; rarement ces doigts sont réduits à deux ou trois seulement : tels les Siren, dont les membres antérieurs, seuls développés, n'ont que trois ou quatre doigts, et les Protées, qui ont trois doigts aux membres antérieurs et deux aux membres postérieurs. Il est encore à remarquer, relativement aux membres, que, contrairement à ce qui a lieu chez les Sauropsides, l'angle du genou chez les Urodèles est ouvert en avant, en sorte que le membre postérieur semble se plier dans le même sens que l'antérieur.

La peau, chez les Amphibiens, est généralement nue. Nous avons dit déjà qu'elle offre rarement des productions cornées. C'est également par exception qu'on trouve un dermato-squelette. Toutefois, il existe dans la peau des Cécilies de petites écailles qui rappellent celles des Poissons. Chez certains Anoures on observe aussi un squelette dermique plus ou moins développé. Chez Ceratophrys, par exemple, on trouve des plaques osseuses au-dessous du derme. Celles-ci s'unissent aux os de la tête, et, sur le dos, sont libres ou soudées aux vertèbres sous-jacentes. Enfin, chez les Labyrinthodontes, Amphibiens fossiles des terrains carbonifère, permien et triasique, il existait un dermato-squelette formé de larges plaques thoraciques et de scutelles ventrales.

§ 275. — Dentition.

Les dents des Amphibiens sont, en général, finement striées à leur surface.

Leydig a distingué la *couronne* de la dent, formée de dentine, du *socle* de la dent formé de cément, c'est-à-dire de substance osseuse proprement dite, mais il y a solution de continuité entre les deux (O. Hertwig). Chez tous les Urodèles et les Anoures de nos pays, les dents sont bifurquées au sommet. Une des deux pointes, la plus grande et celle qui continue le cône de la dent, est incurvée en dedans de la cavité buccale. Chez l'Axoloth au contraire et les Cécilies, les dents vomériennes et palatines sont à pointe unique.

Le mode d'attache des dents diffère selon qu'elles sont sur plusieurs rangs ou en groupes compacts, ou selon qu'elles sont sur un seul rang, comme aux mâchoires. Dans ce dernier cas, le socle de chaque dent repose sur une apophyse dentaire (*processus dentalis*) percée d'un grand orifice pour la communication des parties molles avec la pulpe. Ces apophyses dentaires, quand les dents sont groupées, peuvent se souder en une sorte d'os poreux, uni d'autre part aux os propres du squelette. Les dents y sont portées sur des espèces de crêtes annulaires solides. Ces dents sont ordinairement profondément enfouies dans la muqueuse et ne laissent percer que leur pointe au travers de l'épithélium, et il peut arriver qu'on les voie à peine. Le remplacement des dents des Amphibiens est indéfini, comme nous le trouverons chez les Poissons; mais il n'a point lieu verticalement et parait d'autant plus rapide que les dents sont exposées à tomber plus souvent (O. Hertwig).

Chez certains Amphibiens presque chaque os de la cavité buccale porte des dents (Spelerpes); et chez quelques Urodèles la face inférieure du parasphénoïde est elle-même convertie en une énorme brosse dentaire. Le vomer et le palatin portent des dents chez Siren lacertina. Les dents maxillaires sont surtout développées chez l'Amphiume et chez Anaïdes lugubris. Chez les Cécilies, des dents existent sur les vomers, les palatins, les maxillaires, les prémaxillaires et la mandibule ; elles peuvent atteindre un volume notable (Siphonops annulatus, Epicrium glutinosum). Chez ce dernier même, le maxillaire inférieur porte deux rangées de dents dont l'interne, comme chez les Sélaciens, est couchée sur la paroi buccale. Chez les Anoures, en général, il n'existe de dents que sur les intermaxillaires, les maxillaires et les vomers, rarement sur les palatins et la mâchoire inférieure (Hemiphractus) (¹). Les Ceratophrys n'ont pas de dents sur les vomers. Le Crapaud et le Pipa sont complètement dépourvus de dents. Ajoutons enfin que les dents des Labyrinthodontes disposées en une double rangée sur la mandibule offrent une structure particulière : sur les coupes transversales, on voit la dentine dessiner des rubans onduleux partant du centre et allant en s'élargissant vers la périphérie. C'est à cette apparence que ces Amphibiens doivent leur nom.

§ **276**. — **Tête**.

Les modifications qu'on observe dans le squelette de la tête chez les diverses espèces d'Amphibiens sont peu considérables. Toutefois, par l'apparence extérieure, la tête des Cécilies et celle des Labyrinthodontes appartiennent à un type compact et rappellent quelque peu la tête des Tortues et des Crocodiliens, tandis que la tête des Urodèles et des Anoures pourrait leur être

---

(¹) Voir Brocchi (84).

opposée comme type disjoint. Quoi qu'il en soit, ce qui caractérise la tête des Amphibiens, c'est la persistance du crâne primitif cartilagineux sur lequel viennent se grouper des pièces osseuses. Le moyen essentiellement pratique d'étudier cette tête est donc de se bien rendre compte tout d'abord de la forme de la charpente cartilagineuse telle qu'on l'observe chez le têtard.

Si on examine le crâne d'un jeune têtard, on voit qu'il est formé d'*une seule pièce* cartilagineuse dans laquelle on ne peut distinguer aucun organe séparé, mais seulement des régions. Vu en dessus, le cartilage présente deux régions élargies, massives, l'une antérieure, l'autre postérieure, réunies par un

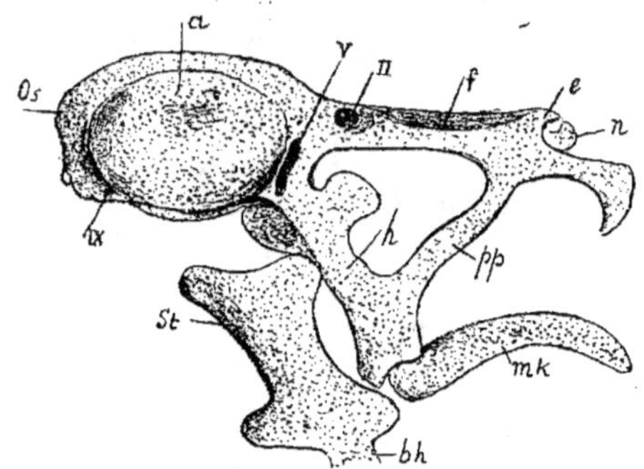

Fig. 278 (d'après Parker (85). — Têtard de Grenouille, crâne vu latéralement : *a*, masse périotique ; *bh*, basihyal ; *e*, région ethmoïdale ; *f*, gouttière médiane ; *h*, région hyomandibulaire ; *n*, septum nasal ; *mk*, cartilage de Meckel ; *os*, région occipitale ; *pp*, région ptérygo-palatine ; *st*, stylhyal ; II, orifice du nerf optique ; V, orifice du trijumeau ; IX, orifice du glosso-pharyngien.

pont allant d'avant en arrière et creusé en gouttière. La région postérieure ou *crânienne* est excavée et loge le cerveau et les capsules auditives (fig. 280. *a*). La région antérieure ou *nasale* présente deux cavités séparées par un septum, pour les organes olfactifs ; à ces organes aboutissent les nerfs olfactifs qui, venant du cerveau, gagnent la région nasale en se plaçant dans la gouttière du pont qui fait communiquer les deux parties antérieure et postérieure du cartilage primordial.

D'autre part, de chaque côté de la portion médiane du cartilage existe une anse descendant en dehors et en bas, sorte d'arc cartilagineux formé de deux branches unies à angle, et sur lequel s'appuie la mandibule, au niveau de l'union de ces deux branches composantes. De ces deux branches, la postérieure qui descend de la région otique à la mandibule est évidemment l'analogue de l'os carré. A son extrémité inférieure, s'attache la mandibule, et, de plus, l'hyoïde vient s'appuyer contre elle, d'où le nom de *région* ou *branche hyo-mandibulaire* qui lui a été donné. Quant à la branche antérieure, qui part du point où s'articule la mandibule et remonte vers le palais, elle portera plus tard des os assimilés au ptérygoïde et au palatin, d'où le nom de *région* ou *branche ptérygo-palatine* sous lequel on la désigne. Ces noms sont d'autant meilleurs à conserver, qu'ils seront utilisés pour la désignation des os représentant les mêmes régions chez les Poissons.

Si l'on examine une Grenouille bientôt adulte, on retrouve le même cartilage, mais un peu modifié dans sa forme. La gout-

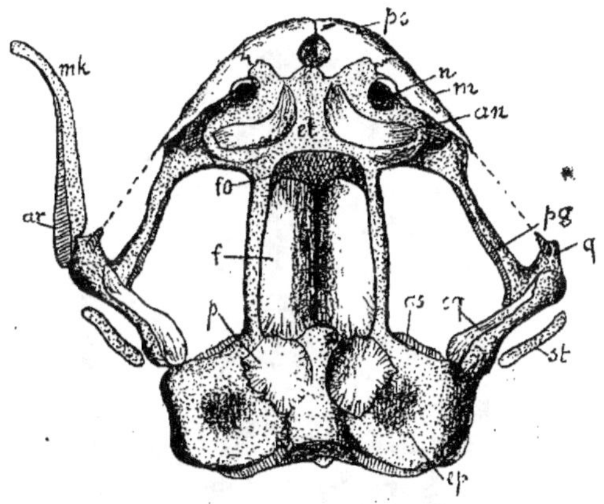

Fig. 279 (d'après Parker). — Crâne de jeune Grenouille, vu par la face supérieure : *an*, nasal; *ar*, articulaire; *as*, rocher; *ep*, région épiotique; *et*, ethmoïde; *f*, frontal; *fo*, fontanelle; *m*, maxillaire; *mk*, cartilage de Meckel; *n*, narine; *p*, pariétal; *pg*, ptérygoïde; *ps*, prémaxillaire, *q*, carré; *sq*, squameux; *st*, stylhyal.

tière médiane et la région crânienne sont maintenant en partie fermées en dessus, laissant une fontanelle qui persiste longtemps au niveau de la gouttière (fig. 281. *fo*). Plus tard, chez l'adulte, ce sont les rapports des branches de l'anse latérale qui offrent les plus grands changements. En effet, la branche hyo-mandibulaire s'est reportée en arrière; la branche ptérygo-palatine s'est allongée et, au lieu de tomber sur l'extrémité de la précédente, elle tombe maintenant sur un point plus rapproché de sa base. Il en résulte que le sommet de la branche hyo-mandibulaire correspondant à l'extrémité de l'os carré se trouve reporté en arrière de la région otique du crâne.

Telle est la carcasse cartilagineuse de la tête de la Grenouille adulte. Il nous reste à montrer comment les os viennent se disposer sur ce cartilage. Parmi ces os, les uns naissent dans le cartilage primordial lui-même, et sont constitués par des ossifications locales de ce cartilage; les autres, appelés *os de membrane* ou *de recouvrement*, apparaissent à la surface du cartilage et concourent à fermer l'hiatus de la face supérieure de la tête. Ces derniers os ou au moins certains d'entre eux précèdent dans leur apparition les ossifications locales du cartilage; nous commencerons néanmoins par faire connaître ces dernières.

C'est d'abord, en arrière, de chaque côté du trou occipital,

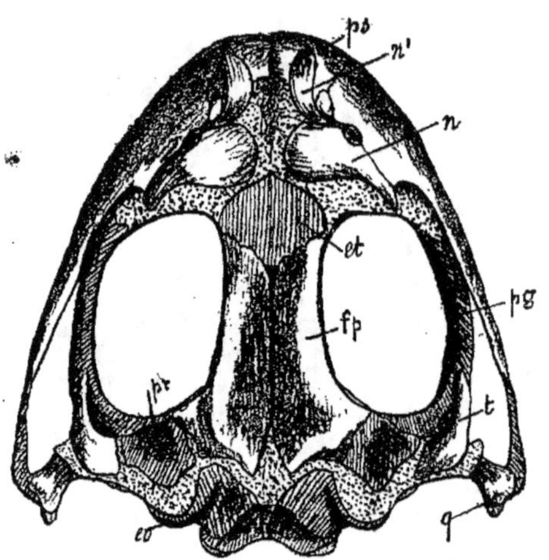

Fig. 280 (d'après Parker). — Crâne de Grenouille adulte, vu par sa face supérieure (les os développés dans le cartilage sont marqués de lignes parallèles; les os de recouvrement sont seulement légèrement ombrés): *eo*, occipital latéral; *et*, ethmoïde; *fp*, fronto-pariétal; *n*, nasal, *n'* processus nasal du prémaxillaire; *pg*, ptérygoïde; *pr*, prootique; *ps*, rocher; *q*, quadrato jugal; *t*, squameux.

une ossification répondant à l'occipital latéral. Chacun de ces os porte un condyle, de telle sorte que, contrairement aux Sauropsides, la tête des Amphibiens s'articule avec la colonne vertébrale par deux condyles. Plus en avant, une autre partie du cartilage primordial traversée par la Vme paire s'ossifie également. Cette portion sera le rocher (prootique fig. 280. *pr*). Enfin, l'extrémité antérieure de la gouttière qui contient les nerfs olfactifs s'ossifie de même pour former, l'ethmoïde (*os en ceinture* de Cuvier). Sur les côtés de cette gouttière, on voit les orifices par lesquels sortent les nerfs optiques, en avant du rocher. Il demeure bien entendu que les parties osseuses qui viennent d'être mentionnées ne sont que des ossifications locales du cartilage primordial. Passons maintenant aux pièces de recouvrement du cartilage.

En arrière, il n'en existe pas ; il n'y a, en effet, ni occipital basilaire, ni occipital supérieur ; mais la fontanelle et la plus grande partie de la région occipitale sont recouvertes par deux os dits *pariéto-frontaux* qui semblent résulter de la soudure d'un pariétal et d'un frontal de chaque côté. Ces pièces s'étendent jusqu'à l'ethmoïde et ne le recouvrent qu'en partie (fig. 280 *fp*).

Plus en avant, se voient les nasaux qui entourent l'orifice des fosses nasales. Enfin, sur la branche hyo-mandibulaire, en

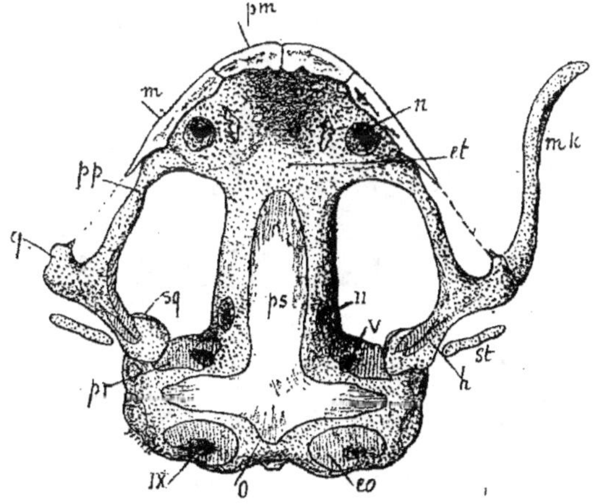

Fig. 281 (d'après Parker). — Crâne de jeune Grenouille, vu par sa face inférieure : *eo*, occipital latéral ; *et*, région ethmoïdale ; *h*, région hyomandibulaire ; *m*, maxillaire ; *mk*, cartilage de Meckel ; *n*, orifice inférieur des fosses nasales ; *o*, région occipitale ; *pp*, région ptérygo-palatine ; *pm*, prémaxillaire ; *pr*, prootique ; *ps*, parasphénoïde ; *sq*, squameux ; *st*, stylhyal ; II, trou optique ; V, orifice du trijumeau ; IX, orifice du glosso-pharyngien.

dehors du squameux, est placé un os qu'on considère comme un quadrato-jugal, l'os carré n'existant pas ou étant réduit en quelque sorte à l'extrémité cartilagineuse qui donne attache à la mandibule.

Si l'on examine la face inférieure de la tête, on constate l'absence d'occipital basilaire. De chaque côté, se voit l'occipital latéral ; puis sur la ligne médiane, au-dessous de la gouttière, on trouve un *parasphénoïde* (fig. 284. *pa*) très semblable à celui que nous offriront les Poissons. Il n'y a pas de sphénoïde ossifié. Sur les côtés, également à la face inférieure, on voit appliqués sur la branche ptérygo-palatine, en arrière un ptérygoïde, en avant un palatin. Enfin, deux vomers portant souvent des dents, se montrent en avant des palatins, de chaque côté de la ligne médiane.

L'étude du profil de la tête montre encore trois os de chaque côté, savoir : un prémaxillaire, dont la forme rappelle beaucoup

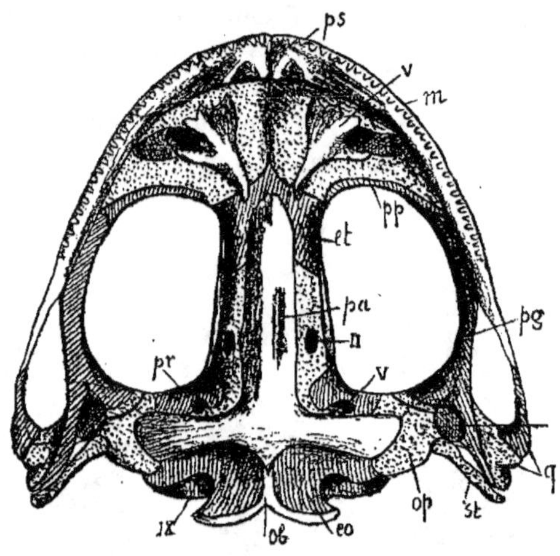

Fig. 282 (d'après Parker). — Crâne de Grenouille adulte, vu par la face inférieure : *eo*, occipital latéral ; *et*, ethmoïde ; *m*, maxillaire ; *ob*, région basilaire cartilagineuse ; *op*, région opisthotique ; *pp* palatin ; *pg*, ptérygoïde ; *pa*, parasphénoïde ; *pr*, prootique ; *ps*, prémaxillaire ; *q*, quadrato-jugal s'attachant à l'extrémité cartilagineuse qui représente le carré ; *st*, la columelle de l'oreille ; *v*, vomer ; II, trou optique ; V, orifice du trijumeau ; IX, orifice du glosso-pharyngien.

un os similaire existant chez les Poissons et offrant, comme chez ces derniers, une apophyse montante. En dehors du prémaxillaire, se voit le maxillaire ; et, en dehors de celui-ci, le prolongeant en arrière, le quadrato-jugal (jugal de certains auteurs) qui, comme chez les Sauropsides, rejoint non pas le squameux, mais l'extrémité cartilagineuse de la branche hyomandibulaire qui représente ici l'os carré.

En examinant la situation des maxillaires par rapport au cartilage, on peut voir qu'ils dépassent de beaucoup de chaque côté les branches ptérygo-palatines, en dehors desquelles ils se placent, de telle sorte qu'ils laissent un large vide entre la branche ptérygo-palatine d'une part et le maxillaire de l'autre.

En résumé, chez les Amphibiens, le squelette de la tête est représenté par un cartilage ossifié en cinq points (deux occipitaux latéraux, deux rochers et un ethmoïde), sur lequel se développent des os qui sont : en dessus, les pariéto-frontaux, les nasaux, les squameux ; en dessous, le parasphénoïde, les ptérygoïdes, les palatins et les vomers ; sur les côtés, les prémaxillaires, les maxillaires et les quadrato-jugaux.

Quant à la mâchoire inférieure, elle comprend ordinairement deux pièces, l'angulaire, et le dentaire auquel s'ajoute parfois un splénial.

Les modifications au type que nous venons de décrire, que l'on peut observer chez les Amphibiens, sont généralement d'un ordre très secondaire. Elles consistent, le plus souvent, en des différences de forme de certaines des pièces osseuses. C'est ainsi que, parmi les Urodèles, les Ménopomes se font remarquer par la forme particulière de leurs ptérygoïdes. Chez les Labyrinthodontes et chez les Cécilies, comme nous l'avons dit plus haut, la tête est compacte ; ce caractère est dû à l'apparition de certains os qui manquent chez les Anoures et les Urodèles. Il peut exister alors un préfrontal et un post-frontal, des os susorbitaires, et chez les Labyrinthodontes, des épiotiques semblables à ceux que nous trouverons chez les Poissons, ainsi que des os placés en arrière des pariétaux, dans la région susoccipitale et répondant à des susoccipitaux pairs.

§ 277. — Hyoïde.

L'hyoïde subit, chez les Amphibiens à métamorphoses, de profondes modifications entraînées par la disparition d'une partie plus ou moins considérable des arcs branchiaux. A ces différences viennent s'ajouter des variations assez étendues, d'un groupe à l'autre.

L'hyoïde, au début de la période larvaire, est en relation de chaque côté avec la branche hyomandibulaire et constitue l'appareil branchial (fig. 281 *st*). La portion qui affecte cette relation est le cératohyal (petites cornes).

Chez les têtards, l'appareil branchial comprend une série linéaire de pièces médianes ou *copules*, sur lesquelles viennent s'insérer, de chaque côté, les arcs cartilagineux plus ou moins nombreux. Le plus antérieur de ces arcs représente le cératohyal (petites cornes) ; il est ordinairement très volumineux. Les arcs qui suivent, généralement au nombre de quatre (trois seulement chez les Protées et les Ménobranches), portent souvent des sortes de dents sur leur bord interne : ce sont les cératobranches. Le dernier de ces arcs ne porte pas de branchies et est rudimentaire. Il s'unit le plus souvent, ainsi que l'avant dernier, au deuxième cératobranche qui seul, avec le premier, est en relation directe avec les copules. Il est encore à remarquer que la copule postérieure qui ne porte jamais de cérato branche, entre plus tard en rapport avec le larynx chez les Salamandres et prend alors le nom d'*os thyroïdien*.

Au cours du développement, l'appareil que nous venons de décrire se conserve à peu près intact chez les Pérennibranches. C'est chez les Ménopomes et les Amphiumes (Dérotrèmes) qu'il conserve le mieux ses caractères primitifs. Chez les autres Urodèles, il se modifie comme suit :

Chez les Salamandres, les deux derniers arcs disparaissent et les deux premiers seuls subsistent en changeant de forme et en s'ossifiant. Parmi les Salamandrines, le genre Spelerpes est remarquable en ce que le premier cératobranche, sur lequel vient s'appuyer le second, se prolonge considérablement en arrière et donne attache à des muscles qui permettent à cet animal une projection de la langue comparable à celle qu'on connaît chez les Caméléons.

Enfin, chez les Anoures, les copules font place à une lame cartilagineuse, en partie ossifiée, considérable, qui forme un basihyal parfaitement caractérisé (fig. 283).

A mesure que progresse le développement, le cératohyal perd ses rapports avec l'arc hyomandibulaire et en contracte de nouveaux. Chez l'adulte, c'est avec la région auriculaire que le cératohyal se trouve en contact (fig. 282 *st*) ; son extrémité proximale devient la *columelle* de l'oreille. En sorte que tandis que, chez la larve, l'appareil hyoïdien fonctionnant comme appareil branchial, nous présente les mêmes rapports que ceux que nous trouverons chez les Poissons, chez l'adulte, l'hyoïde primitif contracte de nouveaux rapports reproduisant une disposition propre aux Vertébrés supérieurs. Les cérato-

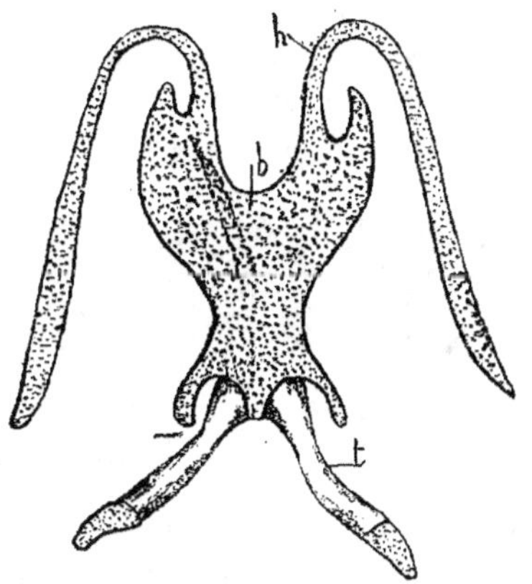

Fig. 283 (d'après Parker). — Appareil hyoïdien de *Bufo ornatus.*
b, basihyal; *h*, cératohyal; *t*, cératobranche.

branches se réduisent à une paire unique, ordinairement volumineuse.

§ 278. — Colonne vertébrale.

Des vertèbres amphicœliques, comme nous les retrouverons
chez les Poissons, peuvent s'observer chez les Amphibiens. Elles
ont cette forme chez les Labyrinthodontes. Parmi les Amphibiens actuels, on en trouve également chez les Cécilies, chez les
Pérennibranches (Siren, Protées) et chez quelques Urodèles tels
que Amphiuma et Menopoma. Tous les autres Urodèles (Salamandrines) ont des vertèbres opisthocœliques. Enfin, parmi les
Anoures, les types les plus inférieurs, Aglossos (Pipa) et Dis-
coglosses (Bombinator, Alytes, etc.) ont des vertèbres opisthocœliques, tandis que, chez les autres, on observe la forme procœlique si fréquente chez les Sauropsides (R. Blanchard, 86).

Le nombre des vertèbres est à son maximum chez les Cécilies, où il peut atteindre 250. Il est à son minimum chez les
Anoures, où il est ordinairement de 8 ou 9. Il faut remarquer toutefois que, chez ces derniers, la réduction extrême
du nombre des vertèbres ne s'observe que chez l'adulte.
car les têtards possèdent une queue soutenue par de nombreuses vertèbres qui, dans le cours du développement, se

résorbent ou tombent en se sphacélant. Chez les Urodèles et les Labyrinthodontes, la queue persistant, le nombre des vertèbres est toujours assez élevé.

Les vertèbres, chez les individus adultes, sont complètement ossifiées. Il paraîtrait toutefois, que, chez l'Archégosaurus, parmi les Labyrinthodontes, le centre du corps des vertèbres

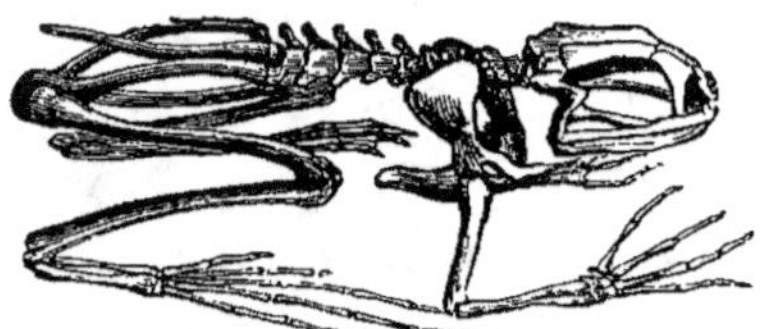

Fig. 284. — Squelette de Grenouille.

n'était pas osseux, car nous le retrouvons sous la forme d'un anneau. Il n'en est pas de même, d'ailleurs, chez d'autres Amphibiens du même groupe, tels que Anthracosaurus, dont les vertèbres amphicœliques ont le corps complètement osseux.

L'atlas porte, chez beaucoup d'Urodèles, une sorte d'apophyse odontoïde articulée avec la région basilaire du crâne, et deux surfaces articulaires pour recevoir les condyles portés par les occipitaux latéraux. L'existence de cette sorte d'apophyse odontoïde a conduit certains anatomistes à homologuer ici la première vertèbre cervicale avec l'axis des autres Vertébrés. L'étude du développement montre que cette assimilation ne saurait être admise. En effet l'apophyse en question se développe aux dépens de la région occipitale enveloppant l'extrémité de la corde et ne s'unit que plus tard à la première vertèbre cervicale (Ph. Sthor, cité par Wiedersheim). Chez Siren Lacertina et chez les Anoures, cette apophyse odontoïde est très réduite; il n'en existe aucune trace chez les Cécilies. La région cervicale de la plupart des Amphibiens ne comporte réellement que cette vertèbre. Les vertèbres dorsales qui suivent immédiatement sont munies d'arcs neuraux ossifiés, très peu développés chez les Anoures, mais pouvant former chez les Urodèles des apophyses épineuses étendues et s'articulant les unes avec les autres. Chez tous les Amphibiens, l'arc neural est continu avec le corps vertébral. Il en est de même pour les apophyses transverses qui naissent en général par deux racines, l'une du corps, l'autre de l'arc neural. Ces apophyses transverses portent les côtes et sont généralement dirigées en arrière et en bas. Chez les Anoures et spécialement chez les Pélobates, les trois premières apophyses transverses sont très développées; les dernières sont tournées en avant.

Généralement il n'existe, chez les Amphibiens, qu'une seule vertèbre sacrée. On en compte deux chez le Ménopome. L'absence de ceinture pelvienne chez les Cécilies, amène la disparition de toute espèce de différenciation au niveau de la région sacrée.

Quant à la région coccygienne, elle est formée d'un certain nombre de vertèbres comprimées latéralement chez les Urodèles. Les arcs hæmaux ou apophyses ventrales qu'elles présentent, sont parfois couchés les uns sur les autres comme les pièces d'une cuirasse (Salamandra perspicillata). On remarquera, à ce propos, que ces prolongements ventraux ne sont en aucune façon des apophyses transverses ou des côtes modifiées, car ces diverses pièces peuvent exister simultanément aux 2 ou 3 premières caudales, et l'on peut même trouver, jusque sur les dernières vertèbres, des traces des apophyses transverses.

Chez les Anoures, les vertèbres coccygiennes sont soudées en un os (*pygostile*) unique (fig. 286), très allongé, sur les côtés duquel on peut voir persister des apophyses transverses qui attestent la composition de cet os par plusieurs vertèbres soudées (Discoglossus pictus et Bombinator).

§ 279. — Côtes.

Chez les Urodèles toutes les vertèbres, sauf la première, portent des côtes. Ces côtes, véritable expansion des apophyses transverses sont surtout développées en avant; elles s'articulent par une double tête avec le corps et avec l'arc vertébral. Parfois, chez le Triton par exemple, elles montrent une sorte d'apophyse uncinée.

Chez les Anoures, les côtes, tout à fait rudimentaires, sont portées à l'extrémité des apophyses transverses avec lesquelles elles peuvent se souder. Trois restent distinctes chez Discoglossus pictus. Leur tête est toujours simple. Elles ne se réunissent jamais sur la ligne médiane ventrale. Mais il n'en était pas de même chez les Labyrinthodontes, où les côtes sont longues et fortement recourbées.

Chez les Cécilies enfin, les côtes sont plus développées que chez les Urodèles. Elles sont toujours peu recourbées et n'enveloppent en aucune façon la cavité viscérale, même chez Pleurodeles Waltlii, où les côtes sont plus longues que chez aucun autre Amphibien.

§ 280. — Ceinture scapulaire.

Bien que les côtes arrivent à peine à la face ventrale, on trouve, chez les Amphibiens, un sternum supportant la ceinture scapulaire. Le sternum, qui peut être uniquement cartilagineux, est parfois ossifié et présente à droite et à gauche un sillon pour recevoir les cartilages coracoïdiens. Chez Bombinator, Alytes, Pipa et Discoglossus, le sternum n'est que très faiblement uni à la ceinture scapulaire. En arrière il offre deux pointes divergentes (Discoglossus pictus et Bombinator).

Chez la Salamandre, la constitution de la ceinture scapulaire est des plus simples : un noyau osseux, où s'appuie l'humérus, se prolonge de 3 côtés, en avant, en dehors et en dedans, par trois cartilages que l'on peut regarder comme représentant les extrémités divergentes de la clavicule, de l'omoplate et du coracoïdien, dont les extrémités internes se seraient ossifiées et soudées. Même quand la ceinture scapulaire se complique, comme chez les Anoures, une partie reste cartilagineuse et on a donné aux pièces qui la constituent alors, des noms spéciaux. Chez les Anoures, en général, les portions du cartilage primitif et continu qui s'ossifient, sont au nombre de trois et représentent un scapulaire terminé extérieurement par une lame de cartilage calcifié (cartilage suprascapulaire), une clavicule et un coracoïdien. Ces deux dernières parties séparées par un orifice, se réunissent vers la ligne médiane en une même lame cartilagineuse désignée sous le nom de cartilage *épicoracoïdien*. Ce cartilage chevauche sur le cartilage similaire, du côté opposé, l'un et l'autre s'appuyant sur le sternum.

Chez Rana esculenta, Cystignathus (fig. 285), etc., la disposition est la même, avec cette différence que les deux cartilages épicoracoïdiens, fort réduits, s'articulent l'un avec l'autre sur la ligne

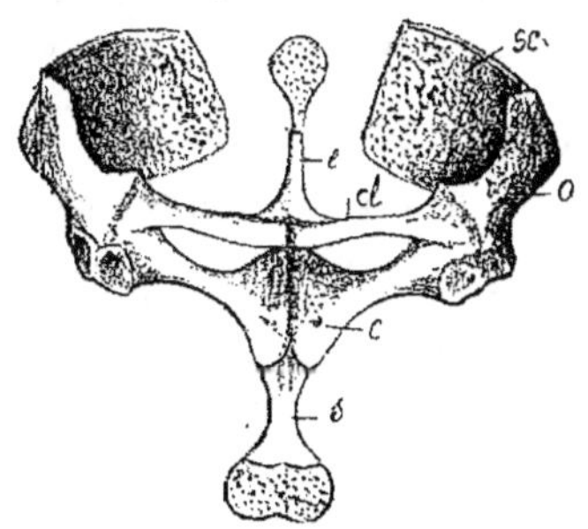

Fig. 285. — Sternum et ceinture thoracique de Cystignathus ocellatus: *c*, coracoïde; *e*, épisternum; *cl*, clavicule; *o*, omoplate; *sc*, suprascapulaire; *s*, sternum.

médiane, en même temps qu'ils s'appuient sur le bord antérieur du sternum. Celui-ci, en partie ossifié, se termine postérieurement par une apophyse xyphoïde cartilagineuse très transparente et bien connue des histologistes qui profitent de sa minceur et de sa transparence pour y étudier le développement du cartilage. En avant des clavicules et sur la ligne médiane, il existe une pièce osseuse grêle terminée par un mince cartilage, cette pièce peut être considérée comme un épisternum.

281. — Membre antérieur.

Chez les Urodèles, l'humérus et les os de l'avant-bras sont courts et pourvus de puissantes épiphyses cartilagineuses. Le carpe reste souvent entièrement cartilagineux (Dérotrèmes, Pérennibranches). Quand des ossifications apparaissent, elles commencent en général à se montrer du côté cubital. Il existe un central qui parfois est double dans les formes inférieures (Ranodon, Salamandrella), et même triple, chez l'Axoloth par exemple. Dans cette dernière espèce, ce n'est que chez les individus âgés que l'on trouve un central triple; ce qui donne à penser, comme le dit Wiedersheim (87), qu'il s'agit dans ce cas d'une division secondaire et non originelle. Lorsque le central est unique, il occupe sa place ordinaire. Quand il y en a plusieurs ils peuvent être disposés en rangée transversale, oblique, voire longitudinale (Ranodon et Salamandrella).

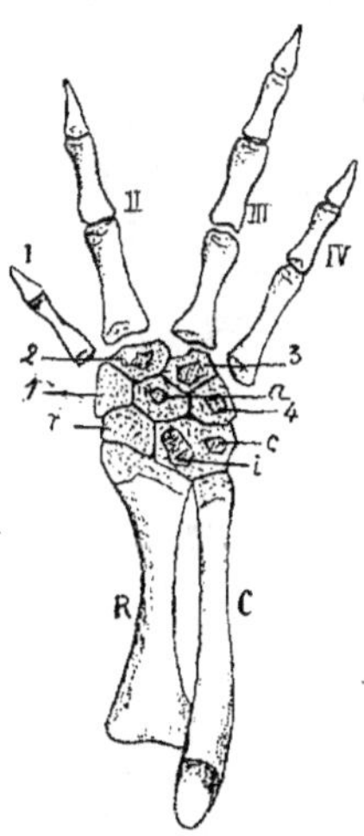

Fig. 286 (d'après Wiedersheim). — Extrémité antérieure de Salamandra maculata : R, radius; C, cubitus; *r*, radial; *i*, intermédiaire; *c*, cubital; *a*, os central; 1 à 4, carpiens; I à IV, doigts.

Les 2 rangées du carpe, présentent les caractères suivants :

à la 1re rangée, le cubital et l'intermédiaire sont ordinairement soudés. A la 2e rangée, il existe 4 carpiens distincts répondant aux 4 métacarpiens. Toutefois, chez certains Urodèles, tels que l'Axoloth, il y a 5 carpiens pour 4 doigts.

Le nombre des phalanges varie aux différents doigts ; c'est toujours le troisième doigt qui a les plus nombreuses phalanges, et le premier qui en a le moins.

L'Amphisbène et le Protée se distinguent entre les Urodèles par la réduction du nombre des doigts qui tombent à 3 au membre antérieur.

Chez les Anoures, l'humérus présente des différences sexuelles sous le rapport de ses dimensions. Celui des ♂ est toujours beaucoup plus développé que celui des ♀. Le radius et le cubitus se confondent en un seul os épaissi à ses deux extrémités. D'une manière générale, les ossifications du carpe sont beaucoup plus développées chez les Anoures que chez les Urodèles. Il existe un central, mais, au lieu de se trouver dans sa position normale comme chez les Urodèles, cet os se montre sur le bord radial, en rapport soit avec le radial, soit directement avec le radius (Crapaud). La première rangée se compose alors de 3 os, le radial étant au milieu (Wiedersheim). La seconde rangée comprend 5 os, soit un carpien de plus que chez les Urodèles. Il existe 5 métacarpiens et 5 doigts, en comptant un pouce rudimentaire presque caché sous la peau et qui n'est peut-être qu'une expansion latérale du carpe. Le deuxième doigt présente, surtout chez les ♂, un volume prépondérant. Son métacarpien très volumineux offre

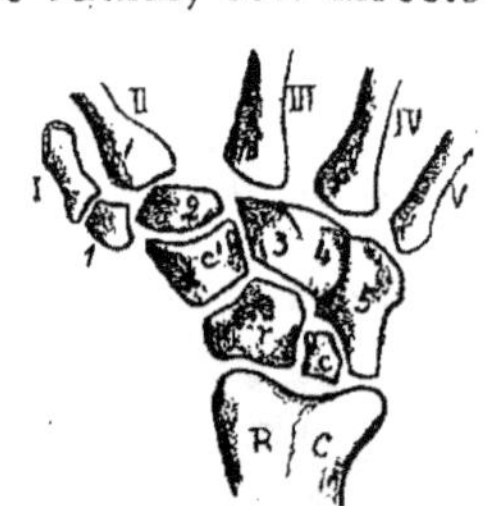

Fig. 287 (d'après Wiedersheim). — Carpe de Bufo viridis : R, radius ; C, cubitus ; r, radial ; c, cubital ; c′, os central ; 1 à 5, carpiens ; I à V, métacarpiens.

une puissante apophyse et semble se bifurquer.

Chez les Labyrinthodontes le carpe paraît avoir été cartilagineux. Le nombre des doigts semble avoir été de 5, avec des phalanges parfois très longues.

§ 282. — Ceinture pelvienne.

Elle fait défaut chez les Cécilies et chez Siren lacertina. Chez les autres Amphibiens, elle est généralement portée par une seule vertèbre sacrée.

 OSTÉOLOGIE COMPARÉE

La ceinture pelvienne des Urodèles consiste, comme la ceinture scapulaire, en une pièce cartilagineuse s'unissant sur la ligne médiane à celle du côté opposé et présentant des points d'ossification plus ou moins développés. Le plus souvent, les parties ossifiées forment, de chaque côté, deux branches, l'une qui correspond à l'iliaque, et est creusée à son extémité externe de la cavité cotyloïde, l'autre qui correspond à l'ischion.

En avant de cette dernière branche, il existe souvent un trou (trou sous-pubien) qui la sépare d'une portion cartilagineuse répondant à la région pubienne de la ceinture. Ajoutons une particularité propre aux Urodèles et consistant dans la présence, chez un certain nombre d'entre eux (Salamandra maculata, Dactylethra capensis), d'un petit cartilage (cartilage *ypsiloïde épipubien*), bifurqué ou claviforme, situé en avant de la symphyse pubienne. Jamais, chez les Urodèles, les parties ossifiées du cartilage pelvien ne se différencient en organes distincts. Chez les Labyrinthodontes (L. Rhutimeyeri), au contraire, la ceinture pelvienne est formée, de chaque côté, de 3 pièces osseuses qui paraissent avoir été indépendantes ; les pubis et les ischions forment une plaque ventrale composée de 4 os, mais il n'existe entre eux aucune trace de trou sous-pubien.

Chez les Anoures, la ceinture pelvienne est à peu près complètement ossifiée. Les branches iliaques, très développées, sont allongées d'avant en arrière et se rapprochent sur la ligne médiane de manière à former une sorte de symphyse, de chaque côté de laquelle se trouve la cavité cotyloïde. En arrière, un point d'ossification indépendant, et dont les limites atteignent les cavités cotyloïdes, représente les ischions soudés. Enfin, en avant, une région cartilagineuse plus ou moins calcifiée répond à la région pubienne.

§ 283. — Membre postérieur.

Chez les Urodèles, le tarse peut, comme le carpe, rester cartilagineux ou s'ossifier plus ou moins complètement. Des soudures variées se montrent alors entre les os des deux rangées. Ainsi, l'intermédiaire peut se souder avec le central et de même les tarsiens entre eux, ou le premier tarsien avec le tibial. Le nombre des os de la deuxième rangée est ordinairement de 5; mais on en compte parfois 6 et même 7 (Ménopome).

Dans ce cas c'est au côté tibial que se manifeste l'augmentation du nombre des tarsiens.

Chez les Anoures, on trouve des modifications en rapport avec l'organisation du membre pour le saut : le fémur est très allongé, et le tibia et le péroné sont soudés en un seul os. Au tarse, au lieu de 3 os à la première rangée, on trouve deux os cylindriques très allongés, souvent unis à leur extrémité dans une masse cartilagineuse commune. L'un représente le tibial et l'intermédiaire soudés ; c'est une sorte d'astragale. L'autre est le péronéen. En raison de leur longueur, on les prendrait à première vue pour les os de la jambe. La seconde rangée du tarse est formée d'une série de 4 pièces qui vont en diminuant du premier tarsien au quatrième. Cette réduction des tarsiens du côté péronier est propre aux Batraciens, tandis que, chez les Mammifères, c'est généralement du côté tibial qu'a lieu la réduction (Leboucq) (¹). Il existe ordinairement 5 métatarsiens et 5 doigts à phalanges allongées; mais chez quelques espèces (Discoglossus pictus), on trouve un sixième doigt rudimentaire, formé d'un métatarsien et d'une seule phalange, du moins c'est là l'interprétation généralement adoptée. On peut aussi bien considérer ce 6ᵉ doigt toujours rudimentaire comme une extension de la seconde rangée du tarse, ou même comme résultant d'un simple déplacement de la rangée des tarsiens vers le bord tibial qu'ils dépasseraient dans le cas présent tandis qu'ils n'atteignent pas le bord cubital.

(¹) Leboucq. Sur la morphologie du carpe et du tarse. (Anat. Anzeiger 1886, n° 1.)

CHAPITRE XXI

POISSONS

---

§ 284.

Les Poissons forment une classe bien distincte de celle des Amphibiens et qui n'est que très vaguement reliée à cette dernière par le petit groupe des Dipnéens (Lepidosiren, Ceratodus). Si l'on peut en effet considérer les Dipnéens comme se rattachant aux Amphibiens par la disposition de l'appareil respiratoire, on ne saurait nier qu'au point de vue du squelette, il n'existe plus guère de relation appréciable entre eux. Ce qui prouve bien, disons-le en passant, combien sont souvent arbitraires et, par suite, peu fondées les considérations que l'on fait valoir pour affirmer la supériorité ou l'infériorité relative de tel ou tel groupe d'animaux en se basant sur la comparaison d'un quelconque de leurs systèmes organiques.

Si les Poissons ne se rattachent que très indirectement aux groupes voisins, on trouve par contre, à l'exception des Cyclostomes, entre leurs types les plus divergents, des formes de passage qui en font une classe bien homogène. Les zoologistes les divisent ordinairement de la manière suivante :

1° Les *Téléostéens* (Poissons osseux) ;

2° Les *Dipnéens* (Lepidosiren, Protopterus, Ceratodus) ;

3° Les *Ganoïdes* (Polyptère, Lépidostée, Esturgeon, etc.) ;

4° Les *Poissons cartilagineux* (Raies, Squales) ;

5° Les *Cyclostomes* (Lamproie).

§ 285. — Aspect extérieur.

L'aspect extérieur des Poissons est très variable. On peut considérér comme forme type celle que revêtent un grand nombre de Poissons osseux, dont le corps fusiforme est comprimé latéralement (ex. Perche, Saumon, Hareng, etc.). Mais les modifications à ce type sont considérables, depuis la forme cylindrique des Anguilles et des Cyclostomes jusqu'aux formes singulières que nous offrent les Plectognathes (Coffres) et les Lophobranches (Hippocampes, Pégases). Parmi les formes les plus aberrantes, nous ne saurions omettre celle qui caractérise le groupe des Pleuronectes. Ces Poissons, au sortir de l'œuf, ont la forme normale type et sont parfaitement symétriques par rapport à un plan médian. Puis, à mesure qu'ils se développent, on voit un des deux yeux abandonner la place qu'il occupait et venir, en franchissant la ligne médiane, se placer au voisinage de l'autre œil,

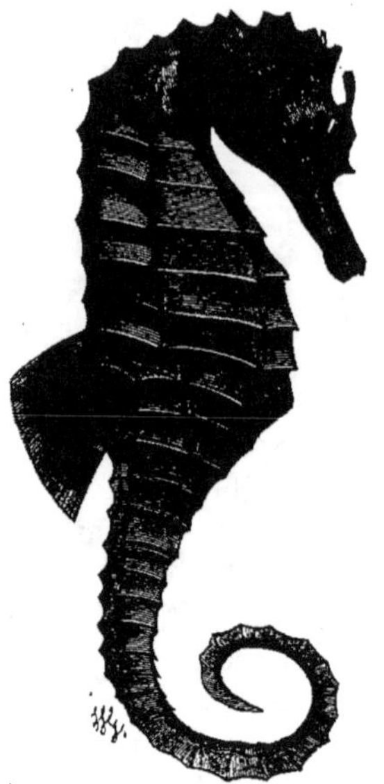

Fig. 288. — Hippocampe.

si bien que l'animal finit par avoir les deux yeux sur le même côté du corps. En même temps l'attitude du Poisson change ; il se tient couché sur le flanc, de manière que le côté devenu supérieur est celui qui porte les deux yeux. On observe alors une différence de couleur entre les deux parties qui paraissent être maintenant les faces supérieure et inférieure du corps ([1]). Les modifications dont il vient d'être question n'affectent pas toujours le même côté. Tantôt, chez le Turbot, par exemple, c'est le côté droit qui devient inférieur et c'est sur lui que l'animal repose constamment. Ailleurs, chez les Soles, c'est

---

([1]) Le côté zénithal prend les teintes plus foncées communes au dos de presque tous les animaux, tandis que le côté nadiral se comporte comme la face ventrale, généralement plus pâle, des autres animaux. Rappelons aussi que le pleuronectisme n'est pas propre aux Poissons et qu'on le retrouve chez certains Mollusques (Pecten).

l'inverse, les deux yeux sont reportés à droite et l'animal repose sur le côté gauche. Enfin chez les Plies, l'asymétrie est indifférente, c'est-à-dire qu'elle porte tantôt sur le côté droit, tantôt sur le côté gauche, de telle sorte qu'on peut, d'un même coup de filet, ramener des Plies qui ont les deux yeux sur le côté droit et des individus de la même espèce dont les deux yeux sont sur le côté gauche.

Outre la forme générale, l'aspect extérieur du corps des Poissons est complété par des appendices membraneux qui constituent deux groupes bien distincts. Ce sont, d'une part, des appendices médians ou nageoires médianes et, d'autre part, des appendices pairs ou nageoires latérales qui paraissent correspondre aux membres des autres Vertébrés. Ces appendices chez les Poissons sont toujours supportés par des rayons, tandis que, chez les Batraciens qui en présentent aussi connus sous le nom de lophiodermes, ils ne sont jamais constitués que par des expansions dermiques comparables, à la rigueur, aux nageoires dorsales et caudales des Cétacés, des Sirénides, et peut-être aussi des Ichthyosaures. Ajoutons en passant, que c'est encore là un caractère par lequel les Poissons s'éloignent des Amphibiens qui, eux, se rapprochent au contraire des autres Vertébrés.

Les nageoires latérales, lorsqu'elles existent, sont ordinairement au nombre de deux paires. La paire antérieure (nageoires pectorales) occupe une position constante en arrière de la tête, et est en rapport intime avec le squelette de celle-ci. Quant aux nageoires de la deuxième paire leur position la plus fréquente les fait désigner sous le nom de nageoires abdominales; mais tantôt elles se rapprochent de la paire antérieure (Poissons thoraciques), tantôt même elles passent en avant de ceile-ci (Uranoscope), jusqu'à venir se placer sous la symphyse du menton (Poissons jugulaires); il est à noter toutefois, que les pièces osseuses internes qui les soutiennent restent en réalité postérieures par rapport à la ceinture qui donne attache à la première paire de membres.

Les nageoires médianes forment rarement une bordure continue. Il en est bien ainsi à l'état embryonnaire où elles sont représentées par un repli de la peau qui s'étend sur une partie du dos, contourne la queue et vient se terminer à la face ventrale au niveau de l'anus; mais, par la suite du développement, ce repli s'interrompt en diverses places, et des nageoires dorsale, caudale et anale, se différencient plus ou moins complètement.

§ 286. — Généralités.

L'étude du squelette des Poissons donne lieu à quelques remarques générales tout à fait propres à cette classe de Vertébrés. Tout d'abord, la composition histologique de l'appareil squelettique est loin d'être constante. Uniquement cartilagineux dans certains groupes (Sélaciens), il est essentiellement osseux chez les autres. Dans ce dernier cas, la substance osseuse elle-même peut présenter des caractères variés ; tantôt par sa consistance, sa rigidité et sa structure, elle est absolument comparable à celle qui forme les os des autres Vertébrés ; tantôt elle en diffère profondément. Peu riche en sels calcaires, fibroïde, élastique, elle constitue la forme particulière de tissu que nous avons signalée (page 13) sous le nom de *substance ostéoïde*. La substance ostéoïde existait déjà, comme nous l'avons marqué, chez les Amphibiens ; mais elle est beaucoup plus répandue chez les Poissons. Enfin on trouve encore chez ceux-ci du cartilage calcifié. Ajoutons que, chez quelques espèces (Esox Belone), les os peuvent offrir une coloration d'un vert intense (¹).

Une autre particularité qui mérite d'être signalée consiste dans la multiplication parfois considérable du nombre des pièces osseuses du squelette, avec les progrès du développement. Tandis que, chez les embryons de Mammifères, d'Oiseaux et de Reptiles, le nombre des pièces du squelette est dès l'origine, à peu de choses près, ce qu'il sera chez l'animal adulte, à mesure que le Poisson grandit, les pièces de son squelette augmentent en nombre. Il s'y fait des sectionnements qui multiplient considérablement les organes premiers. Nous aurons l'occasion de revenir sur ce fait dans l'étude du

---

(¹) Cette coloration n'est pas propre au squelette, elle est commune à tous les tissus compris au-dessus de la ligne médiane et s'atténue à la face ventrale. Sur une vertèbre, la coloration va en diminuant de l'extrémité de la neurapophyse à l'extrémité de l'hæmapophyse. De même les os de la mâchoire supérieure sont fortement colorés, tandis que ceux de la mandibule sont presque incolores.

développement des rayons des nageoires. Le nombre parfois considérable des pièces osseuses (écailles) qui composent le *dermato-squelette* est, d'autre part, un élément important à considérer dans l'évaluation de la quantité vraiment prodigieuse des organes premiers qui concourent à former le squelette des Poissons.

§ 287. — Dermato-squelette.

Les Poissons se distinguent, entre tous les Vertébrés, par la grande extension de leur dermato-squelette. Celui-ci est constitué par des pièces osseuses ou *écailles*, développées dans la peau, qui n'ont rien de commun avec les produits épidermiques désignés sous le nom d'écailles chez les Lézards, Serpents, etc., mais qui répondent aux os dermiques des Tatous, des Tortues, des Crocodiles, et de quelques Amphibiens. Les premières de ces formations ne sont que de simples papilles recouvertes d'épiderme, tandis que les dernières dépendent du derme et sont sous-épidermiques.

Il y a toutefois lieu d'observer que, contrairement aux os dermiques des Tatous, Tortues, etc., qui restent toujours enfouis dans la peau au-dessous de l'épiderme, les écailles des Poissons dans la plupart des cas font éruption à travers l'épiderme, de telle sorte que la substance osseuse vient au contact du milieu extérieur. Cette éruption, qui rappelle celle des dents, crée, entre ces deux espèces d'organes (écailles et dents) un rapprochement d'autant plus intéressant que la structure des écailles dans certains cas, rappellera de fort près celle des dents, au point que de Blainville avait considéré non sans raison, certaines de ces productions cutanées (boucles des Raies) comme des dents véritables différant des autres seulement par leur siège.

Ajoutons que les écailles ne sont pas les seules parties du squelette des Poissons qui font ainsi éruption à travers l'épiderme. Certains os de la tête (Trachinus draco) se comportent de même.

Le système des écailles, bien qu'étant généralement très développé chez les Poissons, peut manquer totalement chez certaines espèces (Cyclostomes), et il n'est guère de familles qui, parmi une multitude d'espèces pourvues de ces organes, n'en possèdent quelques-unes chez lesquelles ils font complètement défaut (Siluroïdes, Murénides, etc.) (¹). Dans un même groupe reconnu des zoologistes, certains genres peuvent différer par la présence ou l'absence d'écailles; ainsi le Congre est totalement dépourvu d'écailles, tandis que l'Anguille en possède. Dans une même espèce, également; ainsi la variété de Carpe dite *Carpe à cuir* ou *Carpe à miroir* se distingue de la Carpe ordinaire par un avortement plus ou moins total des écailles. Là où elles existent, les écailles offrent, sous les divers rapports de la forme, de la structure et du mode d'implantation, des variétés infinies.

L'exemple le plus frappant d'un nombre considérable de pièces en même temps extrêmement petites constituant le dermato-squelette nous est offert par les Squales dont la peau râpeuse, désignée sous le nom de *chagrin*, doit ses caractères à des écailles très ténues, très rapprochées et à extrémité libre saillante.

La disposition réciproque des écailles présente de grandes variations. Chez certains Poissons dits Placoïdes (Coffres, Syngnathes, Hippocampes, Pégases etc.), où les écailles consistent en plaques osseuses de forme variable, le plus souvent polygonales, elles sont disposées les unes auprès des autres comme les pièces d'un carrelage. Ces plaques osseuses restent alors enfoncées dans le derme, recouvertes par une mince couche de ce tissu et par l'épiderme, sans faire saillie au dehors. Dans un autre groupe de plaques dermiques représenté par les *boucles* des Raies, la pointe vient faire éruption à la surface de la peau. Chez les Ganoïdes, on commence à observer une très légère imbrication des écailles, elles sont obliquement disposées et ne peuvent être enlevées isolément.

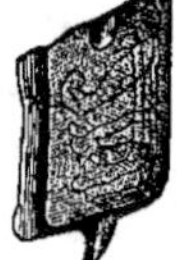

Fig. 289.—Écaille de Ganoïde.

Enfin, chez les Téléostéens et les Dipnéens, l'imbrication des écailles devient plus complète et, engagées en partie dans le derme, elles sont couchées les unes sur les autres à la manière des tuiles d'un toit. De plus elles font souvent saillie, par leur bord libre, à travers l'épiderme. Ainsi chez un jeune Mulet (Mugil) les coupes montrent que les écailles, reposant par leur

---

(¹) Baudelot, Les écailles des Poissons osseux, in. *Arch. de Zool. Expérim.* t. II, 1873.

bord antérieur sur l'aponévrose hypodermique se relèvent ensuite et s'appuient dans les 2/3 environ de leur longueur sur

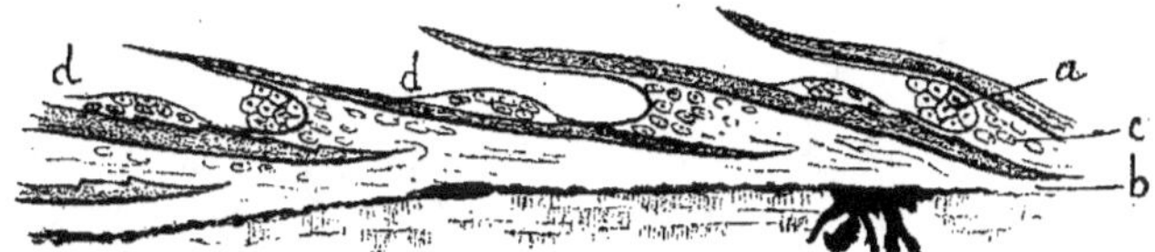

Fig. 290 (d'après Pouchet). — Coupe longitudinale des écailles d'un Mulet (Mugil) de 4 à 5 centimètres de long : *a* portion épidermique restée en place ; *h* aponévrose hypodermique ; *c* tissu
lamineux ; *d, d* monticule de tissu lamineux.

une sorte de coin de tissu lamineux, qui se continue en une
couche très mince jusqu'au bord de l'écaille. Plus tard
l'extrémité de l'écaille fait éruption au dehors.

Parfois très petites et complètement cachées dans le derme
(Anguille), les écailles prennent ailleurs un grand développement

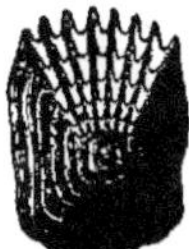

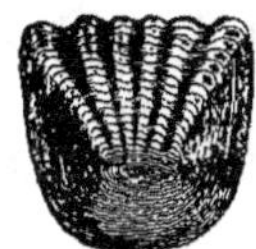

Fig. 291. — Écaille cténoïde.

Fig. 292. — Écaille cycloïde.

et peuvent alors présenter des caractères qui ont permis de les
diviser en deux groupes. On a désigné sous le nom d'écailles *cycloïdes*, celles qui sont arrondies et dont le bord est lisse,
tandis que l'on nomme *cténoïdes*, celles dont les bords ou
la surface libre sont garnis de sortes de petites dents ou

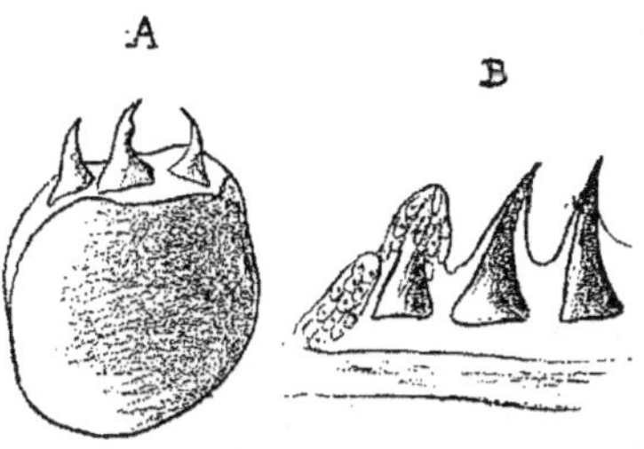

Fig. 293 (d'après Pouchet).—A, écaille d'un jeune Gobius niger portant 3 spinules ; B fragment d'é-
caille montrant 2 spinules en cours d'éruption, une 3ᵉ en cours de développement dans son
bourgeon et un bourgeon récent devant plus tard donner naissance à une spinule.

spinules. Ces spinules se développent à partir du centre du

bord postérieur de l'écaille successivement, à mesure que l'é-
caille grandit ; pour cette raison, les spinules médianes sont
généralement plus petites parce qu'elles sont en rapport avec
la dimension moindre qu'avait l'écaille au moment de leur apparition. — Le développement des spinules se fait à l'intérieur de
bourgeons de tissu lamineux. La pointe de la spinule finit
par faire éruption à l'extrémité du bourgeon dans l'épiderme,
puis au dehors.

La distinction des écailles en cycloïdes et cténoïdes ne
semble pas avoir la valeur qu'on lui avait accordée pour
la classification. Ainsi, chez la Perche et la Sole, qui sont
des Poissons cténoïdes par excellence, il existe des écailles
cycloïdes sur certaines parties du corps (Baudelot, *loc. cit.*).
Chez les Pleuronectes d'autre part, on trouve réunis des types
à écailles cténoïdes (Sole, Limande, Flet) et des types à écailles cycloïdes (Carrelet, Barbue). Par contre, chez les Percoïdes,
la presque totalité des espèces sont cténoïdes, tandis que les
Cyprins sont tous cycloïdes.

La structure des pièces du dermato-squelette n'est pas la
même dans les divers groupes. Les plaques dermiques des
Placoïdes sont formées de tissu osseux ; il en est de même des
boucles des Raies, mais ici la partie saillante se recouvre d'é-
mail, au-dessous duquel la plaque revêt alors tous les caractères de la dentine. C'est toutefois chez les Poissons à écailles
lisses ou Ganoïdes ([1]) que l'on observe plus particulièrement
une structure qui se rapprocherait de celle des dents. Chez
les Esturgeons toutefois, les grands écussons dermiques sont
formés de tissu osseux et n'ont pas d'émail. Chez le Lépi-
dosteus osseus (O. Hertwig) les écailles de forme rhomboïdale,
épaisses, à bords rectilignes ou un peu incurvés sont essentiel-
lemement constituées de substance osseuse qu'on peut rapprocher de la dentine et qui est couverte d'émail. La substance osseuse se compose de fines lamelles superposées ; elle est traver-

---

([1]) Chez *Trigon thalassia*, nous avons eu l'occasion d'observer dans les
écailles une coloration très vive, d'un rose carmin, formant des zones bien
délimitées dans la substance osseuse et intéressant en même temps toute
l'épaisseur de l'émail. L'examen de coupes minces nous a permis de voir
que cette coloration est due à une matière pigmentaire répandue dans des
cellules qui occupent les canaux creusés dans le tissu.

([2]) Tous les Ganoïdes ne possèdent pas d'écailles, ex : *Spatularia*.

sée par des canalicules qui se divisent à leur extrémité périphérique en plusieurs fins prolongements entrant en rapport çà et là avec les ostéoplastes ; mais il n'y a pas de canaux de Havers proprement dits ; il en existe au contraire un riche réseau dans les écailles de Polypterus bichir. Quant à l'émail qui recouvre ces écailles il forme une couche brillante, lisse, opaque, qui cesse par un bord dentelé dans les parties de la plaque placées au-dessous des écailles voisines. Cet émail, est dépourvu de structure et ne présente aucune trace de prismes ; mais il n'y a là rien qui doive étonner, l'émail des dents des Vertébrés inférieurs étant également dépourvu de structure.

Les écailles des Poissons osseux se distinguent en ce qu'elles sont formées de substance ostéoïde, d'où leur grande flexibilité. Leur texture est lamelleuse, et elles présentent à leur surface un grand nombre de lignes concentriques d'épaississement, ainsi que des stries rayonnantes. Quant aux spinules qui recouvrent le bord des écailles cténoïdes, elles peuvent parfois rappeler complètement la structure des dents. Il en est ainsi, par exemple, chez l'Hypostome (Baudelot, *loc. cit.*), où les spinules sont supportées par des sortes de socles qui rappellent ceux des dents des Batraciens et de certains Poissons. Ces socles sont de petites cupules saillantes, en rapport avec la base de la dent. Les spinules sont creuses et l'écaille qui les supporte est formée de substance osseuse avec ostéoplastes. Chez les Dipnéens, dont les écailles sont obliquement disposées comme chez les Téléostéens, celles-ci sont recouvertes (Lepidosiren annectens) ([1]), sur leur face externe, malgré leur situation profonde, d'un réseau osseux portant des socles surmontés de spinules mais qui restent incluses tout le temps de la vie de l'animal.

Le dermato-squelette chez les Poissons comporte, outre les écailles, nombre de productions variées qui ont la même origine. Nous signalerons en particulier les rayons des nageoires, et de plus certains organes comme les plaques osseuses avec aiguillon des Siluroïdes et les pièces ostéoïdes en forme de fer de lance barbelé que certaines Raies portent sur la queue ; telle encore l'armature des Poissons scies (Pristis),

---

([1]) Voir WIEDERSHEIM.

formée de substance ostéoïde et dont les pièces n'ont rien de
commun avec des dents. On peut encore rattacher au dermato-

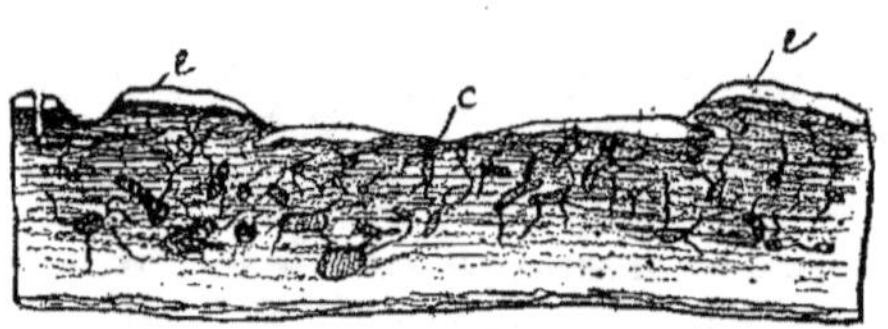

Fig. 294   (d'après Hertwig (91). — Coupe d'une pièce de recouvrement de la ceinture scapulaire
de Polypterus bichir: *c*, canaux de Havers; *e, e*, émail.

squelette les pièces profondes sur lesquelles s'appuient les
rayons des nageoires, pièces qui ne sont pas, nous le verrons, des dépendances de la colonne vertébrale. Ajoutons enfin
que, chez certains Ganoïdes (Lepisostée, Polyptère bichir), il
existe, au-dessus du cartilage du crâne et au voisinage de
la tête, des lames osseuses pourvues d'un revêtement d'émail
interrompu par places (Fig. 296). Entre ces lames osseuses et
les écailles du corps, on trouve une série de pièces qui semblent établir le passage entre ces deux formations. Certains
anatomistes (Gegenbaur) sont partis de là pour admettre
qu'il y a lieu de distinguer, dans le crâne des Vertébrés,
des os profonds, provenant d'ossifications du cartilage
primitif et des os de recouvrement dépendant du derme
(os dermiques). Nous ne voyons pas la nécessité de cette
distinction. Ce n'est pas à cause d'une simple apparence extérieure qu'il faut considérer les pièces osseuses susdites comme
faisant partie du dermato-squelette, cette apparence n'étant que
le résultat de leur situation très superficielle, et il ne faut pas
perdre de vue que la tendance manifestée par les organes osseux internes à devenir extérieurs est un caractère des Poissons.

<h3 align="center">§ 288. — Dents.</h3>

Les dents des Poissons présentent, sous le rapport du nombre,
de la forme, de la répartition et de l'implantation, des variations
infinies.

Rarement elles manquent complètement (Esturgeon, Lophobranches) ou sont remplacées par des papilles cornées (Cyclostomes) improprement appelées dents. Lorsqu'elles existent,
elles peuvent être, et c'est le cas général, extrêmement nom-

breuses et réparties sur la plupart des os qui limitent la cavité buccale. Chez presque tous les Poissons, le maxillaire intérieur en est pourvu ; il en existe aussi très fréquemment sur

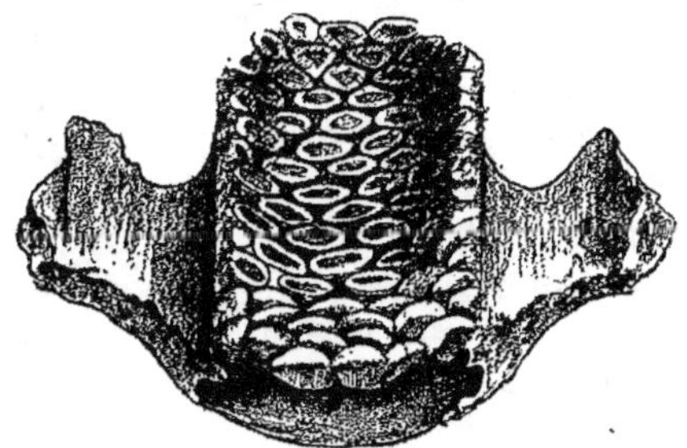

Fig. 295. — Os pharyngien postérieur et dents de Scarus muricatus.

les intermaxillaires et, en dedans de ceux-ci, sur les palatins. On en observe plus rarement sur les maxillaires supérieurs. Par contre, le glossohyal et les arcs branchiaux en portent souvent aussi bien que les os pharyngiens supérieurs et postérieurs (voir plus loin). Chez les Cyprinoïdes herbivores, elles sont même localisées sur les pharyngiens postérieurs. Ajoutons qu'on en observe encore sur le vomer et le parasphénoïde.

Le mode d'implantation des dents des Poissons est très variable avec les espèces. Chez les Poissons cartilagineux (*Dermodontes* de de Blainville), elles sont implantées dans la muqueuse. Cette disposition se voit très bien aussi chez la Baudroie (Lophius piscatorius), toutefois, sur le devant de la bouche, il se fait bientôt une soudure entre l'os et la base de la dent [1]. Cette fixation par soudure s'observe d'ailleurs chez la plupart des Téléostéens (*Gnathodontes* de de Blainville) et se conçoit d'autant plus facilement que la substance de l'os et celle des dents sont, au fond, identiques.

Chez quelques Poissons, les dents sont appliquées au bord interne d'une sorte de parapet formé par les mâchoires, comme chez les Lacertiliens pleurodontes. Parfois aussi, quoique rarement, les dents sont implantées dans de véritables alvéoles. On en trouve des exemples chez les Scares, les Acanthurus, etc.

---

[1] Voir Owen, *Odontographie*.

De semblables alvéoles existent également chez les Balistes; mais, chez ces dernières espèces, le fond de chaque alvéole s'élève en forme de cône dans l'intérieur d'une cavité correspondante de la base de la dent (Owen, *loc. cit.*).

Au point de vue de la forme, les dents des Poissons offrent des variations multiples. Elles peuvent revêtir la forme des dents des Mammifères, telles sont les dents dites incisives des Sargus (fig. 298). Le plus souvent elles sont coniques ou courbées en crochet en même temps que très nombreuses; elles constituent quand elles sont espacées, les *dents en carde* et, quand elles sont serrées les unes contre les autres, les *dents en velours* ou *en brosse*, suivant qu'elles sont peu allongées ou plus longues. Parfois, chez les Squales

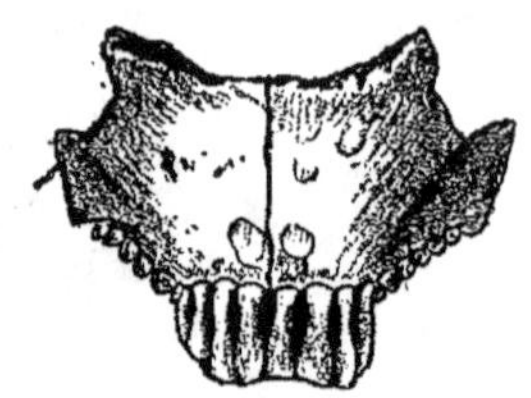

Fig. 296 (d'après Owen).
Incisives d'un jeune Sargus vetula.

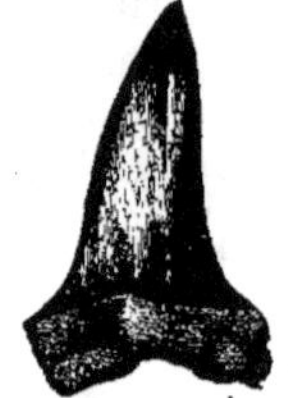

Fig. 297. — Dent d'Oxyrhina.

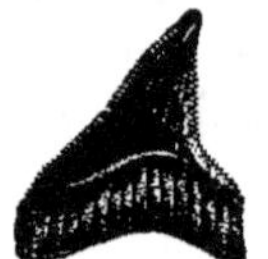

Fig. 298. — Dent de Carcharias.

en particulier, elles sont aplaties, triangulaires, finement denticulées sur leurs bords tranchants, ou bien, comme on en trouve des exemples chez les Raies, elles sont serrées les unes contre les autres et forment une sorte de pavé mosaïque. Ailleurs, elles sont épaisses, hémisphériques et ressemblent à un grossier pavage. Chez les Myliobates, elles se présentent comme un rang de plaques allongées transversalement.

Souvent les dents des Poissons sont formées de la même substance spiculaire que les os sur lesquels elles reposent. Elles apparaissent comme ceux-ci dans le tissu lamineux sous-dermique, puis font éruption au dehors à travers le derme et l'épiderme. Elles n'offrent pas de bulbe proprement dit et sont en général creuses comme si elles résultaient soit d'un soulèvement, soit d'un enroulement de la substance ostéoïde (par exemple chez l'Athérine) (fig. 301) ; la portion ainsi contournée en cornet, se trouve en même temps supportée par une sorte de socle dépendant de l'os sous-jacent et correspondant exactement à la forme de sa base. D'autres fois (Gobius) quand les dents ne sont pas ainsi enroulées, elles offrent vers la base un orifice pour la pénétration du tissu lamineux qui représente la pulpe.

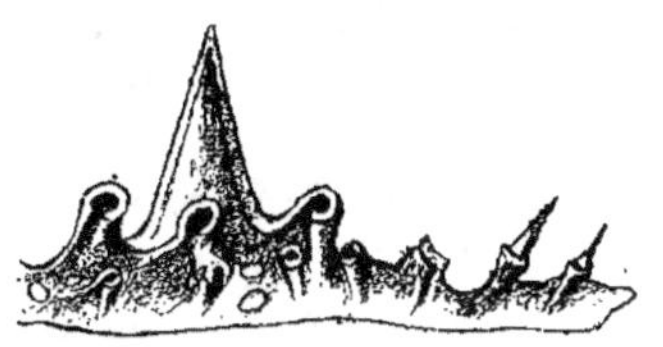

Fig. 299 (d'après Pouchet). —Pharyngien postérieur d'Athérine, grossi.

Ailleurs, les dents des Poissons sont formées d'une masse de dentine vasculaire (*vasodentine*) revêtue d'émail. Elles sont susceptibles d'un renouvellement continu, mais le remplacement ne se fait pas de bas en haut ; comme chez les Crocodiles, les nouvelles dents se montrent à côté ou en dedans des anciennes. Il y a peut-être lieu toutefois de faire exception pour les dents des Diodons, chez lesquels la texture de ces organes est stratifiée et présente à la coupe des assises alternatives de dentine et d'os. Mais, chez la plupart des Poissons, comme nous venons de le dire, il en est autrement. Les dents nouvelles apparaissent en général en dedans de celles qu'elles doivent remplacer. C'est ce que l'on voit particulièrement bien chez les Squales, où, derrière les grandes dents qui occupent le bord de la mâchoire, on trouve une quantité de dents déjà développées couchées à plat en séries régulières contre la muqueuse et prêtes à remplacer les premières (voir 27). Parfois, chez les Scarus par exemple, les dents développées séparément s'unissent en grand nombre et constituent une masse en forme de bec, qui subit du reste le remplacement après son usure, comme dans le cas où les dents demeurent séparées.

A. — Tête des Poissons.

La limite entre le crâne et la colonne vertébrale est, chez beaucoup de Poissons, difficile à déterminer par suite de la soudure d'un certain nombre de vertèbres avec la région occipitale. C'est là une particularité anatomique spéciale aux

Poissons. Ainsi, chez Ostracion, Thynnus, et Xiphias, la première vertèbre est entièrement soudée au crâne. Chez Périophthalmus, on compte jusqu'à quatre vertèbres ainsi soudées à la région occipitale et en même temps au sus-scapulaire. Chez Esox, un arc vertébral en partie osseux et en partie cartilagineux s'unit par tout son bord antérieur à l'occipital latéral et se présente alors comme un prolongement de cet os s'avançant au dessus de l'occipital basilaire. Chez les Salmonides, il existe de même un arc vertébral dans la région occipitale ; il est composé de deux pièces sans apophyse épineuse, mais chacune a une apophyse transverse. Ajoutons que, dans beaucoup de cas, l'arc et le corps de la première vertèbre sont indépendants l'un de l'autre ; le corps peut alors disparaître par soudure avec l'occipital et l'arc libre prendre de son côté des relations de position variées.

C'est également à des dépendances des premières vertèbres qu'on doit sans doute rapporter l'appareil de Weber, qui s'observe chez beaucoup de Physostomes (Cyprinoïdes, Siluroïdes). C'est une chaîne de pièces osseuses qui met en rapport la vessie natatoire avec l'appareil auditif. Cette chaîne formée de quatre osselets, avait été considérée par Weber comme représentant les osselets de l'ouïe, mais Geoffroy Saint-Hilaire et plus tard Baudelot semblent avoir démontré que ces os sont des démembrements des arcs hæmaux des premières vertèbres.

Nous commencerons l'étude de la tête des Poissons par celle de la tête des Téléostéens dont nous suivrons le développement dans ses diverses phases. Ce moyen nous paraît le meilleur pour montrer les rapports entre les parties osseuses et cartilagineuses.

§ 289. — Tête des Téléostéens.

Lorsqu'on sépare la tête d'un Poisson du reste du corps, on entraîne avec elle le membre antérieur et l'appareil branchial. Ceci posé, on pourra procéder de la façon suivante pour étudier le squelette du crâne. On détachera l'appareil hyoïdien et la ceinture scapulaire, et l'on se trouvera en présence de la tête proprement dite, dans laquelle, pour la facilité de l'étude, nous distinguerons cinq groupes d'os plus ou moins directement attachés au crâne ; ces groupes se répètent de chaque côté, et sur une pièce convenablement préparée, on peut les enlever dans l'ordre suivant :

1° La chaîne sous-orbitaire, composée d'un nombre variable de pièces osseuses limitant le bord inférieur de l'œil ;

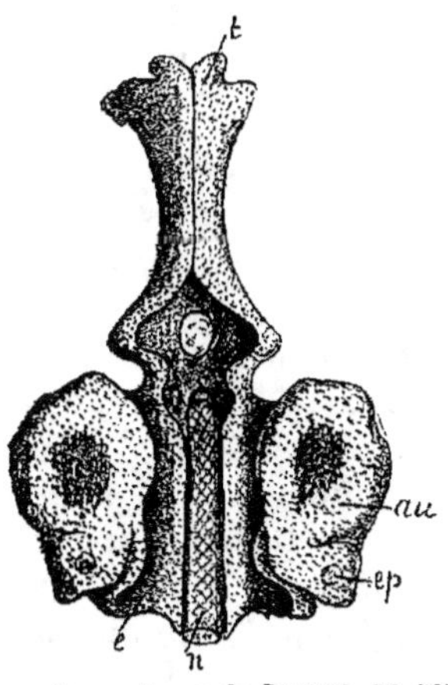

Fig. 300. — Crâne cartilagineux d'un embryon de Saumon, vu par sa face supérieure: *a*, articulaire; *au*, capsule auditive; *e*, région occipitale; *ep*, région de l'occipital externe; *n*, notocorde; *l*, région nasale ;

2° La mâchoire supérieure formée de deux pièces de chaque côté ;

3° La mâchoire inférieure ;

4° L'appareil operculaire, comprenant un ensemble d'os qui recouvrent les branchies et limitent les ouïes ;

5° Une sorte d'arc osseux situé en arrière et en dedans du cercle sous-orbitaire, et qui s'étend de la région de l'oreille à la région nasale. Cet arc, qui rappelle l'arc cartilagineux du crâne des Amphibiens, peut, en raison de ses analogies avec les régions hyo-mandibulaire et ptérygo-palatine du crâne des Amphibiens, prendre le nom d'*hyo-mandibulo-ptérygo-palatin* (¹).

Si nous restituons maintenant à la tête les parties préalablement détachées, nous trouvons 2 appareils en plus qui complètent l'ensemble :

6° L'appareil hyoïdien.

7° La ceinture scapulaire.

Lorsque ces sept appareils ont été enlevés, il ne reste plus

______

(¹) Nom trop long pour la nomenclature mais que nous conserverons pour la clarté des descriptions. On pourrait l'appeler *hyo-palatin*.

qu'une masse osseuse dense, qui est le crâne proprement dit.
C'est cette partie que nous allons d'abord décrire.

Chez les Poissons, comme chez les Amphibiens, le crâne
primordial consiste en une seule pièce cartilagineuse indivise,
mais en différant par l'absence d'arc hyo-mandibulaire représenté ici par des pièces détachées et constituant l'appareil que
nous venons d'appeler hyo-palatin. La pièce cartilagineuse crânienne, au cours du développement, grandit et se déforme, mais
ne présente que de rares traces d'ossification et la plupart des
os qui entrent dans la constitution du crâne de l'adulte ne font
que recouvrir le cartilage primitif ou combler ses lacunes.

A l'origine, le crâne cartilagineux (fig. 302) a la forme d'une
sorte de cuiller à long manche dilaté dans la région nasale. La
portion élargie de la cuiller répond à la région auditive. Il va
sans dire que, plus tard, cette conformation primitive a plus ou
moins complètement disparu. A aucune époque, en tous cas,
l'enveloppe cartilagineuse ne forme une boîte complètement fermée et elle présente en dessus des lacunes plus ou moins larges.

Lorsqu'on suit le développement de la région occipitale
du crâne, on voit apparaître six os, savoir : un occipital basilaire, un occipital supérieur, deux occipitaux latéraux et deux
épiotiques (occipitaux externes.) Les cinq derniers se prolongent en arrière en cinq éminences saillantes qui donnent un aspect caractéristique à cette région du crâne. L'occipital supérieur, impair, est pourvu ordinairement d'une crête qui rappelle

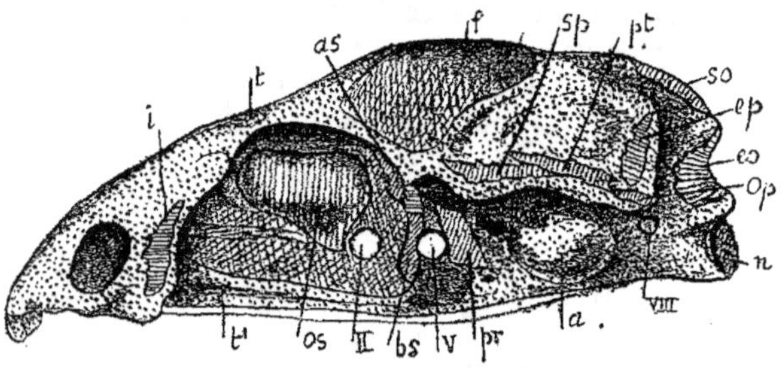

Fig. 301 (d'après Parker). — Crâne de jeune Saumon, vue latérale : *a*, capsule auditive : *as*, alisphénoïde ; *bs*, basisphénoïde impair ; *co*, occipital latéral ; *ep*, occipital externe (épiotique) ; *f*,
fontanelle ; *n*, corde dorsale ; *op*, intercalaire (opisthotique) ; *os*, orbitosphénoïde ; *pr*, rocher
(prootique) ; *pt*, squameux (ptérotique) ; *so*, occipital supérieur ; *sp*, frontal postérieur (sphénotique) ; *t*, cartilage ; *t'* cartilage médian unissant la région auditive et la région nasale ; II,
trou optique ; V, orifice du groupe du trijumeau ; VIII, orifice du groupe de la dixième paire.

celle que l'on observe chez les Chéloniens ; les quatre autres
sont disposés par paires, savoir : 1° les occipitaux latéraux

limitant le trou occipital au-dessus de l'occipital basilaire,
(assez fréquemment toutefois chez les Poissons l'occipital basilaire est rejeté en bas et les occipitaux latéraux circonscrivent seuls le trou occipital). 2° Les os que Cuvier désignait
sous le nom d'occipitaux externes (épiotiques) sont compris
entre les précédents et l'occipital supérieur. On remarquera que

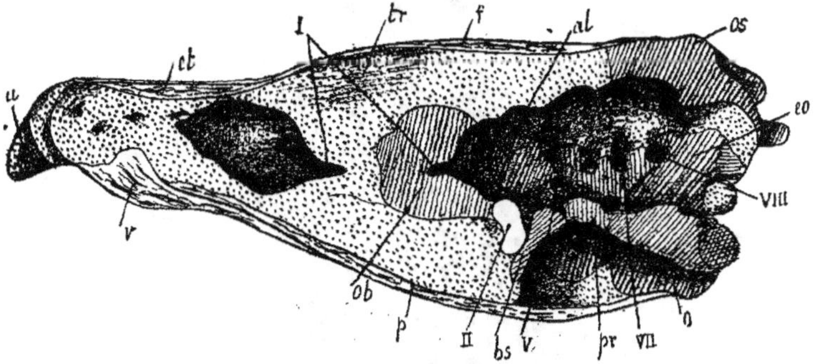

Fig. 302 (d'après Parker). — Section antéro-postérieure du crâne d'un Saumon adulte; *al*, alisphénoïde; *bs*, basisphénoïde sectionné sur la ligne médiane: *et*, ethmoïde; *eo*, occipital latéral;
f, frontal; *o*, occipital basilaire; *ob*, orbitosphénoïde coupé sur la ligne médiane; *os*, occipital
supérieur; *p*, parasphénoïde; *pr*, rocher (prootique); *tr*, masse cartilagineuse traversée par
les nerfs olfactifs; *u*, cartilage labial; *v*, vomer; I, trajet du nerf olfactif; II, trou optique; V,
orifice du groupe du trijumeau; VII, orifice de la 7e paire; VIII, orifice du groupe de la Xe paire.

ces occipitaux externes n'occupent pas la même place que ceux
des Sauropsides qui répondaient aux opisthotiques. Chez les Téléostéens, l'opisthotique, lorsqu'il existe, est représenté par une
pièce osseuse assez volumineuse (autrefois appelée *intercalaire*)
comprise d'une part, entre l'occipital latéral et le rocher (prootique) et, d'autre part, entre l'occipital externe et le ptérotique
(voir plus loin). Dans la même région, immédiatement en avant de
l'opisthotique, on voit un os qui donne articulation à l'appareil hyo-
mandibulaire. Considéré par Parker comme dépendant des ossifications périotiques, il a reçu de cet anatomiste le nom de ptérotique et répond au *squameux* ou mastoïdien des anciens auteurs.
Dans cette même région également, plus latéralement et en bas,
se voit le rocher (prootique) au bord antérieur duquel existe un
trou qui livre passage à la Ve paire. Cet orifice se trouve entre le
rocher et un os qu'on aperçoit en avant, sur les côtés du crâne
et qui est l'*alisphénoïde*. Plus en avant est l'*orbitosphénoïde* qui
manque souvent ou se soude à son congénère pour former
une lame médiane entre les 2 orbites.

A la partie supérieure du crâne, d'arrière en avant, on compte:

l'occipital supérieur, les pariétaux, puis les frontaux ordinairement représentés de chaque côté par trois os, un frontal postérieur, un frontal proprement dit et un frontal antérieur. Ce dernier (*ethmoïdal latéral* de Gegenbaur) livre passage au nerf olfactif. Contre lui vient s'appuyer l'extrémité antérieure de l'arc hyo-

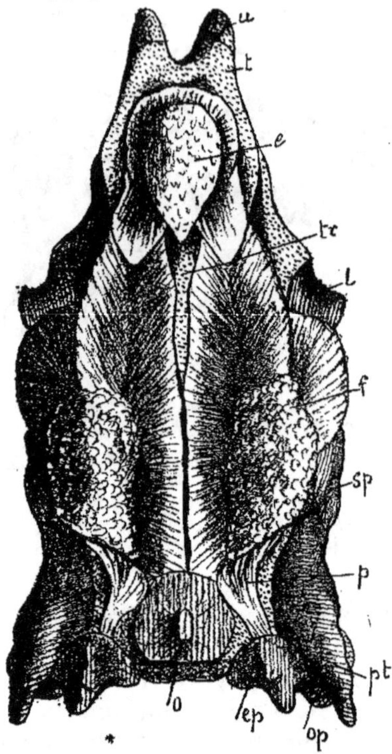

Fig. 303 (d'après Parker). — Crâne de Saumon adulte. *e*, ethmoïde; *ep*, occipital externe (épiotique); *f*, frontal; *l*, préfrontal; *o*, occipital supérieur; *op*, intercalaire (opisthotique); *p*, pariétal; *pt*, squameux (ptérotique); *sp*, frontal postérieur (sphénotique); *t*, cartilage de la région nasale; *tr*, cartilage crânien; *u*, cartilage labial.

mandibulaire. Quant au frontal postérieur (fig. 305 *sp*), placé sur le même plan que le squameux, il fournit, avec cet os, les larges surfaces pour l'articulation postérieure de l'appareil hyomandibulo-ptérygo-palatin. Parker ([1]) le considère comme très différent du frontal postérieur des Reptiles et propose de le désigner sous le nom de *sphénotique*, eu égard à son lieu d'appa-

([1]) Suivant Parker, les 5 parties du système osseux périotique des Poissons (sphénotique, ptérotique, épiotique opisthotique, prootique) ont, avec les parties

rition immédiatement au côté externe de l'ampoule du canal
semi-circulaire antérieur. Enfin à l'extrémité antérieure du
crâne, dans la région nasale, au-dessus du renflement cartilagineux qui termine le manche decette sorte de cuiller constituant le

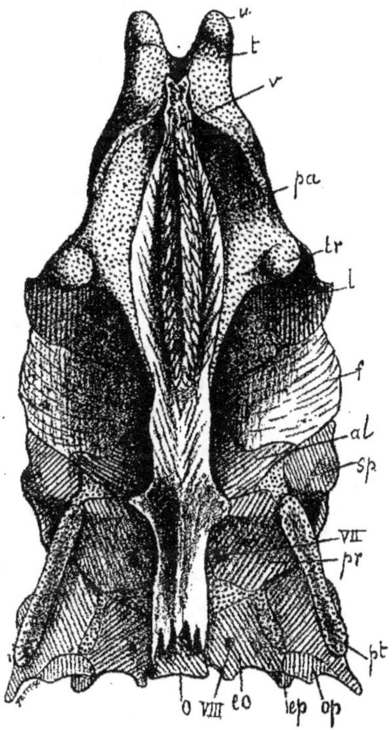

Fig. 304 (d'après Parker). — Crâne de Saumon adulte, vu par sa face inférieure : *al*, alisphénoïde ; *eo*, occipital latéral ; *ep*, occipital externe (épiotique); *f*, frontal; *l*, préfrontal ; *o*, occipital basilaire ; *op*, intercalaire (opisthotique); *pa*, parasphénoïde ; *pr*, rocher ; *pt*, squameux
(ptérotique); *sp*, frontal postérieur (sphénotique); *t*, cartilage nasal; *tr*, cartilage crânien; *u*, cartilage labial; *v*, vomer; VII, orifice de la 7e paire; VIII, orifice du groupe de la 10e paire.

crâne primordial, on voit se développer le plus souvent une
pièce osseuse qui a reçu le nom d'*ethmoïde*.

A la partie inférieure du crâne, en avant de l'occipital basilaire,
on ne trouve que rarement une pièce osseuse médiane interposée

---

de l'oreille, les rapports d'origine suivants : Le sphénotique naît immédiatement au côté externe de l'ampoule du canal semi-circulaire antérieur. Le
ptérotique apparaît, à son début, sur l'ampoule et l'arc du canal horizontal.
L'opisthotique se montre au-dessus de l'ampoule du canal postérieur.
L'épiotique au-dessus de l'arc de ce canal. Enfin le prootique forme le bord
antérieur de la capsule périotique.

aux alisphénoïdes et figurant un *basisphénoïde*. Par contre, le long de la ligne médiane, au-dessous du manche cartilagineux qui prolonge le crâne primordial en avant, on trouve un *parasphénoïde* comparable à celui des Amphibiens, et plus en avant un os presque toujours pair, désigné sous le nom de *vomer*.

Telle est la composition du crâne des Poissons ; nous résumerons rapidement ce que nous venons d'en dire en faisant l'énumération des pièces osseuses. Nous mettrons, en regard des noms généralement employés par les anciens anatomistes français, ceux qui ont été proposés plus récemment.

1° A la partie supérieure et sur les côtés d'arrière en avant :
Occipital supérieur :
Occipitaux externes —   épiotiques.
Occipitaux latéraux.
Pariétaux.
Squameux —   ptérotiques.
Intercalaires —   opisthotiques.
Rochers —   prootiques.
Frontaux postérieurs —   sphénotiques.
Frontaux.
Frontaux antérieurs —   ethmoïdaux latéraux.
Ethmoïde.
Nasaux —   ethmoïdaux médians.
2° A la base du crâne :
Basioccipital.
Basisphénoïde.
Alisphénoïde.
Parasphénoïde.
Orbitosphénoïde.
Vomer.

Il nous reste à étudier les divers appareils osseux extérieurs au crâne que nous avions éliminés au début pour ne point compliquer la description, c'est-à-dire : la chaîne sous-orbitaire, la mâchoire supérieure, la mâchoire inférieure, l'appareil operculaire et l'appareil hyo-mandibulo-ptérygo-palatin.

1° Chaine sous-orbitaire. — Cet appareil est ordinairement composé par un certain nombre d'os minces et plus ou moins larges qui s'étendent en une chaîne continue, du frontal postérieur au frontal antérieur, et limitent le bord inférieur de la région orbitaire. Le plus souvent, la chaîne sous-orbitaire est formée de six os. Elle peut cependant en comporter davantage (7 chez les Silures) ou un nombre moindre (4 chez la Carpe); il existe même des Téléostéens dépourvus de cercle sous-orbitaire (Baudroie, Anguille). Chez les Trigles, le cercle sous-orbitaire est formé de trois os seulement, mais le plus antérieur de ces os prend un développement considérable et revêt toute la partie latérale de la tête (*Joues cuirassées*). On lui donne parfois, bien qu'à tort, le nom d'os lacrymal.

APPAREIL MAXILLAIRE SUPÉRIEUR. — La mâchoire supérieure est formée, de chaque côté, de deux os: un *maxillaire* et un *intermaxillaire*, et rappelle, par sa composition et sa forme générale, celle des Amphibiens. Toutefois, les deux os composants sont généralement beaucoup plus mobiles l'un sur l'autre que chez les Amphibiens; les maxillaires sont reportés en arrière et ne présentent ordinairement pas de dents ; mais les intermaxillaires, semblablement à ceux des Amphibiens, sont pourvus d'une apophyse interne montante très développée et sont ordinairement armés de dents.

APPAREIL HYO-MANDIBULO-PTÉRYGO-PALATIN. — On se rendra

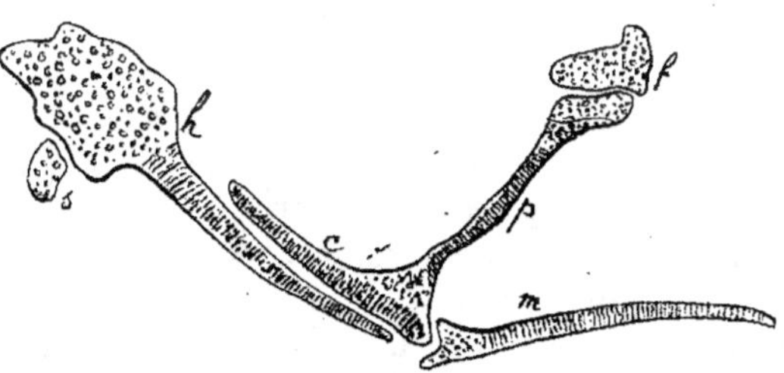

Fig. 307. — (D'après Pouchet.) Gobius, anse cartilagineuse du crâne primordial, c, cartilage carré ; f, cartilage facial; h, cartilage hyo-mandibulaire; p, cartilage ptérygo-palatin; m, cartilage de Meckel ; s, stylhyal.

très bien compte de la signification de cet appareil, si l'on se réfère à ce qui a été dit du développement du crâne chez les Amphibiens. On a vu le crâne cartilagineux de ces animaux porter sur ses côtés une sorte d'anse descendante formée d'une branche postérieure dite hyo-mandibulaire, et d'une branche antérieure dite ptérygo-palatine. L'angle saillant formé par l'union de ces deux branches donnait articulation à la mâchoire inférieure. D'autre part, contre la branche postérieure venait s'appliquer le premier arc de l'appareil hyoïdien (cérato-hyal). Chez les Poissons osseux, comme nous l'avons dit plus haut, le crâne cartilagineux est dépourvu d'anse latérale comparable à celle des Amphibiens ; mais, de chaque côté, on voit se développer dès les premiers temps de la vie embryonnaire une sorte de chaîne formée de trois cartilages primitivement cylindriques, indépendants du crâne cartilagineux (fig. 307). Le plus postérieur de ces cartilages, qui siège au voisinage de la région auditive du crâne, est en rapport en dedans et en arrière avec le styl-hyal apparu presque en même temps ; il est donc comparable à la branche hyo-mandibulaire des Amphibiens. Le 2ᵉ cartilage, placé en avant de celui-ci, se continue par le 3ᵉ, qui n'est autre que le cartilage de Meckel, autour duquel se développera la mâchoire inférieure. En considération des rapports de ce second cartilage avec le cartilage de Meckel, on lui donne le nom de *cartilage carré*.

Ceci posé, nous allons maintenant indiquer comment se comportent ces trois pièces cartilagineuses dans la suite du développement. Comme le cartilage crânien, elles persistent, s'agrandissent, se déforment et se recouvrent d'os.

1° Le premier cartilage prend bientôt une forme irrégulière et présente quatre têtes articulaires. En même temps, deux os se développent à sa surface tout en laissant à découvert les quatre têtes cartilagineuses. De ces deux os, le plus volumineux, qui enveloppe la majeure partie de l'extrémité proximale du cartilage, conserve le nom d'*hyo-mandibulaire ;* le second, relativement petit, fait suite au précédent et est appelé *symplectique* (fig. 308). Il est reporté un peu en dedans. Des quatre surfaces articulaires dont il vient d'être fait mention, les deux supérieures servent à unir l'appareil avec le crâne, et correspondent à des cavités articulaires du ptérotique et du sphénotique, l'union se faisant de telle sorte que l'hyomandibulaire jouit d'une certaine mobilité sur le crâne. La 3ᵉ surface articulaire, placée en arrière, donne attache à l'appareil operculaire. Enfin, la 4ᵉ surface, placée plus en bas et en dedans, reçoit le *stylhyal* (interhyal de certains auteurs), pièce osseuse par laquelle on peut considérer l'appareil hyoïdien comme suspendu à la tête.

2° Le cartilage *carré* se modifie de la façon suivante : par son bord supérieur, il envoie un fort prolongement cartilagi-

neux qui vient s'appliquer sur la région nasale; il rappelle
alors tout à fait la branche ptérygo-palatine de l'anse cartilagineuse du crâne des Amphibiens. Sur ce cartilage ainsi modifié

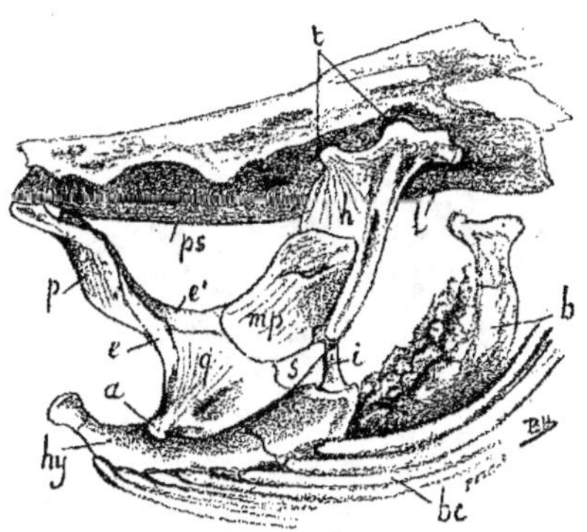

Fig. 303. — Tête osseuse de Sciæna aquila débarrassée des pièces operculaires, mandibulaires,
maxillaires et sous-orbitaires, et réduite au crâne et à l'arc hyo-mandibulo-ptérygo-palatin en
rapport avec l'arc hyoïdien. *a*, tête articulaire pour la mandibule; *b*, arcs branchiaux; *bc*, rayons
branchiostèges; *e*, ptérygoïde; *e'*, mésoptérygoïde; *h*, hyo-mandibulaire; *hy*, arc hyoïdien; *i*,
stylhyal; *l*, tête s'articulant avec l'opercule; *mp*, métaptérygoïde; *p*, palatin; *ps*, parasphénoïde;
q, carré; *s*, symplectique; *t*, têtes de l'hyomandibulaire s'articulant avec le crâne.

apparaissent divers os. C'est d'abord sur la région inférieure
primitivement cylindrique, un os qui reçoit le nom d'os *carré*,
parce qu'il est en rapport direct avec la mâchoire inférieure (¹).
D'autre part, sur la branche ascendante, expansion du cartilage
primitif, on voit apparaître d'avant en arrière un palatin, un
ptérygoïde et assez fréquemment entre ceux-ci, dans l'angle
que fait cette tige osseuse avec le carré, deux os appelés *méso-*
et *méta-ptérygoïde*.

L'os palatin s'articule avec le frontal antérieur, de telle sorte
qu'en comptant la surface articulaire que donne le carré pour
la mâchoire inférieure, l'appareil hyo-mandibulo-ptérygo-palatin se trouve pourvu de six surfaces articulaires au moins,
qui le mettent en rapport direct avec le crâne en arrière et en
avant, avec l'appareil operculaire, avec l'appareil hyoïdien et
avec la mandibule.

MACHOIRE INFÉRIEURE. — Le cylindre cartilagineux situé en
avant du cartilage carré se recouvre de deux os qui forment de

____

(¹) Cette dénomination n'est pas tout à fait suffisante, car ce soi-disant
os carré, s'il est en rapport avec la mâchoire inférieure, ne l'est pas directement avec le crâne comme chez les Sauropsides.

chaque côté la branche maxillaire inférieure. Le plus postérieur
de ces os s'articule avec l'os carré et prend le nom d'*articulaire*.
L'antérieur qui se prolonge jusqu'à la symphyse et qui porte
les dents est le *dentaire*.

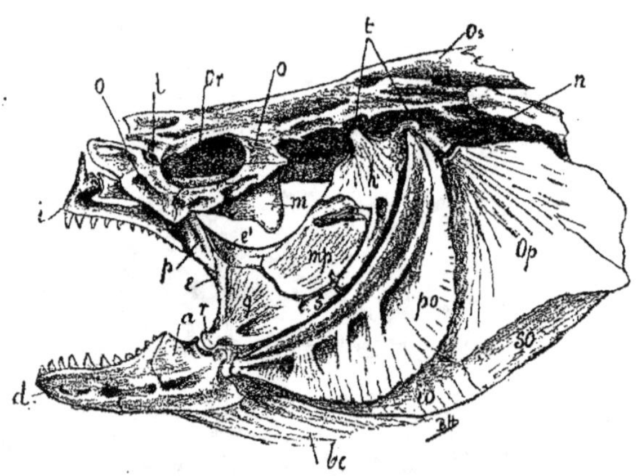

Fig. 309. — Tête osseuse de Sciæna aquila vue de côté. *a*, articulaire; *bc*, rayons branchiostèges
d, dentaire; *e*, ptérygoïde; *e'* méso-ptérygoïde; *h*, hyo-mandibulaire; *i*, intermaxillaire; *iv*, interopercule; *l*, surface articulaire du crâne pour le cercle sous-orbitaire; *m*, maxillaire; *mp*, métaptérygoïde; *n*, tête de l'hyomandibulaire s'articulant à l'opercule *op*; *oo*, cercle sous-orbitaire;
os, occipital supérieur; *or*, orbite; *p*, palatin; *q*, carré; *r*, son articulation avec la mandibule;
s, symplectique; *so*, sous-opercule; *t*, têtes de l'hyo-mandibulaire s'articulant avec le crâne.

APPAREIL OPERCULAIRE. — L'appareil operculaire prend naissance sans cartilage préexistant, sauf l'opercule, qui se développe sur un noyau cartilagineux séparé par scission de la tête
du cartilage hyo-mandibulaire (voir Pouchet, *loc. cit.*). Cet appareil est fondamentalement formé de quatre pièces. Celle qui
s'articule avec l'hyo-mandibulaire prend le nom d'*opercule*.
C'est généralement la pièce la plus large. En avant de celle-ci
se trouve le *préopercule*, qui a ordinairement la forme d'un
croissant et que quelques anatomistes rattachent à l'appareil
hyo-mandibulaire. Une pièce inférieure est dite *sous-opercule*.
Enfin, une 4ᵉ pièce, l'*interopercule*, est intercalée à cette dernière
et à l'opercule.

§ 290. — Appareil hyoïdien.

A la partie ventrale de la tête, on trouve chez l'embryon
des Téléostéens une tige cartilagineuse médiane, cylindrique,
qui se prolonge en arrière, et de chaque côté de laquelle
se voient six arcs également cartilagineux et de forme

cylindrique. L'ensemble offre assez bien l'aspect d'un sternum avec les côtes représentées par les pièces latérales relevées de chaque côté à leur extrémité. D'après ce que nous savons déjà de la composition de l'appareil hyoïdien, il est facile d'homologuer ces diverses pièces cartilagineuses. La tige médiane est le *basihyal*, la paire antérieure des branches latérales est le *cératohyal*, et les suivantes sont les *cératobranches*. A. mesure

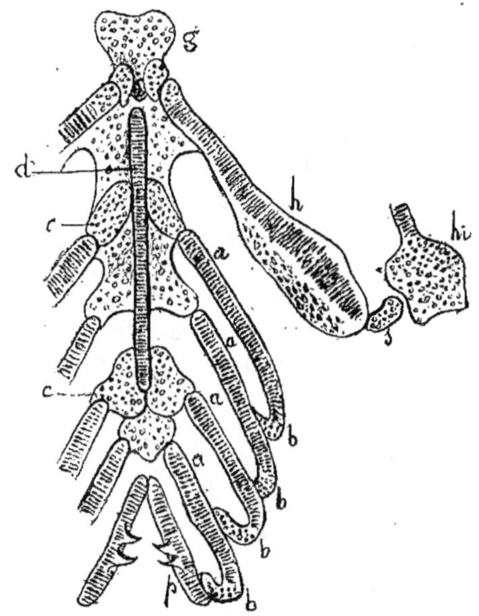

Fig. 310. — (D'après Pouchet.) Appareil hyo-branchial de jeune Gobius. *aa*, pièces internes des arcs branchiaux ; *bb*, pièces externes des mêmes formant les pharyngiens supérieurs ; *cc*, copules ; *d*, basihyal ; *g*, glossohyal ; *h*, cartilage hyoïdien ; *hi*, tête de l'hyo-mandibulaire ; *p*, pharyngiens postérieurs ; *s*, stylhyal.

que ces cartilages grandissent, ils se recouvrent d'un nombre plus ou moins considérable d'os, si bien qu'à l'état adulte on peut distinguer en général la composition suivante :

Sur le basihyal, sont apparues un nombre variable de pièces disposées en série linéaire. La plus antérieure de ces pièces est souvent logée dans la langue et reçoit dès lors le nom de *glossohyal*. Les autres, qui rappellent la disposition des sternèbres de certains Vertébrés, sont appelées *copules*.

De son côté, le cératohyal en se développant se met en rapport avec l'appareil hyo-mandibulaire comme cela avait lieu chez les Amphibiens. Il forme chez les Téléostéens adultes un arc osseux appelé *hyoïde*, composé d'un nombre variable de pièces (*hypohyal, cératohyal et épicératohyal*), et portant sur son bord externe un certain nombre de rayons osseux dits *rayons branchiostèges*. A son extrémité externe, l'hyoïde se continue par un os peu considérable mais constant, qui s'articule avec l'hyo-mandibulaire. Cet os est le *stylhyal* (fig. 310). Il mérite une attention toute spéciale, car, nous le répétons, il est constant et c'est lui qui établit seul l'union de l'appareil hyoïdien avec le crâne. Quant aux cératobranches, ils offrent les modifications suivantes : les quatre premiers subissent une destinée commune et deviennent des *arcs branchiaux*. Ceux-ci sont toujours, comme l'hyoïde, composés d'un certain nombre de pièces osseuses (¹), qui ont reçu les noms d'*hypobranche, cératobranche, épibranche et pharyngobranche*. Ils portent, en dehors, les lamelles de soutien des branchies, homologues des rayons branchiostèges. Les arcs branchiaux ainsi constitués s'appuient sur la ligne médiane aux copules, et se relèvent par leur autre extrémité, en formant un arceau. Ils tendent ainsi à se réunir au-dessus de l'œsophage et au-dessous du crâne et de la colonne vertébrale, mais sans contracter d'union avec ces parties. Par contre, leurs extrémités supérieures (*pharyngobranches*) se soudent fréquemment, soit entre elles, soit avec leurs correspondantes du côté opposé, pour former les os dits *pharyngiens supérieurs*, qui sont fréquemment armés de dents.

Le cinquième cératobranche, enfin, beaucoup plus court et plus ramassé que les autres, forme de chaque côté une masse épaisse, hérissée de dents, qui prend le nom de *pharyngien postérieur*.

Telle est la constitution de la tête et de l'appareil hyoïdien des Poissons Téléostéens. Avant d'étudier les autres parties du squelette, nous examinerons les mêmes régions chez les autres Poissons en envisageant successivement les Ganoïdes, les Plagiostomes, la Chimère, les Dipnéens et les Cyclostomes.

(¹) Ces diverses parties des arcs branchiaux sont comparables à celles de l'arc hyoïdien ; les pièces externes des arcs branchiaux, bien que libres et recourbées en dedans, semblent donc pouvoir être homologuées avec le stylhyal de l'arc hyoïdien (voir Pouchet, *loc. cit.*).

§ 291. — Crâne des Ganoïdes.

Il y a lieu de distinguer, quand on procède à l'étude du crâne des Ganoïdes, les Ganoïdes osseux (Lepidosteus, Amia, Polyptère) et les Ganoïdes cartilagineux (Acipenser, Spatularia).

Chez les Ganoïdes osseux, le crâne cartilagineux primordial s'ossifie en plus ou moins grande partie (Amia excepté), et il apparaît en outre des os de revêtement nombreux. La région occipitale est formée en bas par l'occipital basilaire, sur lequel repose l'occipital latéral, qui prend la plus grande part à la forme étirée de cette région. Toutefois, l'occipital latéral ne s'étend pas jusqu'à la limite postérieure de l'occipital basilaire, et sur la partie saillante de celui-ci s'appuie un large arc vertébral dont le bord antérieur vient même recouvrir l'occipital latéral (Gegenbaur 90)[1].

Chez l'Amia, on trouve deux arcs et non un seul sur l'occipital basilaire; quant au Polyptère, il n'en laisse voir aucun [2].

Des os de revêtement recouvrent la face supérieure du crâne; on peut y reconnaître des pariétaux, des frontaux et des nasaux. Chez le Polyptère en particulier on trouve, sur les côtés des pariétaux, au voisinage de l'évent, une série de petits os désignés sous le nom d'*ossicules de l'évent,* et dans la région sus-occipitale, il existe un certain nombre de plaques osseuses

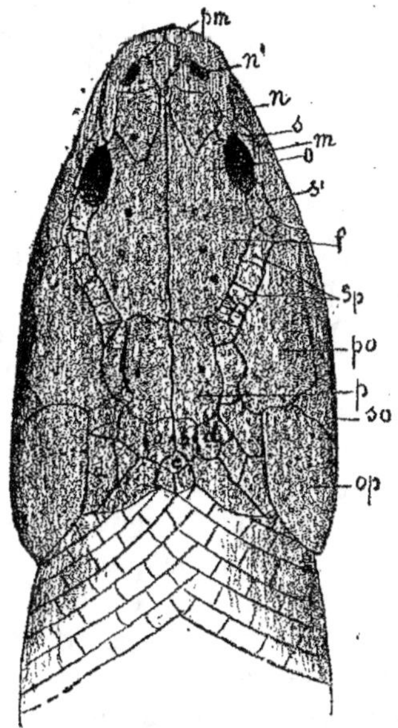

Fig. 311. — (D'après Wiedersheim.) Tête de Polyptère bichir. *a, b, c, d,* pièces osseuses établissant le passage aux écailles; *f,* frontal; *m,* maxillaire; *n,* nasal; *n',* narine; *o,* orbite; *op,* opercule; *p,* pariétal; *po,* préopercule; *pm,* pré-maxillaire; *s, s',* chaîne sous-orbitaire; *so,* sous-opercule; *sp,* ossicules de l'évent.

---

[1] Gegenbaur a vainement cherché la trace du corps vertébral auquel appartiendrait cet arc.

[2] En présence de ces différences d'organisation, les auteurs supposent qu'elles relèvent de soudures dont ils ne donnent aucune preuve, au lieu d'invoquer le dédoublement si fréquent des pièces osseuses des Poissons.

qui, par leur forme, établissent le passage aux écailles (fig. 311 *a. b. c. d.*).

A la face inférieure du crâne des Ganoïdes osseux, on observe un long parasphénoïde; ils possèdent aussi des ali- et des orbito-sphénoïdes.

Chez les Ganoïdes cartilagineux, le crâne primordial cartilagineux persiste à peu près intégralement et les pièces de recouvrement sont relativement peu nombreuses. La région occipitale, chez Acipenser ruthenus, est soudée à six vertèbres unies en une masse commune avec le crâne. Ces vertèbres ne se distinguent que par leurs arcs (Gegenbaur 90). La région occipale présente, comme chez les Téléostéens, des prolongements (apophyses occipitales latérales) saillants en arrière.

L'extrémité antérieure du crâne des Ganoïdes cartilagineux s'avance en un rostre très développé, pointu chez Acipenser, aplati, foliacé et en forme de spatule chez Spatularia. Le parasphénoïde (toujours osseux) très allongé, forme une lame qui, en arrière, s'étend fort loin jusqu'au-dessous des vertèbres,. et qui, en avant, se prolonge jusqu'à l'extrémité du rostre.

Les parties de la tête appendues au crâne présentent, chez tous les Ganoïdes, des caractères généraux assez semblables, et leur état plus ou moins rudimentaire ne rappelle que d'assez loin les dispositions que nous avons étudiées chez les Téléostéens. En particulier chez certains Ganoïdes (Esturgeon), les pièces désignées chez les Téléostéens sous les noms de maxillaire et d'intermaxillaire semblent disparaître complètement, et la mâchoire supérieure paraît entièrement suppléée par la partie antérieure de l'os hyo-mandibulaire.

L'appareil operculaire n'est représenté que par une seule pièce osseuse chez Spatularia. Ailleurs, on en peut trouver de deux à quatre qui prennent alors les mêmes noms que chez les Téléostéens. Chez les Ganoïdes osseux, cet appareil s'articule avec l'hyo-mandibulaire; mais il n'en est pas ainsi chez les Ganoïdes cartilagineux. Chez ces derniers, l'appareil hyo-mandibulo-ptérygo-palatin est incomplet. La branche hyo-mandibulaire chez Acipenser comprend deux pièces : l'une, proximale, en partie osseuse, est un hyo-mandibulaire (tympanique de certains auteurs); l'autre, distale, cartilagineuse, est regardée comme un symplectique, mais semble être plutôt un carré.

Chez les Ganoïdes osseux, la branche hyo-mandibulaire se recouvre d'un nombre variable de pièces osseuses, et ce symplectique paraît parfois manquer (Polyptère).

A son extrémité distale, l'hyo-mandibulaire s'articule avec deux pièces divergentes : l'inférieure, plus ou moins ossifiée, est la mâchoire inférieure ; la supérieure, qui, en s'unissant

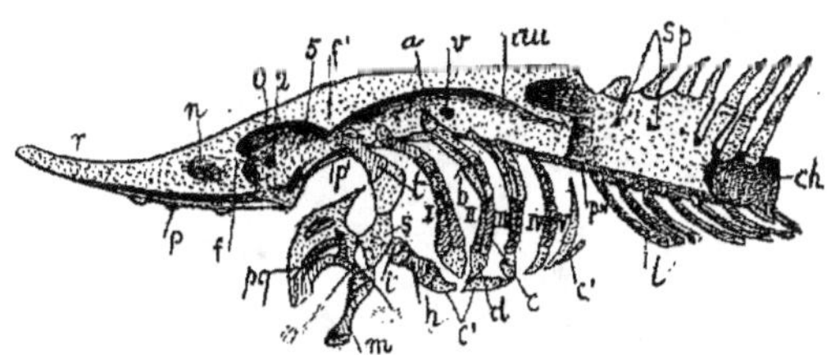

Fig. 312. — (D'après Wiedersheim.) Crâne d'Esturgeon. I à V, arcs branchiaux ; *a*, pharyngo-branche ; *b*, épibranche ; *c*, cérato-branche ; *d*, hypobranche ; *c' c'* copules ; *ch*, corde dorsale ; *au*, région auditive ; *f' f'*, région pré-et post-orbitaire ; *h*, hyoïde ; *i*, istylhyal ; *l*, côtes ; *m*, mandibule ; *n*, capsule nasale ; *o*, orbite ; *p p' p''*, parasphénoïde ; *pq*, quadrato-palatin ; *s*, symplectique ; *sp*, orifices des nerfs spinaux ; *r*, rostre ; *t*, hyo-mandibulaire ; 2, trou optique ; 5, orifice du trijumeau ; *v*, orifice du vague.

avec sa congénère, remplace la mandibule supérieure, est un *quadrato-palatin*. Chez les Ganoïdes osseux, les deux quadrato-palatins ne sont unis entre eux sur la ligne médiane que par du tissu fibreux. (Wiedersheim.)

Quant à l'appareil hyoïdien, il est uni au symplectique et par suite à l'hyo-mandibulaire, par l'intermédiaire d'un cartilage, qui prend dès lors le nom de stylhyal.

On compte chez les Ganoïdes quatre ou cinq arcs branchiaux dont l'ossification est généralement incomplète ; faiblement unis aux copules, chez l'Esturgeon, ces arcs peuvent, chez les Ganoïdes osseux (Polyptères), se souder en une plaque solide.

Il résulte de ce qui précède que, chez les Ganoïdes, le crâne cartilagineux, plus ou moins complètement ossifié et recouvert de plaques osseuses, porte latéralement une branche (hyo-mandibulaire ou *suspensorium*) à laquelle sont fixés la mandibule, le quadrato-palatin remplissant le rôle de maxillaire supérieur, et l'appareil hyoïdien.

§ 292. — Tête des Plagiostomes.

Chez les Raies et les Squales, on trouve de nouvelles simplifications.

Le crâne est uniquement formé d'une capsule cartilagineuse avec quelques points calcifiés. Chez les Squales, il est intimement uni à la colonne vertébrale, comme chez les Ganoïdes, tandis que chez les Raies il existe une sorte de condyle occipital formé par un rebord saillant contournant en dessous le trou occipital. La cavité crânienne est close antérieurement par une cloison fibreuse à travers laquelle passent les nerfs olfactifs.

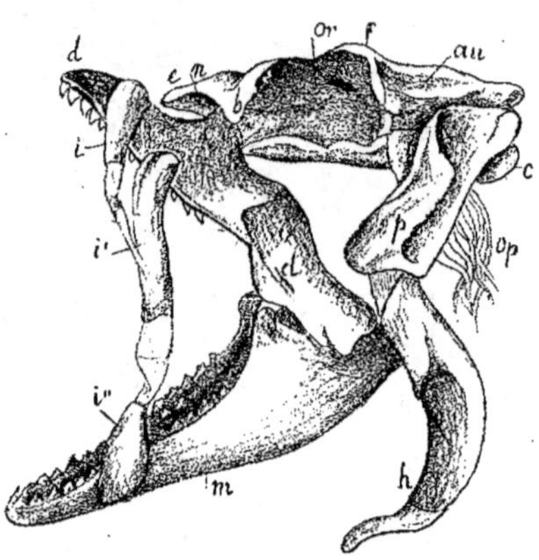

Fig. 313. — (D'après Huxley.) Crâne de Squatina; *au*, région auditive; *b*, région pré-frontale; *c*, condyle; *d, d*, quadrato-palatin; *e*, région ethmoïdale; *f*, apophyse post-orbitaire; *h*, hyoïde; *i i' i"* cartilages labiaux; *m*, mandibule; *n*, capsule nasale; *or*, orbite; *op*, filaments operculaires; *p*, hyo-mandibulaire (suspensorium).

En avant, le cartilage crânien se prolonge en un rostre qui a son maximum de développement chez le Poisson-scie (Pristis), où il forme, en avant de la région nasale, une longue hampe aplatie portant latéralement des lames de substance ostéoïde semblables à des dents de scie.

Dans le crâne cartilagineux des Plagiostomes, on ne peut distinguer aucune formation osseuse, et l'on ne peut reconnaître que des régions :

1° La *région nasale* ou *ethmoïdale* prolongée comme nous venons de le dire en rostre. Elle porte les capsules olfactives.

2° La *région orbitaire*. Elle présente en général des apophyses ou prolongements cartilagineux en avant et en arrière de l'orbite. L'apophyse postérieure est très développée chez les Anges ou Squatines (fig. 313), et se prolonge en une branche qui va rejoindre latéralement la région occipitale. Chez les Raies, c'est l'apophyse orbitaire antérieure qui se développe pour former latéralement une sorte de corne. — C'est également aux apophyses orbitaires que sont dus les prolongements latéraux de la tête qui ont valu au Squale marteau son nom vulgaire ; c'est en effet à leur extrémité que se trouvent les yeux.

Telle est la constitution du crâne proprement dit ; quant aux autres parties de la tête, elles sont plus ou moins rudimentaires. L'appareil operculaire fait complètement défaut. L'hyo-mandibulaire représenté par une seule pièce cartilagineuse supporte les deux mâchoires : mandibule et quadrato-palatin, toutes deux garnies de dents (fig. 314). Le quadrato-palatin s'unit au cartilage crânien dans la région ethmoïdale. C'est en avant de l'hyo-mandibulaire que se place l'évent, accompagné souvent d'une pièce cartilagineuse spéciale. Quant à l'appareil hyoïdien il est reporté loin en arrière. Chez les Squales, l'hyoïde est encore articulé avec l'hyo-mandibulaire ; mais cette union n'existe plus chez les Raies.

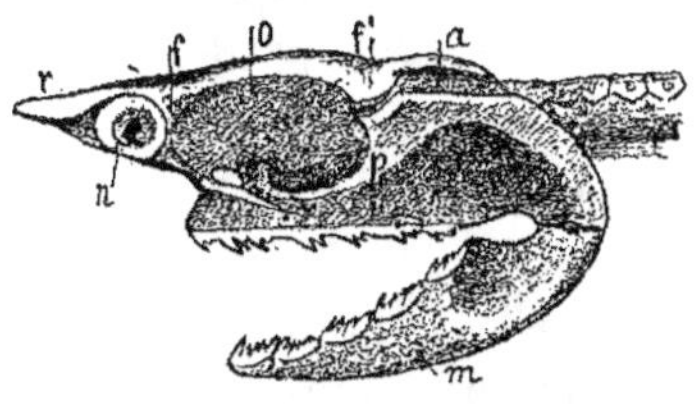

Fig. 314. — Crâne d'Heptanchus. *a*, région auditive ; *f*, apophyse orbitaire antérieure ; *f'*, apophyse orbitaire postérieure ; *m*, mandibule ; *n*, capsule nasale ; *o*, orbite ; *p*, quadrato-palatin ; *r*, rostre.

Les arcs branchiaux, au nombre de 7 à 8, peuvent être divisés en plusieurs pièces. Les copules tantôt manquent et tantôt

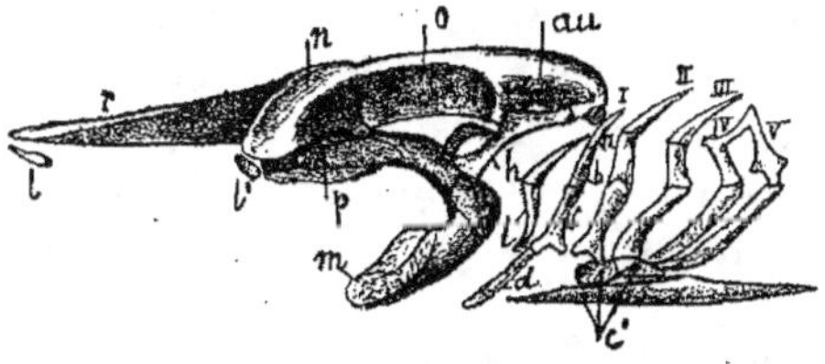

Fig. 315. — Crâne de Raja oxryhina. *au*, région auditive ; I à V, arcs branchiaux ; *a*, pharyngobranche ; *b*, épibranche ; *c*, cératobranche ; *d*, hypobranche ; *c'*, copules ; *h*, hyo-mandibulaire ; *i*, hyoïde ; *l*, *l'*, cartilages labiaux ; *m*, mandibule ; *n*, capsule nasale ; *o*, orbite ; *p*, quadrato-palatin ; *r*, rostre.

forment une longue pièce cartilagineuse impaire, qui peut envelopper plus ou moins complètement le péricarde. Tous les arcs ainsi que l'hyo-mandibulaire portent en dehors des expansions cartilagineuses qui soutiennent les cloisons branchiales. Ces expansions de l'hyo-mandibulaire correspondent aux rayons branchiostèges des Téléostéens. Signalons encore des cartilages superficiels ou *ectobranchiaux*, et d'autres cartilages *labiaux* dans les lèvres (fig. 313, *i i' i''*), formes rudimentaires de pièces que nous retrouverons beaucoup plus développées chez les Cyclostomes. Ces cartilages labiaux, chez les Plagiostomes, sont au nombre de deux de chaque côté, rattachés au quadrato-palatin ; l'antérieur est formé d'une seule pièce, le postérieur en compte souvent deux, une supérieure et une inférieure, cette dernière fixée à la mandibule. Déjà Cuvier considérait ces cartilages compris dans l'angle des deux mâchoires comme représentant les maxillaires et les prémaxillaires.

§ 293. — Crâne de la Chimère.

Le crâne de la Chimère est massif et présente une forme encore simplifiée, en ce sens qu'il n'y a pas d'hyo-mandibulaire. Le quadrato-palatin et la mandibule inférieure s'unissent directement au crâne cartilagineux, sans aucun intermédiaire. Comme chez les Raies, le crâne est articulé et non soudé avec la colonne vertébrale.

§ 294. — Crâne des Dipnéens.

Par certains côtés, le crâne des Dipnéens rappelle celui de la Chimère, mais c'est surtout avec celui des Amphibiens qu'il a des rapports frappants, et tels qu'il doit occuper une place tout à fait à part dans l'étude du crâne des Poissons.

Pour se représenter le crâne cartilagineux des Dipnéens et particulièrement de *Ceratodus*, il suffit de se figurer la charpente crânienne primordiale de la Grenouille, dans laquelle l'espace libre limité par l'anse hyo-mandibulaire serait rempli, donnant ainsi au crâne une forme massive très comparable à celle du crâne de la Chimère.

Le crâne, chez les Dipnéens, est soudé intimement à la colonne vertébrale. Une seule ossification s'y montre ; elle occupe la région occipitale et forme une pièce osseuse dite *occipital supérieur*. Quant aux autres os, qui sont d'ailleurs en nombre peu considérable, ce sont tous des os de recouvrement :

1° Sur le crâne proprement dit on trouve des *fronto-parié-*

taux qui recouvrent en dessus la boîte cartilagineuse, fermée chez Ceratodus, ouverte chez Protopterus.

2° Il existe un *ethmoïde*.

3° A ces pièces il convient d'ajouter 2 lames osseuses (*scléro-pariétaux*) qui, appliquées en avant sur le crâne cartilagineux,

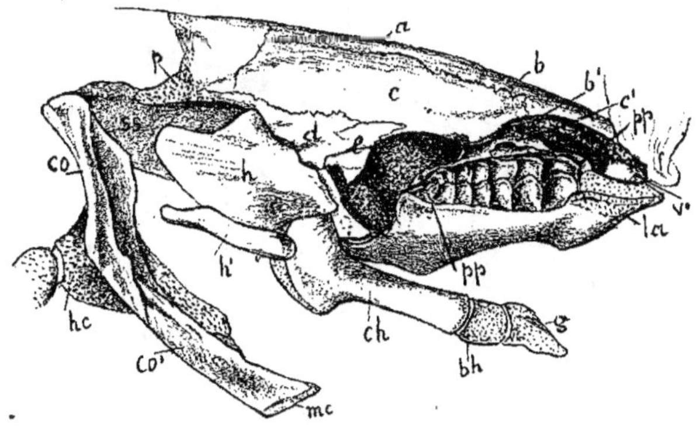

Fig. 316. — (D'après Günther.) Vue latérale du crâne de Ceratodus Forsteri. *f*, le cartilage facial relevé; *a*, scléro-pariétal ; *b*, éthmoïde; *b'*, trou olfactif; *bh*, basihyal; *c*, frontal; *c'*, processus du frontal en connexion avec le quadrato-palatin *pp* ; *g*, glossohyal; *ch*, hyoïde ; *co, co'*, pièces de la ceinture désignées par Günther comme coracoïdes supérieur et inférieur; *d*, squameux ; *e*, ossifications orbitaires; *h*, opercule; *h'*, sous-opercule; *pp*, quadrato-palatin; *la*, cartilage labial inférieur ; *p*, région occipitale du crâne ; *ss*, suprascapulaire; *v'*, dent vomérienne.

se projettent en arrière au-dessus de la région occipitale. Ces os sont séparés du crâne par les muscles temporaux qui s'insèrent à leur face inférieure ainsi qu'on peut s'en assurer sur une coupe sagittale (fig. 317 *mt*).

4° A la base du crâne on trouve un parasphénoïde.

5° D'autre part, sur la région latérale du crâne, en avant de la capsule auditive, existe un os de recouvrement qui reçoit, de certains auteurs, le nom de *squameux* (ou tympanique). Au-dessous de lui on ne trouve ni hyo-mandibulaire (traces cependant chez le Ceratodus), ni symplectique. C'est à cette région qu'est articulée la mandibule, comme chez les Amphibiens.

La même région plus en avant est recouverte par une lame osseuse massive, sorte de quadrato-palatin semblable à celui des Raies et des Squales et qui porte des dents très développées. Celles-ci, chez le Protoptère, présentent des angles tranchants dirigés dans divers sens et recouverts d'émail. Chez Ceratodus on trouve une paire de dents vomériennes également tranchantes (fig. 316 *v'*) et une paire de dents implantées sur le quadrato-palatin (fig. 317 *m*). La surface interne de ces der-

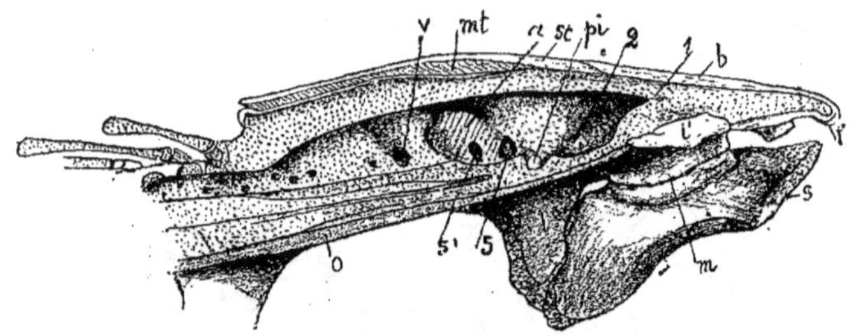

Fig. 317. — (D'après Günther.) **Crâne de Ceratodus Forsteri en section longitudinale.** *a*, membrane limitant en dedans la région de l'oreille; *b*, ethmoïde; *sc*, scléro-pariétal; *l*, quadrato-palatin; *l'*, symphyse des quadrato-palatins; *s*, symphyse de la mandibule; *f*, cartilage facial; *o*, para-sphénoïde; *pi*, excavation pituitaire; *m*, dent quadrato-palatine; *mt*, muscle temporal; *v*, orifice de la 10e paire; 1, passage pour le nerf olfactif; 2, trou optique; 5, trou de la 1ere et de la 2e branche du trijumeau; 5', trou de la 3e branche du trijumeau et d'une partie du nerf acoustique.

nières est convexe, et leur surface externe est divisée en six saillies tranchantes (fig. 316). Ajoutons qu'à l'extrémité anté-rieure du crâne il existe de petits cartilages indépendants ana-logues aux cartilages labiaux des Plagiostomes.

L'appareil operculaire rudimentaire est représenté chez Lepi-dosiren par un rayon osseux, et chez Ceratodus par deux pièces (opercule et sous-opercule) que porte la région hyo-mandibu-laire (fig. 316).

Quant à la mâchoire infé-rieure, elle est massive, offre une puissante apophyse coronoïde et comprend diverses pièces dans lesquelles on peut reconnaître un articulaire, un angulaire et un dentaire. Celui-ci ne rejoint pas son congénère. La mâchoire est terminée en avant par une lame cartilagineuse qui porte des protubérances osseuses mu-nies d'émail. Chez Ceratodus le

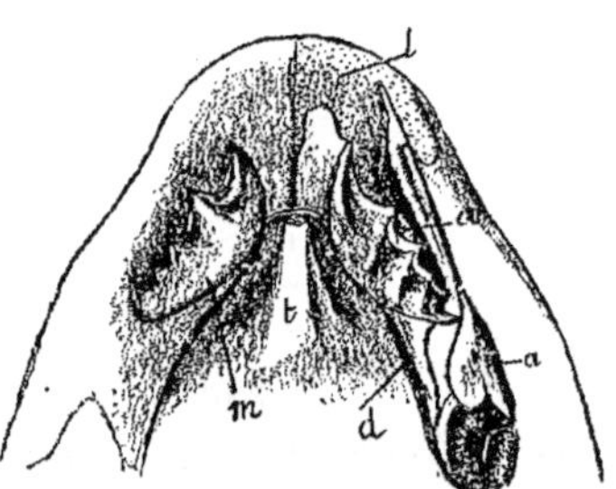

Fig. 318. — (D'après Günther.) Mâchoire infé-rieure de Ceratodus Forsteri. *a*, articulaire; *a'*, orifice perforant la mâchoire; *d*, dentaire; *l*, cartilage symphysaire; *m*, dent; *t*, langue.

dentaire porte une dent à peu près semblable à celle du qua-drato-palati n.

L'appareil hyoïdien comprend un arc hyoïdien pourvu d'un seul rayon branchiostège ; les arcs branchiaux, au nombre de six chez le Protoptère et de cinq chez Ceratodus, sont cartilagineux et peu développés.

§ 295. — Crâne des Cyclostomes.

La conformation du crâne chez les Cyclostomes n'a que de très lointains rapports avec ce que nous connaissons chez les autres Vertébrés. Il est formé d'un ensemble de pièces unique-

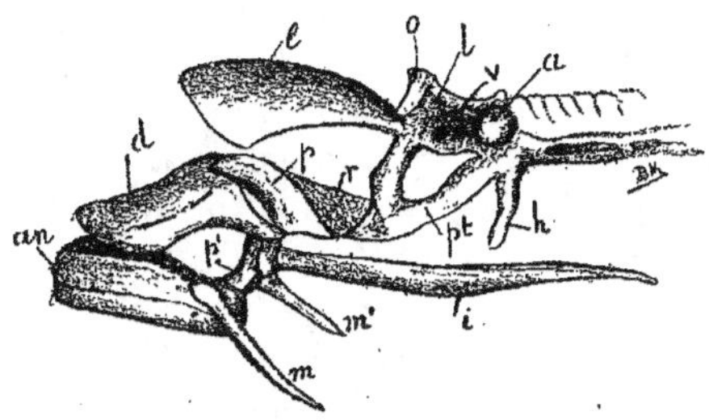

Fig. 319. — Crâne de Lamproie vu de côté. *a*, capsule auditive ; *an*, cartilage annulaire ; *d*, cartilage dorsal ; *e*, pièce ethmoïdale ; *h*, région hyoïdienne ; *i*, cartilage lingual ; *l*, paroi latérale ; *m*, *m'*, cartilages labiaux ; *o*, région olfactive ; *p*, pièce postéro-latérale ; *p'*, pièce antéro-latérale ; *pt*, arc ptérygo-palatin ; *r*, lame fibreuse interposée ; *v*, orifice du trijumeau.

ment cartilagineuses, parmi lesquelles celles qui représentent le crâne proprement dit n'ont qu'un développement relatif très faible et se distinguent en *pièce céphalique* et en lame *ethmoïdale*. — La pièce céphalique fait suite directement à la corde dorsale. C'est une lame cartilagineuse relevée sur ses côtés de manière à circonscrire une cavité encéphalique qui a un plancher et des parois mais pas de plafond. Les parois portent le nom de *parois latérales ;* elles présentent en arrière un renflement ovoïde qui est la capsule auditive. A ce niveau un pont cartilagineux formant un rudiment de voûte crânienne unit la capsule auditive d'un côté à celle du côté opposé. En avant des capsules, sur les parois latérales, se voit l'orifice pour le passage des nerfs crâniens. Un autre orifice traverse le plancher de la pièce céphalique, et livre passage à un prolongement de la cavité nasale médiane. D'autre part en avant de la capsule auditive se montre de chaque côté une sorte d'anse qui rappelle un peu l'anse du crâne primordial des Amphibiens et dans laquelle on peut reconnaître à la rigueur une branche hyomandibulaire et une branche ptérygo-palatine. Enfin, on trouve également une saillie cartilagineuse placée au niveau de l'extrémité postérieure de cette anse et dirigée en bas et en arrière. On considère cette région comme un hyoïde. — Quant à la lame ethmoïdale, elle se projette en avant de la pièce céphalique et figure une sorte de cuiller sans manche à concavité tournée en bas ; elle est rattachée à la pièce céphalique par une portion courte rétrécie.

En avant des parties qui viennent d'être décrites on trouve encore un certain nombre de pièces cartilagineuses, savoir :

1° Une pièce plate, quadrilatère, placée au-dessous de la lame ethmoïdale. On l'appelle *cartilage dorsal*. 2° De chaque côté de ce cartilage dorsal 2 pièces latérales, dont une postérieure plus grande et une antérieure plus petite ; on les dit respectivement pièces *postéro-* et *antéro-latérales.* 3° Tout à fait en avant se voit un cartilage en forme d'anneau, *cartilage annulaire*, qui occupe le fond de la ventouse. Il porte l'empreinte des 2 fortes dents supérieures et de la lame crénelée inférieure qu'on trouve dans cette région, et il est par suite facile à orienter sur le squelette. 4°. Au bord postérieur et inférieur du cartilage annulaire s'attachent 2 petites tiges cartilagineuses dirigées en arrière. Ce sont les *cartilages labiaux*. 5°. Enfin un long cartilage médian s'étend sous le plancher de la bouche et porte le nom de *cartilage lingual*, il est sans aucun rapport avec l'appareil respiratoire.

L'appareil hyoïdien paraît avoir à peu près complètement

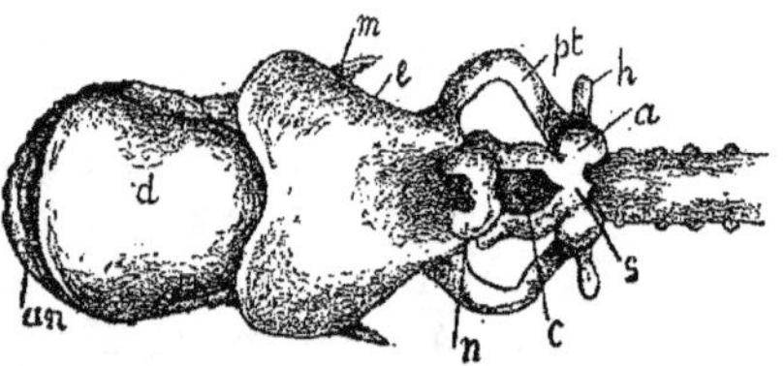

Fig. 320. — Crâne de Lamproie vu par la face supérieure. *a*, capsule auditive; *au*, cartilage annulaire; *c*, cavité crânienne; *d*, cartilage dorsal; *e*, pièce ethmoïdale; *h*, région hyoïdienne; *m*, cartilage labial; *n*, région nasale; *pt*, arc ptérygo-palatin; *s*, voûte crânienne.

disparu, si l'on excepte la branche cartilagineuse considérée comme l'hyoïde, située en arrière de l'anse hyo-mandibulaire.

Par contre, on trouve une charpente cartilagineuse élégamment découpée qui forme une sorte de corbeille dont les mailles limitent les orifices respiratoires. Cette charpente délicate est sous-cutanée, et ne dépend pas de l'appareil hyoïdien, mais elle répond peut-être à un état plus développé des petites pièces

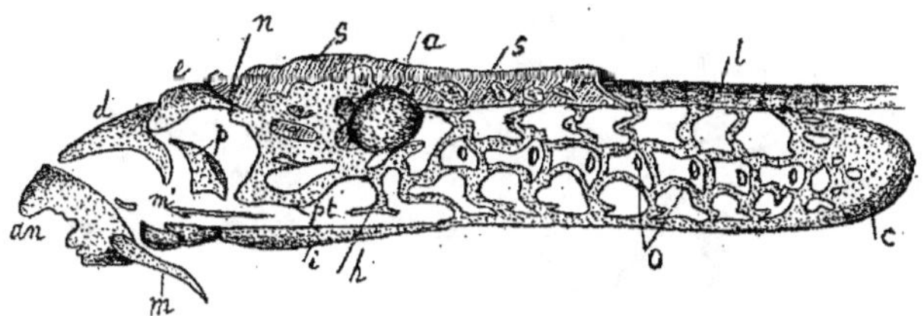

Fig. 321. — (D'après Wiedersheim.) Squelette céphalique et branchial de Petromyzon Planeri. *a*, capsule auditive; *an*, cartilage annulaire; *c*, fond de la corbeille cartilagineuse; *d*, cartilage dorsal; *e*, lame ethmoïdale; *h*, région hyoïdienne; *i*, cartilage lingual; *l*, corde dorsale; *m*, *m'*, cartilages labiaux; *n*, région nasale; *o*, orifices branchiaux; *p*, pièce postéro-latérale; *pt*, arc ptérygo-palatin; *ss*, enveloppe membraneuse de la moelle.

cartilagineuses que l'on voit chez les Squales indépendamment des arcs branchiaux au voisinage des orifices respiratoires. Quoi qu'il en soit, chez les Cyclostomes, la charpente en question se prolonge en arrière et se termine en un sac en forme de dé à coudre, et qui enveloppe le cœur. A cette particularité du squelette des Cyclostomes, ajoutons cet autre fait que l'orifice de la narine, unique et médian, est entouré d'un fibro-cartilage spécial.

B. Colonne vertébrale des Poissons.

La colonne vertébrale est composée d'un nombre de pièces très variable avec les espèces. On en compte le plus souvent de quarante à soixante-dix, mais on en peut trouver deux cents, chez les Anguilles, par exemple, et près de quatre cents chez les Requins. Leur nombre est également considérable chez les Ganoïdes, mais par contre il est fort réduit chez certains Poissons osseux et particulièrement chez les Plectognathes, où il existe des espèces qui n'ont pas plus de quinze vertèbres (Ostracion). Toutes les vertèbres ont à peu près le même volume, sauf toutefois les premières, qui, sous ce rapport, présentent d'assez grandes variations. Ainsi, chez beaucoup de Téléostéens on observe une augmentation de volume des corps vertébraux jusqu'à la troisième, quatrième ou cinquième vertèbre ; en même temps les corps sont plus courts que les suivants. Chez Gadus,

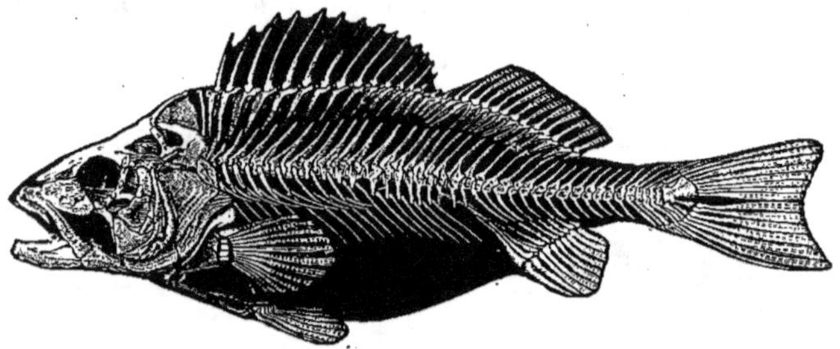

Fig. 322. — Squelette de Perche.

par exemple, c'est le cas des deux premières vertèbres. Chez Molva, la première qui est intimement unie au crâne reste longue et les deuxième et troisième sont courtes. Chez Pleuronectes les vertèbres 2 et 3 sont rudimentaires, etc.

Nous avons vu déjà que le mode d'union du crâne à la colonne vertébrale consiste tantôt en une articulation au moyen d'une sorte de condyle (Raie), tantôt en une soudure directe avec les premières vertèbres (¹). Parfois aussi quelques-unes de ces vertèbres peuvent se souder entre elles. Chez Fistularia, par exemple, les quatre premières vertèbres sont soudées, et chez les Raies un bien plus grand nombre.

Il n'est possible en tout cas de distinguer dans la colonne vertébrale des Poissons que deux régions, savoir : une région abdominale et une région caudale. A l'exception du Lépidostée, qui a des vertèbres opisthocœliques, rappelant celles de certains Amphibiens, tous les Poissons ont des

---

(¹) On peut à ce propos se demander si, comme chez les Mammifères, un certain nombre de vertèbres prennent part à la formation du crâne cartilagineux. Nous avons dit ailleurs que, d'après les recherches de l'un de nous (Pouchet, *loc. cit.*), il n'est pas possible d'admettre la participation de plus d'une vertèbre à la formation du crâne. Suivant Gegenbaur, le crâne des Ganoïdes osseux et celui des Téléostéens ne laisseraient pas même reconnaître la région occipitale comme d'origine vertébrale.

vertèbres amphicœliques, c'est-à-dire que le corps est creusé sur ses faces antérieure et postérieure d'une cavité conique profonde. Ces deux cavités opposées par leur sommet donnent à l'ensemble du corps vertébral la forme d'un sablier.

§ 296. — Vertèbres des Téléostéens et des Ganoïdes.

C'est chez les Téléostéens que les vertèbres montrent la structure la plus parfaite. Elles sont osseuses, tandis que chez tous les autres Poissons elles sont plus ou moins complètement cartilagineuses. Leur corps profondément excavé sur ses deux faces, comme nous venons de le dire, est percé en son centre d'un canal souvent très délié, occupé par la corde dorsale persistante et qui fait communiquer les cavités comprises entre les corps vertébraux. On peut donc se représenter la colonne vertébrale comme traversée de bout en bout par un canal qui se rétrécit considérablement au niveau des corps vertébraux et offre une série de dilatations lenticulaires correspondant chacune à l'espace compris entre 2 vertèbres. L'arc neural, également osseux, se prolonge en une apophyse épineuse ordinairement très développée. Il existe enfin des apophyses transverses qui portent des côtes dans la région abdominale, et qui, dans la région caudale, se dirigent en bas et s'unissent sur la ligne médiane de manière à constituer un arc hæmal avec une apophyse épineuse inférieure.

L'extrémité de la région caudale se relève en général en décrivant avec le reste de la colonne vertébrale un angle plus ou moins ouvert en haut; cette règle ne souffre guère d'exception que chez les Dipnéens (voir plus loin).

Chez les Ganoïdes, la constitution de la colonne vertébrale offre des états très divers. Chez les Ganoïdes osseux (Polyptère, Amia, Lépidostée) elle est formée de vertèbres complètement ossifiées. Mais chez les Ganoïdes cartilagineux (Esturgeon, Spatularia) le rachis consiste en une gaine fibreuse enveloppant la corde dorsale persistante et présentant seulement des traces de corps vertébraux cartilagineux. Au-dessus de cette gaine, il existe un arc neural cartilagineux qui rappelle celui des Plagiostomes. Il n'y a d'apophyses épineuses que dans la région abdominale. Dans la région caudale, les arcs hæmaux résultent de la direction en bas prise par les apophyses transverses.

§ 297. — Vertèbres des Plagiostomes, des Dipnéens et des Cyclostomes.

Chez quelques Plagiostomes (Hexanchus, Heptanchus), la tige rachidienne n'offre à l'extérieur aucune trace de division en corps vertébraux séparés ; mais dans la généralité des cas il n'en est pas de même, et les vertèbres sont parfaitement distinctes. Elles sont amphicœliques, à quelques exceptions près où leurs faces sont planes (Squale renard) ; mais, contrairement à ce que l'on observe chez la plupart des Poissons osseux, le canal de la corde dorsale est interrompu par un tissu spécial qui comble la partie centrale du corps. — Chez certains Plagiostomes (Heptanchus, Echinorhinus) les vertèbres sont complètement cartilagineuses. Chez un grand nombre d'espèces, elles présentent des couches calcifiées et cartilagineuses, tantôt en alternance régulière (Squatina), tantôt disposées de telle sorte qu'une couche calcifiée enveloppe la masse cartilagineuse (Scymnus), ou qu'une masse cartilagineuse enveloppe une lame calcifiée limitant les cavités et occupant le centre du corps (Acanthias, Spinax, etc.). On dit qu'il y a *astérospondylie* lorsque la disposition rayonnée des couches calcifiées donne sur la coupe transversale de la vertèbre l'apparence d'une étoile. Enfin la calcification du corps des vertèbres est presque complète et le cartilage ne persiste qu'au niveau de l'insertion des arcs neuraux chez un certain nombre de Plagiostomes, tels que Scyllium, Selache, Zygœna, Carcharias, etc. — Chez les Raies, comme on l'a vu, les vertèbres de l'extrémité antérieure de la colonne vertébrale sont calcifiées et confondues en une tige continue.

Quant aux arcs neuraux, chez les Plagiostomes, ils sont cartilagineux. Ils forment ce que l'on appelle les *pièces crurales* et sont généralement accompagnés de pièces intercalaires correspondant aux articulations intervertébrales et qui sont dites *pièces intercrurales*. Des pièces *surcrurales*, vraies apophyses épineuses cartilagineuses, surmontent les arcs neuraux ainsi constitués. Dans la région caudale il existe des arcs hæmaux, mais ils sont, comme chez les Ganoïdes, constitués par les côtes attachées au corps vertébral, et non plus, comme chez les Téléostéens, par les apophyses transverses.

La colonne vertébrale des Dipnéens offre une forme tout

à fait simplifiée dans laquelle, comme chez l'Esturgeon, on ne peut reconnaître qu'une tige cylindrique cartilagineuse, creuse, renfermant la notocorde et revêtue d'une gaine fibreuse. Une série de pièces neurales paires, ossifiées à la surface, constituent à la moelle un revêtement solide.

Enfin, chez les Cyclostomes, on arrive à une forme de la colonne vertébrale qu'on peut considérer comme primordiale. C'est ainsi que, chez les Myxines, elle consiste uniquement en une gaine fibreuse épaisse, enveloppant la notocorde, et se dédoublant à sa partie supérieure pour loger la moelle épinière. Chez Petromyzon le squelette vertébral est de même essentiellement constitué par la corde dorsale, qui ne subit aucun étranglement. Elle se présente sous la forme d'un long cylindre atténué à ses 2 extrémités. L'antérieure s'enfonce dans la base du cartilage céphalique entre les 2 capsules auditives, et la postérieure se termine également en pointe. La gaine fibreuse qui enveloppe la corde dorsale s'épaissit et se dédouble au-dessus et au-dessous de la corde pour former les arcs neuraux et hæmaux dont les pédicules sont renforcés par de petites pièces cartilagineuses qui sont les seuls indices d'unités vertébrales composantes.

§ 298. — Côtes.

Dans la région antérieure du corps, les vertèbres portent des côtes osseuses chez les Téléostéens et les Ganoïdes osseux, cartilagineuses et rudimentaires chez les Plagiostomes. Ces côtes, qui se montrent dès la première ou la seconde vertèbre, sont portées par les apophyses transverses ; parfois cependant elles s'attachent directement au corps, ou bien encore dans la région caudale de certaines espèces (Saumon) elles sont portées par l'arc hæmal résultant, comme nous l'avons dit plus haut, de la direction particulière prise par les apophyses transverses des vertèbres de cette région. Ajoutons que chez certains Poissons, tels que les Baudroies, les Poissons-lune, les Diodons, les Tétrodons, les Syngnathes, etc., les côtes manquent ou sont fort peu développées. — Le sternum fait défaut chez tous les Poissons.

Il nous reste à signaler des formations ostéoïdes qui se développent parfois en très grand nombre dans les cloisons fibreuses

qui séparent les chevrons musculaires. Ces organes consistent en de longues et grêles tiges ostéoïdes simples ou bifurquées, qui simulent des côtes supplémentaires et qui augmentent considérablement le nombre des pièces dont se
compose le squelette de certains Poissons. Il suffit, pour avoir une
idée du développement possible de ces pièces annexes, de noter
que, chez le Hareng, on en compte deux cent cinquante-six
paires (Cuvier et Valenciennes).

§ 299. — Nageoires.

Les nageoires des Poissons forment deux groupes d'organes
absolument distincts.

Les unes sont impaires et médianes, on peut les considérer
comme dérivant d'une nageoire unique chez l'embryon et qui
fait presque tout le tour de son corps sur la ligne médiane. Les
autres nageoires sont paires et sont généralement regardées
comme répondant aux membres des Vertébrés supérieurs.

Nageoires impaires. — Les nageoires impaires des Poissons
sont en réalité des replis de la peau soutenus par un squelette
particulier. Elles constituent, suivant les espèces, des nageoires
appelées *dorsales, caudales* et *anales*. Leur développement est
très variable ; chez les Lophobranches, par exemple, elles sont
très réduites, tandis que chez les Pleuronectes elles forment
une ceinture à peu près ininterrompue.

Les pièces qui soutiennent les nageoires médianes sont
osseuses chez les Téléostéens et chez les Ganoïdes, cartilagineuses chez les Plagiostomes qui en sont pourvus. On leur
donne le nom de *rayons*, et il semble bien manifeste que ces
rayons sont des dépendances du dermato-squelette et n'ont que
des rapports de voisinage avec la colonne vertébrale. Chez les
Ganoïdes, en particulier, on trouve une preuve frappante de
cette analogie des rayons avec les écailles ; chez l'Esturgeon
en particulier, il est facile de constater le passage des écailles
aux rayons des nageoires par l'intermédiaire de rayons ayant
la forme de chevrons imbriqués que l'on connaît sous le nom
de *fulcres.*

Les rayons des nageoires s'appuient en général à leur
base sur des pièces de soutien cartilagineuses ou osseuses qui
plongent profondément au milieu des muscles et qui sont dites

pièces basilaires ou *interépineuses.* Les connexions de ces pièces méritent quelque attention, parce qu'elles montrent bien que le squelette des nageoires impaires est indépendant du squelette profond. Dans la région dorsale, en effet, les pièces basilaires sont disposées, en général, en alternance avec les apophyses épineuses des vertèbres. Dans le plus grand nombre des cas, l'alternance est à peu près régulière, et sur l'étendue où siège la nageoire le nombre de ses rayons est égal à celui des vertèbres sous-jacentes. Mais ailleurs, chez les Coffres par exemple, la nageoire dorsale qui compte onze rayons occupe l'espace de cinq vertèbres seulement, et chez les Syngnathes le nombre des rayons est 4 fois plus grand environ que celui des arcs vertébraux correspondants (G. Pouchet).

Inversement il peut arriver qu'une pièce basilaire qui ne porte en général qu'un seul rayon en supporte deux.

La forme des pièces basilaires est variable. Le plus souvent elles sont pointues profondément et élargies à leur extrémité distale. Ailleurs, elles s'étalent en sortes de plaques osseuses parfois très développées. Les *rayons* sont tantôt constitués par une pièce solide osseuse, unique, sorte d'épine qui peut devenir très puissante (Silures). Tantôt ils sont constitués par deux lames de substance ostéoïde demi-cylindriques,

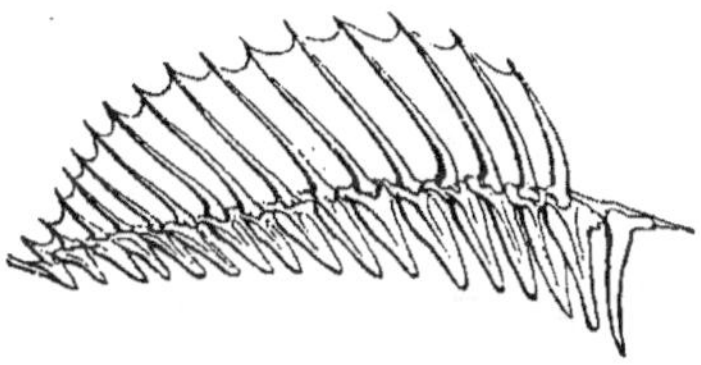

Fig. 323. — Rayons osseux et pièces basilaires de la nageoire dorsale d'un Téléostéen.

opposées l'une à l'autre comme deux gouttières se regardant par leur face concave. De plus, chacune de ces gouttières est divisée transversalement en un grand nombre de petites pièces disposées en série linéaire et le nombre de ces divisions s'accroît avec l'âge. Enfin les rayons sont susceptibles de se dichotomiser à leur extrémité. On a réservé le nom d'*acanthoptérygiens* aux Poissons dont certains des rayons des nageoires sont rigides et répondent à la première forme décrite ci-dessus, et le nom de *malacoptérygiens*, à ceux dont tous les rayons des nageoires sont formés de deux gouttières subdivisées transversalement.

Ajoutons qu'un autre élément rentre dans la constitution du squelette des nageoires en général. Il consiste en pièces ostéoïdes fusiformes placées à l'intérieur des gouttières ostéoïdes, vers leur extrémité. Ces pièces atteignent un développement assez grand chez certains Poissons ; on les retrouve, avec des dimensions considérables, dans les rayons mobiles de la nageoire ambulatoire des Grondins.

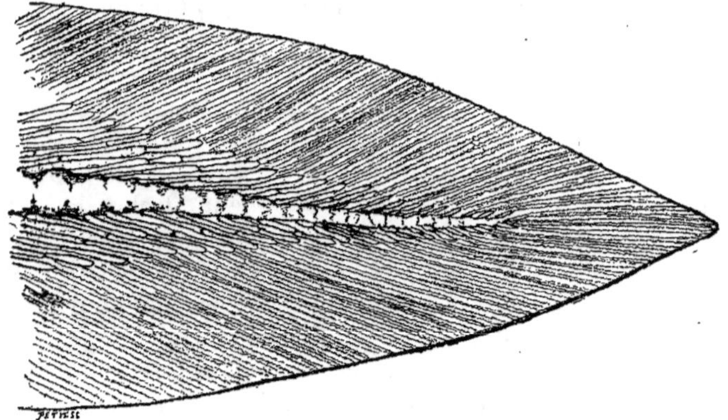

Fig. 324. — (D'après Günther.) Queue de Ceratodus Forsteri.

Nageoire caudale. Nous avons dit que chez tous les Poissons actuellement vivants, à peu d'exceptions près, l'extrémité de la colonne vertébrale se relève d'une manière plus ou moins

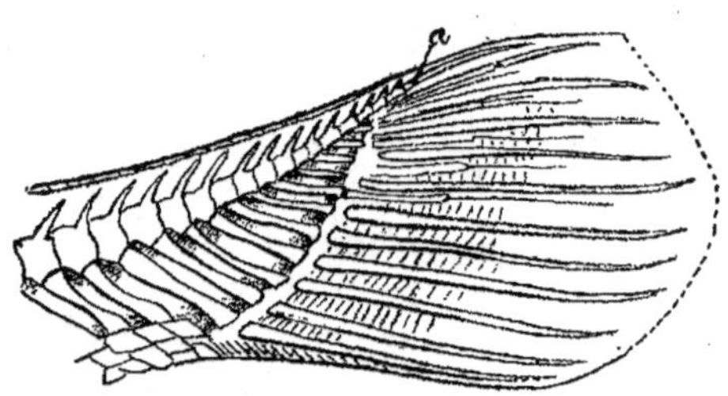

Fig. 325. — Queue hétérocerque de Lepidosteus *a*, extrémité de l'axe vertébral.

manifeste. Chez les Dipnéens en effet (Ceratodus, Protopterus) la colonne vertébrale se continue en ligne droite jusqu'à son extrémité (fig. 324), de telle sorte que la nageoire caudale est formée de deux parties absolument semblables au-dessous et au-dessus de la colonne vertébrale. C'est là la nageoire *homocerque* par excellence.

Chez les autres Poissons au contraire, et ceci est particulièrement net chez les Squales, la colonne vertébrale se relève à son extrémité sur une certaine longueur, de telle sorte que la nageoire caudale se trouve en réalité rejetée au-dessous de la colonne vertébrale et n'entoure plus l'extrémité de celle-ci. C'est le type de la nageoire *hétérocerque*.

Les Poissons téléostéens sont homocerques seulement en apparence : ils appartiennent en réalité au type hétérocerque. On peut toujours voir chez eux l'extrémité terminale du rachis se relever comme chez les Squales, mais cette déviation ne porte en général que sur la dernière vertèbre, qui s'allonge en une sorte de lame triangulaire aplatie désignée sous le nom d'*urostyle* (fig. 325 *a*) ; c'est au-dessous de cette vertèbre prolongée et relevée que se trouvent les pièces basilaires ou pièces *hypurales* des rayons de la nageoire. Chez la Sciène (Maigre), par exemple, sur onze pièces basilaires il n'y en a que deux au-dessus de la dernière vertèbre, les neuf autres sont au-dessous. Chez la Carpe, où les rayons sont plus nombreux, cinq seulement sont supérieurs, tous les autres sont inférieurs. Il n'y a donc bien chez les Téléostéens qu'une homocercie apparente. En fait les Téléostéens

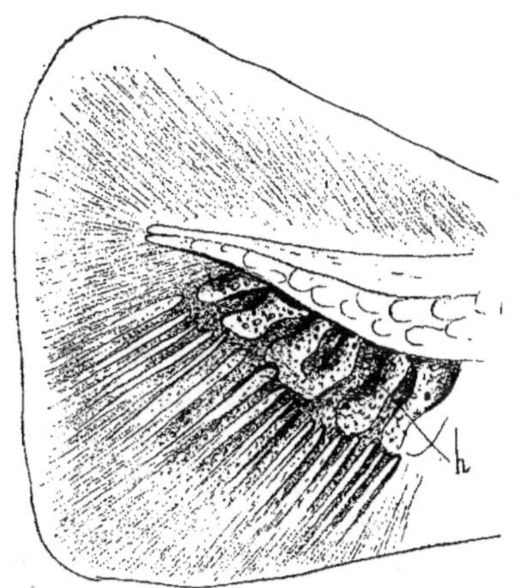

Fig. 326. — (D'après Pouchet.) Extrémité caudale d'un embryon de Gobius avec cartilages hypuraux.

sont homocerques dans le très jeune âge. Ils le sont jusqu'au moment où apparaissent les pièces hypurales au-dessous de la corde dorsale. En effet l'hétérocercie, essentiellement constituée par le relèvement de l'extrémité postérieure de la corde dorsale, a pour phénomène antécédent ou tout au moins concomitant l'apparition des cartilages hypuraux. Il résulte de ce qui précède que les termes *homocercie* et *hétérocercie* doivent être considérés comme n'ayant qu'une valeur très relative. Au point de vue anatomique tous les Poissons, sauf les Dipnéens, sont hétérocerques ; mais chez les Téléostéens il peut y avoir apparence d'homocercie.

§ 300. — Membres.

Les membres des Poissons sont constitués par des nageoires
en général au nombre de deux paires. La paire antérieure occupe les côtés du corps immédiatement en arrière de la tête et
forme les nageoires pectorales. La paire postérieure ou ventrale
varie considérablement dans sa position, au point que les zoologistes y ont trouvé des caractères qui leur ont permis de diviser les Téléostéens en Poissons *abdominaux, thoraciques* et
jugulaires, suivant que ces nageoires sont situées en arrière,
au-dessous ou en avant des nageoires pectorales. L'existence
de deux paires de nageoires est très générale chez les Poissons,
cependant chez quelques espèces de Téléostéens, tels que les
Murènes, et chez les Cyclostomes les deux paires font défaut.
Ailleurs la paire postérieure manque, par exemple chez les
Anguilles et les Gymnotes. Dans tous les cas, les nageoires
pectorales sont plus développées que les nageoires ventrales.

L'homologie entre les nageoires des Poissons et les membres
des autres Vertébrés paraît s'imposer, mais on est loin de s'entendre encore aujourd'hui sur leur comparaison, et le désaccord
tient à ce qu'on ne connaît aucun animal vivant ou fossile présentant l'exemple d'une transition manifeste entre ces deux
groupes d'organes. En réalité, les nageoires des Poissons forment un type de membres tout à fait à part. Des tentatives multiples ont été faites dans le but d'établir les homologies entre
les nageoires et les membres des autres Vertébrés.

Les anatomistes se sont attachés tout d'abord à rechercher
quelle est dans une nageoire de Téléostéen la face palmaire et
la face dorsale. Pour Cuvier, qu'il faut suivre en cela, la nageoire des Téléostéens serait appliquée contre le corps de
telle sorte que la face palmaire est en dehors. Suivant cette
manière de voir, le *bord radial* de la nageoire est dorsal et le
bord cubital est ventral. Ce serait là une attitude du membre
exclusivement propre aux Poissons Téléostéens et en opposition avec ce que nous connaissons aussi bien chez les Cétacés
que chez les Amphibiens. D'ailleurs de bonnes raisons peuvent
être invoquées en faveur de cette hypothèse. En général, la face
qui est ici regardée comme dorsale est plus pigmentée que la
face palmaire. D'autre part, quand le Poisson s'appuie avec
son membre antérieur sur l'eau ou sur l'air (Poissons volants),

c'est toujours le bord supérieur de la nageoire qu'il porte en avant. Par suite, dans l'hypothèse de Cuvier, ce mouvement du membre est tout à fait normal, puisque c'est la face palmaire ou externe tout à l'heure qui appuie sur le milieu résistant.

Ajoutons que le bord supérieur ou radial de la nageoire est constitué par des pièces ordinairement plus puissantes que celles qui forment le bord cubital, ce qui semble encore donner raison à Cuvier puisque c'est le cas ordinaire du membre des Vertébrés plus élevés en organisation. Cette manière de voir conduit cependant à certains résultats inattendus. Ainsi, les Poissons (Grondins) qui possèdent à la nageoire pectorale des rayons indépendants et isolés dont ils se servent pour marcher sur le sol s'appuieraient réellement sur la face dorsale de ces rayons qui proviennent du bord cubital. D'autres Poissons (Sébastes) montrent en fait la transition de la situation ordinaire des nageoires à la disposition qu'offrent les rayons du bord cubital chez les Grondins. La coupe de la nageoire des Sébastes, vers son insertion, figure une ligne courbe à concavité tournée en avant. La face postérieure ou dorsale de la nageoire regarde donc en haut vers son bord radial et en bas vers son bord cubital ; quand ce bord s'appuie sur le sol, il le fait donc par sa face dorsale, et nous ramène au cas des rayons isolés du Grondin.

§ 301. — Ceinture et membres antérieurs.

On peut considérer dans les nageoires des Poissons un appareil de suspension ou ceinture et un membre proprement dit.

1° *Téléostéens.* — Chez les Téléostéens la ceinture antérieure ou scapulaire est suspendue au crâne, sauf chez quelques espèces, comme les Anguilles, où elle s'en détache, et chez ceux qui sont dépourvus de nageoire antérieure (Murène), où elle devient très rudimentaire.

Les pièces suivantes concourent ordinairement à former la ceinture scapulaire : en bas, un grande lame osseuse allongée qui s'avance entre les branches de l'appareil hyoïdien et parallèlement à elles pour rejoindre sa congénère du côté opposé ; on l'appelle *clavicule,* nom donné par Geoffroy Saint-Hilaire et généralement adopté aujourd'hui. L'union des deux clavicules se fait dans la plupart des cas par un ligament, toutefois il y a soudure entre les deux os chez les Silures et chez les Poissons volants.

A la partie supérieure de la clavicule, se voient deux petites pièces dites *sus-claviculaires*, dont la terminale parfois bifurquée s'articule avec l'occipital externe (épiotique). Ajoutons qu'on désigne sous le nom de *post-claviculaire* une pièce styliforme qui, partant du milieu du bord postérieur de la clavicule, se dirige en arrière au milieu des muscles du corps.

En dehors de ce premier ensemble d'os et s'appuyant sur la clavicule, on trouve deux pièces osseuses dont la supérieure, ordinairement percée d'un trou, est appelée *radius* par Cuvier, et l'inférieure *cubitus*. C'est sur ces os qu'est portée la nageoire proprement dite, qu'il faut sans doute considérer simplement comme un repli de la peau soutenu par des rayons reposant eux-mêmes sur des pièces basilaires vraisemblablement homologues de celles des nageoires médianes et généralement au nombre de cinq. Ces pièces *basilaires*, que l'on désigne parfois sous le nom d'*os carpiens*, peuvent diminuer de nombre, de telle sorte que certains des rayons viennent s'appuyer directement et sans aucun intermédiaire sur le radius ou le cubitus (¹).

Il peut arriver que les pièces basilaires prennent un développement considérable. C'est ainsi que chez la Baudroie les nageoires pectorales sont portées par des espèces de bras qui résultent d'un allongement inusité des deux seules pièces basilaires persistantes. Le développement que l'on constate des nageoires pectorales chez d'autres Téléostéens résulte en règle générale de modifications qui portent uniquement sur les rayons. Ainsi, chez les Poissons volants, les nageoires pectorales, transformées en sorte d'ailes, doivent leurs proportions spéciales à l'allongement des rayons qui les soutiennent; les pièces de la ceinture ainsi que les pièces basilaires ne sont pas sensiblement modifiées. Quant aux Trigles, les appendices di-

---

(¹) Les noms que nous donnons à ces os nous semblent en définitive les plus rationnels. Au contraire nous n'acceptons pas la désignation d'*humérus* donnée par Cuvier à la clavicule de Geoffroy Saint-Hilaire, parce que la coalescence de ces deux os sur la ligne médiane est en contradiction flagrante avec le principe des connexions. On pourrait aussi bien d'ailleurs, avec Owen, considérer cet os comme un coracoïdien.

gitiformes dont ils se servent pour progresser sur le fond sont
formés, comme nous l'avons dit, par les rayons isolés du bord

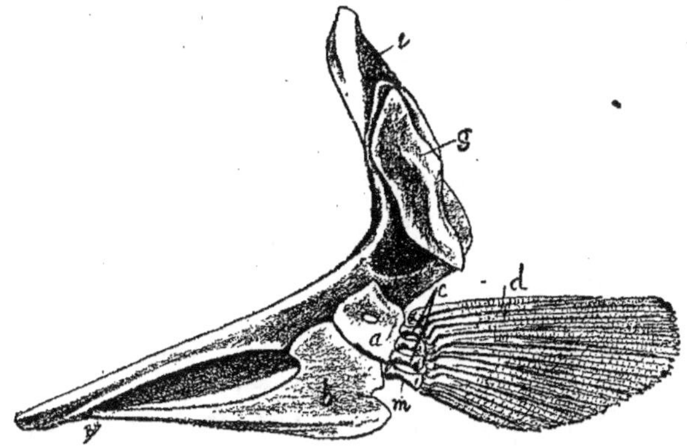

Fig. 327. — Membre antérieur de Polyprion cernuum vu par la face interne. *a*, radius; *b*, cubitus; *c*, 1ʳᵉ, 2ᵉ, 3ᵉ pièces basilaires; *d*, rayons; *m*, dernière pièce basilaire (métaptérygium); *e*, clavicule; *g*, pièces sus-claviculaires.

inférieur de la nageoire. Trois rayons constituent ces sortes

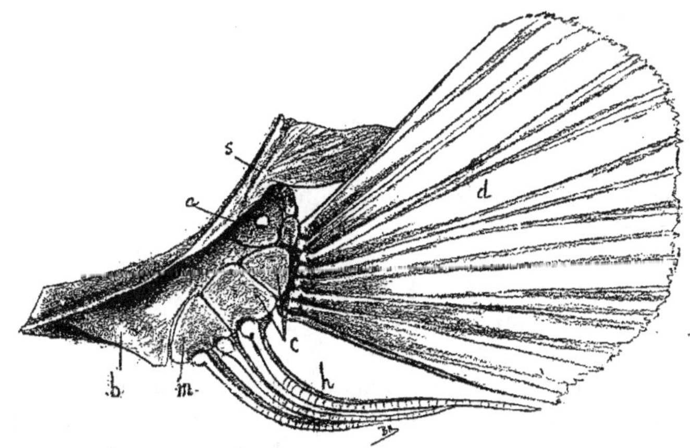

Fig. 328. — Membre antérieur de Trigle. *a*, radius; *b*, cubitus; *c*, 1ʳᵉ, 2ᵉ, 3ᵉ pièces basilaires; *d*, rayons; *h*, rayons isolés du bord cubital; *m*, dernière pièce basilaire (métaptérygium); *s*, clavicule.

de doigts et présentent d'ailleurs la même constitution que les
autres rayons. La disposition spéciale offerte par les Silures
relève également de modifications apportées aux rayons de la

nageoire. Ici, c'est un rayon (celui du bord supérieur ou radial) qui s'allonge en une grosse épine dentelée, mobile sur la pièce basilaire profondément transformée. Cette épine, chez certaines espèces, devient le seul représentant de toute la nageoire pectorale.

2ᵉ *Ganoïdes*. — Chez les Ganoïdes osseux, la ceinture est en partie cartilagineuse ; on y reconnaît toutefois une clavicule et des os sus-claviculaires qui l'attachent au crâne. Chez les Ganoïdes cartilagineux, et en particulier chez l'Esturgeon, le cartilage primitif persiste tout entier. Dans cette ceinture cartilagineuse d'apparence primitive des Ganoïdes cartilagineux, on distingue trois prolongements : un supérieur dorsal considéré comme une omoplate ; un inférieur ventral considéré comme coracoïde, et un antérieur qui répondrait dans le même système d'homologies à une clavicule. Une lame osseuse appliquée sur ce cartilage peut prendre plus spécialement le nom de clavicule et une seconde celui de sus-clavicule. Chez les Ganoïdes osseux (Polyptère) d'autres os de revêtement viennent encore recouvrir la ceinture cartilagineuse. Les nageoires, à part celle du Polyptère, qui présente trois pièces basilaires supportant les rayons, ne comportent qu'une ou deux pièces basilaires. Un plus ou moins grand nombre de rayons peuvent venir s'appuyer sur la ceinture elle-même.

3° *Sélaciens*. — Chez les Sélaciens, la ceinture scapulaire est cartilagineuse et s'attache parfois, chez les Raies, non plus à la tête, mais à la colonne vertébrale ; tantôt elle forme en s'unissant de part et d'autre (Acanthias, Squatina, etc.) un seul cartilage en arc ; tantôt (Scyllium, Carcharias) elle présente de chaque côté une pièce séparée, l'union ne se faisant point à la face ventrale. Au bord externe de cette ceinture cartilagineuse, il existe ordinairement de chaque côté (Raie) trois surfaces articulaires sur lesquelles sont fixées les nageoires qui s'étalent largement en forme d'ailes. Au voisinage de ces surfaces articulaires, la ceinture cartilagineuse présente des orifices qui livrent passage à des nerfs, voire à des muscles chez certaines espèces.

Quant aux nageoires elles-mêmes, elles sont formées de

pièces basilaires supportant des rayons cartilagineux composés de séries linéaires de pièces qui vont en s'amincissant jusqu'au bord libre de ces organes. Les pièces basilaires sont ordinairement au nombre de trois plus ou moins distinctes, et parfois réduites à deux (Scymnus). Dans ces cas de réduction, il arrive que certains rayons viennent s'appuyer directement sur la ceinture scapulaire.

Chez les Raies, les pièces basilaires forment de chaque côté du corps deux cornes divergentes dont l'antérieure se prolonge souvent jusqu'au niveau de la région frontale et dont la postérieure bordant la cavité abdominale va parfois rejoindre la nageoire ventrale.

4° *Dipnéens*. — Les Dipnéens se distinguent parmi tous les autres Poissons par la conformation spéciale de leurs na-

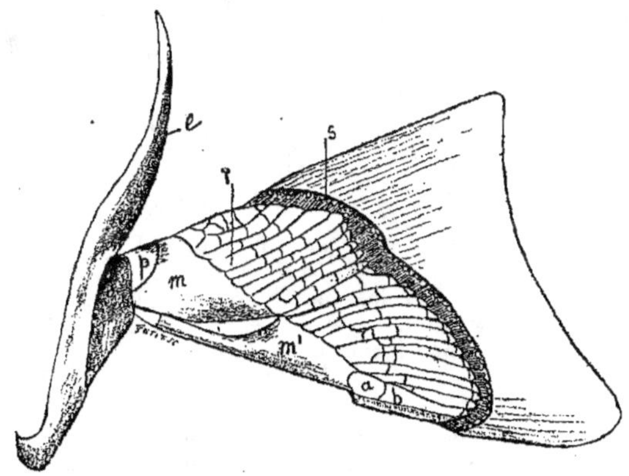

Fig. 329. — (D'après Wiedersheim.) Membre antérieur d'Heptanchus vulgaris. *e*, clavicule; *p*, *m*, *m'*, pièces basilaires (pro- méso- et méta-ptérygium); *c*, *b*, pièces de l'axe radial; *r*, rayons cartilagineux; *s*, sections des rayons ostéoïdes.

geoires. Chez le Protoptère, les nageoires, aussi bien les pectorales que les abdominales, sont représentées par une sorte de filament très allongé, où l'on ne distingue plus guère la forme aplatie d'une nageoire. Le squelette de cet organe. comprend d'abord une pièce relativement volumineuse plongée dans les chairs. Cette pièce, que nous appellerons *radio-cubitale*, supporte une série linéaire de cartilages courts qui vont en diminuant de volume et qui sont enveloppés par la peau.

Chez le Ceratodus, la nageoire est aplatie. On retrouve la
même série linéaire médiane de cartilages, mais sur laquelle
s'insèrent de chaque côté un certain nombre
de rayons cartilagineux terminés eux-
mêmes par des pièces ostéoïdes semblables
à celles qu'on observe dans la nageoire des
Téléostéens (fig. 330).

§ 302. — Homologation du membre antérieur des Poissons.

Ainsi qu'on l'a vu, nous avons adopté
comme base fondamentale de la description
du membre des Poissons les vues de Cuvier,
qui seules permettent l'homologation naturelle
de la nageoire pectorale des Téléostéens et
des autres Vertébrés. Il faut admettre chez
les Téléostéens un véritable retournement
du membre portant sa face palmaire en dehors et son bord radial en haut. Chez les
Sélaciens, le membre a déjà décrit un arc de
90° et nous conduit directement à la disposition du membre pour la progression terrestre.

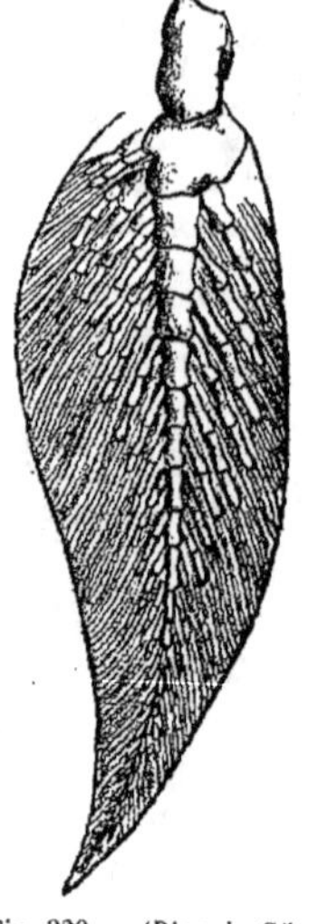

Fig. 330. — (D'après Gün-
ther.)Membre antérieur
de Ceratodus Forsteri.

Owen avait admis que la nageoire des Poissons appliquée contre le flanc
de l'animal y occupe une situation comparable à celle des Cétacés ou des
Manchots. Il considère en conséquence le bord inférieur de la nageoire comme
radial, le supérieur comme cubital et la face dorsale du membre comme regardant en dehors.

Gegenbaur entreprit également (1869) d'homologuer la nageoire des Poissons au membre des autres Vertébrés, et proposa la théorie suivante :
partant des Sélaciens chez lesquels la nageoire est formée de séries de rayons
supportés par une base dans laquelle trois pièces sont assez généralement
distinctes, il crut pouvoir reconnaître dans toute nageoire trois parties correspondant à ces trois pièces basilaires et leur donna les noms de *pro-pté
rygium*, *méso-ptérygium* et *méta-ptérygium*. En poursuivant l'étude des
modifications que subit ce membre regardé comme type chez les autres
Poissons, il crut voir que les deux premières parties pro- et méso-ptérygium
tendaient à disparaître ; par suite le méta-ptérygium prit dans sa théorie
une importance dominante et reçut le nom d'*archiptérygium*, celui-ci appuyé
sur la ceinture et portant une série de rayons. Gegenbaur crut en plus pouvoir homologuer cet archiptérygium ainsi constitué à la série des pièces représentée dans les membres des Vertébrés supérieurs, d'une part par l'humérus, le radius et le pouce, d'autre part par le fémur, le tibia et le gros
orteil.

Huxley, tout en adoptant, d'une manière générale, la théorie de Gegenbaur, fit observer qu'il est impossible d'homologuer le méta-ptérygium à la série radiale du membre des Vertébrés supérieurs, si l'on admet que ce méta-ptérygium soit placé, chez les Sélaciens, en arrière des autres éléments. Chez les Vertébrés supérieurs, en effet, le radius et le pouce, aussi bien que le tibia et le gros orteil, sont normalement situés en avant. D'après Huxley, l'axe de l'archiptérygium, s'il était postérieur comme l'admet Gegenbaur, devrait, passer par le cubitus et le péroné et non par le radius et le tibia.

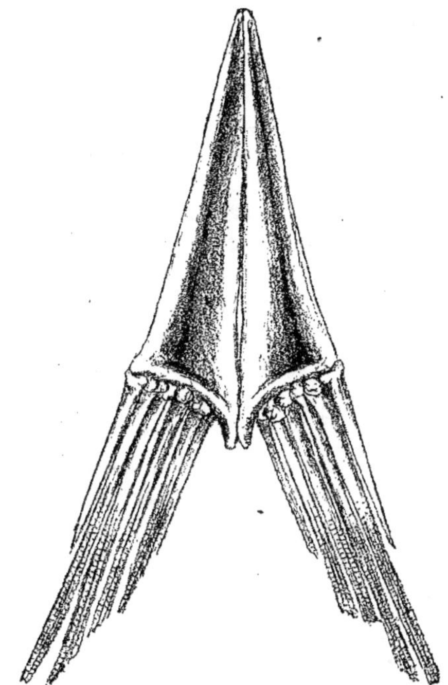

Fig. 331. — Ceinture postérieure du Polyprion cernuum. Rayons insérés directement sur les pièces coxales.

Sur ces entrefaites, Günther donna la description du membre du Ceratodus. Gegenbaur prit alors la nageoire du Ceratodus pour type de la disposition primitive de l'archiptérygium et conçut celui-ci comme un axe *bisérié*.

La théorie, malgré ses modifications successives, ne semble pas avoir terminé son évolution. Strauss et Gölte, voyant chez les Urodèles, en arrière des deux premiers doigts, se développer les trois autres sur le bord cubital de la main, proposent de faire passer l'axe par le deuxième doigt. Wiedersheim accepte cette théorie et fait passer l'axe en question par l'humérus, le cubitus, l'intermédiaire, le central, le deuxième carpien et le deuxième doigt, et la rangée formée par le radius, le premier carpien et le pouce est considérée comme le rayon latéral de l'archiptérygium bisérié. Enfin, pour

Lebouc, la direction de l'axe est différente ; il passe par le premier carpien et le pouce ; il n'y a pas d'archiptérygium bisérié et la rangée radiale représente un axe secondaire acquis à partir des Amphibiens.

§ 303. Ceinture et membres postérieurs.

La ceinture pelvienne chez les Poissons est ordinairement très simple. Chez les Téléostéens et les Ganoïdes, elle consiste en un seul os de chaque côté (os coxaux) tantôt réunis sur la ligne médiane, tantôt indépendants. Chez les Téléostéens, ces os, triangulaires et placés côte à côte, ne s'articulent pas avec la colonne vertébrale. Ils offrent dans leur position les plus grandes variations, se plaçant, comme nous l'avons déjà dit, au niveau de la ceinture scapulaire et s'appuyant même parfois sur les os de celle-ci. Quant aux nageoires, elles consistent ordinairement en rayons portés directement sur les pièces coxales.

Chez les Poissons cartilagineux, la ceinture pelvienne est composée d'une pièce cartilagineuse ordinairement unique, toujours située dans la partie postérieure de l'abdomen.

Les nageoires sont formées de rayons supportés par des pièces basilaires, et chez les Squales, une lame cartilagineuse qui en dépend va former la charpente de l'organe copulateur du mâle.

Chez les Dipnéens la nageoire postérieure a la même composition que l'antérieure.

INDEX BIBLIOGRAPHIQUE

1. Tillmanns. *Ueber die fibrillare Struct. des Hyalinknorpels*, in Centralbl. f. chirurg., 1877, n° 11.

2. Baber. *On the Struct. of the Hyaline Cartilage*, in Journ. of Anat. and Phys. Vol. X, 1875.

3. Morechowetz. Cité par Tillmanns (voir 1).

4. Leboucq. *Études sur l'ossification*, in Bull. de l'Ac. roy. de Belg., 2ᵉ série. T. XLIV, 1877, n° 11.

5. Pouchet et Tourneux. *Précis d'histologie humaine et d'histogénie.* Paris, 1878.

6. Ranvier. *Traité technique d'histologic.* 1875-1882.

7. J. Renaut. *Recherches anatomiques sur le tissu élastique des os*, in Arch. de Physiol. 1875.

8. G. Pouchet. *Développement du squelette des Poissons*, in Journ. de l'An. et de la Phys. 1875.

9. Ch. Robin et Herrmann. *Mémoire sur la génération et la régénération de l'os des cornes caduques et persistantes des Ruminants*, in Journ. de l'Anat. et de la Phys. 1882.

10. Ch. Robin. *De l'ostéogénèse avec ou sans cartilage préexistant*, in Journ. de l'Anat et de la Phys., 1864, et Art. *OS* du Dict. encyclop. des Sc. méd.

11. Retterer. *Développement du squelette des extrémités*, in Journ. de l'Anat. et de la Phys. 1885.

12. Manouvrier. *Sur l'interprétation de la quantité dans l'encéphale*, in Mém. de la Soc. d'Anthrop. 2ᵉ série. T. III. 1885.

13. OLLIER. *Recherches sur le mode d'accroissement des os*, in Arch. de physiol. 1873.

14. GOODSIR. *On the Devel. of Teeth*, in Edinb. med. and Surg. Journ. 1838. N° XXXI.

15. TOMES. *Anatomie des dents de l'homme et des Vertébrés*, 1880, et *On the Devel. of Teeth*, in Quart., Journ. of Microsc., Sc. janv. 1876.

16. FÉRÉ. *Note sur l'Obélion du Gorille*, in Bull. Soc. de Biologie, mars 1885.

17. TURNER. *Observ. Relat. to some of the Foramina at the Base of the Skull in Mammalia*, in Proceed. of the Zoolog. Soc. of London. 1848.

18. LAGUESSE. *Développement de l'épithelium des voies aériennes* Paris, 1885.

19. GŒTHE. *Œuvres d'histoire naturelle*, traduites par Martins.

20. HAMY. *L'Os intermaxillaire de l'Homme à l'état normal et pathologique*. Paris 1868.

21. GEOFFROY SAINT-HILAIRE. *Philosophie anatomique des os antérieurs de la poitrine et de l'hyoïde*. 1818.

22. POUCHET et CHABRY. *Contribution à l'odontologie des Mammifères*, in Journ. de l'Anat. et de la Phys. 1884.

23. MANOUVRIER. *Recherches d'Anatomie comparée et d'Anatomie philosoph.*, in Bull. de la Soc. Zool. de Fr. T. VII. 1882.

24. LEBOUCQ. *Sur la morphologie du carpe et du tarse*, in Centralbl. für die gesamte wissensch. Anat. herausgeg. von Prof. Bardeleben. 1886. N° 1.
— *Recherches sur la morphologie du carpe chez les Mammifères*, in Arch. de Biologie. 1884.

25. LOUGE et MER. *Sur l'ossification de la phalange unguéale chez l'Homme et le Singe*, in Bull. de la Soc. de Biologie, 1875, et Compt. R. Ac. des Sc. 1875.

26. DIXEY. *Proceed. of the Roy. Soc. of London*. Vol. XXX, et *Ibid.*, 1880. N° 227.

27. GILLETTE. *Des os sésamoïdes chez l'Homme*, in Journ. de l'An. et de la Physiol. 1872.

28. BROCA. *Instructions craniologiques et craniométriques*, in Mém. de la Soc. d'Anthrop. de Paris. T. II, 2ᵉ série, 1875.

29. G. Pouchet. *La Biologie aristotélique.* 1 Vol. Alcan.

30. Huxley. *Lectures on the Elements of comparative Anatomy.* Londres. 1864.

31. P. Albrecht. *Sur les quatre os intermaxillaires, le bec de lièvre,* etc., in Bull. Soc. d'Anthrop. de Bruxelles. 1883.
— *Ueber die Morphol. Bedeut. der Kiefer-Lippen,* in Langenbek's Arch. Vol. XXXI. 2ᵉ part.

32. A. Broca. *Sur le siège exact de la fissure alvéolaire dans le bec de lièvre,* in Bull. de la Soc. anat. de Paris. 5ᵉ série. T. I. 1887.

33. Gaudry. *Les enchaînements du monde animal.* Paris. 1878.

34. W. H. Flower. *On the Value of the Charact. of the Base of the Cranium in the Classific. of the Order Carnivora,* in Proceed. Zool. Soc. of London. 1869.

35. Jacquart. *Mécanisme de la rétraction des ongles chez les Felis,* etc., in Journ. de l'Anat et de la Physiol. 1866.

36. J. Murie. *Researches upon the Anat. of the Pinnipedia,* in Trans. of the Zool. Soc. of London. Vol. VII. 1870, et Vol. VIII. 1872-74.

37. P. Gervais. *Zoologie et Paléontologie générales,* 1ʳᵉ série. 1867-69.

38. H. Georges. *Monographie du genre Daman.* Paris. 1875.

39. Wertheimer. *Os central du carpe du Daman,* in Comptes Rend. de la Soc. de Biologie. 1886.

40. P. Gervais. *Les trois règnes de la nature.*

41. A. Sanson. *Mémoire sur la nouvelle détermination d'un type spécifique de race chevaline à 5 vertèbres lombaires,* in Journ. de l'Anat. et de la Phys. 1868.

42. O. Ch. Marsh. *Dinocerata.* A Monogr. of an extinct Order of Gigantic Mammalia. Washington. 1884.

43.   Id.   *Notice of new Equine Mamm.,* in Americ. Journ. of Sc. 3ᵉ série. T. VII. 1874.

44.   Id.   *On the affinities of the Brontotheridæ* in Amer. Journ. of Sc. 3ᵉ sér. T. VII. 1874.

45. Froriep. *Zur Entwickel. der Wirbelsaüle unbesond. der Atlas und opistrophous und der Occipital-Region,* in Arch. f. Anat. und Phys. 1883. P. 117.

46. Joly et Lavocat. *Études d'Anatomie philosophique sur la main de l'homme*. Toulouse. 1852.

47. Serres. *C. R. Ac. des Sc.* T. XLIV, p. 961, et T. XLV et XLVI.

48. Cope. *The Classification of the Ongulate Mammalia*, in Proceed. of the Americ. Philos. Soc. Philadelphie. 1883.

49. Lataste. *Sur le système dentaire du genre Daman et Étude de la dent canine*, in Zool. Anzeiger. 1887.

50. Cope. *On the Condylarthra*, in Proceed. of. Soc. of nat. Sc. Philadelp. 1882.

51. Marsh. *Brontothérides*, in Amer. Journ. of Sc. 3e série. T. VII. 1874.

52. H. Beauregard. *Sur les deux dentitions des Mammifères*, in Bull. Soc. de Biologie. Mars 1888. Nos 9 et 10.

53. Brandt. *Symbolæ Sirenologicæ*. 1846-68.

54. H. Woodward. *On an almost Perfect Skeleton of Rhytina gigas*, in Quart. Journ. of Geolog. Soc. of London. Vol. 45. 1885.

55. Stejneger. *Rhytina gigas*, in Proceed. Unit. States Nat. Mus. T. VI. 1883, et T. VII. 1884.

56. Cl. Hartlaub. *Beiträge zur Kenntniss der Manatus Arten*, in Zoolog. Jahrbüch. Zeitsch. für system. Geogr. und Biol. der Thiere, von Dr Sprengel in Bremen. 1887.

57. W. H. Flower. *On the Characters and Divisions of the Family Delphinidæ*, in Proceed. of the Zool. Soc. of London. 1883.

58. Ledoucq. *De quelques anomalies des côtes chez l'Homme*, in Ann. de la Soc. de med. de Gand. 1885.

59. R. Blanchard. *La 7e côte cervicale de l'Homme*, in Revue Scientif. 1885, p. 724.

60. Yves Delage. *Histoire de la Balæn. musc. échouée sur la plage de Langrune*, in Arch. de Zool. expér. N° suppl. 2° série. Vol. III. 1886.

61. W. H. Flower. *On Whales, Past and Present, and their Probable Origin*. A discourse delivered at the Royal Instit. 25 mai 1883.

62. Struthers. Journ. of Anat. and Phys. 1871 et 1881.

63. Fischer. *Cétacés du sud-ouest de la France*, in Actes de la Soc. Linn. de Bordeaux. T. XXXV. 1881.

64. G. POUCHET. *De l'asymétrie de la face chez les Cétodontes*, in Arch. du Museum. 1886.

65. G. POUCHET et BEAUREGARD. *Dentition d'un fœtus de Cachalot.* C. R. Soc. de Biol. 19 octobre 1885 et 26 mai 1888.

66. W. TURNER. *Cervical Ribs and the so-called Bicip. Ribs in Mam.*, in Journ. of An. and Phys. Vol. XVII. 1885.

67.   Id.   *On the Occurrence of the Bottle-nosed or Beaked Whale (Hyperoodon rostratus)*, in Proceed. of the Royal Physic. Soc. Édimbourg. 1885-86. Vol. IX.

68. ESCHRICHT. *Die Nordische Wahlthiere.* Leipzig. 1849.

69. THOMPSON. Ann. of nat. Hist. Vol. IV. 1840, et Vol. XVII. 1846.

70. HUXLEY. *On the Classificat. of Birds,* in Proceed. Zool. Soc. of London. 1867.

71.   Id.   *On the Representat. of the Malleus and the Incus of the Mammalia in the other Vertebrata*, in Proceed. Zool. Soc. of London. 1869.

72. PARKER et BETTANY. *Morphol. of the Skull.* London 1877.

73. PARKER. *Développement de la tête du Poulet*, in Philos. Transact. Londres. 1866. Vol. CLVI.
        Id.   *On the Struct. and Devel. of the Skull. of the Common Fowl*, in Philos. Trans. 1870 et 1876.
        Id.   *On the Struct. and Devel. of the Birds Skull*, in Trans. Linn. Soc. 1877.
        Id.   *On the Skull of the Ægitognathous Birds*, in Trans. Zool. Soc. 1877-1879.

74. G. POUCHET. *Contribution à l'étude des Édentés*, in Journ. de l'Anat. et de la Phys. 1866. P. 113 et 337.

75.   —   *Mémoires sur le Grand Fourmilier.* Paris. 1874.

76. GUNTHER. *Contrib. to the Anat. of Hatteria*, in Philos. Trans. of the Roy. Soc. of London. 1867.

77. HÉRISSANT. Mémoires de l'Académie des Sciences. 1748.

78. GEOFFROY SAINT-HILAIRE. Annales du Muséum. T. X.

79. LEMOINE. *Recherches sur les Oiseaux fossiles des terrains tertiaires inférieurs des environs de Reims.* 1878 et 1881.

80. L. VAILLANT. *Sur la disposition des vertèbres cervicales chez les Chéloniens*, in C. R. Ac. des Sc. 15 nov. 1880.

81. PARKER. *On the Struct. and Devel. of the Skull in the Lacertilia.* London. 1880.

82. MARSH. *Amer. Jurass. Dinosaurs*, in Amer. Journ. of Sc. 1881. T. XXI, et 1884.

83. DOLLO. *Iguanodon.* In Bull. du musée royal de Belgique. 1881-82.

84. BROCCHI. *Mémoire sur l'Hemiphractus*, in Bibl. de l'Éc. des Htes Études. T. XVI. 1877.

85. PARKER. *On the Struct. and Devel. of the Skull in the Batrachia*, in Trans. of the Zool. Soc. of London, 1871 (Part. I), 1876 (Part II), 1881 (Part. III).

86. R. BLANCHARD. *Remarques sur la classification des Batraciens anoures*, in Bull. Soc. Zool. de France. T. X. 1885.

87. WIEDERSHEIM. Lerbuch der Vergl. Anat. der Wirbelth. Vol. I. 1882.

88. LHERMINIER. *Recherches sur l'app. sternal des Oiseaux*, in Mém. de la Soc. Linn. de Paris. T. III. 1827.

89. E. BLANCHARD. *Ostéologie des Oiseaux*, in Ann. des Sc. nat. zool. 4ᵉ Série. T. XI. 1859.

90. GEGENBAUR. *Ueber occipit. Region der Fische*, in Kolliker's Zeitsch. 1887.

91. O. HERTWIG. *Ueber das Hautskelett der Fische*, in Morphol. Jahrb. 1879.

92. PARKER. *On the Struct. and Devel. of the Skull in the Salmo salar*, in Trans. of the Zool. Soc. of London 1874.

TABLE DES MATIÈRES

I

MAMMIFÈRES

Chapitre II. — L'HOMME, 48.

Chapitre III. — QUADRUMANES, 111.

Chapitre IV. — CHÉIROPTÈRES, 126.

Chapitre V. — INSECTIVORES, 130.

Chapitre VI. — CARNASSIERS, 138.

Chapitre XVII. — SAUROPSIDES A TEMPÉRATURE CONSTANTE

Chapitre XVIII. — SAUROPSIDES A TEMPÉRATURE VARIABLE

III

ICHTHYOPSIDES (Anallantoïdiens)

Chapitre XIX. — GÉNÉRALITÉS, 375.

Chapitre XX. — AMPHIBIENS, 378.

Chapitre XXI. — POISSONS, 396.

Paris. — Soc. d'imp. PAUL DUPONT, 4, rue du Bouloi (Cl.) 162.12.88.

Soden-les bains au Taunus.

Guide et conseiller imprimé

pour ceux qui font l'usage des eaux de Soden

par

AUGUSTE HAUPT,

Docteur en médecine, médecin des bains à Soden.

Avec une carte des environs, une vue de Soden et un supplément contenant toutes les eaux et les tarifs et les ordonnances et réglements de police des bains.

Traduit par H. BERNHEIM, Doct. en médecine à Wurzbourg, ancien Médecin cantonal en Alsace.

WURZBOURG

chez *Adalbert Stuber*, Libraire — éditeur.

1889.

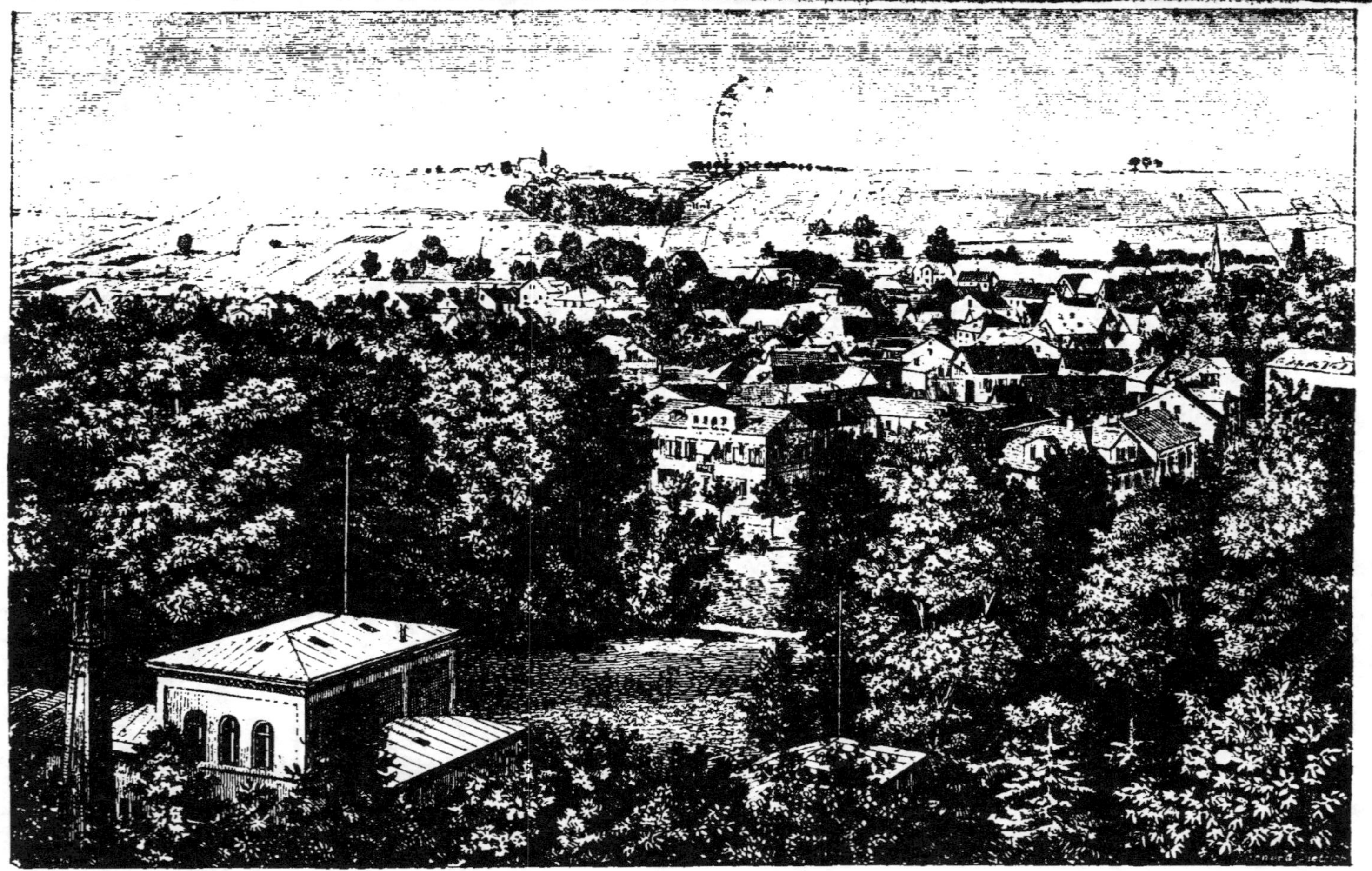

Vue générale de Soden-les bains.

Préface.

L'opuscule présent c'est la traduction du *»Führer von Soden«*, publié en 1885 par le soussigné. Dans les textes de ce guide je n'ai fait aucunes corrections excepté quelques-unes jugées nécessaires à cause des changements dans nos bains pendant les quatre années dernières.

Que l'édition française soit acceptée pareillement complaisant comme l'original allemand et qu'elle soit utile pour les étrangers fréquentants les eaux conformément à l'intention de l'éditeur!

Soden-les Bains, au printemps 1889.

Aug. Haupt.

1 *

Situation et géographie de Soden
et des territoires du Taunus confinants à Soden.

Soden-les Bains, une petite ville de la province prussienne Hesse-Nassau, avec 1500 habitants est située aux pentes méridionales du Taunus, qui s'abaisse ici par gradation en descendant à la plaine du Mein. Comme des remparts gigantesques la montagne se lève en haut au nord de Soden en forme de dos couverts de bois, dont les sommets coupés par des vallées transversales et des ravins montrent un aspect pittoresque principalement en perspective. Directement devant nous la cime large du »Grosser Feldberg« (880 *m*) se voûte couronnée par l'hôtel célèbre du Feldberg, à sa pente vers le sud-ouest on voit s'adosser le »Kleiner Feldberg« (827 *m*) et vers le sud-est séparé par un vallon se lève le »Altkönig« (798 *m*), mont bien connu dans les contes fabuleux du pays formant le point final imposant de la partie centrale du »Taunus«. Ce »Altkönig«, mont magnifique et visible de chaque côté, est une bonne boussole pour l'étranger à Soden, s'il voudrait bien tenir en memoire, que la route à Königstein traverse notre ville en direction nord-ouest, mais que l'»Altkönig« est placé directement au nord vu du côté de Soden. Du dit »Altkönig« une chaîne de coteaux part en descendant vers la petite ville Oberursel: voilà notre ligne de démarcation, qui nous divise des montagnes plus éloignées: à l'autre côté du centre de nos montagnes, à savoir des trois monts déjà nommés, flanqués par le »Glaskopf« (687 *m*) et le »Steinkopf« (569 *m*), on voit partir au Nord-ouest de notre horizon une élevation montagneuse, qui pousse dans la plaine du Mein chez Hofheim avec ces deux monts romantiques séparés par la vallée de Fischbach, c'est-à-dire le »Rossert« (516 *m*) et le »Stauffen« (451 *m*), couronnée par le »Kapellenberg«; voici notre enceinte vers le ouest. Les cimes massives du Taunus arrangées comme un amphithéâtre autour de la partie basse, ses pieds, les monts penchants le »Dachberg« et le »Burgberg«, sortants de la terrasse plus haute au-dessus de Soden, entourants notre vallée en forme de demi-cercle et mettants devant les yeux leurs pentes couvertes de vignes et de fruitiers comme les coulisses d'un fond de scène rarement magnifique, présentent par leur rapprochement à la vue de Soden un aspect superbe.

Vers le Nord-ouest il y a deux vallées fermées s'en allant de la vallée de Soden: entre Burgberg et Dachberg le petit vallon »de Neuenhain« et un pareil, nommé »d'Altenhain« entre Dachberg et le sommet de Hornau, qui s'avance bien à la plaine du Mein. Les dits vallons sont les canaux naturels de ventilation pour notre ville en lui fournissant au même temps l'eau pour boire bonne et pure.

Le reservoir pour ce nouvel aqueduc sortant du vallon de Neuenhain est au bout septentrional de la route de Königstein, à droite de la chaussée. Il pourvoit la plupart des hôtels publics et particuliers d'une eau bonne et hygiénique à boire et à faire la cuisine.

Vers le Sud-est la vallée de Soden est tout-à-fait ouverte; dans cette région il y a un terrain bas couvert de prairies bien vertes arrosés par le ruisseau, nommé Sulzbach, à côté et flanquant les champs vastes et les fruitiers des hauteurs de Hornau. A côté du Burgberg on voit verdoyer le bois de Soden (»Sodener Wäldchen«) plein d'arbres touffus, qui présentent un toit de défense immédiat contre les courants d'air vénants de l'Est. Nous verrons plus en bas, que le climat doux et régulier de Soden est principalement le résultat de la dite configuration favorable des élevations du terrain prochain et de la protection de leurs bois. Une promenade tout droite mène de la vallée de Soden au Mein, auquel on arriverait après une marche d'une bonne heure chez la ville de Höchst. Le chemin de fer nassovien y va traçant une couche plus grande par Sulzbach et nous conduit dans une demi-heure à l'ancienne ville impériale et libre, Francfort sur le-Mein, dans une heure à Mayence, nommé *„Moguntia aurea“* (Mayence d'or) et dans une heure et quart aux eaux voisines de Wiesbade très-célèbres et d'une grande renommée. Ainsi Soden offrant tous les avantages agréables d'une vie champêtre et d'une solitude plein d'idylles en considération de sa situation charmante et cachée au pied des montagnes rend pourtant possible en égard de sa jonction comme station à une voie très-fréquentée de partir à toute heure pour les métropoles de la province rhénane et moenane, aussi pour rendre une visite joyeuse au bon père Rhin en goûtant ses vins fameux *procul negotiis*.

Mais pour nous il faut d'abord se tourner de nouveau aux montagnes, dont les intéressants caractères géographiques méritent bien une description detaillée. Les montagnes dit »Taunus« ou »Les montagnes des sommets« (*Höhengebirge*) se levent en haut de la Vettéravie, plaine riche aux blés, et s'avancent se dirigantes directement vers le sud-ouest de chez les bains de Nauheim jusqu'aux bords du Rhin, où on voit grimper les branches et les pampres des vignes les plus délicieuses sur ses montagnes escarpées d'ardoise, nommées »*Niederwald*« et »*Rheingauer Gebirg*«. Sa longueur toute ensemble monte à 70—80 Kilomètres. De son tranchant couvert de bois tout entier les montagnes descendent vers le Nord à la vallée du fleuve Lahn, vers le Sud à la plaine du Mein, mais pas sans différence, parceque les montagnes du Lahn descendent tout doucement et à proportion, tandis que le côté vis-à-vis de nous, présentant des déclivités bien roides et formant trois terrasses distinctes au-dessus de Soden, s'abaisse

avec une roideur notable jusqu'au bassin de
Mayence. A l'égard de la topographie les montagnes nommées »*Taunus*« ou »*Höhe*« se levent
dans les territoires des cercles »Haut-Taunus« et
»Bas-Taunus«, des cercles de la ville et du canton
Wiesbade et du cercle rhénane de la province
Hesse-Nassau, mais l'origine de son élévation se
détache dans les frontières du grand-duché de
Hesse, environnée par les fleuves Mein, Rhin et
Lahn. Toute la chaîne de ces montagnes est partout couverte de bois consistants tantôt d'arbres
à feuilles, tantôt de conifères. Des chênes et des
hêtres se mêlent alternants à tout hazard aux
pins et aux larix, aux pins sauvages et aux sapins, et ces bois de grande futaie, s'ils ne puissent
pas même rivaliser quant à la grandeur avec
les fôrets épaisses et énormes du Spessart et des
monts de la Thuringe, enchantent toutefois ceux,
qui viennent les voir, par la variation riche de
ses arbres et sa végétation luxurieuse. La situation géographique et la nature différente de la
composition chimique de ses terres et de sa culture mettent le fait au clair, qu'il y a aussi de
grandes différences du climat et de la fertilité
dans des territoires circonvoisins du Taunus. Les
hauteurs du Taunus ont le climat aussi rude que
le côté du midi l'a doux. La 'terre maigre et privée des substances fertiles et végétales, couvrante
à peine les rochers et les sables, augmente les
difficultés occasionnées par l'hiver d'une longue

durée dans ces contrées pour les agricoles et ceux. qui font nourritures du bétail. C'est pour cette raison. que les habitants des villages pauvres forcés de renoncer à l'agriculture se bornent de gagner leurs vies par le travail industriel dans leurs maisonnettes modestes, mais malheureusement cette industrie domestique ci-devant bien en fleur a été réduite presque au néant à cause des méthodes modernes révolutionnées de fabriquer. Le philantrope. qui voudrait s'informer de l'état assez triste de ces villages du Taunus. trouverait une exposition detaillée dans l'essai bien intéressant de Mr. Schnapper-Arndt: *Fünf Dorfgemeinden auf dem hohen Taunus* (Cinque communautés de village sur le haut Taunus). Ce n'est qu'une misère générale, cette vie des montagnards, que nous dépeint le rapporteur! Le Club Alpin du Taunus à Francfort s'est bien mérité de ces pauvres en soulageant l'indigence par divulgation de nouvelles méthodes raisonnables de la culture du maigre sol montagneux. Pour installer une nouvelle industrie s'accordante avec la terre pierreuse le Club tous les ans y envoie des boutures de saules et d'osiers par centaines de milliers, qu'on distribue gratuitement aux communes indigentes. Au même temps il assiste par secours charitable d'argent aux fondations d'écoles d'enverger pour faire l'emploi de cette nouvelle production du sol *in loco* dans l'industrie de la vannerie. Sans doute, voilà des efforts bien philantropiques dignes de l'estime le plus haut!

Mais, heureusement, dès que nous avons passés le tranchant des montagnes et commençons par descendre vers la plaine du Mein, nous y verrons un changement considérable de nos entours. Traversants des bois magnifiques nous sommes bien surpris en regardant un vrai jardin alpin arrangé au milieu de la fôret du »*Kleinen Feldberg*« par le dit Club Alpin du Taunus, où on est charmé de voir fleurir le Rhododendron et la rue noble des Alpes, les brandes et les bruyères, aussi les gentianes alpines. Mais la mauvaise fortune de ces plantations après quelques années a prouvé, qu'il faudra renoncer à l'acclimatisation parfaite de ces plantes des Alpes au Taunus. Dans leur patrie une haute couche de neige les met à couvert et à l'abri pendant l'hiver se dégelante trop souvent chez nous de sorte, que les plantes dénuées de la neige meurent de froid. Au contraire les conifères et les arbres alpins à feuilles larges bien subtils, qu'on cultive encore dans ce jardin, font toujours du bien.

La végétation principale dans nos bois ce sont les airelles, sorte de marchandise importante et lucrative pour les montagnards. Plus en bas au terme de la fôret compacte et au commencement des raies de champs et de fruitiers on est surpris de voir assez de marronniers. formants vraiement des bois; mais les pommiers les délogeront bientôt à cause des revenus plus hauts que portent les derniers. C'est un aspect superbe, quand on regarde ces vergers énormes fleurissants au printemps, qui nous met à la portée de la production considérable de fruits dans cette région du cercle du haut Taunus, où on a déjà cueilli dans une bonne récolte des pommes 3,243,845 Kilogrammes, des pois 321,425 K., des marrons 22,797 K. et des noix 44,616 K. Une marchandise d'exportation lucrative sont aussi ces prunes fameuses nommées »Mirabelles« et les fraises envoyées à Francfort la plupart, qu'on cultive à Neuenhain et à Soden sur des champs et qu'on cueille chaque matin et les offre aux étrangers fréquentants les bains.

Nous sommes arrivés à notre but passants les vignes bien cultivées, qui fournissent pour les habitants de Soden et Neuenhain dans les années de bonne vendange un vin bon à boire. Déjà en moyen âge le vin de Neuenhain a eu une bonne renommée et à Soden même la culture des vignes était en fleur dans ces temps-là, comme on lit dans les manuscripts anciens. Dans nos jours ce n'est plus le vin, qui rend illustre notre Soden, mais ses roseraies sont bien connues dans toutes les parties du monde civilisé, où sont dispersés ceux, qui ont fait l'usage de ses bains. Mais les jardins charmants de Soden non-seulement sont-ils un ornament célèbre de ses chatêlets, mais encore ils caractérisent la qualité douce et salubre de l'air et du climat de nos eaux et de la manière d'y vivre en se mettant dans les remèdes.

Les tonnelles nombreuses devant les maisonettes, les parterres à fleurs entourès des promenades feuillues, les allées ouvertes ombragées invitent toujours de nouveau au séjour salubre au grand air offrantes au même temps aux yeux les charmes d'un paysage ravissant et à la santé les conditions hygièniques intentionnés par le traitement. Ainsi on voit même l'homme flegmatique abandonnant son fauteuil commode s'enfuir de l'air mal-sain des chambres. Tandis qu'on se donne la peine dans les maisons de santé modernes à traitement climatique de construire des brise-vents, des paravents et des halles chauffées en employant toutes les forces techniques d'une architecture moderne, nous autres à Soden profitons tout simplement des remparts et des abat-vents naturels offerts par la situation topographique favorable de présque chaque maison et chaque jardin et c'est en conséquence des dites conditions agréables que même à l'étranger soumis à un traitement médical incapable à faire des excursions reste encore l'avance d'un séjour à l'air salubre, le séjour dans les jardins les plus charmants. Jusqu'au mois de décembre on y voit fleurir les espèces les plus nobles de la rose au milieu de carreaux arrangés en tapis bariolé et de plantes exotiques à feuilles larges. Mais dans les haies et sur les prairies devant les portes de notre petite ville déjà au bout du mois de février la végétation s'éveille et un messager du printemps après l'autre sort de la terre, à la tête la petite marguerite (*bellis perennis*) et les amaryllidées: (*galanthus nivalis* (perce-neige), *leucojum vernum, pseudo-narcissus* (narcisse); au commencement du mois de mars on trouve déjà en masse partout les violets (*viola odorata*) et le garou (*daphne mezereum*). Un peu plus tard poussent les *anémones gentiles* surtout dans les broussailles du bois de Soden *l'anémona nemorosa, sylvestris;* plus tard les *pulsatilla vulgaris, clematis, ficaria ranunculoides, caltha palustris* (dent-de-lion ou souci), *draba verna, vinca minor* (petite pervenche), *ornithogalum, senecio vulgaris* (glaux) et avec la primevère *(primula veris)* des milliers des enfants colorés du printemps se lèvent partout sur les prés et aux bords des forêts. La nomenclature de toutes les plantes phanérogames, dont les plus jolies voisinées aux routes cueillies par des mains gracieuses forment ces bouquets des champs modèstes mais charmants, nous retarderait trop longtemps. Mais nous prions quand-même que l'étranger en jouissant des charmes du paysage ne mépriserait jamais les appas modèstes des fleurs et des herbes de la campagne et du bois en se laissant éblouir par les beautés brillantes des roseraies de Soden.

Aussi dans les airs en haut des êtres animés font l'apparition. Des merles, des rouge-gorges, des pinsons, des mésanges, des fauvettes, des serins, des

embérizes et des chardonnerets chantants en son
aigu et éclatant viennent jusqu'aux chambres,
au soir et au grand matin concertent les rossignols
surtout dans le parc et des alouettes, des hirondelles,
des sansonnets et toute la compagnie se trémoussent
en campagne et en bois. Quelquefois on apprend
en écoutant un frôlement dans le feuillage et on
aperçoit des chevreuils timides sortants du bois
et entrants dans les prés prochains. Bientôt la
chasse commence, et le gibier d'abord si insouciant
est maintenant présque invisible. Nos bois surtout
vers les montagnes sont le séjour permanent du
gros gibier et d'un grand nombre de chevreuils.
On tue des lièvres, des perdrix, des bécassines,
des faisans, des rénards et des blaireaux pendant
la saison, et une chasse joyeuse dans les bois verts
est permise de temps à temps aussi à l'étranger,
qui rend hommage à Nimrod, patron de la chasse,
pendant son séjour aux eaux.

Mais encore un revenu donnent les bois et
nos champs, c'est la foule des cryptogames à
chapeau coloré, les champignons nombreux. Un
monsieur de Francfort fréquentant les eaux, un
connaisseur des champignons renommé, avait
arrangé avant quelques années une petite exposition
des espèces trouvées dans les environs de Soden
de ces plantes, une collection de 80 espèces
mangeables et 10 espèces vénéneuses. Quant à
la saison les premiers, qui poussent au printemps
sur des prairies à l'abri du froid, sont les morilles

pointues *(Morchella conica)* et les morilles comestibles *(Morchella esculenta).* Toutes les espéces de morilles sont mangeables. Au mois de mai on trouve dans le vallon d'Altenhain surtout au temps humide les véritables champignons en masse. Au commencement du mois de juillet on aperçoit partout dans les bois et les champs le „champignon des oeufs" d'une couleur orangé-jaunâtre *(cantharellus cibarius).* A ce temps-là il y a aussi les „champignons des capucins" *(boletus scaber),* des „champignons royals" *(boletus regius)* des „champignons des sorcières" *(boletus luridus),* tous mangeables. Plus tard on trouve encore le „champignon des vaches" *(boletus bovinus)* et le „champignon des sables" *(boletus variegatus).* Une espéce de champignon spécifique du Taunus trouvée seulement en Italie encore et qui chez nous manque aussi dans des années défavorables c'est le „champignon impérial", nommé „Kaiserling" *(amanite).* Ce champignon au chapeau rouge entouré d'une couverture tendre comme l'écale des oeufs est aussi charmant à regarder qu'agréable à manger. Mais il faut avertir tout le monde de ces champignons très vénéneux, nommés „Schönfuss - Röhrling" *(baletus calopus),* qu'on trouve surtout dans les bois de marronniers frappants à cause de leur couleur tachetée en vert, rouge et jaune; aussi des „Satans-Röhrling" *(boletus satanas)* à la manche d'un rouge pourpré et enfin des „Täubling" *(Russulacea),* parcequ'il y a beaucoup d'espéces vénéneuses parmi cette sorte. Un champignon joli et bon à manger est aussi le „champignon des parasols" qu'on trouve dans les bois de pins sauvages. L'étranger connaisseur des champignons trouverait à côté des nommés encore assez d'autres, dont la nomenclature nous prendrait trop de temps. Mais voilà la dotation riche et variée faite présent à notre pays heureux au pied des montagnes et à côté de la vallée charmante du Mein par la bonne mère Nature.

Rapport géologique.

La configuration géologique du Taunus a été l'objet d'études spéciales dépuis longtemps, mais les opinions scientifiques des savants n'étaient pas toujours d'accord. Surtout l'âge des montagnes et ses relations avec la chaîne des montagnes voisines, monts d'ardoise rhénans, c'était une chose incertaine. Spécialement une variété intéressante du chiste argileux formant la gangue principale du Taunus n'a trouvée sa classification géologique qu'après de longues disputes des minéralogistes. En égard de la géologie on appèle »Taunus« toute la chaîne des monts allante dès la Vettéravie jusqu'au Niederwald, comme le décrit aussi la géographie. Sa masse se forme le plus d'un chiste grisâtre, qui continue en variété distincte à l'autre côté du Rhin, au Hundsrück, et dans les monts rhénans d'ardoise à côté. Aujourd'hui on croit savoir sûrement que le Taunus est d'une origine plus antique que les derniers, parceque la couche la plus récente de nos montagnes, le quartzite du Taunus, est couverte dans les monts rhénans par la couche la plus ancienne de ceux-ci, c'est-à-dire l'ardoise nommé »de Wiesper«. Vers notre côté, duquel il faut parler d'abord, la roche confine avec les résidus du bassin de Mayence, formation de l'époque tertiaire consistante en les plaines du Mein et du Rhin modernes entourée par le Taunus, aussi par le Spessart, l'Odenwald, les Vosges et le Hundsrück. L'écoulement de ce grand lac doux de l'époque tertiaire c'était probablement cette brèche forcée de la remole chez Bingen partie bien étroite du Rhin rendante pénible la navigation. Une jonction de ce bassin avec le bassin de la Lahn celui-ci à présumer à la même époque est probable à cause des résidus de la formation tertiaire trouvés p. e. comme de la sable de mer chez Niedernhausen dans les couches profondes. Un géologiste de bonne renommée Mr. Koch la construction des montagnes centrales s'explique par les hypothèses suivantes: les montagnes primordiales ayant tirées leur origine d'une élévation des couches les plus profondes occasionnée par une pression sortante d'en bas les couches plus récentes se sont déposées comme des toits penchants sur ce rempart

saillant. Dans les couches du Quartzite du Taunus
on a déjà trouvé des pétréfactes, mais pas encore
dans les couches plus profondes. Pour chercher
l'origine de nos fontaines provenantes à Soden
il faut examiner le plus la zône des chistes. Ces
chistes nommés ci-devant »ardoise métamorphosé«
portent à présent le nom géologique »d'ardoise
séricite«. Séricite c'est après les résultats des
recherches chimiques et physiques un mica compact
contenant de la potasse, qu'on trouve partout
dans les rochers du Taunus comme des pierres
brillantes verdâtres. On le regarde comme espèce
minéralogique distincte, et comme il prédomine
seulement au Taunus mais pas dans les monts
d'ardoise rhénans, il est par conséquent la gangue
caractéristique pour la géologie du Taunus.
Mr. Koch sépare dans les roches de Séricite,
d'en bas jusqu'en haut de cette formation, comme
la couche plus basse les gneiss de Séricite, là-
dessous les chistes verts contenants du séricite,
les phyllites colorés avec les chistes de séricite
et de quartzite et comme la couche supérieure
à savoir la plus récente les quartzites du Taunus
incrustés avec des couches de chiste et de grés.
Du quartzite du Taunus, qu'on trouve partout, les
sommets des montagnes se composent. Il est composé lui-même d'une masse de Quartz compact ou
en petits grains quelquefois d'un aspect blanc à
jaunâtre comme de l'ardoise par la présence de
mica. S'il y a de fer oxydé le quartzite a la

couleur rougâtre. On trouve souvent des exemplaires bien jolis de cette roche dans les tas de pierres le long de la route de Koenigstein et dans les bordures de pierres des jardins venantes des cimes des montagnes. Dans la carrière ouverte au-dessus de la fontaine ferrugineuse de Neuenhain on peut attraper des échantillons parfaits du gneiss de séricite, une combinaison du »Feldspath« (*Orthoclas*) avec le Séricite et du Quartz en gros grains. Ce gneiss de séricite forme p. e. les fondements du château à Cronberg, où il se montre à la surface de la terre. Les mélanges plus compacts du »Feldspath« et du »Quartz« se décomposent à l'air difficilement, mais le gneiss de séricite se sépare par lames minces très rapidement. Le point le plus propre à l'étude de la dite roche c'est la route de Neuenhain à Schneidhain, où elle descend roidement à la vallée de Schneidhain. La couche prochaine forment les chistes verts; là-dessous on trouve des ardoises de séricite à corne striée s'il y a de la roche de corne striée ou des ardoises de séricite à mica s'il y a du mica dedans. Les premiers existent chez Cronberg et Falkenstein dans les prairies basses, les derniers chez Falkenstein sur le Hartberg et dans la vallée de Lorsbach. Ceux-ci sont faciles à distinguer par l'extérieur comme des buchettes attrapé par la décomposition à l'air. Encore plus en haut c'est la couche des phyllites regardés comme des chistes argileux verts, présentants des espèces differentes de transmutation occasionnées par l'activité du Quartz et du mica. La transition aux quartzites du Taunus forment les phyllites colorés, qui poussent en avant partout sous et déjà entre les couches de Quartz pour la plupart comme des chistes argileux rougâtres. Au-dessus de cette couche on voit du grès, qu'on trouve p. e. au *„kleinen Feldberg“* incrusté de raies de mica. Tout en haut les quartzites du Taunus se couchent.

Voilà comme se suivent les roches diverses après les études géologiques de Mr. Koch, réferés par les essays de Mr. Ritter dans le 8.—11. des annales du Club Alpin du Taunus. Il nous faut encore rapporter, que les roches du Taunus contiennent quelques masses détachées de basalte traînant en raies minces mais tout distinctes à travers l'ardoise soupçonnées comme l'origine de sources minérales nombreuses. Environs 150 sources proviennent du Taunus, desquelles on emploie 40 environ pour le but médical dans les bains de son district. Les eaux minérales chaudes viennent près du jour au côté du midi en sortant des terrains les plus bas, cependant les sources d'eaux minérales acides ferrugineuses et les sources alcalines de soude sortent de plus haut. De l'origine des eaux de Soden nous rapporterons encore en détail dans un chapitre suivant, où il sera question de cette source.

Notes historiques.

C'est un sol historique sous nos pieds. Le commencement de l'ère chrétienne est synchrone aux essais primitifs de transplanter la civilisation romaine, les arts d'Italie à la terre de Germanie au pied de notre Taunus, ainsi dénommée par les Romains. Des remparts de pierres orbiculaires entourants les cimes des montagnes, des tertres monumentals dans les fôrets et quelques colonnes isolées (Monolithes) taillées d'une seule pierre en contours primitifs ce sont les ruines rares témoins d'une époque obscure et inconnue avant l'arrivée des Romains. Mais des rapports sûrs de l'état primitif de notre patrie spéciale nous ne font que les rélations de ses conquérants, qui nous annoncent, qu'au temps de César les Ubiens, tribu germanique à caractère gaulois, demeuraient dans les environs de Soden ; César lui-même raconte dans ses annales déjà de leurs villes. Plus tard dans ces contrées-ci les Usipètes s'entre-choquent avec les Romains.

Moguntiacum (Mayence) pas trop éloigné commence déjà dans ce temps-là à devenir un dépôt pour la saillie romaine ; s'appuyant sur cette ville Drusus ne cesse plus de commander l'offensive et de construire des camps fortifiés, cependant ses successeurs achèvent ces constructions de routes militaires d'une technique parfaite et à admirer

encore pour les architectes modernes. Le projet
de Drusus de mettre les territoires germaniques
conquis en sûreté des invasions par un grand
rempart de frontière fut activé par les empereurs
succédants. La partie de ce rempart (*limes*)
du Rhin (*Rheinbrohl chez Neuwied*) jusqu'au Mein
(*Gross-Krotzenburg*) a été construite probablement
par l'empereur Domitianus. Cette tranchée garnie
de palissades traversante notre district au penchant
septentrional du Feldberg jusqu'à Salbourg, c'est
la ligne de démarcation du territoire ci-devant
romain et aussi son rempart de défense. Dans
ce territoire défendu les sujets impérials jouissaient
en sûreté de leur vie civilisée déjà luxurieuse,
comme démontre la grande ville romaine Heddernheim (2½ lieues éloignée de Soden). Dans les troupes
de l'invasion romaine il y avait beaucoup de Gaulois;
des épitaphes déchiffrées racontent, que des Gaulois
étaient les chefs de l'administration civile à
Heddernheim. Cette ville avait la présidence
(*praesidium*) de la *civitas Taunensium*, de la colonie
du Taunus, et la ville moderne de Castel chez
Mayence, dans ces temps-là nommée *Castellum
Mattiacorum*, était la forteresse principale de la
civitas Mattiacorum. Dans le dit territoire on a
découvert déjà au temps du gouvernement romain
les premières eaux chaudes connues du Taunus, les
eaux de Wiesbade (*fontes Mattiaci*). Conformément
à l'habitude romaine on se hâtait de les exploiter
et sans doute de les exporter aussi à Rome, comme

nous racontent Plinius et Martialis dans leurs oeuvres.

Le régime des Romains dans la province nouvelle germanique dura presque jusqu'au commencement du 4. siècle. Au bout de ce siècle les troupes germaniques ayant forcées le rempart de défense depuis longtemps envahissaient le territoire romain de part et d'autre. Après ces combats centenaires des Romains avec les tribus germaniques les Francoviens entrent dans notre contrée laissants comme des indices historiques leurs sépultures caractéristiques. Avec l'entrée de ce tribu commence l'époque de la famille royale de Mérovée, temps encore bien ténébreux de l'histoire. Mais on se ne trompera guère en datant la fondation de Francfort-sur le Mein (première mention faite dans les documents en 773, en 774 déjà nommée *»locus celeber«*) de cette époque, c'est-à-dire trois siècles en arrière malgré l'opposition des historiographes précédents. Tout le pays appartenait à l'Austrasie, franconienne et l'élite de la population c'étaient les Franconiens proprements dits, tribu germanique de sang pur, mais mêlés avec des hommes d'origine hétérogène : des Alamannes, des Mattiaques et des autochthones descendants des Romains. La constitution de l'empire franconienne s'organisait de lui-même conforme à la nature de sa formation. Au commencement, tant que les tribus battaient l'un contre l'autre pour la suprématie, la constitution était parfaitement démocratique, mais après avoir

partagée les possessions nouvelles elle se modifia
en domination des maîtres francs sur des serves,
en mettant en servitude les derniers pour toujours
par les institutions de la féodalité et de la censive.
Les colonies primitives agrandies aux villages
venaient sous la domination des seigneurs féodals,
plus tard des familles nobles leurs descendants,
qui s'efforçaient de mettre en sûreté achevée leurs
priviléges par l'édification de châteaux forts et
de gentilhommières fortifiées en tous lieux.

C'est un fait bien remarquable, que deux
petites communautés de village au milieu du pays
des serves ont eu la chance d'obtenir une
indépendance parfaite et de la conserver durant
cinq siècles. Ces villages sont notre Soden et
le village voisiné de Sulzbach. Avec les deux
villages maintenant bavarois: Sennfeld et Gochsheim, les dits villages présentaient sous le titre
»Villages impèrials allemands libres« la catégorie
la plus drôle des états de l'ancien empire allemand.
Par occasion de chacune succéssion au trône impérial leurs priviléges et leurs droits étaient à
confirmer de nouveau par écrit immédiat de la
Majesté - même. Mais hélas! ces priviléges et
sauvegardes impériales n'avaient guère la rigueur
de mettre à l'abri de l'envie et de l'avidité
mauvaise des voisins, et par conséquent les villages
Gochsheim et Sennfeld ont été obligés de se rendre
enfin sous la tutelle de la ville de Schweinfort
comme Soden et Sulzbach sous la tutelle de la

ville impériale prochaine de Francfort. En 1282 les derniers villages conclurent une alliance offensive et défensive sanctionée par l'empereur avec Francfort, quelle ville puissante s'engageait de les représenter aux diètes de l'empire et de les mettre à l'abri contre les invasions rapaces. Mais cette tutelle n'avait que de malheureuses conséquences. On pourrait dire, que l'histoire de ces villages dès le 13. siècle jusque cette fameuse décision principale de la diète de l'empire de l'an 1803 les réunant au duché de Nassau n'était rien qu'une série de combats désespérés de Soden et Sulzbach donnés en gage par-ci par-là contre ses voisins et ses »protecteurs«, principalement contre les archevêques de Mayence et la ville impériale de Francfort à cause de son indépendance. Outre cela il y avait assez d'accidents d'autre côté. Le prince électoral Maurice de Saxe après la siège inutile de Francfort pilla les dépendants, ces villages faibles sans armes, et les mit en feu (anno 1552). Pendant la guerre de trente ans on les brûlait et les pillait de fond en comble à plusieurs reprises, de quels accidents ils se dédommageaient très lentement et à peine. Mais il fallut encore d'humilier leur orgeuil d'être un état immédiat de l'empire. Après des litiges sans fin avec Francfort et Mayence la chambre impériale les déposseda par arrêt de l'attribut et des titres de villages libres immédiats impérials. Les pauvres villages reprenaient haleine, lorsqu'ils sont incorporés au duché de Nassau en 1803. Après la guerre de l'an 1866 la Prusse annexait le duché de Nassau, et celui-ci compose maintenant avec l'électorat ci-devant de Hesse-Cassel la province prussienne de Hesse-Nassau.

Quelques détails intéressants de l'histoire de Soden touchants ses eaux et la découverte des vertus de ses thermes nous rapporterons en faisant déscription de nos sources minérales.

Le climat de Soden.

La médecine moderne en critiquant les qualités climatiques d'une place et leur adaption aux maladies diverses doit avoir égard à une grande série de principes importants du jugement scientifique. Mais c'est tout clair, que l'objéctivité de la critique des connaisseurs savants sera toujours influencée et préjudiciée in praxi par des points de vue inférieurs, parmi lesquels des théories quelquefois éphémères proclamées et préconisées par un petit parti scientifique se propagantes rapidement comme à la mode dans tout le monde sont d'une grande influence. L'ange tutélaire moderne, la Sainte Réclame, s'occupe du reste. C'est dés ce point de vue que nous pouvons comprendre la succession continuelle de systèmes climatothérapeutiques basants sur des principes tout hétérogènes, que nous comprendrons aussi, pourquoi maintenant le soleil d'Italie ne brille qu'à un petit nombre des hôtes d'hiver à la Riviéra, pendant que les vallées des Alpes couvertes de neige attirent tout le monde pour le séjour d'hiver. Située quelques milliers de pieds en haut, soumise aux changements les plus rapides de la température et enterrée pendant trois quarts de l'année par les neiges une certaine station alpine climatothérapeutique se préconise avec grand succès, parceque sa situation exposée au soleil et la constitution physique de l'air font déjà seules trébucher la balance à sa faveur, cependant une autre société d'actionnaires cherche à acheter à tout prix un mont quelconque convenable avec des bois assez compacts s'acquérant en marchandant à grande peine leur appareil hygiénique. Au premier coup d'oeil il semblait, que les bains d'origine plus ancienne n'avaient pas les chances de ces thermes de date récente construites selon les règles de l'art, vu que la situation des premiers lors ne fût pas fixée selon un manuscrit; mais ils se développaient le plus souvent à l'endroit, où les eaux minérales venaient à la surface de la terre. Ces circonstances sont déjà une limitation naturelle de leur situation géographique, car c'est bien connu, que les eaux thermales échappent presque toujours au pied des montagnes en amenant ainsi l'abri des monts et de leurs bois à l'usage des eaux. Mais il ne faut

pas méconnaître, qu'un certain nombre de bains
ci-devant célèbres a perdu sa renommée du temps
passé, parcequ'on demande à présent des bains
conformément aux changements des axiomes balnéo-
thérapeutiques non-seulement une source minérale
efficace, mais encore avant tout un climat salubre.
Examinons donc nos bains à l'égard de cette
question. On sait bien, que Soden doit sa renommée le plus aux eaux minérales, mais déjà au
commencement de notre siècle, lorsque les sciences
météorologiques et climatologiques n'étaient pas
encore développées, le climat doux et régulier de
Soden c'était le point principal d'attraction pour
l'usage de ses bains hors des thermes. Soden et
Wiesbade présentaient dès lors comme des bains
climatothérapeutiques une catégorie spéciale séparée
de la plupart des autres bains ordonnées par les
médecins à cause de même de leur climat salubre
que de ses eaux minérales. J'ai trouvé dans les
Comptes rendues de la Société hydrologique médicale de Paris une sentence caractéristique relative
à ce point. En discutant les succès thérapeutiques
des médecins allemands par l'usage ordonné des
eaux d'Ems et de Soden *Dr. Botureau* y déclare:
»Quant aux eaux de Soden on ne peut pas dénier
les succès remarquables affirmés de quelques médecins par l'usage de ces eaux au commencement
de la phthisie pulmonaire, mais il ne faut point
du tout méconnaître les conditions excellentes
hygiéniques réunies dans ces bains.« (Union médicale

1858. No 18.) De ces conditions hygièniques l'essentiel c'est le climat. C'est le résultat d'une situation à l'abri et salubre, d'une concurrence favorable de la pureté de l'air et du manque de vent coulis. Regardons maintenant la configuration du climat de Soden. La situation géographique de Soden sous le 50° 8′ 53″ de latitude septentrionale, 140 m au-dessus du niveau de la mer, au côté du midi des montagnes allantes de l'Est à l'Ouest, donne déjà sans plus de façons le climat plus doux en général, dont se réjouissent aussi les plaines du Mein et du Rhin devant nous. Ici prospèrent les vignes délicieuses, dans les fruitiers formants de véritables bois mûrissent les fruits les plus nobles, et chaque produit du jardinage donne une récolte bien abondante. Mais Soden se réjouit encore en outre d'une défense spéciale contre les courants d'air, c'est la dite configuration favorable des monts entourants nos bains de chaque côté, qui sont assez éloignés des grands centres industriels et des routes du grand trafic de la plaine, pour être échappés à toutes ces exhalations insalubres, que les bastilles modernes de l'Industrie à tuyau de cheminée fumant soufflent dans leur atmosphère méphitique. Voilà Soden comme un grand jardin universel cachant dans ses bocages verts les maisonnettes gentiles et fashionables s'attache avec ses fruitiers s'allongeants à tous côtés aux bois prochains, qui couvrent les sommets des montagnes à perte de vue. Qu'on trouverait

ici l'air salubre et pur, désir ardent des fatigués
et des souffrants, qui en douterait? Mais le cli-
matologiste sévère demande encore du plus à savoir.
Dans l'introduction géographique nous avons déjà
rapportés de nos deux vallées, celle-ci d'Altenhain
et celle-là de Neuenhain, comme des ventilateurs
de notre village. En vérité elles laissent entrer
les sondes aériennes mettantes en mouvement notre
océan atmosphèrique et empêchantes des stagnations
atmosphèriques dans la vallée enclavée en s'occupant ainsi de l'échange réciproque de l'air des
montagnes et de l'atmosphère de la vallée, de
l'air frais et de l'air chaud, le plus vif au lever
et au coucher du soleil, et en amenant à cette
façon le rafraîchissement récréatif. Au temps de
l'été chaud cette configuration favorable de nos
vallées aérantes est un véritable bienfait en nous
apportant après la chaleur étouffante du jour un
vent léger rafraîchissant dès les montagnes. Le
verbiage de la chaleur insupportable à Soden n'est
en vérité qu'un produit de la disposition hypocon-
driaque de certains baigneurs taquinants, qui se
hâtent de définir une incommodité naturelle momentanée en supposant une connexion causale
tout-à-fait illusoire avec des phénomènes locaux,
qui peut-être au même moment les incommodraient
en tous lieux au même degré.

Nos bains n'ont point le privilége d'une démarche exceptionelle de la température, quand la
saison fait valoir ses droits à la ronde et partout;

mais qu'à Soden il ne fait plus chaud qu'ailleurs, démontrent le mieux les tables de ses températures maximales comparées à celles des autres bains. Le seul avantage de Soden sur beaucoup de stations climatothérapeutiques résulte de la particularité favorable, que les courants plus forts d'air du Nord et du Nord-Est se brisent aux pentes séptentrionales des montagnes et touchent notre vallée en force réduite en conséquence de l'abri des sections de bois arrangées en forme d'éventail. A cette coïncidence nous devons non-seulement notre hiver doux et le printemps précoce, mais aussi en partie les températures de l'air régulières. Et c'est cette régularité de l'échelle de la température annuaire, dont Soden se réjouit incontestablement et de laquelle nous nous vantons à haute voix. Quelle préférence que nous avons par ces particularités! Il y manque de ces changements rapides, incommodes et dangereux, de la froideur du matin à la chaleur de l'avant-midi comme de ces abaissements subits de la chaleur de l'après-midi à la froideur de nuit excessive, complication périlleuse du climat des régions boisées et montagneuses. Chez nous la température aérienne s'abaisse et s'élève selon des lois fermes reglées en manière constante (excepté qu'au temps de tempête), qui font connaître un rafraîchissement constant du soir exhortant à mesures précautionnelles les personnes se promenantes dans la crépuscule.

La constance du degré moyen de la température aérienne chez nous se règle non-seulement par l'abri des montagnes mais aussi par la capacité importante de l'air. Comme le démontrent les bulletins météorologiques, nous possedons à Soden un climat modérément humide, ça veut dire : notre atmosphère contient autant d'eau en vapeur, qu'on appèle en sens physique une humidité rélative médiocre. Pendant qu'un degré trop bas d'humidité rélative donne à l'air, surtout quand il est accompagné de vents forts, cette sécheresse regardée comme l'irritation la plus dangereuse pour des membranes muqueuses du l'appareil respiratoire vulnérables, un degré trop élevé de saturation de l'air avec de l'eau vaporisée accompagné d'une température fraîche occasionne des refroidissements, mais accompagné d'une témperature élevée il cause un relâchement, de même une paralysie de l'energie de la circulation des matières de l'organisme humain. *Vivenot* marquait comme les limites d'un climat modérément humide les 71—85$^0/_0$ d'humidité rélative ; dans ces limites se tiennent aussi les chiffres des tables hygrométriques de Soden, fluctuants selon la saison entre 76$^0/_0$ et 79$^0/_0$. La capacité d'humidité de l'air dépend d'une série de qualités locales du climat. Chez nous à Soden le degré de l'humidité aérienne est réglé non-seulement par la situation favorable de notre village et ses environs couvertes de bois et d'arbres, mais aussi par la constitution physique du sol. Les vents

prédominants sont les vents d'ouest selon des
observations de longues années. Les vents de sud-
ouest soufflent plus souvent que ceux de nord-ouest,
parcequ'ils ne sont pas retenus par les élévations
du terrain s'opposantes de peu d'importance.
La modération du vent sec de nord-est nous
devons à nos montagnes, surtout au printemps.
L'évaporation d'humidité du côté de la terre est
aussi d'importance. Par occasion de chaque
construction souterraine soit d'un fondement de
l'édifice soit d'un autre travail de brouette l'humidité
du sol dérange les desseins des architectes. La
base de la vallée de Soden présente à cet égard
un bassin drainé à moyen naturel. Des schistes
éboulés conglomérés avec du gravier composent
un filtre réticulaire de pierres à mailles grandes
laissant passer l'eau souterraine des sources minérales nombreuses d'une température plus ou moins
élevée. A cette configuration du sol la façon de
bâtir les maisons était forcée d'avoir égard, précaution malheureusement souvent négligée au
temps passé. Mais maintenant tous les logements
prêts à être loués aux étrangers accomplissent
parfaitement les demandes de l'hygiène moderne
pourvus sans exception de bons ventilateurs au
souterrain, ainsi qu'à Soden à cause de la grande
choix à faire de logements absolument salubres
on entend depuis longtemps les éloges universelles
des étrangers. Et de la salubrité du sol, de ses
qualités pour ainsi dire »antiséptiques«, la statistique

des maladies épidémiques et endémiques à Soden
fait preuve incontestable. Heureusement les
médecins d'ici font plus de rapports vacants
à cet égard que de tables statistiques. Les maladies d'enfants se propagantes jusque chez nous
en venant d'un centre d'infection à la ville prochaine
de Francfort guérissent bientôt et sans accidents.
L'état de la santé publique au village est un
excellent, le nombre rélatif des hommes très-âgés
un très grand.

Cependant que les qualités géologiques du sol
et la culture de la terre plein de végétation se
réunissent ainsi pour donner à notre climat le caractère d'une humidité modérée, pour la caléfaction de
cet air humecté il y en a encore besoin d'un autre
agent météorologique, à savoir la force de l'inso-
lation. Elle est aussi en rélation réciproque avec la
capacité d'eau vaporisée en l'air, ça veut dire
elle agit d'autant plus fort que l'air est moins
saturé de vapeur d'eau. Ajoutez au surplus la
situation topographique de Soden à la pente des
descentes méridionales des montagnes antérieures
du Taunus. Le soleil éclaire la vallée de Soden
depuis son lever jusqu'à son coucher derrière les
contours bordés d'or du mont Rossert, mais pourtant le petit peuple des aérophiles étrangers se
trouve à l'abri des grandes chaleurs sous l'ombrage des arbres nombreux et des treilles bien
aérées, des bosquets agréablement frais du parc
public et des avenues. Combien de fois d'ailleurs

il nous faut rendre grâces au soleil dans un été froid, qu'il ne nous abandonne jamais avec ses rayons chauds, cependant dans les autres bains on force les magasins des pelletiers. Celui qui fait le temps, décide aussi du bonheur et des soucis, sinon grâce à Dieu aussi de l'essentiel, du succès du traitement médical. Que l'étranger se mettant aux remèdes n'oublierait jamais, qu'au temps couvert et pluvieux aussi les bains les plus gentils et charmants ne présentent qu'un aspect triste et mélancolique, s'il voudrait faire comparaison des bains les uns avec les autres, qu'il a vu dans une saison différente et au temps favorable. Des cas nombreux résistent aussi quant au traitement au désavantage d'une saison mal choisie; car le succès désiré vivement ne résulte pas seulement d'élection à yeux clos des remèdes naturels et de leurs chicanes fortuites, mais aussi de la »volonté propre«, qui est en pouvoir de chaque homme. Cette confiance en soi-même doit aussi enlever les doutes entretenus dans des âmes trop soigneuses par rapport à l'accomodation exacte des bains climatothérapeutiques à leur individualité. Ceux-ci ne doivent pas regarder leur séjour aux bains comme une panacée spécifique de leur état souffrant, comme un endroit miraculeux, qui présente seulement en lui-même les conditions de la guérison. Plus que la moitié du mérite ceux, qui le médecin renvoie des bains comme des guéris, peuvent s'attribuer à eux-mêmes. Ce fait, une consolation pour les dits malades, c'est aussi un soulagement de la responsabilité du médecin de la famille. Le choix des malades ayants besoin de se rendre aux remèdes çà et là, est bien difficile pour ce confrère. Un traitement balnéothérapeutique, qui est salutaire à l'un, fait du mal à un grand nombre d'autres. C'est spécialement l'ordonnance d'un séjour aux stations climatothérapeutiques alpines, qui fait difficulté à cet égard. Sans doute, ces stations offrent à un grand nombre de poitrinaires des avantages climatiques bien adaptés à leurs constitutions, mais pour une autre grande partie des pulmoniques, *a priori* aux malades débiles, elles portent dommage. Au lieu du rétablissement espéré de santé bientôt y éclatent des éxacerbations aïguës de la maladie chronique et le pauvre malade désespéré se hâte de rentrer sa patrie bien éloignée. A la plupart de ces malades conviennent le mieux les bains d'hiver doux du Tyrole et de la Rivièra, pour le reste de l'année les bains situés favorablement de l'Allemagne centrale. Ceux-ci ne mettent pas à l'épreuve rigoureuse la vigueur de résistance de leur clientèle, et l'irritabilité augmentée de l'organisme humain n'est attaquée que des irritations externes minimales. Pourquoi donc voyage-t-on si loin, quoique l'endroit du vrai salut soit à portée ?! Et si ces stations climatothérapeutiques de la plaine de l'Allemagne centrale se réjouissent encore de l'avantage marquant des bains de Soden, à savoir la situation au pied des montagnes couvertes de bois, qui purifient toujours l'air des bains par leurs exhalations salubres et dont le terrain montagneux donne l'occasion la plus abondante aux exercices systématiques des excursions en montant, elles donneront sans doute comme Soden la guérison à une grande partie des pélerins climatiques à la faveur de leurs remèdes atmosphériques.

Après cette caractéristique générale du climat de Soden il nous faudra maintenant communiquer quelques tables orientantes empruntées avec une liberalité digne de reconnaissance de la station météorologique à Soden, quoique tels chiffres moyens gagnés d'un certain groupe d'années ne présentent que des arguments subordonnés pour la critique d'un climat fondée sur l'autopsie et le succès excellent du traitement.

Les chiffres moyens suivants selon une observation de trois fois par jour pris de trois ans démontrent la démarche de la température de l'air dans les mois d'Avril jusque l'Octobre ci-inclus :

Mois	La température montait en centigrades :		
	7 h. du matin	2 h. de l'après-midi	9 h. du soir
Avril	6,4	16,6	7,5
Mai	11,1	16,3	11,3
Juin	16,7	21,8	13,7
Juillet	16,2	21,8	16,2
Août	17,1	21,8	17,1
Septembre	11,3	17,6	12,7
Octobre	7,0	12,1	8,1

Pour les mois d'été: Juin, Juillet et Août les températures de l'air moyennes dans les mois regardé un à un et dans la saison d'été en général sont les suivantes:

Années d'observation	1. année	2. année	3. année	4. année	5. année	6. année	7. année	8. année
Juin	14,5	18,0	19,1	17,9	18,1	18,6	20,0	17,1
Juillet	19,6	21,2	21,5	22,1	18,6	20,2	18.0	18,1
Août	19,7	18,5	19,9	17,1	20,0	19,6	18,0	18,0
Température moyenne de l'été	17,9	19,2	20,1	19,0	18,9	19,4	18.6	17,7

Et parceque la température d'été en sens metéorologique c'est le moyen de ces trois mois mentionnés là-dessus, elle monte au moyen de huit ans à 18,7 Centigrades = 15" Réaumur, un degré de chaleur calculé pour les mois les plus chauds de l'année, qui démontrait les températures de l'air en été chez nous comme des bien modérées et qui pourrait démentir précisément les affirmations contraires.

A ce caractère constant de la distribution de la chaleur des mois divers correspond aussi la démarche de la rélative capacité d'humidité de l'air s'en allante régulièrement. Le moyen de trois années donne les nombres suivants:

Mois (Observations faites trois fois par jour)	7 h. du matin	2 h. de l'après-midi.	9 h. du soir
Avril	74.5	61.0	73.7
Mai	72.8	54.5	75.5
Juin	70.3	61.2	78.2
Juillet.	66.5	50.0	78.3
Août.	71.8	58.2	70.7
Septembre	82,5	64.5	81.3

Comme nous avons déjà rapportés là-dessus, le moyen de l'humidité rélative monte à 76 %. Il nous faut encore d'y ajouter une table démontrante les ondulations climatiques à savoir les changements du temps de l'été St. Martin à l'hiver et du celui de l'été à l'hiver. Cette table est fondée sur un moyen de six années.

	Sept.	Oct.	Nov.	Dec.	Janv.	Févr.	Mars	Avril	Mai	Moyen de ces 9 mois
Température de l'air moyenne en centigr.	14.4	9.1	4.2	1,9	0,7	2,2	4,1	9,4	12,8	6.1
Capacité moyenne absolute de l'humidité en mm.	9.5	7,0	5.3	3,4	4,1	4,5	4,7	6,1	7,7	5,8
Capacité moyenne rélative de l'humidité en mm.	77,4	82,4	85,8	87,5	85,2	83,6	77,6	70,2	69,9	79.9
Vents prédominants	W. et S	S. et W.	W.	W. et N.	W. et N.	W.	W.	W. et N.	S. et W.	
Nombre des jours tout clairs et serains	8.5	4.3	2,3	3.7	3.2	2,2	4,4	5,0	6,6	4.5 Total: 40.2
Quantité moyenne de la pluie en pouces cubiques parisiens	258	319	497	297	326	355	349	204	351	318 Total: 2866

Enfin nous voulons mentionner que la pression barométrique moyenne monte à 748.48 mm.

Du côté des médecins on a déjà déliberé à plusieurs reprises la question de l'installation des cures hibernales à Soden à l'égard de sa position climatique particulière. Dans les bains voisinés de Wiesbade en rapport météorologique ressemblants à Soden le traitement pendant l'hiver attire beaucoup du monde déjà depuis longtemps. Mais Wiesbade offre aux visitateurs comme ville beaucoup plus grande que Soden une série d'avantages, manquants aux étrangers dans le rival plus petit, qui doit renoncer à ce profit. En conséquence de ce fait le nombre des étrangers se mettants dans les remèdes pendant l'hiver à Soden n'a été jusqu'à présent qu'un très petit, limité à ceux, qui n'avaient point à vue les grandes assemblées et tout ce chic du monde élégant, mais y ont voulus vivre seulement selon l'ordonnance du médecin. Néanmoins c'est à regretter, que ces raisons externes de peu d'importance l'empêchent d'y profiter de ces conditions favorables pour l'installation d'une station d'hiver, non seulement à la faveur de Soden mais aussi de ceux, qui n'aimeraient pas à voyager très loin et qui seraient contents de passer les mois d'hiver à une place paisible et protégée en Allemagne. J'y prendrai encore à témoin le balnéographe fameux: Mr. *Reimer,* qui nomme dans son œuvre savant maniant les bains à traitement d'hiver de tous les bains allemands les seuls Soden et Wiesbade, qui »grâce à leur situation à l'abri du côté méridional du Taunus se réjouissent d'un climat doux et de toutes les qualités nécessaires à un séjour d'hiver.«

De même qu'on donnerait très souvent avec du bon succès le conseil médical à un grand nombre de malades après un séjour et traitement à Soden comme préscrit de fréquenter encore une station alpine convenable ou un bain de mer, on modérerait aussi les périls d'un changement brusque du climat pour ceux, qui retournants d'Italie ou d'un séjour alpin reviennent subitement au climat de leur patrie séptentrionale, si l'on les laisserait finir leur traitement d'hiver à une station alpine, pour ainsi intercaler entre ces deux extrèmes un terme moyen médiateur, ou faire une étape dans les bains plus chauds de l'Allemagne centrale au climat de plaine. Parmi les derniers Soden c'est le plus convenable.

Les sources de Soden.

I. L'histoire des sources. Le document par écrit le plus ancien touchant Soden, que nous avons, date de l'an 1323. Dans ce manuscript il y a un passage faisant vraisemblable, que le nom du village soit dérivé du ruisseau passant à son côté (»situé au ruisseau nommé Sode«).

Des eaux minérales les titres datants de l'an
1433, un siècle plus tard, font mention la première fois. En 1437 la ville de Francfort rece-
vait par grâce impériale la propriété »de la fontaine et de la source jaillisante d'une eau et d'un
ruisseau chaud« à Soden, au but de les »améliorer,
construire et user«. Ce privilège a été affirmé
de nouveau en 1483 par l'empereur Frédéric III.
et augmenté. Dans un protocole du conseil municipal de Francfort de l'an 1567 on fait mention
la première fois de »quelques sources minérales«
à Soden, de trois sources salées hors de Soden
et d'une à Soden même, outre cela encore d'une
source chaude. Si l'on voudrait revêtir la dernière,
ou pourrait l'user pour donner des bains et d'en
gagner de hauts revenus. En effet, un peu plus
tard on a revêtu cette source chaude et installé
à Soden la première curation à boire des eaux
minérales, mais la prospérité de cette entreprise
a été annihilée pendant ce temps affreux de la
guerre de trente ans décrit déjà là-dessus. Les
habitants se sauvaient après avoir encombré la
source. Et cette source encombrée n'a pas été
découverte de nouveau plus tôt qu'au commencement du 18. siècle et par hasard, après avoir
été oubliée parfaitement si-longtemps. Savoir qu'à
son écoulement en hiver la neige se fondait toujours, aussi en couche très haute. Cette observation conduisait à la découverte de la source
si-longtemps oubliée. Dès ce temps on a fait

l'usage de cette source en buvant l'eau minérale, et des Francfortois venaient tous les ans se mettre aux remèdes dans le village dans ce temps-là bien pauvre et modéste, comme racontent les rapports. Quelques médecins de Francfort examinaient la source préconisée jadis par le médecin *Gladbach* et publiaient en 1725 un livret avec le titre : »Nouvelles véritables de la composition et des forces salutaires de la source à Soden nommée »source au lait« et des bains, etc.« Les auteurs nous racontent aussi, que »tous les ans y viennent quelques malades attirés par l'effet salutaire de l'eau, ainsi qu'on a construit pour beaucoup d'argent à cause de loger et soigner mieux les étrangers arrivés une maison belle et commode à trois étages, contenante quatre bains bien arrangés«. Voilà l'origine primitive de nos bains! — Des autres sources on profitait déjà depuis le 15. siècle en y faisant du sel; elles étaient la cause principale de toutes ces chicaneries et de toute la misère, que Sulzbach et Soden, les premiers possesseurs en société, devaient souffrir. Ces eaux salées formaient l'hypothèque, et parcequ'on ne pouvait jamais les détirer, aussi le nantissement de l'indépendance de ces villages impérials libres. La saline, qui était sur le terrain de la gare moderne, ne donnante jamais de bons revenus fût abondanée pour toujours en 1812.

Les quatre fontaines mentionnées dans le protocole du conseil municipal de Francfort datant

de l'an 1567 sont sans doute les sources N° 6a
et b, N° 7 et 18, la fontaine chaude du dit
protocole est notre source N° 1 (»source au lait«).
Par quelques occasions on a découvert le reste
des sources. Durant la moitié première de notre
siècle la commune de Soden les faisait revêtir
et analyser l'une après l'autre aux grands dépens;
la dernière analyse chimique a été faite par
Casselmann après le revêtement achevé en 1858
de la source salée bouillonnante découverte par
Sandberger. Autour des sources on voyait provenir
avec le temps des plantations gentiles et des
jardins fleuristes, les baigneurs rares de Francfort
arrivaient en nombre plus grand et édifiaient ici
en partie de propres maisons; comme ça le nom
de Soden-les bains fût public dans le monde de
plus en plus. Les bains fréquentés par 300
étrangers cinquante années avant aujourd'hui ont
reçu déjà en 1856 la visite de 3500 baigneurs
de chaque nation. Le changement des théories
balnéologiques, duquel nous avons déjà parlés par
occasion du climat, se fait aussi à remarquer à
Soden à l'égard du nombre des étrangers arrivés,
mais en conséquence du grand succès des remèdes
de Soden d'un caractère toujours égal et de la
grande activité louable en édifiant et construant,
qu'on y a développé pendant les années dernières,
on verra bientôt sans doute une compensation
suffisante à cet égard.

II. Constitution chimique et physique des sources.

Les sources minérales de Soden prennent l'origine des schistes du Taunus traversés dans la région des sources par des filons de basalte. Quant à la composition chimique ce sont des sources salées contenantes de l'acide carbonique et outre du chlorure de soude (sel commun) encore quelques autres chlorures, des sulfates et des carbonates, principalement le carbonate du hémi-oxide de fer. On s'imaginait déjà depuis longtemps, que l'eau météorique ramassée par la terre et se rassemblante au-dessus des couches impénétrables par l'eau, en revenant à la surface poussée par la pression hydrostatique ou par la gravitation, formait les parties liquides des sources minérales. La température plus ou moins élevée des ces eaux dépend de la profondeur des crevasses, d'où elles prennent leur origine, car on a trouvé par des calculs physiques, que la température de la terre s'élève conforme à la profondeur à mesure d'un centigrade tous les cent pieds. Cette théorie nous fait comprendre aussi le paradoxe, que des sources sortantes tout près l'une de l'autre montrent une grande différence de température. Comme les températures dépendent de la profondeur de l'origine, ainsi la composition chimique des eaux minérales est en rapport causal avec le genre des roches formantes leur revêtement naturel dans l'intérieur de la terre. Le chlorure de soude (sel commun), partie essentielle de nos eaux, a été constaté par les enquêtes géologiques presque dans chaque formation cristalline ou sédimentaire. Des couches assez fortes de sel gemme sont enfermées dans certains lits terrestres et la solution du sel dans les eaux traversantes ces couches ne résulte ainsi que d'un simple procédé de lixiviation. Comme ces incluses de sel gemme se trouvent aussi au basalte, l'origine du sel dans nos eaux n'est plus inexplicable. Le reste des parties chimiques résulte du même procédé ou est metamorphosé par le procédé de l'oxydation en combinaisons différentes annoncées par l'analyse. Mais l'origine de l'acide carbonique de nos eaux n'est point à expliquer si facilement. On a conjecturé en général des forces volcaniques comme première source de l'acide carbonique, qui devait traverser selon cette hypothèse, venant d'en bas, les roches impénétrables pour l'eau par le moyen d'une espèce de tuyaux de décharge. Mais il y a quelques faits s'opposants à l'application générale de cette théorie, qui parlent au contraire spécialement pour la conformation de l'acide carbonique dans les couches superficielles de la terre au moyen du procédé de décomposition. C'étaient là des actions chimiques réciproques de l'atmosphère sur l'eau météorique et sur le sol, influencées au même temps par des lois physiques et des affinités chimiques. C'est inutile d'entrer dans toutes ces théories divergentes, en bref: le chlorure de soude (sel

commun) et l'acide carbonique, ce sont les agents
déterminants pour le caractère de nos sources,
dont l'effet salutaire du reste ne dépend pas trop
des autres principes chimiques, à savoir du carbonate de soude et du carbonate du hémi-oxyde
de fer, favorisants pourtant l'effet général de la
cure, comme nous verrons encore une fois en ex-
pliquant le mode d'effet curatif de nos eaux.
Le précipité de couleur rouge-jaunâtre se manifestant toujours au découlement de nos eaux se
compose de fer oxydé hydraté se séparant au
moment de la conjonction de l'oxygène de l'atmosphère avec l'oxyde de fer de l'eau. L'odeur du gaz
de hydrogène sulfuré frappant auprès de quelques
sources résulte peut-être d'une conjonction de
sulfates quelconques avec des résidus de matière
organique s'effectuante dans la profondeur; quelque fois on note aussi l'odeur du chlore résultant
de la naissance du chlore libre de ses combinaisons en contact avec l'oxygène.

Nous possedons 24 sources minérales à Soden
prenantes l'origine tous ensemble d'un terrain
limité s'étendant du mont Burgberg vers le Sud-
ouest jusqu'à l'entrée de la vallée d'Altenhain,
en tout cinq fois si long que large. Fait singu-
lier que les sources plus fortes viennent près du
jour au côté du mont »Burgberg«, les plus faibles
à la frontière méridionale du mont »Dachberg«!
A la ligne de direction de ce terrain des sources
correspond une gangue de basalte, de manière,

qu'il nous faut supposer les incluses de chlorure
de soude dans ce basalte comme l'endroit d'origine
de toutes nos sources. La production d'eau des
sources diverses est une différente, mais néanmoins il y a toujours de l'eau au découlement.
c'est pour cela qu'on ne doit pas craindre le
tarissement de ces sources précieuses.

»L'eau de Soden« prise de chaque source
est à l'ordinaire d'une clarté cristalline, petillante
plus ou moins à mésure du contenu d'acide carbonique et du degré de température; le goût des
eaux plus faibles est agréablement piquant. un
peu salé et ferrugineux, mais celui-ci des eaux
plus riches en sel commun est un fort salé. Dans
les fontaines mêmes l'eau est toujours en mouvement, agitée par les gaz montants d'en bas en
haut. On suppose, que de l'eau saturée de gaz
et de l'eau sans gaz entraient alternativement
dans la forure, et que la dernière empêchait la
source à bouilloner, jusque l'eau sera parfaitement
saturée de gaz. Dans ce moment la source monte
à l'instant, mais l'acide carbonique arrivé à la
surface s'échappe (Ludwig). Si l'eau reste longtemps en verre ouvert, ou si les cruches sont mal
fermées, l'acide carbonique s'enfuit aussi, et un
précipité de couleur jaunâtre (oxyde hydraté de
fer) trouble quelquefois le fluide limpide. Du sulfate de chaux (plâtre) l'eau de Soden ne contient
qu'une quantité très petite, chose avantageuse, à
qu'elle doit son goût agréable et sa qualité de

facile digestion. La température des sources est une différente, comme nous verrons bientôt. Des 24 sources on fait l'usage médical de 9, dont 7 seulement pour laisser boire, les deux restantes pour donner des bains. On peut séparer ces sept sources à boire en deux groupes différents à rapport du contenu de chlorure de soude comme de la température. Le premier groupe se compose des sources I et III, toutes les deux au parc interne s'écoulantes à l'intérieur du »Trinkhalle« et à sa dépendance occidentale.

Dans un litre = 1000 grammes elles contiennent les principes suivants:

	No. I. Source au lait (»Milchbrunnen«).	No. III. Source chaude [*] (»Warmbrunnen«).
Chlorure de soude	2,4255	3,4347
Chlorure de potasse	0,1366	0,0836
Carbonate de soude	0,0126	0,0206
Carbonate de chaux	0,4593	0,6160
Carbon. de magnésie	0,2807	0,3613
Carbonate de hémi-oxyde de fer	0,0079	0,0108
Sulfate de potasse	0,0370	0,0418
Sulfate de chaux	—	—
Sulfate de magnésie	—	—
Acide silicique	0,0336	0,0286
Acide carbonique libre	951 ccm.	1375,8 ccm.
Température	24.5 centigr.	23.1 centigr.

---

[*] Analisée pour la dernière fois en 1887.

Par cette analyse il apparaît, que la proportion du sel commun (chlorure de soude) contenu dans ces deux sources est rélativement une modérée; la température tiède les rend bien agréables à boire. La proportion de l'acide carbonique contenu en N° III est pourtant une assez considérable et, quant à l'usage médical de l'eau, un agent chimique de haute importance. Plus riches en sel sont les représentants du second groupe N° IV et N° XVIII aussi menés au parc central tout auprès du trinquehalle; les numéros VIa et VIb se présentent ensemble au parc externe au-dessous de l'Hôtel des bains et de la source salée jaillissante.

1000 grammes de l'eau contiennent :

	N° IV. Source salée (*»Soolbrunnen«*)	N° XVIII. Source des prairies (*»Wiesenbrunnen«*)
Chlorure de soude	14,2328	11,2311
Chlorure de potasse	0,6560	0,2659
Carbonate de soude	—	—
Carbonate de chaux	1,3131	1,0899
Carbon. de magnésie	0,1421	0,1852
Carbonate de hémi-oxyde de fer	0,0152	0,0282
Sulfate de potasse	0,3140	—
Sulfate de chaux	0,0903	0,1280
Sulfate de magnésie	—	—
Acide silicique	0,0407	0,0347
Acide carbonique libre	845.1 ccm.	1312,5 ccm.
Température	21,5 centigr.	15 centigr.

N? VIa. Source »Guillaume«   N? VIb. Source sul-
  (»*Wilhelmsbrunnen*«)   furée (»*Schwefelbrunnen*«)

Chlorure de soude 13,5549 . . 10,0732
Chlorure de potasse 0,3295 . . 0,3386
Carbonate de soude   ---   . .   ---
Carbonate de chaux 0,1920 . . 0,9367
Carbon. de magnésie 0,1677 . . 0,1563
Carbonate de hémi-
   oxyde de fer   0,0394 . . 0,0282
Sulfate de potasse   ---   . .   --
Sulfate de chaux   0,1280 . . 0,0792
Sulfate de magnésie   ---   . .   ---
Acide silicique   0,0284 . . 0,0281
Acide carbon. libre 1200,0 ccm. . 1550,0 ccm.
Température   18,7 centigr.   17 centigr.

Le goût de ces quatre sources dernières est
plus salé, la température un peu plus basse que
celle du premier groupe, le contenu en acide
carbonique un considérable, excepté la source
salée (N? IV) contenante pas beaucoup du gaz
à une température de 21,5 centigrades. Surtout les sources jumelles N? VIa et VIb fournissent de l'eau bien agréable pour boire; le goût
de l'hydrogène sulfuré est présque insensible aux
buveurs. Soden est aussi en possession d'une source
intermédiaire entre les deux groupes, savoir »la
source mousseuse à la Champagne« (»*Champagnerbrunnen*«) à rapport de son contenu de chlorure
de soude. La dite source a aussi une position

exceptionelle, parceque son découlement a été découvert au dernier point du terrain des sources mentionné là-dessus (par occasion, quand on y poussait une forure pour chercher des lignites). Où le sentier des prairies passe le grand-chemin, on la trouvera bientôt, si nous suivrons la direction vers le vallon d'Altenhain. La source mousseuse, ainsi baptisée a cause du haut degré d'acide carbonique y contenu, est bien aimée pour son goût rafraîchissant et piquant; on la boit bien souvent en place de l'eau de Selters, son semblable.

1000,0 grammes de l'eau contiennent:

N? XIX. Source mousseuse à la Champagne
(«*Champagnerbrunnen*»)

Chlorure de soude	6,5273
Chlorure de potasse	0,0831
Carbonate de soude	—
Carbonate de chaux	0,6509
Carbonate de magnésie	0,4126
Carbonate de hémi-oxyde de fer	0,0200
Sulfate de potasse	—
Sulfate de chaux	0,0241
Sulfate de magnésie	—
Acide silicique	0,0238
Acide carbonique libre	1389,3 ccm.
Température	15 centigr.

Faites donc comparaison de nos eaux avec des eaux semblables contenantes aussi de sel commun à l'aide de ces analyses chimiques, vous verrez tout de suite l'analogie frappante des nôtres avec des autres eaux bien connues et très célèbres. La différence se manifeste seulement par leur usage sommaire, dont la recommandation, s'il s'agit de la source »Rakoczy« à Kissingen par exemple, trouve l'approbation universelle pour les affections catarrhales de l'estomac et des intestins, pendant que nos sources »Guillaume«, la source sulfurée et la source mousseuse sont négligées, on ne comprend pas pourquoi. C'est pour cela que les médecins à Soden dirigeront toujours leurs efforts vers l'action de procurer à ces sources salées excellentes, mais méconnues en partie, l'estime, qu'elles méritent à cause de leur caractère chimique pas moins que les autres sources fameuses.

Ajoutons encore aux dites sept sources à boire deux sources fort salées, usées exclusivement pour donner des bains. A ce propos elles ont toutes les qualités nécessaires, à savoir la haute proportion de chlorure de soude et d'acide carbonique en solution et, comme la source salée jaillissante, une température bien élevée. La source No VII »Major« est située au bout septentrional de l'établissement des bains, la source jaillissante au-dessous de la terrasse de l'Hôtel des bains, abordable de deux côtés. La source salée jaillissante, découverte la dernière, fût attrapée par moyen d'une forure de 700 pieds environ de profondeur. Elle donne dans une minute 5,6 pieds cubes d'eau. Retenue par repression de quelques heures, elle peut jeter sa muite 25 pieds en haut, formante des jets d'eau bouillants. La muite a un degré de sel de 1,7 %, la température monte à 30,5 centigrades.

1000 grammes de l'eau contiennent:

	N? VII. Source »Major«	N? XXIV. Source salée bouillon- nante (»Soolsprudel«)
Chlorure de soude	14,4008	14,5610
Chlorure de potasse	0,5300	0,5707
Carbonate de soude	—	—
Carbonate de chaux	1,3503	1,2956
Carbon. de magnésie	0,1871	0,0756
Carbonate de hémi- oxyde de fer	0,0289	0,0664
Sulfate de potasse	0,0309	0,1089
Sulfate de chaux	0,0947	—
Sulfate de magnésie	—	—
Acide silicique	0,0389	0,0280
Acide carbon. libre	1069,8 ccm.	1525,6 ccm.
Température	19,7 centigr.	29,5 centigr.

Hors de ces deux sources, employées seulement pour faire des bains, il y a encore la source »Guillaume«, dont on fait l'usage à l'établissement des bains. Pour des bains d'eau salée prises au logement la source salée N? IV aurait aussi les qualités nécessaires. Dans l'établissement privé »Bains des philosophes« la »source des philosophes« (N? XVI), contenante 9,3 grammes

de chlorure de soude (sel commun) et 0,02 gr.
de l'hémi-oxyde de fer dans les 1000,0 gr. de l'eau.
venante à la surface de la terre dans le jardin
de l'établissement, fournit de l'eau abondante et
bonne pour faire des bains salées.

Il nous faut ici enfin faire mention de la
source ferrugineuse de Neuenhain, partie intégrante
des remèdes de Soden. De son analyse, exécutée
par *Casselmann* au même temps avec quelques
sources de Soden, résultaient les chiffres suivants :

1000,0 grammes de l'eau ferrugineuse de
Neuenhain contiennent :

Chlorure de soude	0,1810
Carbonate de soude	0,0463
Carbonate de chaux	0,2668
Carbonate de magnésie	0,0698
Sulfate de potasse	0,0118
Carbonate de hémi-oxyde de fer	0,0450
Total des substances compactes	0,7425
Acide carbonique libre en 1000 ccm.	
de l'eau	1260,8 ccm.
Température	13 centigr.

A propos de sa recommandation nous ne voulons que mentionner, que le contenu de 0,045 gr. de
l'hémi-oxyde de fer dans 1000 gr. de l'eau est
d'une valeur autant plus haute, qu'il y a beaucoup
de l'acide carbonique dans l'eau (1260,8 ccm. à
1000 grammes), et parceque le manque rélatif de
substances compactes doit faciliter beaucoup la
résorption du fer dans l'organisme humain. De

cette eau ferrugineuse de Neuenhain on apporte des cruches à remplage récent chaque matin jusqu'au trinquehalle, parceque la source est trop éloignée pour y aller tous les jours, en rendant possible à cette manière aussi l'usage d'une eau martiale à Soden. Mon ami très honoré, Mr. le professeur Docteur *List* à Wurzbourg, a eu la bonté d'analyser dans son laboratoire chimique encore une fois la source selon ma demande en 1881, spécialement à l'égard de la quantité de fer dissoute dans l'eau, et il a constaté, tout comme *Casselmann* l'a trouvé auparavant, un contenu de 0,04 du carbonate de hémi-oxyde de fer; dans l'eau d'une seconde source, écoulante au même endroit, il trouvait un contenu de 0,03 de ce sel martial. Pour faire plus commode l'étude des analyses des sources de Soden, j'ajouterai encore le tableau suivant (v. pag 58.).

III. Mode d'effet des eaux. Quand on estime aujourd'hui la balnéologie comme membre équivalent de la médecine universelle, tandis qu'elle a été presque diffamée par les autres disciplines médicales pendant de longues années, elle est redevable de sa moderne position respectable principalement aux efforts de ses représentants de faire entrer de plus en plus le jour clair de connaissance au ressort auparavant si ténébreux de l'effet salutaire des eaux minérales à l'aide de la pharmacologie et de la physiologie. On ne se trompe plus à présent du mode d'action des

	Milch-brunnen I.	Warm-brunnen III.	Sool-brunnen IV.	Wil-helms-brunnen VIa.	Schwefel-brunnen VIb.	Major VII.	Wiesen brunnen XVIII.	Cham-pagner-brunnen XIX.	Sool-Sprudel XXIV.
Chlorure de soude . .	2,4255	3,4347	14,2328	13,5549	10,0732	14,4008	11,2311	6,5273	14,5610
Chlorure de potasse . .	0,1366	0,0836	0,6560	0,3295	0,3386	0,5398	0,2650	0,0831	0,5707
Carbonate de soude . .	0,0126	0,0206	—	—	—	—	—	—	—
Carbonate de chaux . .	0,4593	0,6160	1,3131	0,1920	0,9367	1,3503	1,0890	0,6500	1,2956
Carbonate de magnésie	0,2807	0,3613	0,1421	0,1677	0,1563	0,1871	0,1852	0,4126	0,0756
Carb. de hémi-oxyde de fer	0,0079	0,0108	0,0152	0,0304	0,0282	0,0280	0,0282	0,0200	0,0664
Sulfate de potasse . .	0,0370	0,0418	0,3140	—	—	0,0309	—	—	0,1080
Sulfate de chaux . .	—	—	0,0903	0,1280	0,0792	0,0947	0,1280	0,0241	—
Sulfate de magnésie . .	—	—	—	—	—	—	—	—	—
Acide silicique . . .	0,0336	0,0296	0,0407	0,0284	0,0221	0,0380	0,0347	0,0238	0,0280
Tot. d. substances compact	3,3090	4,6155	16,9250	14,4474	11,6454	16,7370	12,9681	7,7447	16,8730
Acide carbon. libre en Cem.	951,4	1,3758	845,1	1200,0	1550,0	1069,8	1312,5	1380,3	1525,0
Température en Ctgrdes.	24,3°	23,1°	21,5°	18,7°	17°	19,7°	15°	15°	20,5°

eaux minérales et des limites posées à leur usage profitable dans un cas quelconque. A la faveur des études assez subtiles et des expériences scientifiques, faites aussi bien au corps humain qu'à cause de contrôle au corps animal, on a gagné un extrait scientifique de la doctrine balnéothérapeutique ci-devant souvent trop estimée et encore plus souvent appliquée à faux, extrait dont l'action et l'essence est tout connue, chose consolable pour ceux, qui se mettent dans les remèdes comme pour le médecin, qui les ordonne. Aujourd'hui nous pourrons dire : telles et telles eaux contiennent telles substances chimiques, indiquées par l'analyse la plus soigneuse; ces substances possèdent des qualités d'activité précises, comme nous l'a montré la pharmacologie. La physiologie complète le reste, en nous instruisant d'étudier les raisons et les lois de décomposition et de transmutation, selon lesquelles les drogues incorporées à l'organisme humain se combineront avec les excrétions naturelles des tissus organiques.

L'usage des eaux minérales de Soden regardé de ce point de vue, c'est une incorporation systématique de la partie principale des eaux, du chlorure de soude, dans l'organisme humain, différante selon la manière de la méthode d'application. Les autres principes chimiques restants prennent part à l'effet général à mésure de leur quantité et à mésure qu'ils sont solubles. L'acide carbonique sert pour la plupart de moyen de support

du procédé d'assimilation, ayant non seulement
de l'influence directe, mais aussi faisant du fruit
indirect peut-être par la décomposition des autres
drogues difficiles à soudre. Enfin il nous faut considérer la température élevée de l'eau et — spécialement pour le traitement à boire les quantités incorporées.

Voici les méthodes de l'usage thérapeutique
des eaux de Soden:

A. Traitement à boire.
B. Traitement aux bains.
C. Traitement aux gargarismes et inhalations.

A. **Traitement à boire.**

Le chlorure de soude (sel commun) c'est
l'aliment le plus important pour l'homme. Chaque
jour celui-ci doit l'incorporer à son corps, ou il
ne pourrait plus vivre. La composition chimique
de l'organisme animal est toujours en rélation
de dépendance de la nourriture, lui amenante les
matières, qu'il contient lui-même pour le renouvellement et la transmutation perpetuelle. Dans les excrétions du corps nous trouvons l'excédant. L'effet
résultant d'une dose prise du chlorure de soude,
en conséquence aussi de l'usage des eaux salées,
est posé en fait suffisamment par des expériences
exactes, qui ont démontrées, qu'une certaine quantité de sel introduite dans l'estomac doit accélérer
beaucoup la digestion, en facilitant surtout la

solution des matières albumineuses. La secrétion du suc digestif s'augmente sans doute à l'aide d'une dose modique de sel, pendant que l'acide muriatique, absolument nécessaire à la digestion, se fait du sel même. L'augmentation de la dose du sel introduite n'augmente point ces procédés, en les rétardant au contraire et en manifestant son influence plus en bas dans les tissus intestinales. Mais l'irritation de la digestion c'est seulement le premier effet du sel; aussitôt que les solutions y faites à son aide sont arrivées à un tel degré de saturation, que la quantité du sel dissous dans le sang les surpasse, rien n'empêche plus le sang d'absorber ces solutions dans l'estomac. C'est ainsi que le sel obtient sa grande valeur pour l'échange des parties du corps, en augmentant les principes du sang, et en soutenant les éléments des tissus — principalement des tissus de l'estomac et des intestins — et en conséquence aussi la circulation dans l'organisme. Pour les tissus contenantes de l'azote le sel présente un agent fort accélérant l'échange de leurs substances elémentaires, comme démontre l'augmentation de l'excrétion de l'urète. Comme les eaux salées excitent la membrane muqueuse de l'estomac à une secrétion plus forte, ainsi elles augmentent aussi l'activité des membranes muqueuses de la bouche et de la gorge, dont la secrétion des glaires s'accroît au moyen de réflexibilité.

En général l'action des eaux salées (contenantes du sel commun) sur l'organisme nous pouvons rédiger en résumé suivant : elles excitent la secrétion des premières entrées, elles aident beaucoup à la digestion et par-là aussi à l'appétit, elles accélèrent l'échange mutuel des matières organiques et augmentent les produits de decomposition des parties du corps contenantes de l'azote. Les excrétions nécessaires se forment plus vite, de la même mesure aussi l'absorption de la nourriture. Les principes nourrissants sont absorbés plus facilement et plus vite par le sang circulant, où le chlorure de soude, présentant l'agent le plus important pour l'organisation des cellules rouges du sang, commence à pratiquer son activité principale en organisant les cellules et les autres parties élémentaires des tissus. Des autres substances d'un rôle subordonné dissoutes dans nos eaux, parmi lesquelles le reste des chlorures n'aura sans doute que la charge de participer à l'action du chlorure de soude, il nous faut encore mentionner la quantité certaine du carbonate de hémi-oxyde de fer constaté dans présque chaque source. Aussi le fer, c'est une drogue tout nécessaire à l'homme, quand aussi il en a besoin à très petites doses en comparaison du sel. Le fer contenu dans les eaux de Soden, n'aura sans doute qu'une action insignifiante, mais y est néanmoins bien avantageux comme augmentation du caractère nutritif des eaux salées en aidant à l'effet curatif général sans donner lieu à ces symptômes consécutifs incommodes, qu'on observe souvent après l'usage des eaux martiales pures. Toujours il ne faut pas mépriser le peu de fer dans nos eaux quant au maintien et à l'organisation du sang, aussi en considération de l'expérience, que les sels martials à petites doses sont plus faciles à absorber par l'organisme qu'à hautes doses, et parceque les recherches expérimentales de *Jaworski* l'ont établi, que le carbonate de l'hemi-oxyde de fer c'est le plus soluble de tous les sels martials, et que ce carbonate dissous par force naturelle dans les eaux minérales est beaucoup plus efficace que tous les remèdes de mars du Code.

Le contenu en acide carbonique et la température de l'eau sont deux agents importants, qui varient selon des lois précises le mode d'action des eaux. L'acide carbonique outre cela corrige le goût en faisant l'eau plus agréable à boire par ses vésicules de gaz piquantes. Dans l'estomac il stimule l'activité de la digestion en aidant ici avantageusement à l'action des sels. Supposé les résultats des recherches expérimentales récentes de *Schulz* soient exacts, l'acide carbonique présenterait aussi le moyen le plus efficace de la décomposition des chlorures en effectuant ainsi leur absorption. La soi-disante »ivresse minérale« (»*Brunnenrausch*«), divulguée ci-devant comme chose d'importance, n'est rien que le résultat de l'introduction d'une grande quantité de ce gaz à l'estomac, inconvénient facile à éviter à la faveur de laisser l'eau quelque temps en verre ou de la chauffer un peu. La température de l'eau est pour cette raison d'une certaine importance, parceque l'eau d'une température élevée, équivalente à peu près à celle des sucs digestifs, s'absorbe plus facilement que l'eau froid ; la chaleur hâte donc l'action des eaux minérales. Enfin encore un mot de la quantité de l'eau admise. Déjà l'eau de puits pure bue en grande quantité n'aura pas du rapport indifférent avec les fonctions de l'estomac et des intestins, elle stimulera sans doute les mouvements péristaltiques des derniers. Au reste elle doit influer, selon des recherches expérimentales nombreuses, en général sur l'augmentation et l'accélération de la circulation des matières organiques, et l'introduction permanente de grandes quantités d'eau dans le corps doit effectuer en vérité une influence très favorable sur l'état général de la santé. Plus connues sont les études de *Genth,* relatives à l'influence de la hydropotie (régime à boire d'eau) sur la circulation des matières organiques. Elles affirment tout ce, que nous avons prononcés tout-à-l'heure, et encouragent chaque hydrophobe à imiter ses expériences, car Mr. *Genth* constatait à son propre corps, »que durant les expériences son teint un peu blême soit devenu d'une couleur plus vive, son tempérament plus gai et l'état de la santé général plus vigoureux«.

A l'exposition du mode général d'action des eaux salées de Soden il nous faut encore ajouter une déscription détaillée, démontrante les différences entre l'effet salutaire des sources une à une. Soden possède la préférence décidante sur beaucoup de bains rivals, qu'elle peut ordonner à la faveur de sa richesse en sources d'une analyse variée des doses de remèdes minérals adaptées et conformes à l'individualité du malade. Soûvent après l'usage fait depuis peu il est évident, que l'eau ordonnée n'est point convenable: en ce cas le médecin peut corriger son ordonnance sur-le-champ, parcequ'il y a ici à ses ordres une grande série de sources très différentes quant à la quantité de chlorure de soude et d'acide carbonique, quant à la température des eaux. Ici à Soden il est possible d'ordonner, aussi à l'organisme le plus faible, le traitement à boire des eaux et de laisser agir des influences thérapeutiques se renforçantes graduellement en ordonnant les sources tour à tour selon le plan curatif du médecin. Les eaux les plus faibles N? I et N? III à cause de leur contenu bas en sel et en soude et de leur température agréablement modérée sont les plus propres à l'usage pour les premières entrées. Ici mises en contact le plus longtemps que possible avec les membranes muqueuses au moyen de boire tout lentement, et en retardant comme en sirotant, elles y stimulent la secrétion et font dissoudre en cas d'altération catarrhale les produits du catarrhe en mitigeant et réparant ainsi la maladie. La dose ordonnée est une différente à mesure de la capacité d'estomac du malade. La dose ordonnée à la fois à prendre est à l'ordinaire le contenu d'un verre de 8 onces = 250 grammes, comme on les expose en vente ici à chaque boutique. De cettes sources modiquement salées on peut prendre par jour jusqu'à 1000 grammes sans dommage pour amener l'effet local ou satisfaire au traitement général. Mais je dois ici une fois pour toutes et à l'intérêt d'un traitement à boire à bon résultat prévenir tout le monde du fait, que l'usage des eaux à boire sans ordonnance médicale et sans plan curatif, soit-il ordonné à lui-même par le malade de sa propre autorité, soit-il imité au régime d'un autre malade, n'apporte pas d'avantage, mais au contraire présque toujours du dommage, parcequ'ici à Soden en conséquence de la quantité différente du sel et de l'acide carbonique contenus dans nos sources et de ses températures différentes l'adaption juste d'une certaine eau minérale, ordonnée à l'état de santé de l'individu, est plus d'importance qu'ailleurs. Et ce jugement veuillez bien céder plein de confiance au médecin des bains!

Les sources énumerées là-dessus du groupe second, à savoir les numéros IV, VIa et b, XVIII et XIX, contenantes plus de sel et d'une température plus basse, viennent aussi à bout d'une action plus energique, et par-là on ne les doit boire

que selon l'ordonnance scrupuleuse du médecin
pour atteindre à un bon résultat. L'agitation
péristaltique plus vive, produite par l'ingéstion
d'une dose de 500—750 grammes, cause tôt ou
tard des selles liquides, et aussi l'excrétion des
urines s'augmente bientôt. Mais pour cela il ne
faut pas encore les regarder comme de simples
eaux laxatives, car leur action est une bien modérée action, plus déchargeante les fonctions des
intestins que les purgante; de-là leur haute valeur
pour le traitement de la grande série des dérangements maladifs du canal de digéstion inférieur.
S'il est vrai, que l'action de nos sources salées
plus fortes est semblable à celle des eaux contenantes du sulfate de soude, il y a toutefois une
grande différence entre les unes et les autres,
différence remarquable et caractéristique. Les
eaux, qui contiennent du sulfate de soude ou du
sulfate de magnésie, ne sont admises qu'en partie
très petite à la circulation du sang, comme l'ont
établi les expériences; elles stimulent seulement
les membranes muqueuses à la secrétion plus vive,
mais quittent à l'ordinaire le corps avec les excrétions intestinales. Elles font donc l'effet simple
des eaux laxatives; leur profit pour la digéstion
et l'assimilation des aliments n'est pas d'importance. On ne pourrait jamais dire le même des
eaux salées, comme nous le savons d'expérience:
au contraire, celles-ci arrivées au canal stomacho-
intestinal stimulent bien l'agitation péristaltique

de ses parois, d'où vient l'effet purgatif des eaux plus fortes à hautes doses, mais en partie la plus grande elles sont acceptées par l'organisme et contribuent à l'alimentation du corps. Pour beaucoup de malades souffrants du bas-ventre, dirigés ci-devant sans exception vers les eaux contenantes du sulfate de soude, un régime à boire de nos eaux salées offerait au moins une garantie semblable de guérison. Mais en tout cas Soden doit se mettre courageuse à côté de ses parents prochains, dont la grande renommée, quant à la guérison des maladies de l'estomac et des intestins, à bon droit attire des milliers à Kissingen, etc. Nos sources, à savoir la source »Guillaume«, la source salée, la source sulfurée, la source des prairies et la source mousseuse, sont tout-à fait du même rang comme la source fameuse »Rakoczy« à Kissingen, et pourraient démontrer les mêmes bons résultats pour le traitement des maladies de l'estomac et des intestins. Mais pour la renommée des eaux comme aussi pour celle du climat il y a encore une voix préponderante, indépendante de l'analyse et du mode d'action — voilà la mode !

B. **Les bains.**

Les bains salés de Soden sont connus et pratiqués depuis longtemps comme des remèdes pas assez à apprécier de nos eaux à la faveur de leurs qualités peu irritantes, mais effectuantes nettement l'action de l'eau salée naturelle. Des bains salés aussi la critique sceptique de la médecine moderne aimait de s'occuper, et quelques gloseurs y ont rejeté le bon avec le mauvais. Mais, en général, cette critique n'a pas fait du mal, au contraire, elle a frayée le chemin pour rendre claires les théorèmes et idées vagues et ténébreuses. On commençait à étudier plus soigneusement le mode et les conditions de l'absorption des substances minérales contenues dans les eaux par la peau, et des ces études résultaient des conclusions scientifiques tout exactes. Que le sel commun ou le fer dissous dans les eaux ne sont point capables de traverser la peau et d'entrer dans l'intèrieur du corps, voilà une thése incontestée aujourd'hui. De cette théorie tout fausse on se passera d'autant plus volontiers, parcequ'elle nous ne donnerait pas du profit plus grand, tiré de l'usage des bains, que l'effet salutaire quant à l'alimentation du corps et à l'état général de la santé, executé par moyen du simple contact du sel avec le système des nerfs cutanés, supposé que la dite théorie serait conforme aux faits scientifiques. L'alimentation du corps les bains salés effectuent de la manière suivante. La solution du sel dans l'eau irrite fort les fibres nerveuses dans l'épiderme par le contact des molécules du sel avec les extrémites des fibrilles nerveuses les plus minces. Par cette irritation des nerfs l'action du sel se propage dès la périphérie aux organes internes en exécutant ici, quand on fait l'usage des bains salés selon l'ordonnance du médecin, leur effet physiologique consistant en production augmentée de chaleur et en excrétion plus vive de l'acide carbonique. L'accroissement de la quantité d'acide carbonique produite résulte de l'accélération de la décomposition des substances riches en carbone mais privées d'azote, dégagée par l'irritation des nerfs cutanés sensibles au bain salé.

Beneke a publié des recherches expérimentales contrôlantes, dignes d'une mention, à l'égard du mode d'action des bains salés. Ce savant constatait les faits suivants. L'accélération de la circulation et de l'échange des matières organiques est bien considérable immédiatement après l'usage d'un bain salé. L'excrétion de l'urète était plus considérable pendant les heures du matin aux jours des bains pris qu'aux jours normals; l'excrétion du phosphore était diminuée, et un appétit plus vif se présentait. La fréquence du pouls et de la respiration se diminue immédiatement après les bains. *Lehmann* déclare l'action principale des bains salés comme l'augmentation de la métamorphose des matières organiques.

En tous ces cas d'une constitution lâche et d'une force vitale affaiblie, où il nous faut stimuler l'activité de la métamorphose des matières, les bains salés nous offrent un remède d'une action

agréable. A cause de l'augmentation de l'excrétion de l'acide carbonique l'abord de l'oxygène
s'augmente aussi, l'appétit s'agrandit et ainsi,
parceque l'un résulte de l'autre, tout ensemble
gagne l'effet salutaire pour la regénération des
forces vitales. Une maladie de constitution par
excellence ce sont les scrofules, dont le traitement
à l'aide des bains salés démontre pas-à-pas l'action
fortifiante de ces bains, et l'effet salutaire de ces
remèdes pour le procédé de l'assimilation dans cette
maladie est si éclatant comme dans nulle autre.

L'irritation des nerfs cutanés par le sel commun s'agrandit à l'aide de l'acide carbonique contenu dans les bains. Heureusement nous possé-
dons à Soden la source salée jaillissante, une muite
très riche en gaz, dont le contenu en acide carbonique
($= 1525,6$ ccm.), coïncidant avec sa proportion de
$1,7\%$ chlorure de soude, est d'une haute importance
quant à l'ordonnance des bains. Une indisposition
comme une espèce d'ivresse, causée par la grande
quantité d'acide carbonique se trouvante dans l'eau,
démontre l'action du gaz en donnant l'avertissement aux baigneurs de consulter le médecin
au but de laisser changer la méthode ou la
composition du bain pour éviter des conséquences
mauvaises d'un usage continué plus longtemps.
D'importance pour l'effet salutaire des bains est
aussi la température de l'eau. A cet égard le
médecin décide aussi du détail selon les circonstances spéciales de chaque cas, excepté des

casualités externes, par exemple d'une haute température en été, etc.

A Soden on fait l'usage des bains en forme de simples bains salés ou de bains salés avec de l'acide carbonique. L'eau nécessaire fournissent pour les bains sans acide carbonique les sources N? VI et principalement N? VII (Major); les thermes salées nous devons à la source salée jaillissante excellente, dont l'eau riche en acide carbonique d'une température de 29,5 centigrades entre directement sans perdre son gaz dans les baignoires. Les bains salés on l'ordonne selon les circonstances d'une température de 23—28 ° Réaumur; la durée d'un bain est une variée de 10 minutes à une demi-heure.

Pour la série des maladies, traitées par les remèdes de Soden, les bains salés d'ici selon l'expérience sont de la concentration juste. Un degré de saturation plus fort du sel pourrait rendre problématique l'effet agréable s'effectuant sans excitation des bains, car des irritations plus fortes font bien dommage à la plupart de nos malades.

Nous pouvons pourtant, en mêlant avec l'eau minérale des eaux-mères ou une quantité suffisante de sel de bain, augmenter la force des bains salés à volonté jusqu'à chaque degré convenable au cas présent. Le contraire arrive aussi, à savoir les bains salés à Soden ne font pas du bien aux malades, parcequ'ils les excitent trop fort. Aux individus tout sensibles on facilitera l'adaption aux bains salés plus tard à prendre à l'aide d'un nombre certain de bains de l'eau de puits d'une température de 25—28 ⁰ Réaumur à prendre d'avance.

Il nous faut encore faire mention de la méthode hydrothérapique, méthode de traitement appliquée en beaucoup de maladies avec bon succès, présentante aussi à Soden un membre assez important de nos remèdes:

Les bains de douche et les frottages. Ce traitement aussi n'a premièrement que le but de stimuler la métamorphose des matières et d'augmenter l'alimentation non-seulement de l'épiderme, mais aussi indirectement de l'organisme tout entier par l'irritation, qu'il effectue sur la circulation du sang dans les petites veines capillaires cutanées. C'est bien connu, que le traitement hydrothérapique, renforcé avec précaution et bien surveillé, amène un succès excellent quant à la corroboration de la constitution, pour quelle raison les chlorotiques cherchent souvent guérison dans les établissements hydrothérapiques. Une action secondaire assez importante nous avons encore pour but en ordonnant les bains de douche et les frottages, parceque nous pouvons ainsi enlever à l'égalisation de la température de l'air et de la peau à l'aide de ce régime endurcissant peu-à-peu tout le danger, qu'il y est à craindre pour beaucoup de personnes sensibles, et qui est très souvent la cause, que ces personnes se retirent du grand air et s'accoutument à rester à la chambre au temps inconstant. Enfin le bain de douche contribue aussi à nos exercices de gymnastique pulmonaire. Le bain de douche et le frottage plus excitant provoquent les aspirations énergiques, agitantes favorablement sur les vases capillaires de la périphérie du corps en société des autres irritations. Mais nul traitement demande plus de précaution et de surveillance soigneuse que le traitement hydrothérapique, auquel ne personne se devait soumettre sans ordonnance du médecin. Des douches simples on trouve dans chaque cabinet de bain au-dessus de la baignoire; une chambre spéciale à prendre des douches est dans chaque aile de l'établissement des bains; un bon bain de douche possède aussi l'établissement des »bains des philosophes«. La durée monte à 10 · 50 secondes. Pour appliquer les frottements de chaque sorte il y a ici des personnes, instruites quant à ces manipulations agissantes selon l'instruction médicale. Aussi des autres services, comme les irrigations diverses, les lavements etc. sont pratiqués par ces étuvistes.

C. **Les gargarismes et les inhalations.**

Les gargarismes et les inhalations ont le même but, à savoir de rendre en contact direct les fluides employés avec les parties des peaux muqueuses, dont l'altération maladive doit devenir l'objet d'un traitement local. L'expérience, que l'usage prolongé de l'eau salée, appliquée en forme de ces remèdes externes dans les catarrhes de la cavité naso-laryngéale et du larynx, amène toujours un soulagement, mais souvent même la guérison, a bien généralisé pendant les dernières années le traitement à gargariser et la méthode des inhalations. Quant à la première le malade réussira bientôt dans le nettoiement parfait des membranes muqueuses de la bouche et de la gorge à l'aide d'une position juste de la tête et de l'agitation adroite de la langue. Avec une dextérité plus grande et un peu plus d'exercice on peut bien alonger l'espace lavé par la solution du sel jusqu'au fond de la langue et jusqu'à l'entrée du larynx. Les cartilages en forme de coquille du fond de nez on peut aussi arroser au moyen d'aspiration de l'eau salée par le nez. Pendant que le nettoiement de ces parties de la poussière s'y collante, des débris d'aliments, des glaires etc. contribue notablement au retablissement de la région atteinte de maladie catarrhale à l'aide de simple lavage, les qualités expectorantes et flegmagogues des eaux salées sont l'agent efficient du traitement aux gargarismes. On gargarise à l'ordinaire avec les eaux tièdes N^o I et III; on pourrait prendre aussi des autres eaux pour ce but. Mais il nous faut pourtant souvenir au conseil de Horace: »*sit modus in rebus*« —

gardez la mesure! — aussi à cet égard, parceque des gargarismes continués trop longtemps ou trop brusques feront plus de dommage par suréxcitation des membranes muqueuses que le malade trop scrupuleux pourrait s'imaginer.

A l'aide des petites machines d'inhalation nous essayons de mettre en contact direct les parties, qu'on ne peut pas atteindre en gargarisant, surtout les formations plus basses de la gorge et le larynx, avec nos eaux salées ou avec des autres médicaments solubles. Outre cet effet par contact l'inhalation opère encore au moyen du jet de fluide, réduit en poussière par le spray et bien chauffé, et comme exercice gymnastique des organes de la respiration.

La critique de la méthode des inhalations était toujours d'une infatigabilité étonnante comme elle n'était jamais d'une autre méthode medicinale. Pendant que l'un les préconise, l'autre les diffame comme chose sans aucune valeur. La cause de cette sentence condamnante était l'erreur, qu'on demandait de cette méthode des effets impracticables. Qui donc attendait, que cette méthode lui transporterait à volonté ses médicaments à chaque endroit des poumons, celui-ci cherchait en vain un effet quelconque. Mais qui était content de traiter par des inhalations seulement ces parties des voies respiratoires, qu'il pouvait bien examiner à l'aide de son laryngoscope, celui ne trouvait jamais, que les bons résultats lui manquaient, qu'on peut

obtenir ici à Soden après un traitement aux
inhalations ordonné et exécuté selon les lois de
la raison. A l'aide de cette méthode nous sommes en état d'appliquer à l'endroit même de la
maladie comme soulagement des malades nombreux fréquentants Soden, souffrants de la gorge
ou du larynx, des remèdes, qui font beaucoup de
bien sur les plaies sensibles à cause de leur action
diminuante l'irritation et au même temps augmen-
tante l'excrétion des glaires, au moyen de l'eau
salée chaude, ou à cause de ses qualités médici-
nales en action directe et immédiate. Mais naturellement les circonstances de chaque cas décident ici comme toujours du détail de l'ordonnance.
Comme déjà dit là-dessus nous regardons aussi
les inhalations comme une espèce de gymnastique
des poumons. Le malade n'apprendra jamais plus
conforme à la discipline de l'école à prendre
haleine en aspirations abondantes et tranquilles
qu'en faisant des inhalations. Cette méthode si
elle ne nous procurerait que ce seul profit de
l'étude de cette gymnastique curative d'une haute
importance pour la plupart des malades fréquentants les bains de Soden, elle mériterait déjà
beaucoup de louanges. Mais heureusement les
influences salutaires de l'eau salée aspirée, réduite
en poussière et chauffée, sont en valeur si haute
selon l'expérience, qu'il faut nommer l'institution
d'un propre inhalatoire une pensée ingenieuse.
A faire des inhalations on emploie principalement

les eaux N? I et III d'un effet spécifique anti-catarrhale, les eaux plus concentrées irritent trop. Outre cela on fait aussi l'usage de drogues en solution.

Récapitulons en bref le mode d'action des eaux salées à Soden quant à leur emploi de trois manières: au moyen du traitement à boire nous stimulons la digestion, et par-là nous corroborons l'organisme, l'appétit et la pésanteur s'agrandissent, la métamorphose des matières organiques s'accélère; au moyen des bains nous réussirons à alimenter mieux l'épiderme et à augmenter l'alimentation générale de l'organisme par la stimulation du procédé de l'assimilation; au moyen des inhalations et des gargarismes nous pouvons enfin appliquer à l'aide des eaux salées des remèdes comme soulagement et reparation locale, sensibles au malade à cause de la modération de l'incitation à tousser et à cause de l'expectoration facilitée et de l'allègement de la respiration, le dernier étant l'effet de la gymnastique des poumons exercée par les inhalations. Quelques eaux salées on boit souvent à Soden en mélange avec du petit-lait, ou du lait selon l'ordonnance du médecin. Il me faut donc à cet endroit après avoir fait rapport des sources à mes lecteurs rapporter aussi en bref de ces deux remèdes auxiliaires du traitement à boire selon leur importance.

a. **Le petit-lait.**

Il est connu, qu'on fait le petit-lait — fabriqué ici a Soden par un pâtre des Alpes du canton d'Appenzell — par séparation artificielle du caséïn du lait. Par l'addition de la présure animale au lait le pépsine de la présure fait coaguler les microbes zymogènes, et le caséïn tombe. Le petit-lait de chèvre ainsi fait est de couleur verdâtre pâle et transparent, et d'un goût fade et douceâtre. Avec le caséïn tombe aussi la graisse et une partie des sels du lait et reste sur le filtre. Le fluide filtré contient encore selon les analyses principalement de l'eau, de l'acide lactique et des sels lactiques. Dans un demi-litre de petit-lait se trouvent environ 2,5—3,5 grammes de chlorates et de phosphates, outre cela encore 20—50 grammes de sucre de lait. En faveur des sels on a ordonné le petit-lait ci-devant exclusivement comme aliment peut-être trop recommandé. C'est bien possible, qu'il hâte la métamorphose des matières, et qu'il agit aussi comme remède anticatarrhale et laxatif, mais c'est aussi sûr, qu'il fait assez souvent des dérangements de la digestion, et qu'on doit pour cela surveiller très scrupuleusement l'état de l'estomac et des fonctions intestinales chez ceux, qui prennent du petit-lait, pour éviter ces inconvénients. Mais pourtant ne personne niera, que la cure de petit-lait présente quelquefois un procédé médicinal très estimé, parcequ'elle effectue un effet salutaire sûr dans un grand nombre de ces cas, où des engorgements dans les entrailles demandent un remède, pendant que les organes de la digestion en bon état permettent d'ordonner une cure drastique. On boit chez nous à préférence le petit-lait en mélange avec les sources N? III et IV. La dose quotidienne se varie à mesure de l'individualité de 100—300 grammes.

b. Le lait.

Le lait, bu en grande quantité selon l'ordonnance du médecin, joue bien son rôle dans les remèdes de Soden. Comme le lait est un aliment excellent, on ne hésiterait pas d'ordonner en chaque cas convenable ce régime de lait roboratif, si l'on ne trouverait pas en vérité beaucoup de personnes refusantes à une cure systématique de lait, soit que leurs estomacs sensibles présentent bientôt de fatals dérangements de digestion après le commencement de la cure, soit qu'elles abhorrent le goût du lait à cause d'une idiosyncrasie pure. S'il y a d'embarras pareil, c'est le plus convenable de cesser tout d'un coup le régime de lait et de l'essayer avec précaution encore une fois après quelque temps. Un peu de cognac, qu'on y verse, ou une bouchée de biscuit ou croûte de pain, mangée avec le lait, suffit souvent pour rendre le lait plus digestif en empêchant sa coagulation en masse à l'estomac. Mais heureusement la plupart de notre clientèle sera en état de se faire du bien en buvant assez de ce lait bon et substantiel, qu'on met en vente partout ici. Pour la plupart on trait dans les fermes à une heure fixe, ainsi qu'à cette heure une compagnie de buveurs de lait jeunes et agés se trouve ensemble là-et-là, ramassés par l'hasard ou par la bonne renommée de la marchandise. En augmentant graduellement la quantité on peut faire prendre 2 litres de lait par jour sans inconvénient, supposé un estomac intact. Comme nous l'avons déjà raconté là-dessus, on fait aussi l'usage du lait mêlé avec de l'eau salée. Un mélange de l'eau des sources N°. I et N°. III en partie égale avec du lait chaud, très agréable à boire, ne diminue pas du tout l'éffet expectorant des eaux. A ce but le fermier met en vente dans le trinkhalle aux heures matinales à boire du lait et du petit-lait, afin qu'on pourrait boire ici tous les deux en mélange chaud avec de l'eau minérale. Le même fermier possède au bout de la route de Kœnigstein vers Neuenhain une laiterie établie dans un jardin, où s'assemble beaucoup de monde surtout à 5—6 heures du soir pour boire le lait excellent trait tout à l'heure.

c. **Le koumys et le kéfir.**

Ces deux produits fabriqués du lait au moyen de ferments artificiels, le koumys ordonné par les médecins depuis quelques années, et le kéfir importé depuis peu de la Russie jusque chez nous, sont aussi ordonnés par les médecins à Soden en cas de besoin. L'ordonnance des ces remèdes auxiliaires amène souvent des résultats assez bons, parceque l'acide carbonique, produit dans ces deux espèces de lait par la fermentation, aide à la digestion des autres substances nutritives du lait en maint cas, où le malade ne supporterait pas du tout le lait pur. Cela regarde surtout le kéfir selon des rapports des médecins russes, qui résulte du lait par fermentation à l'aide des »graines de kéfir« fameuses, cultivées au Caucase par les montagnards sous le nom du »millet du prophète«. Pendant qu'on aurait besoin du lait de juments pour fabriquer le véritable koumys, lait qu'on ne met pas en vente chez nous, le kéfir se fait de simple lait de vaches à l'aide d'une portion de graines de kéfir y ajoutées. Pour la fabrication de ces boissons de lait riches en acide carbonique nous ne possedons pas un établissement spécial, mais en cas de besoin on pourrait produire sans difficulté aussi de grandes quantités du kéfir.

L'arrangement des remèdes.

I. Le trinkhalle et les cabinets à gargariser.

Le trinkhalle nouveau, construction de bois en style de halle elégant, se présente bien avantageux sur une terrasse du parc interne des sources.

Un désir des étrangers comme des inhabitants de Soden, datant des longues années, s'est accompli par l'achèvement de l'édification de cette halle au printemps 1883. Aux efforts infatigables et aux sacrifices financiels de ces deux catégories, unis à l'activité energique du médecin des bains défunt, du *Docteur Koehler,* ci-devant conseiller de santé, nous devons le résultat favorable, qu'on a réussi sans charger le budget municipal déjà assez mis en réquisition de créer au traitement à boire ici un »chez soi« digne et convenable.

A cet édifice tout le monde prendra plaisir à cause de son style léger et élegant et de l'emploi juste de l'espace disponible. Celui-ci, 50 m. de longueur et 9 m. de largeur, suffira parfaitement comme promenoir, afinque les buveurs pourraient se promener au mauvais temps en sûreté et à couvert de la pluie, en permettant aussi l'aller et le venir en usage chez ceux, qui prennent les eaux sans dérangement, s'il y avait même très beaucoup de monde. Je veux renoncer à donner ici une déscription détaillée de toutes ces choses, que chacun, faisant sa promenade quotidienne, aura devant ces yeux, à savoir des proverbes et des sentences à l'entablement, des sculptures fines du plafond, etc. Mais il faut donc mentionner la construction elégante de la bure de la source, dont les murs, carrelés de cadettes de Mettlach, feront plaisir à tout le monde. Au pied du puits les sources N⁰. I (»source au lait«) et N⁰. III (»source chaude«) viennent à la surface de la terre. Un second découlement de ces deux sources se trouve à l'extérieur du trinkhalle, couvert par un avant-toit, destiné à l'usage des habitants de Soden et des ouvriers municipals, tirants l'eau en cruches. Au côté gauche du puits le fermier a coutume de mettre en vente son lait aux heures fixes du matin et du soir, quand on boit les eaux. L'eau minérale est puisée de la source et donnée vers le haut à la gallerie par des employées. Ces filles ont une chambrette à disposition pour les verres de ceux, qui prennent l'eau. Pour leurs services on est tenu de donner une petite gratification après la fin de la cure à ces employées. Devant le puits aux deux coins du pavillon il y a des cuvettes pour vider les verres de l'eau excédante. Au bout d'ouest et d'est du trinkhalle deux statues allégoriques ornent les murs, qu'on pourrait interpréter l'une comme Hygiéa, déesse de la santé, et l'autre comme Sodénia aux fleurs, la patronne de Soden. Une carte géographique très exacte des environs de Soden est un cadeau digne de haute considération de Mr. *Oppermann,* ancien pharmacien dans notre ville, qui l'a dessiné.

De la partie centrale du trinkhalle, où à l'avenir se levera en haut un monument au souvenir du feu *Docteur Koehler,* médecin bien mérité ci-devant à Soden, nous arrivons, après avoir passés deux portes à l'opposite l'une de l'autre, aux cabinets à gargariser, séparés pour les hommes

et pour les dames. Ces cabinets arrangés en
façon élégante et comfortable, toujours bien nettoyés à l'aide d'une irrigation permanente, offrent
l'occasion la plus commode d'une cure à gargariser
avec l'eau salée, apportée par le malade. Pour
donner à la tête la position nécessaire à gargariser comme il faut, il y a des anses et des poig-
nées pour tenir le corps se courbant en derrière.

Au dossier du trinkhalle on trouve encore
des chambres de toilette et les lieux d'aisance,
aussi une étable à vaches ouverte et provisoire pour
y placer des vaches au lait pendant les heures,
où on prend les eaux.

Après avoir délivré le trinkhalle achevé
à la commune, le comité de construction, croyant
son ouvrage pas encore à sa fin, se déclarait en
permanence sous le nom du comité de reconstruc-
tion architéctonique de la source prochaine N⁰ IV.
C'était le feu *Docteur Koehler*, qui par ces efforts
infatigables, continués jusqu'à l'heure de son décès,
avait réussi de nouveau à procurer à la source
le revêtement élégant et la saillie à l'abri, des
constructions nouvelles à surprendre les étrangers
de la saison, qui vient.

II. L'établissement des bains municipal.

A la place de la chambre graduée ci-devant
de la saunerie, activée ici pendant des siècles,
aujourd'hui se lève l'établissement municipal des

bains achevé en 1871, s'adossant au Burgberg en tournant son front vers le sud. C'est une construction massive en briques, divisée en la partie centrale, où on entre et en les deux ailes à chaque côté avec des pavillons aux coins. Après avoir entrés nous sommes dans une salle d'attente spacieuse et bien aérée, dans laquelle on a établi aussi la contrôle. D'ici on va par des portes à droite et à gauche dans les deux divisions, l'une à gauche pour les dames, l'autre à droite pour les hommes. Chaque division contient 12 cabinets à baigner, six à chaque côté d'un corridor aéré. Dans les pavillons aux coins il y a encore en le devant de chacun un bain soi-disant »bain noble«, et vers le côté du mont un cabinet pour prendre les bains de douche. Une chambre, contenante trois baignoires pour donner des bains aux enfants, est vis-à-vis des deux lingeries; outre cela chaque division contient encore les lieux nécessaires. Directement derrière la partie centrale la remise des machines s'y adosse, qu'on munit de l'eau nécessaire du réservoir, situé au-dessus de la remise sur le Burgberg. Le même réservoir fournit aussi l'eau nécessaire pour les bains de douche et ceux de l'eau de fontaine. Les sources N°. VI et N°. VII font écouler leurs eaux par des machines hydrauliques dans des réservoirs séparés, d'où on pompe l'eau dans des tuyaux de conduite directement aux baignoires. Des vapeurs d'eau d'une pression moyenne de quatre atmosphères entrent aussi par des tuyaux séparés de manière, qu'on puisse prendre dans chaque baignoire son bain à volonté, et qu'on soit en état de chauffer en quelques minutes chaque bain à une température quelconque selon l'ordonnance. Comme les deux sources N°. VI et VII perdent leur acide carbonique par ce procédé, tandis que l'eau de la source salée jaillissante coule directement aux baignoires avec sa chaleur et sa quantité d'acide carbonique naturelle, on différencie, comme nous avons déjà dit là-dessus, des bains salés simples et des bains salés à l'acide carbonique. Outre ceux on prépare aussi des bains de l'eau de fontaine pure. Les baignoires sont de bois, au-dessus de leur bout supérieur il y a un appareil pour donner des douches à la giboulée reglé par un robinet; au côté des fenêtres les tuyaux de conduite, amenants l'eau de fontaine, entrent au-dessus de la baignoire, à ce côté il y a aussi une soupape pour laisser découler l'eau sale tout de suite après le bain pris. Après le renouvellement total de l'établissement pendant l'année passée les cabinets sont toujours bien aérés. Les bains de douche à 7,5 m. de pression, construits conformes aux systèmes les plus modernes, offrent à l'usage des douches à giboulée et des douches à jet d'eau, aussi des douches venantes du côté. Pour faire les frottages et les frottements ordonnés il y a un baigneur et une baigneuse aux services des malades. Enfin il nous faut encore donner l'avis au lecteur, que les billets d'entrée aux bains, qu'on vend seulement dans la librairie et le cabinet de lecture de Mr. *Oehler* à côté du bureau des postes, et qu'on doit se procurer par avance, seront à faire voir à l'entrée de la salle d'attente à l'employé municipal de la contrôle. L'établissement des bains est ouvert selon la saison de 7 à 1 heures, mais l'après-midi on ferme la porte. Entre 10 et 12 heures on y trouve beaucoup de monde surtout dans la haute-saison. Dans la salle d'attente il y a encore une balance à siège sûre appartenante au fisc municipal.

Après l'établissement des bains municipal il faut ici faire mention de l'établissement susdit »bains des philosophes«, établissement privé d'un arrangement conforme au but. Il est en possession de Mr. *François Schull,* qui a fait construire dans son jardin au pied du Dachberg en 1880 au-dessus de la source N° XVI (des philosophes) 5 cabinets de bain assez élégants. Par un appareil de chauffage en serpentins on chauffe l'eau, ayant toutes les qualités et la composition nécessaire pour des bains salés. On donne ici des bains de l'eau de fontaine et à l'aide de sels minérals ajoutés ou des eaux-mères aussi des bains salés plus concentrés. L'arrangement des bains de douche de cet établissement est un excellent, possédant des douches à giboulée et à rayon, des douches du côté ascendantes, etc. L'établissement est ouvert aussi à l'après-midi.

III. L'inhalatoire.

La salle à faire des inhalations peut être regardée comme dépendance de l'établissement municipal, parcequ'elle reçoit ses matériaux nécessaires, savoir l'air et l'eau, du côté de celui-ci. En 1884 l'inhalatoire a été fondé par la société des médecins à Soden. Une antichambre gentile contient les entrées aux deux cabinets séparés pour les sexes, où on a placé dans chacun six appareils puissants d'inhalation au système du Professeur *Schnitzler* de Vienne. L'air nécessaire est aspiré par des tuyaux du devant de l'établissement des bains en évitant chaque infection et souillure au moyen des sas fins et des filtres de la ouatte salicylée intercalés. Une machine pneumatique, faite aller par la machine à vapeur de l'établissement, pousse l'air désinfecté à travers d'un condensateur à chauffage extérieur, qui entre alors aux appareils en état comprimé conduit à la salle des inhalations par des autres tuyaux. La table des inhalations est toujours nettoyée par l'irrigation permanente d'eau venante aussi des machines, et on a tout soin de délivrer ne que des linges et des mouchoirs tout propres. La salle des inhalations est toujours pourvu de l'air bon et frais à la faveur de sa position isolée au milieu du parc, et parcequ'on la nettoie et met au vent tous les jours sous la contrôle des médecins. Les appareils fabriqués de caoutchouc endurci un expert examine par intervalles à l'égard de leur intégrité.

A côté de la salle d'attente il y a encore une chambrette pour l'inspectrice, contenante aussi les linges et un réchauffoir pour chauffer selon l'ordonnance les fluides pour l'inhalation. Quant aux derniers la société des médecins a défendu par décret l'usage des solutions d'une odeur mauvaise dans la salle commune. Le plus souvent on emploie outre cela les eaux minérales naturelles de Soden. Combien de temps ou quelle quantité et comment on doit inhaler, voilà des questions, dont la réponse dépend des ordonnances tout spéciales des médecins et qui ne peuvent pas être discutées à cet endroit. Des conseils en général on trouvera plus tard dans le chapitre »La cure«.

La salle des inhalations est ouverte à l'ordinaire de 9 à 12 heures de l'avant-midi et de 3 à 5 heures de l'après-midi, mais il y a de changements selon la saison, annoncés d'avance dans le journal des bains. Les billets pour les inhalations sont mis en vente exclusivement à la librairie de Mr. *Ochler*, l'inspectrice les coupe seulement. La dernière est une employée municipale au payement fixe.

IV. Béthésda, les bains des pauvres.

Dans le dixième lustre de notre siècle on avait amassé les aumônes des étrangers et il y

avait une certaine somme, destinée pour la fondation future d'un asyle des pauvres, qui avaient
besoin de se mettre aux remèdes de Soden. Le
citoyen honoraire bien mérité de Soden, Mr. *Reiss,*
conseiller de commerce à Francfort, assistait ce
dessin en ajoutant de l'argent pour suppléer à
une somme suffisante à parfaire l'édification déjà
en 1856. La donation était accompagnée de la
désignation tolérante de l'asyle »aux pauvres de
toutes les réligions et toutes les nations«. Plus
tard des donations considérables de quelques
citoyens généreux de Francfort augmentaient les
fonds en faisant ainsi possible d'achever l'asyle
dans la façon, comme nous le voyons aujourd'hui.
Situé au côté de la route de Schwalbach au milieu
d'un groupe d'arbres ombrageux il contient les
logis pour 18 étrangers pauvres, dont 13 sont
maintenant en pension complète, à savoir ils ob-
tiennent: des logements et des bains gratuits,
cependant que les autres ont les mêmes faveurs
aux prix très modérés. Le séjour dans cet asyle
est fixé pour six semaines, ainsi que les habitants
changent trois fois pendant la saison d'été. Les
demandes de réception prouvées à l'aide d'un
certificat d'indigence on adresse aux curateurs
de l'asyle. Voilà un monument de charité sincère
et pure, modèle digne à l'émuler par nous autres
et les descendants!

La cure.

I. Les maladies convenables au traitement par les remèdes de Soden.

Il serait contraire au but de notre Guide, si l'on voudrait faire dans ce chapitre des leçons publiques des maladies et leurs symptômes, qui se rendent aux remèdes d'ici. Du mode d'action des eaux minérales j'ai déjà expliqué les maximes fondamentales dans le chapitre des sources; nous avons aussi fait rapport du caractère du climat de Soden à l'égard de sa classification thérapeutique: à quelle fin aura-t-on donc encore besoin des leçons de médecine interne concernantes chaque maladie à part? C'était certainement un erreur de la médecine surannée de chercher à gazer tout-à-fait ses expériences et ses ordonnances devant les yeux des laïques à l'aide d'un empressement mystique et des phrases inintelligibles latines, mais nous autres médecins modernes nous devons nous donner de garde de ne pas faire le contraire en popularisant trop la science! La plupart de notre clientèle est toujours avide d'apprendre les détails les plus intimes de l'état quotidien de leur santé, et malheureusement le médecin est trop complaisant le plus souvent. Les heures de consultation, qui ne sont rien que des

conférences du médecin avec le malade à l'égard
du traitement de sa maladie, constatée par rapport
verbal et par l'examen médical, se transforment
souvent en des heures de leçons à fond solide,
où on trouve un savant prophétique à l'esprit
brillant, professant l'anatomie pathologique au
malade tout craintif écoutant les sentences de
l'oracle. Au lieu de sortir de la consulte soulagé
par l'espoir de guérison à la fin du traitement
commencé tout-à-l'heure, le malade-étudiant quitte
son professeur en état incertain d'une expérience
à demi le rendant tout inquiet, qui l'engage à
faire chaque minute de fausses interprétations
des symptômes de peu d'importance, et qui le fait
hypochondriaque. Cette ouverture de cœur irré-
fléchie — pour ainsi dire — de maint médecin
a procréé cette sorte des »malades de profession«,
allants en pélerinage aux bains et aux eaux de
l'univers avec le thermomètre au sac de voyage,
en ne conversant qu'en termes téchniques, par
exemple des cavernes, des microbes etc. Ces gens
sont les terroristes des médecins, toujours en
erreur de leurs maladies, et les bourreaux de leurs
voisins, qu'ils incommodent de jour à l'autre avec
leur bavardage.

Le malade intelligent se tranquillisera certainement sur l'ordonnance du médecin de la
famille, qui lui a conseillé de se mettre aux eaux
sans doute les plus convenables à son état après
un examen tout consciencieux, et il donnera sa

confiance au médecin des bains, base absolument nécessaire de chaque méthode de traitement.

Le climat de Soden roboratif mais doux. n'employant jamais trop les forces de résistance de l'organisme malade et offrant au même temps à la faveur de sa régularité l'occasion d'un traitement climatothérapeutique systématique, est le plus convenable à tous ces malades, dont la corroboration constitutionelle est à faire avec ménagement de la consommation, dont le système nerveux trop sensible doit se rétablir à l'aide du repos d'un séjour à la campagne, mais entouré de tout le comfort d'une ville. A l'influence salubre du climat s'additionnent en manière active les qualités préférables de nos sources également salutaires pour boire et pour faire des bains ou des inhalations. Aussi le caractère de nos eaux répond tout-à-fait aux demandes des constitutions éréthiques à leurs remèdes. Nos eaux salées pas trop concentrées, contenantes des sels martials, nous offrent des remèdes, à l'aide desquels nous savons bien non-seulement traiter avec succès les altérations locales, mais aussi corroborer l'organisme en général au moyen de l'incorporation de substances chimiques de haute importance. Jusqu'à ce point tout est incontestable, peu douteux. Mais ce que nous autres médecins sont obligés de proclamer, c'est le désir juste de mettre dans leur jour nos eaux salées concentrées, ces remèdes de Soden jusqu'à présent pas assez éstimés pour traiter les maladies des organes digestifs et du bas-ventre, d'une valeur équivalente aux eaux salées de Hombourg et de Kissingen, agissants sur les organes du bas-ventre pas moins sûr que les eaux fameuses de sulfate de soude de Karlsbad et de Marienbad.

A propos de la microbophobie à la mode il faut constater ici, qu'on a établi par des expériences de la pratique et par les observations cliniques dans les hôpitaux et dans la sphère d'activité des médecins de la famille, et aussi par des recherches experimentelles, que le danger d'une inféction tuberculeuse bacillaire n'est pas à craindre pour les sains, étants en rélation avec les malades, en considération, que l'air d'expiration d'un malade tuberculeux ne contient pas de ces microbes fameux, et que les crachats ne sont pas trouvés comme cause d'inféction jusqu'aujourd'hui, excepté après l'inoculation à un animal faite à dessein, ou quand on les avait soufflé dans les voies respiratoires internes. Parcequ'on n'experimente pas à l'homme, grâce à Dieu, la peur outrée d'inféction par des malades tuberculeux est tout-à-fait ridicule. L'étranger se mettant aux remèdes de Soden n'a donc pas besoin de serrement de cœur à cause de cette théorie moderne. Les crachoirs contenants des fluides désinféctuants, posés là-et-là, ont assez d'égard à la théorie moderne.

En conséquence de son climat et de ses eaux Soden a les qualités nécessaires au traitement des maladies suivantes:

a. Maladies des organes de la respiration :

1. Les catarrhes chroniques de la cavité naso-laryngéale.

2. Les résidus d'inflammation exsudative, tirants son origine des pneumonies, des coqueluches et des pleurésies.

3. L'emphyséma pulmonum léger, sur-tout en complication avec l'engorgement du bas-ventre.

4. La phthisie pulmonaire au commencement et en progression.

b. Maladies des organes de la digestion :

1. Le catarrhe chronique de l'estomac et des intestins.

2. La pléthora abdominalis, les hémorrhoïdes, la constipation habituelle, l'accroissement du foie, les catarrhes de la vésicule du fiel et les coliques des pierres de fiel.

c. Maladies de cœur, sur-tout les catarrhes pulmonaires à cause de l'insuffisance des valvules de cœur.

d. Les maladies sexuelles des femmes :

les anomalies des menstrues, les catarrhes et l'inflammation chronique de la matrice et de ses annexes.

e. La goutte et les rhumatismes, pour le traitement desquels des professeurs célèbres de la médecine clinique comme Ebstein ont bien

recommandés récemment de prendre les eaux
salées à l'usage interne et en forme de bains.

f. Les scrofules. Le climat doux et régulier
de Soden, permettant aux enfants scrofu-
leux de se rendre présque toujours au grand
air salubre, les bains d'eau salée, voilà
tous les remèdes spécifiques et nécessaires
au traitement de la maladie susdite.

Ces indications les médecins des bains ont
fixés récemment en ordre susdit et les ont dé-
clarés d'être justes. Mais un séjour alongé ne fera
pas du tout du bien à tous ceux, qui souffrent
des congestions et des stagnations pléthoriques
et à ceux, dont la constitution affaiblie demande
un climat plus excitant et stimulant, excepté au
printemps ou à ces beaux jours de l'automne se
prolongeants ici à Soden très souvent jusqu'au
mois de novembre. Pour les chaleurs de l'été il
faut donc conseiller à ces malades de chercher
le climat d'un pays haut ou la côte marine.

II. Des avis à ceux, qui viennent se mettre aux remèdes.

Le chapitre suivant ne pourra bien entendu
que donner un tableau seulement en contours
vagues de la vie aux bains, comme le malade en
général la menerait à la façon la plus profitable.
Le malade souffrant en vérité retrouvera dans
les ordonnances de son médecin beaucoup de
choses, que je viens à dire ici, mais il trouvera

aussi, qu'il manque beaucoup dans ces avis, que demande le cas spécial et les circonstances individuelles de la maladie. Pour lui ces conseils imprimés ne sont qu'un appui modéste, qui accomplira, comme on espère, son propos de seconder par occasion les ordonnances de bouche du médecin des bains.

La *saison des bains* c'était une idée ferme aux jours passés. Elle embrassait les mois de mai jusqu'à la moitié du mois de septembre, et les concerts de l'orchestre des bains étaient si décisifs quant à l'ouverture et la clôture de la saison, qu'un étranger un peu timide n'osait pas se faire voir chez nous avant ou après ce terme. A présent cette saison terminée à l'aide de la musique embrasse le temps du 1. Mai jusqu'au 1. Octobre. L'espace de temps plus grand, s'offrant pour l'usage des bains systématique à cause des qualités favorables de notre climat, embrasse encore les mois du printemps, mars et avril, et l'automne jusqu'au commencement du mois de novembre. De l'autorisation de Soden pour y faire des cures en hiver, empêchées jusqu'aujourd'hui seulement par des obstacles économiques, nous avons déjà parlé là-dessus. Le printemps, arrivant très tôt avec sa végétation abondante, et les jours magnifiques d'octobre ne font pas comprendre l'indifférence de ci-devant pour le prolongement de la saison. S'il y a aussi pendant les équinoxes quelquefois du temps orageux,

le même peut arriver à surprise une fois au mois
de juin ou de juillet, ainsi qu'on doit toujours faire
fond sur la variabilité du caractère des saisons
en Europe, en se gardant toujours de chaque
changement accidentel du temps.

On se mettra sans doute à faire un voyage
pour changer le climat aussitôt, que l'état maladif
de la santé ou les conditions d'une convalescence
à accélérer feront nécessaire cette ordonnance
climatique, c'est-à-dire le plus tôt possible. Il
sera convenable seulement d'attendre encore, s'il
fait du mauvais temps momentanément, ou si l'état
affaibli du malade rend absolument nécessaire le
comfort du chez soi. Aussi la nature et le caractère de la maladie devont être considérés. Par
exemple les malades rhumatiques se mettront à
faire le voyage aux eaux à préférence pendant
les mois d'été ; les poitrinaires aimeront mieux se
rendre à l'abri d'un climat doux pour y vivre
pendant ces époques dangéreuses du passage au
printemps ; les personnes souffrantes des congestions
et des transpirations ou sensibles en général à
la chaleur choisiront comme leur saison des eaux
de même le temps, qui précède à l'été ou les mois
déjà plus frais de l'automne. Mais enfin les circonstances et les égards sociaux décident le tout,
premièrement les fonctions, non seulement les
fonctions de la charge ou commerciales du mari,
mais aussi les affaires de ménage de la mère de
famille. Il y en a toujours besoin de la renon-

ciation et de l'abnégation de soi-même pour s'absenter au temps juste : mais malheureusement les conseils charitables du médecin de la famille trop souvent ne parviennent pas à l'éxécution à cause des obstacles socials invincibles.

A ce temps-là, quand les saignées étaient en vogue, on avait coutume d'ordonner une saignée »au but d'une calmation prétendue du sang« comme »*préparation de la cure*«. Que le malade d'aujourd'hui se procurait l'effet calmant d'une saignée en manière non-sanglante en menant ses affaires à la bonne fin avant son départ autant que possible! En tout cas il n'écrirait que les lettres les plus nécessaires durant son séjour aux eaux de Soden, car des inquiétudes du commerce troublent mal à propos le »*dolce non far niente*« indispensable du fainéant des bains. Le même dommage donnent tous les autres travaux intellectuels, pour lesquels quelques malades emmènent dans leurs sacs de voyage les matériaux, qui les font oublier à l'ordinaire le but véritable du voyage aux eaux. *Procul negotiis!* Gare les affaires! Mais il faut aussi s'abstenir de toutes les autres habitudes dommageables, desquelles on se défera pendant le séjour aux bains de quelques semaines bien facilement. En cas de l'appesantissement naturel ou d'une débilité périlleuse le malade aura besoin d'un *compagnon de voyage.* A l'égard de cette assistance il faut choisir les personnes convoyantes avec toutes les précautions, après avoir pris en considération toutes les circonstances nécessaires, parceque des personnes non-convenables sont quelque-fois la seule cause de l'insuccès d'une cure, autrement peut-être amenante la guérison. Particuliérement qu'on ne laisse jamais voyager aux bains avec des malades et des personnes ayantes besoin d'un ménagement soigneux leurs petits enfants ne présentants qu'un tas d'embarras et d'inquiétude.

Pour informer à fond le médecin des bains de l'état et des autres caractéres individuels de la maladie pas à reconnaître au premier aspect *un rapport abrégé du médecin de la famille* concernant la maladie, au mieux envoyé par la poste, est de beaucoup de valeur.

Combien de temps le malade prendra-t-il les eaux? Voilà une question, qui dépend principalement de la nature de la maladie à guérir. Naturellement il y a aussi une masse de circonstances accessoires et de choses indifférentes, qui jouent un rôle plus grand que la chose principale. Comme minimum on pourrait regarder un séjour de six semaines à Soden. Qui ne cherche ici rien qu'une récréation amusante et temporelle, pour un tel suffira déjà un séjour plus court, mais au cas, que l'état de la santé demande un traitement balnéothérapeutique à fond, ce serait un grand erreur de couper court la cure, aussitôt qu'on ne sentirait pas un rétablissement de santé après quelques semaines du séjour aux eaux, ou de se promettre subitement plus de succès en prenant des autres eaux recommandées. Des fautes pareilles ont souvent des conséquences très malheureuses. C'est une autre chose de se mettre à une *cure secondaire* après avoir fini le séjour ordonné aux eaux de Soden, soit dans une station alpine climatique soit dans un bain de mer selon le conseil du médecin pour rassurer les bons résultats de Soden. De changer ainsi le climat encore une fois pour stimuler la métamorphose et la circulation des matières organiques ce serait souvent une chose de grande valeur.

Quant à la cure à boire et aux bains on est obligé de rester aussi six semaines au moins pour ce traitement ; dans cet espace de temps on prendrait 20—30 bains environ. La durée de la cure est à proportion directe de l'état individuel du malade traité ; le plus longtemps qu'on continue une cure faisante du bien évident, tant plus de chance de guérison il y a à l'aide de son emploi consciencieux, et le résultat joyeux engagera bien le convalescent de venir revoir à plusieurs reprises l'endroit de sa guérison, le coeur plein de gratitude.

A l'égard du *régime et de la diète* tout le monde se moque des habitués de Karlsbad à cause de leur conduite contradictoire avant, durant et après l'usage des remèdes. Avec un souper luxueux, s'il est possible arrangé au soir avant le départ aux eaux, ils font les adieux à leurs idoles Bacchus et Gambrinus, se mettent alors pendant quatre ou six semaines à une cure diététique d'une rigueur presque ridicule et se glissent enfin avec raffinement dans toutes les habitudes mauvaises accoutumées. Et comme les maux habitués les voyages aux mêmes eaux se répètent d'année en année. Le malade, qui suivra ce système basant sur une illusion, qu'on se fait à soi-même, se ne retablira guère dans une cure climatique et dans les eaux. Il faut être la maxime principale de chaque malade aux bains souhaitant le rétablissement continuel, de s'abstenir définitivement des habitudes mauvaises et d'apprendre un régime hygiénique non-seulement pour le temps de son séjour à Soden mais de continuer ce régime éprouvé et appris aux bains comme défense contre la réitération de sa maladie aussi en future chez soi, tant que les relations domestiques à la patrie le permettront. Il n'y a que ce mode de vivre pour garantir un succès éclatant de la cure. On ne doit jamais commencer la cure en hâte et en allant trop vite, il faut au contraire s'accoutumer peu-à-peu au régime nouveau et se mettre à l'usage des remèdes de l'un après l'autre en bon ordre et pas hors de propos.

Premièrement il faut toujours se souvenir du proverbe de nos aïeux: »Couchez-vous de bonne heure et levez-vous au point de jour, voilà le véritable élixir de vie!« Au printemps et à l'automne entre 7 et 9 heures, à l'été entre 6 et 8 heures on doit rencontrer tous les jours au rendez-vous auprès du trinkhalle les étrangers, qui certes écoutent au lieu du plein-chant solennel, joué par l'orchestre, signe du commencement de l'heure à prendre les eaux, mainte fois une valse gaie comme numéro I du concert matinal. La promenade aux eaux est suivie du déjeûner pris au grand air, s'il fait du beau temps, ou dans la chambre bien aérée au temps mauvais. Aux heures du boire et des repas il ne faut pas se hâter, comme ces heures sont sans doute les moments les plus importants de la vie aux eaux devouée exclusivement au salut corporel. Des nouvelles de la patrie, des lettres et des journaux envoyés après nos voyageurs aux bains, les amusent en déjeûnant, et aussi un peu de politique, qui »ne ruine que les moeurs mais pas l'appétit«. Après avoir fini ces affaires du fond au comble on se mettra le mieux à écrire les lettres nécessaires ou plutôt des cartes postales, invention faite spécialement au profit de ceux, qui prennent les eaux à la source, pour se débarrasser le plus commode et le plus vite possible de sa correspondance. Mais ces travaux de bureau ne doivent pas durer trop longtemps, car il y a déjà des engagements plus urgents à accomplir. Aussi pour prendre les bains ce terme est le plus convenable. Celui-ci, qui a coutume de prendre un lunch sans perdre l'appétit pour le dîner, soit en droit d'obéir à son habitude. Le dîner est servi à 1—2 heures. De faire un petit somme avant ou après dîner ne portera pas dommage surtout en dormant avec la tête élevée.

A l'après-midi on se promène ou se réunit en petit ou grand comité dans le parc des bains ou sur la terrasse de l'hôtel des bains pour y assister au concert de l'orchestre Il y a encore du monde, prenant les eaux l'après-midi conforme à l'ordonnance ; une autre partie se donne rendez-vous aux fermes pour prendre le lait. Comme ça le malade viendra à prendre son souper entre 7 et 8 heures ; deux heures après il cesse de travailler en se couchant à 9 ou 10 heures. Ce réglément commun de vivre, s'il soit aussi convenable à la plupart des malades, il y aura pourtant des variations de la besogne de chaque temps du jour selon l'état spécial de la santé et selon les ordonnances du médecin. Que le malade prenant ici les eaux à la source démontrait par l'exécution scrupuleuse des ordonnances médicales, que la théorie du traitement des poitrinaires dans un établissement spécial, contenante l'inspection permanente du malade dans ses actions et besognes les plus intimes, et un système de contrôle à outrance, ce ne soit qu'un procédé à la rigueur pas du tout nécessaire pour la plupart de nos malades raisonnables et intelligents!

Par rapport à la différence des maladies traitées par moyen des eaux de Soden, qui demandent en général une *diète* roborative, il est vrai, qu'on ne puisse pas parler d'une diète normale pour tous ceux, qui prennent les eaux, mais on serait en droit de reclamer le nom dit pour une diète conforme à l'activité de digestion de l'estomac, influencé par l'eau minérale favorisante l'alimentation rationelle au moyen de sa composition riche en matière nourissante et par une préparation conservante les substances nutritives. Mais celui, qui aurait envie de s'acquérir des indigestions à Soden, y trouverait assez d'occasion. C'est impossible de servir aux hôtels une table à la Karlsbad pour une compagnie de table si hétérogène quant à leurs demandes et leurs intentions. Ce qu'est trop pour l'un, ce n'est pas assez pour l'autre et les plats indigestes pour le troisième sont le mets favori de son voisin. Qu'on ne se fasse pas d'illusions à cet égard et que chacun soit même responsable de sa conduite! Les tables d'hôtes sont bonnes et abondantes, un nombre suffisant de plats convenables aux malades sont toujours prêts au choix, ainsi que tout le monde soit en état de se procurer dans nos hôtels une table conforme aux régles de la diététique à l'aide de la carte du dîner médicale. Les hôtels garnis et les pensions nombreuses, travaillantes au même genre, pourront peut-être satisfaire mainte fois aux demandes spéciales des étrangers avec moins de façons — enfin: on est en droit d'affirmer, qu'une diète conforme à chaque cas spécial se rend bien possible à Soden.

Quant à la composition des repas du jour, on prend au déjeûner du lait, du café au lait, du thé ou du cacao à l'habitude et selon l'ordonnance. Avec ces boissons on mange du pain blanc, aussi des beurrées à volonté, car l'eau minérale prise au matin ne défend pas une dose modérée du beurre. Eventuellement on y ajoute encore des oeufs à la coque et de la viande. Au lunch — indispensable pour beaucoup du monde — on prend à volonté un verre de lait avec des biscuits, un petit verre de vin de Madère, du vin rouge ou une chopine de la bière de Munich; avec ça on mange un sandwich, du jambon cru, etc. Voilà une carte à manger pas chiche pour le fameux »*Frühschoppen*« des Allemands (habitude de s'assembler en chopinant vers midi). Au dîner il ne faut servir que des mets faciles à digérer. La soupe, des poissons, des rôtis et des légumes forment le fond, mais il y en a encore assez de choses lourdes. Tels plats difficiles à digérer et par-là à essayer avec précaution ou à éviter tout-à-fait sont des poissons: l'anguille et le saumon, celui-ci en mayonnaise étant plus à craindre que cuit seulement; des légumes évitez les choux, causants des flatuosités, évitez aussi les rôtis gras de porc et la volaille engraissée, par exemple les rôtis d'oie et de canard. Les salades comme toute chose bien aigre ne conviennent pas toujours a ceux, qui prennent les eaux, et la salade aux concombres est sans doute dangereuse. Des fruits en compote et cuits sont permis à prendre après le diner, des fruits pas cuits ne que les fraises. Mais le fromage après diner est trop difficile à digérer. Pendant le diner c'est mieux de boire un bon vin petit du Rhin, du Palatinat ou de Moselle ($\frac{1}{2}$ bouteille environ) que de l'eau. Des vins rouges je recommande à prendre un vieux vin de Bordeaux. Un verre d'un vin mousseux honorablement bu à l'occasion solennelle n'est guère défendu. Aussi la tasse de café bien aimée après diner on peut permettre sans scrupule. Vers le soir on ordonne à Soden un verre de lait trait récemment à boire, mais pas trop tard à propos du souper. En cas que le thé pris au souper ne soit pas convenable, on prendra une assiettée de bonne soupe, du rôti chaud ou froid, des beefsteaks, des œufs cuits. Mais il faut éviter les compotes et les pommes de terre au souper. Un verre de vin ou un bock à volonté. Aux fumeurs de tabac il faut enfin conseiller de borner un peu leur habitude en resserant leur consommation de cigares jusque deux ou tout au plus trois cigares par jour.

Aux conseils universels susdits nous ajouterons encore quelques avis éprouvés par l'expérience pour l'usage des remèdes conforme au but.

Le *climat* de Soden doux et régulier n'a pourtant pas faute de ces dangers, que la variation perpétuelle des influences atmosphériques apporte aux malades. A cause de cela l'étranger, quittant sa patrie pour se rendre aux bains, se doit pourvoir des armes défensives nécessaires à le défendre des dangers de l'égalisation de la température du corps et celle de l'atmosphère. Pour ce propos il y a besoin surtout de la chaussure solide, c'est-à-dire des bottes de cuir à semelles fortes, aussi des pièces d'habillement conformes à chaque temps, dont on doit apporter mieux trop que trop peu. Un bon parapluie ne défend pas seulement de la pluie, mais il met aussi à l'abri sûr du vent fort et des courants d'air, ce qui l'emporte en se promenant. Quant au voyage aux eaux il faut faire des étapes, si l'on vient de loin, et il est absolument nécessaire de se rétablir des fatigues du voyage après l'arrivée à Soden en bon calme d'esprit. Il n'y a rien, qui presse de commencer la cure, et les mauvaises conséquences d'une hâte inutile pendant les premiers jours retardent bien souvent le traitement.

La condition principale d'un bon resultat du traitement climatothérapeutique c'est un pas lent. A ceux, qui ont coutume de mener leur vie en grand galop, nous donnons le conseil urgent d'enrayer leur hâte durant le séjour aux bains. La manière de marcher influence non seulement la tenue droite du corps salutaire mais aussi le ménagement des organes de la circulation et la corroboration des organes de la respiration. Les exercices gymnastiques et surtout la gymnastique des poumons, si bien estimés par les médecins modernes, ne peuvent pas être appliqués conforme à la doctrine qu'à un homme marchant lentement. Et tant contraire soit au traitement climatothérapeutique l'habitude de marcher vite, autant de dommage occasionera sans doute une autre habitude mauvaise: de parler toujours en marche. Ce qui a donc l'intention de donner à ses promenades un but méthodique, n'aura pas besoin d'un compagnon, qui le dérange seulement, si celui-ci ne soit pas un homme idéal plein d'égard. Les chemins en serpentant au Bourgberg, bâtis depuis peu, comme la route de Neuenhain, présentante une montée considérable à courte distance, s'ajustent bien à y faire de la gymnastique des poumons comme des études en montant.

Faut-il donner un réglement du marcher, il ne faut pas oublier la manière de s'asseoir. Il est défendu de se placer sur une pierre, et les bancs mouillés ou le gazon humide ne sont pas moins dangereux. Il faut chercher toujours un escabeau sec et n'attendre jamais jusqu'à un frissonnement désagréable avant qu'on se lève, mais il faut alterner en se promenant et en se remettant à sa place à plusieurs réprises. La température pas trop basse et agréable au soir à Soden invite à se placer au grand air des jardins ou des tonnelles jusqu'à la nuit, plaisir qui n'est pas défendu aux malades, supposé qu'on ne restera pas trop longtemps sur son siège. Ce qui veut dormir à fénêtre ouverte, aura besoin de s'accoutumer à cette méthode avec précaution et peu-à-peu, mais premièrement le médecin doit considérer l'arrangement des fénêtres.

La méthode *de prendre les eaux* a été reformée du fond au comble conforme au progrès de l'époque et à la culture moderne. Personne ne croirait, qu'on trouve dans les vieilles instructions à prendre les eaux des conseils médicals comme le suivant: »il faut avaler déjà la première fois assez de l'eau thermale — et s'il y aurait besoin de trois litres ou plus encore — jusqu'elle s'en ira par force se faisante jour en haut et en bas«. En vérité ceux, qui ce mettaient à la soi-disante »*Hochtrinkkur*« (cure à boire à outrance) à Wiesbade, étaient obligés d'avaler par jour jusqu'à 192 onces de l'eau. Aujourd'hui on n'ordonne pas du tout l'usage des eaux en manière systématique et du même calibre à tout le monde, comme on avait l'habitude aux temps passés, mais on l'ordonne par rapport aux circonstances individuelles du cas spécial et comme ayant part à une série des autres remèdes naturels d'importance. La quantité de l'eau à prendre est donc bien différente. Un verre contenant huit onces = environ 250 grammes rempli de l'eau des sources No I et III doit être vidé une à trois fois. La même quantité peut-être un verre de plus on peut prendre de l'eau des sources plus concentrées. On prend souvent l'eau en mélange avec du lait ou du petit-lait, mainte fois aussi un mélange de deux sources, p. e. des N° III et IV. Prenez, s'il est possible, toujours l'eau à jeûn pendant les heures officielles. Aux personnes se dégoûtantes de l'eau à jeûn il est permis de prendre une part de leur déjeûner avant leur promenade au trinkhalle et le reste après avoir fini leur besogne aux eaux. Les malades plus faibles il faut dispenser une fois pour toutes de la promenade matinale aux eaux. Les derniers se mettront en chemin plus tard ou seront satisfaits de prendre au lit l'eau minérale pur ou en mélange avec du lait cuit chaud. La quantité du fer dissoute dans les eaux de Soden, si elle ne soit d'importance, fait quand même quelquefois du mal aux dents; les dames sensibles peuvent donc sucer en haut l'eau à l'aide d'un petit tuyau sans peur de toucher les dents. De l'eau laissée au verre longtemps ou remuée avec un petit bâton l'acide carbonique s'échappe bientôt: je veux faire mention de ce fait, parcequ'il y a toujours des malades, dont l'estomac affaibli ne supporte pas le gaz dans l'eau.

Avant le boire ceux, qui doivent se mettre aux gargarismes, font l'usage d'un demi-verre environ à ce propos dans les dépendances du trinkhalle déstinées à ce but. L'eau même on boit lentement présque comme en savourant; on vide le verre à 5—10 portions, après une pause à volonté le verre suivant à la même façon. Durant cette besogne il faut se promener sans cesser, c'est-à-dire pendant $1/2$—$1\,1/2$ heures, assez de temps pour vider 1—3 verres. Une demi-heure après la dernière gorgée il faut attendre encore, alors mettez-vous au déjeûner. Les sources faibles du trinkhalle et la source mousseuse on prend souvent avec bon succès une heure avant le dîner et à l'après-midi entre 4 et 6 heures, ordonnées à 1—2 verres chaque fois. Comme nous l'avons déjà dit une fois, qu'on ne soit pas en état de donner un réglement commun pour ceux qui prennent les eaux si différentes de Soden, parcequ'on ordonne ici les eaux sans exception à la base d'une distinction exacte de l'état individuel de chaque cas à part.

Une petite heure en tout cas après le déjeûner on prendra le bain ordonné le mieux entre 9—12 heures. La préparation au bain demande ne rien qu'une quiétude moyenne, ainsi que le corps ne soit en état d'excitation ou de transpiration au moment de se mettre au bain. Avant l'entrée le baigneur doit examiner l'état du ventilateur et à l'aide du thermomètre aussi la température de l'eau dans la baignoire. Peu-à-peu on se plongera dans l'eau en mouillant d'avance la poitrine et la tête avec de l'eau. A la baignoire même on peut tenir les parties du corps par friction légère et par de petits mouvements en action modérée et on doit couvrir la tête de temps à temps des compresses à l'eau fraîche selon l'ordonnance pour éviter les congestions. Quant à ces inconvenients quelquefois ne rien que la température trop élevée du cabinet ou un ventilateur insuffisant en sont la cause. Mais aussi dans les bains de la source salée jaillissante des personnes sensibles attrapent mainte fois un accident pareil. Au tel cas il faut naturellement abréger la durée du bain et essayer la prochaine fois de changer les circonstances. Après le bain on a besoin de faire des frottements pour sécher et chauffer la peau. Ce qui est trop affaibli pour se frotter lui-même, doit être accompagné d'un aide. Des frottages energiques sont indispensables après avoir pris des bains de douche, dont l'usage n'est permis qu'à l'ordonnance du médecin.

En général on reste au bain 10 minutes jusqu'à une demi-heure ; la température doit monter de 23° à 30° Réaumur. La durée d'un bain de douche est 10—15 secondes. La précipitation des substances dissoutes minérales dans les tuyaux de conduite peut rendre insuffisantes quelquefois les soupapes à fermeture, qu'on remarquera à l'aide de la température plus basse de l'eau entrante illégitimement dans la baignoire. Il peut aussi arriver, qu'il y ait un petit dérangement à cause d'un peu de la vapeur d'eau s'échappante. D'un accident pareil il faut avertir le maître-baigneur ou la baigneuse en sonnant la clochette, qu'on trouvera dans chaque cabinet. Il y a des linges chauffés au réchauffoir pour tout le monde dans les cabinets. Après le bain pris il sera tant utile pour l'un à faire une petite promenade sans s'efforcer à l'abri des courants d'air et en toilette convenable que pour l'autre à se reposer. En tout cas une récréation stimulante, une tasse de bouillon ou un verre d'eau ne feront point du mal.

Pour faire des *inhalations* il y aura besoin d'une ordonnance précise du médecin. Celui-ci seul ordonne les fluides à inhaler (de l'eau minérale ou des solutions médicamenteuses) et leur quantité, la durée d'une séance fixée en minutes ou en nombre des respirations, enfin la manière et le rhythme de la respiration. En général on pourra donner pour chaque inhalation l'instruction suivante: la position de la tête doit être une telle, que la bouche se trouve à l'hauteur du cône s'en allant en poussière du fluide employé. La langue — et une fausse position de ce membre empêche tout — ne doit pas barrer l'entrée au larynx; on réussit à ce propos tantôt en la mettant dehors, tantôt en la pressant au fond de la cavité de la bouche.

L'inhalation ne doit jamais être un travail, il faut l'effectuer au contraire à loisir. Il y faut éviter chaque activité outrée et il faut pauser de temps à temps. Par fermeture du robinet se trouvant à chaque appareil le courant du fluide dispersé cesse à l'instant. Les personnes affaiblies ou très sensibles font l'inhalation à distance et à respiration superficielle; ceux, qui doivent exécuter la gymnastique des poumons au même temps, feront des inspirations tranquilles mais le plus énergiques possible. Quand le fluide réduit en poussière sera trop froid une fois, en se refraîchissant à cause de la température basse de l'air comprimé au moment de l'ouverture de l'appareil, il faut attendre un peu et examiner d'abord la température à l'égard de sa convenance à l'aide de l'intérieur de la main. En tous cas il faut avertir l'inspectrice. Selon l'ordonnance il y a des séances une ou deux fois par jour. La salle est ouverte de 9—12 heures et de 3—5 heures de l'après-midi.

La séance finie le malade s'accoutumera à faire sa promenade en fermant la bouche à l'abri du vent. Le chemin vrai de la respiration passe donc le nez, où l'air se réchauffe, se sature de la vapeur d'eau après son néttoiement de la poussière. L'habitude de prendre l'haleine par la bouche fait beaucoup de mal surtout à des membranes muqueuses sensibles, chose pas assez regardée jusqu'à présent. Les nations civilisées sont obligées mainte fois de chercher les fondements de la doctrine hygiénique chez les peuples primitifs. Par exemple les Indiens combattent cette habitude de respirer par la bouche déjà chez les enfants à une rigueur incroyable. *Catlin*, le fameux voyageur dans les territoires des Indiens, qui regarde l'habitude de prendre l'haleine par la bouche et

de dormir à la bouche ouverte comme une cause
auxiliaire de la mortalité enorme des enfants
et des autres maladies, nous a appris un proverbe des Indiens concernant cette affaire; voici
la teneur de la sentence en langue anglaise:
»*shut your mouthe and save your life!*« (fermez la
bouche et sauvez la vie). Quoique personne ne
voudrait assurer la vérité infaillible de cette sentence et de ses conséquences outrées, l'Indien nous
a donné quand même avec sa maxime hygiènique
empirique un conseil bien raisonable.

III. L'usage des eaux minérales de Soden expédiées en bouteilles.

Les rélations sociales du malade ne s'accordent pas toujours avec ses souhaits. Mainte
fois il est obligé de couper court la cure mal gré
bon gré et de la commencer chez soi quand même
à chance moindre. En tel cas les eaux de Soden,
envoyées en bouteilles, offrent une certaine compensation en partie. Aussi pendant l'hiver, quand
le changement du climat est impossible, et quand
il faut traiter les catarrhes à la maison, l'usage
de quelques eaux de Soden, pris au logement, sera
bien à propos.

L'administration des eaux à Soden-les bains
au Taunus (»*Brunnenverwaltung Bad Soden am
Taunus*»), à laquelle il faut s'adresser par rapport

à l'expédition des eaux, expédie maintenant 200,000 bouteilles tous les ans. Tous les négociants d'eaux minérales et les droguistes comme les pharmacies plus grandes mettent l'eau de Soden en vente. On l'envoie tirée en bouteilles contenantes 750 grammes bouchées sûrement : elle supporte bien le voyage et se conserve longtemps fraîche et bonne à boire. On fera bien de laisser les bouteilles à la cave placées horizontalement.

Comme l'eau d'Ems de la source *Kræbnchen* on prend aussi chez soi l'eau de Soden des sources N? I et III pure ou en mélange avec du lait chaud avec du bon effet dans les cas de catarrhes du larynx et de la trachée-artère, parcequ'elle aide à l'expectoration et par conséquent diminue l'excitation nerveuse à tousser. On la prend non-seulement en s'éveillant au matin et en se couchant au soir, mêlée avec du lait, mais aussi pendant le jour sans du lait. La dose est la même comme à la source, à savoir 250 gr. à une fois. On expédie aussi l'eau des sources concentrées formantes le groupe susdit II, et peut être pris tout comme ici à Soden aussi chez soi dans les dérangements des organes de la digestion surtout en cas de stagnation au bas ventre sous les mêmes conditions que l'eau de la source *Rakoczy* de Kissingen par exemple.

De la bonne renommée et du bon effet des eaux minérales de Soden expédiées en bouteilles font preuve évidente la recherche et la consommation s'agrandissantes de l'année en année dans le monde.

A cet endroit il faut encore faire mention d'un produit des sources, duquel l'usage et la renommée se propagent depuis les dernières deux années jusqu'à l'autre côté de l'océan.

Les *»pastilles minérales de Soden«*, fabriquées de l'eau des sources N? III et XVIII au moyen de l'évaporation des sels minérals, se réjouissent de l'éstime générale du côté des laïques ainsi qu'elles ont trouvées déjà des amis nombreux parmi les médecins.

Des avis pour s'orienter à la ville et pour la vie aux eaux.

a. Les hôtels, les cafés et les pensions.

En sortant du bosquet auprès de la gare pour commencer notre voyage d'instruction nous arriverons bientôt en chemin direct ou en allant à droite cotoyant le parc des bains à la route de Kœnigstein. Nous l'avons devant les yeux en son entier jusqu'à la dernière maison au point de la montée de Neuenhain de la chaussée. Si nous la suivrons jusqu'au bureau des postes, on y verra le commencement de la rue principale (*»Haupt-strasse«*) de Soden. C'est la ci-devant rue du village, dans laquelle on entrait au temps passé par une porte couverte placée devant la maison moderne de Mr. *Reiss,* trouvante son bout ci-devant à une porte seconde (porte de derrière) près de la maison présente, soi-disante »*Landlust*«. La rue principale passe devant le temple des protestants, bâti en simple style romain; elle entoure en rond le parc interne des bains et la place du trinkhalle après avoir donné un chemin à côté, la rue du Dachberg, allant directement de l'hôtel de Francfort à l'établissement des bains »des philosophes« et au vallon de Neuenhain. La maison »*Landlust*«, présque vis-à-vis de la source mousseuse, est la maison du coin de la rue principale (»*Hauptstrasse*«) et du »*Wiesenweg*« (chemin des prés), allant d'ici jusqu'à la pharmacie. Un chemin allant parallèle au »chemin des prés«, et traversant comme celui-ci la route de Kœnigstein, c'est l'»*Alléestrasse*« (rue de l'allée) terminante en forme d'une allée de tilleuls. Sortant à peu près de son milieu l'»*Alléeverbindungsstrasse*« (rue d'allée combinante) traverse le »*Wiesenweg*« et nous mène à la »*Klausstrasse*«, et »*Hauptstrasse*«. Après avoir entrés dans la »*Klausstrasse*« (rue de St. Nicolas) nous arrivons bientôt à l'endroit, où la rue se fourche; la division plus courte entre dans la rue principale, tandis que nous arriverons de nouveau prenants à droite l'»*Adlerstrasse*« (rue de l'aigle) et passants à côté de la mairie bientôt à la route de Kœnigstein. A son côté droit on voit le

parc externe des bains avec l'établissement municipal des bains, la salle à faire des inhalations
et sur une terrasse aussi l'hôtel des bains. Derrière
cet édifice on voit la chapelle des catholiques avec
le presbytère.

En général l'étranger s'orientera à Soden
sans difficulté et du reste tout le monde y aura
assez de loisir à chercher son chemin dans le
petit labyrinthe de notre ville aux jardins.

Dans la route de Kœnigstein on trouve la
plupart des hôtels. En allant du sud au nord
on les passe tour à tour comme suit : l'hôtel de
l'Europe* (propriétaire : *Charles Colloseus*), l'hôtel
de l'Aigle, l'hôtel Colloseus* (propriétaire : *Fr.
Christian*), l'hôtel Uhrig, la Villegiatura et à l'autre
côté de la route au milieu du parc l'hôtel des bains
municipal*. Dans la rue principale il y a encore
l'hôtel de Francfort vis-à-vis du trinkhalle. Tous
les hôtels ont établis aux rez-de-chaussée des cafés
et des cabarets plus ou moins luxueux, et possèdent tous ensemble des jardins autour des maisons.
En outre il y a encore les cabarets et les tavernes
aux jardins suivantes : dans la route de Kœnigstein :
»*Die schöne Aussicht*« (Bellevue), l'estaminet *Weigand*
au chemin de la gare, et la taverne allemande
(»*Deutscher Hof*«) au bout méridional de la route ;
dans la rue principale la brasserie »*Muckerhöhle*«
(conventicule des cagots) de Mr. *Eckhardt*, dans

Note. Les hôtels marqués du signe * sont les établissements plus grands et existants depuis longtemps.

l'»*Alléeverbindungsstrasse*« (rue d'allée combinante) le cabaret »*Alléehaus*« (Hôtel d'allée), au pied du Dachberg l'estaminet *H. Mueller*. Une taverne, où on prépare la nourriture selon les rites juifs, possède Mr. *D. Stern* dans la rue de l'aigle.

Il ne manque pas de logements à louer pour les étrangers à Soden. Un grand nombre d'hôtels garnis, dont la plupart donne aussi pension complète, contentent les demandes de chaque genre. La plupart des maisons est facile à trouver à l'aide de leurs noms. Je viens à communiquer ces noms rangés sous l'ordre alphabétique:

Alléehaus, Allemania, Beau-Site, Blumenau, Borussia, Villa Colloseus, Concordia, Ehrenfels, Frankfurtia, Villa Freund, Germania, Maison Gietz, Villa Götz, Im grünen Thal, Gutenberg, Villa Hassler, Helvetia, Hellenia, Maison Hild, Jahreszeiten, Johannisberg, Karlsbad, Villa Kaulbach, Villa Keller, Maison Landlust, Lilie, Lindenthal, Livadia, Maison Lorey, Ludwigsburg, Villa Mappes, Marienbad, Villa Massmann, Nassovia, Oranienstein, Panorama, Paulinenthal, Villa Pfeiffer, Pommerania, Privathôtel zur Post, Villa Putbus, Quisisana, Rheinfels, Rhenania, Villa Rossbach, Villa Rübsamen, Sans-souci, Saxonia, Schöne Aussicht, Schweizerhaus, Villa Scheffler, Schlösschen, Stolzenfels, Taunus-Villa, Teutonia, Tremonia, Viktoria, Westphalia.

En outre il y a encore des chambres à louer chez les propiétaires suivants:

Ph. Bechtel, Ph. Born II., H. Burkhardt Vve., Ph. Burkhardt Vve., A. Christian, jardinier, Ph. Christian, menuisier, Ph. Christian, tapissier, N. Dankowski, F. A. Diehl, Ad. Dietrich, Gg. Dietrich, Maire Dinges, Gg. Dinges, H. Dinges I, Heinrich Dinges Vve., F. Elsenheimer, Ph. Engel, Dr. Fresenius, H. Guckes, confiseur, Hahner, M. Heiderich Vve., C. Hennig, H. Jung 5., J. Jung, J. G. Keller Vve., A. Klauer, C. Klauer sen., M. Mappes, H. Michaelis Vve., Georg Müller, Fr. Müller 4., Fr. Müller 5., Th. Pelger, Petri, horloger, Gg. Pfeiffer, F. Pöpperl, A. Sachs, J. Schaar, P. Schichtel, R. Schmunk, P. Uhrich II., C. Weidmann, Chr. Weigand, J. Weil, Gg. Weisborn, W. Winkler, R. Zahn Vve.

b. Les logements et la table.

A bon droit la société des médecins de Berlin a discuté dans les années dernières la question importante de l'hygiène publique dans les bains et les stations climatiques. Elle a fait une enquête au but d'obvier eventuellement aux conditions malsaines et de les enlever en future. Et personne ne pourrait dénier tout-à-fait, qu'il y ait en vérité des conditions insalubres dans une série des bains à la mode remplis trop de monde, ou dans les stations climatiques tout nouvelles poussées à l'outrance au moyen d'une réclame déhontée, principalement par rapport à l'état pas du tout hygiènique des logements. Mainte fois ce n'est pas à comprendre, pourquoi une famille,

accoutumée à chaque comfort chez soi, se contente
de louer un logement tout misérable pour y vivre
et dormir pendant le séjour aux eaux, logis
insalubre, qui n'aiderait point au rétablissement
espéré de la santé. Malheureusement ce n'est que
le nombre pas suffisant des logements, qui cause
un tel choix incompréhensible. Quant à ce
propos une critique objective peut constater, que
notre ville des bains a la préférence évidente sur
beaucoup de ses rivals à cet égard. Soden a eu
des rêves d'un avenir brillant et a pris ses arran-
gements en grand style. Le nombre des étrangers
se rendants aux eaux n'est jamais en proportion
avec celui des logements à louer, ça veut dire: il
y a ici à chaque saison assez de logements en
effet hygiéniques au choix.

Par cette raison on ne comprend pas, pourquoi la plupart des étrangers arrivants ne mettent
qu'une opposition tout faible à ces attaques pro-
fitantes de leur ignorance rélative aux affaires à
Soden. Il convient, qu'on rebute enérgiquement
ces locataires persécutants et leurs agents payés.
Voilà un scandale invétéré, qu'on observe dans
tous les bains, et les étrangers l'ont seuls en leur
pouvoir de le déraciner. Par raison de leur
déférence ils viennent sans volonté en possession
d'un logement souvent convenable, mais plus souvent
pas convenable tout-à-fait; et il y en a d'abord
besoin d'une action épineuse du côté du médecin
pour le changer contre un autre plus sain et plus

convenable. Pour des malades affaiblis, dont l'état
demande tout le comfort possible à l'arrivée, il se
recommande le plus de louer par avance un logement
à propos de la correspondance du médecin de la
famille avec le médecin des bains; les mêmes
mesures précautionelles sont à recommander en
cas pareil pour ceux, qui se rendent aux eaux au
printemps à l'égard de l'arrangement du chauffage.
Mais chacun, arrivant en état valide tant soit
peu, doit se laisser conduire par un des concierges
dans son hôtel. Après y avoir loué une chambre
comme quartier provisoire il projetera ici à bon
loisir son dessein de guerre à l'aide de bons
conseils du médecin recommandé, dans ces affaires
son chef de l'état-major infaillible. Mainte fois
l'étranger se plaira à l'hôtel et restera là, mais
la plupart des malades préférants un logis particulier se mettra en voyage de découverte et
se procura après avoir choisie une ou deux
chambres un chez-soi salubre et comfortable.
Les petits jardins et les tonnelles devant les
maisons seront bien agréables sans doute à la
plupart des malades. Le loyer varie à mesure
de l'emménagement et de la grandeur des chambres
et aussi par rapport à la saison, mais pas si
excessivement comme dans la plupart d'autres bains.
En général on paie pour une chambre ou un
salon par semaine de 8 à 25 Mark. On louera
certes ici une jolie chambre satisfaisante aussi
aux demandes du médecin pendant toute la saison

des bains pour le prix de 10—15 Mark par semaine. Le contrat de louage est à l'ordinaire la déclaration simple de l'intention de louer et le consentement du locataire. Un tel contrat verbal engage l'étranger à payer le loyer pour une semaine tout entière. Il faut aussi payer pour une semaine tout entière en cas de changement de logis pendant cette semaine. S'il y aura des controverses, il faut s'adresser au commissaire des bains.

J'ai déjà déclaré là-dessus par occasion des avis diététiques, qu'il n'y ait pas à Soden une diète spéciale, conforme à l'usage des eaux. A cet égard il faut s'arranger et essayer de trouver là-et-là le plus convenable. Le médecin des bains donnera aussi à ce propos son conseil sans préoccupation et avec considération des raisons sociales pour régler ces affaires corporelles importantes. Le déjeûner c'est une affaire tout simple. L'étranger prendra son café à volonté au logis dans sa chambre ou dans le jardin. Le prix est variable à mesure du logement et de l'opulence du déjeûner montant d'un demi-mark jusqu'à 1,20 Mark. On peut aussi prendre le dîner au logis, pourtant dans les pensions et les hôtels et chez les traiteurs on ne sert pas de dîners à part mais une table-d'hôte. La table-d'hôte des hôtels est servie à l'ordinaire à 1 heure, une seconde fois souvent à 5 heures, mais on sert aussi dans les hôtels par demande spéciale des diners à part et expédie aussi des diners au logement du malade. En général je conseille à diner en société; la conversation assaisonne les repas et rassérène les hypochondriaques. Les tables-d'hôte sont aussi plus à recommander, parce-qu'elles offrent au malade un choix beaucoup plus grand des mets convenables. Le prix monte ici à 1.50—3 Mark à mesure du lustre de l'hôtel. Outre les hôtels il y a encore les traiteurs déjà mentionnés, où on sert un dîner moins opulent à l'étranger pas gourmand au prix modéré, commençant à 1 Mark. Chez un traiteur juif on dîne selon les rites juifs. On prend le souper au logement, s'il n'est pas trop opulent; on envoie le chercher aussi des hôtels et chez des traiteurs; chez ceux-ci on soupe aussi à la carte. Des vins purs et de la bière bonne on vend partout en détail au prix modéré. Ce qui aime à boire de la bière trouvera bientôt son brassin favori. Il faut encore mentionner la confiserie de Mr. *Hahner,* maison d'une bonne renommée, à cause de sa pâtisserie délicieuse et son bon café. Beaucoup de monde l'aime à simplifier la besogne du logis et de la table en se mettant en pension complète. On peut aussi convenir du même propos avec les hôteliers et on donne aussi la pension complète dans une partie des maisons privées. Le prix d'une pension complète monte à 5 Mark par jour, prix pas trop haut sans doute, tant que ce de six Mark et plus dans les hôtels plus grands, si l'on veuille prendre en considération, qu'on paie dans notre contrée en général les aliments plus cher que dans la plus grande partie d'Allemagne. Au bout de ce chapitre nous ajouterons encore le conseil sincère de n'économiser jamais quant à la nourriture, quand même une bourse pas bien garnie demanderait une vie à l'étroit pendant la cure. Car »l'eau ne peut pas guérir tout seule«, dit le fameux oncle *Bræsig*. *

c. Les médecins et la pharmacie, la station météorologique.

A présent il y a cinq médecins faisants la pratique ici pendant la saison des bains. On trouve leurs noms, leurs adresses et leurs heures de consultations à chaque numéro de la liste des étrangers. Qui veut consulter le médecin, viendra le trouver dans son logis à l'heure de consultation, ou laissera venir le médecin recommandé jusque chez soi avec la demande d'indiquer l'heure de sa visite. Comme nous l'avons déjà dit là-dessus, nous recommandons au malade se mettant en voyage aux bains de prendre avec soi un référé plus ou moins détaillé du médecin de la famille, concernant l'état de santé, la thérapie, etc., ou mieux de prier son médecin d'envoyer directement son rapport au médecin des bains. Les rélations

---

* Type d'un fermier burlesque du roman célèbre bas-allemand *» Ut mine Stromtid «* (Mes jours de rôdeur) de *Fr. Reuter*.

les plus satisfaisantes à tout le monde s'établissent pourtant à l'aide d'une connaissance en
personne, comme elle existe en vérité le plus souvent.
Tous les médecins d'ici possèdent des appareils
électrothérapeutiques et des appareils à traitement pneumatique.

Il y a ici des étuvistes habiles à faire des
frottages, du massage et l'autre service de la
chirurgie inférieure, aussi des infirmiers solides.
S'il y en manquera encore quelque chose, on trouvera sans difficulté la compensation nécessaire à
Francfort. Un bandagiste demeure auprès de
l'établissement des bains.

Dans la pharmacie, en possession de Mr.
E. Jacobs, où on a toujours en réserve outre les
remèdes prescrits encore des eaux minérales
de toutes les sources étrangères, de remplage
récent, on tient aussi un dépôt des plus usuels
et modernes remèdes diététiques, etc. Une station
météorologique (observateur: Mr. *K. Presber)* est
dans l'hôtel de ville. On y observe à l'aide
de plusieurs instruments physiques; les heures
d'observation sont à 7 heures du matin, à 2 heures
de l'après-midi et à 8 heures du soir.

d. L'administration, la poste et le chemin de fer.

Les bains de Soden comme les sources (excepté
la source salée bouillonnante, propriété du fisc
et donnée à ferme à la commune contre un fermage

annuel, et aussi les établissements appartiennent à la commune, représentée en vérité par le maire. La mairie a ses bureaux dans le bâtiment voisin de l'hôtel de l'Aigle, où on peut trouver le maire aux heures de bureau. Hors de la municipalité nous avons encore un commissaire des bains, nommé par le gouvernement, pendant la saison officielle des bains, dont la compétence administrative n'a pas de limites distinctes vers celle du maire : le commissaire des bains est le fonctionnaire de surveillance aux régléments gouvernementals rélatifs à la cure, qui nous verrons en copie détaillée au supplément. Il est aussi le juge supérieur des controverses et des plaintes du côté des étrangers contre les locataires, les employés de l'établissement des bains, etc. et *vice-versa* ; enfin il prend soin comme maitre de plaisir d'arranger des fêtes et des distractions de chaque sorte pour amuser les étrangers, formant un »comité de divertissement« avec le maire et les médecins. Au commencement de la saison des bains nominé par le gouvernement à Wiesbade, il publie le détail de son adresse et ses heures de bureau dans la liste des baigneurs.

Le bureau des postes et du télégraphe se trouve dans l'hôtel garni *»zur Post«* (hôtel de la poste) au coin de la route de Kœnigstein et de la rue principale. Le nombre des commis de poste sous l'ordre d'un maitre de poste est augmenté pendant l'été conforme au besoin. Les heures

de bureau sont aux jours de la semaine à 7— 1 heures
de l'avant-midi et à 2 — 8 heures de l'après-midi:
aux jours de fête et au dimanche à 7— 9 heures
du matin et à 5 — 7 heures de l'après-midi. De
7 heures du matin jusqu'à 9 heures du soir
on peut laisser expédier des dépêches télégra-
phiques; au dimanche hors des heures de bureau
susdites encore de 12 — 1 heures Aussi à la gare
on s'occupe de l'expédition des dépêches, si le
bureau de la poste soit fermé.

On vide les boîtes de lettres une demi-heure
avant le départ des trains, dont sept expédient
la poste. Les lettres et les autres choses arrivées
le facteur distribue six fois par jour, à savoir à
7½ h. et à 9½ h. de l'avant-midi, à 1 h., 4 h.,
5½ h. de l'après-midi et à 8 h. du soir.

La diligence à Kœnigstein fait la route deux
fois par jour: départ de Soden à 9 h. 20′ de
l'avant-midi et à 7 h. 15′ de l'après-midi; arrivée
à Soden à 9 h. 10′ de l'avant-midi et à 5 h. 20′
de l'après-midi. Le prix du billet à Neuenhain
est: 0.30 Mark, à Kœnigstein: 0.50 Mark. Le
voyage en montant dure une heure, en descendant
seulement une demi-heure.

La voie latérale de Hœchst à Soden, bâtie en
1847 d'une société d'actionnaires anonyme et vendue
plus tard à la compagnie de chemin de fer du
Taunus, a été achetée en 1872 par le gouvernement comme la voie du Taunus tout entière. Elle
satisfait parfaitement aux demandes du public

9*

moderne prétentieux par rapport à ces moyens de communication. Pendant la saison des bains il y part l'un dans l'autre toutes les deux heures dès le matin jusqu'au soir un train pour chaque direction et nous mène ainsi en peu de temps aux villes voisines de Francfort, Mayence et Wiesbade. Mais il n'est point de roses sans épines! Les épines de notre voie c'est le changement de voiture et l'arrêt à la station Hœchst, et je ne cesserai jamais mes avertissements aux voyageurs de se garder des courants d'air affreux à cette gare fatale. Heureusement on expédie aussi deux fois par jour des trains allants sans arrêt et sans changer les voitures directement jusqu'à Francfort, qui sont à recommander pour l'usage des malades. A Hœchst la voie appartenante à la compagnie hessoise nommée »Louis« *(Ludwigsbahn)* avec une branche latérale de Limbourg à Francfort se joint à notre voie. Depuis peu on vend aussi à la gare de Soden des «tickets de dimanche« *(Sonntagsbillet)*, c'est-à-dire des tickets de retour au prix de voyage simple, mais seulement au dimanche et pas pour les trains de grande vitesse. Ce qui veut prendre un train de grande vitesse, doit se procurer encore un ticket supplémentaire. On vend à Soden au bureau de réception les »tickets de dimanche« pour les stations suivantes:

Prix des tickets de dimanche et de retour.

Stations	Tickets de dimanche ou simples.			Tickets de retour à l'ordinaire.		
	I. Cl.	II. Cl.	III. Cl.	I. Cl.	II. Cl.	III. Cl.
Francfort	1,30	1,00	0,70	2,00	1,50	1.10
Castel	2,50	1,90	1,30	3.80	2,00	2,00
Wiesbade	3,20	2,40	1,60	4,80	3,60	2.40
Eltville	3,80	2,60	1,90	5,70	4.40	2,00
Rüdesheim	5,10	3,80	2,60	7,70	5,70	3.90
Assmannshausen . .	5,50	4,10	2,80	8,30	6,20	4,20
Lorch	6,00	4,50	3,60	9,00	6,80	4,50
St. Goarshausen . .	7,40	5,60	3,70	11,10	8,40	5,60

Les voyageurs venants de Soden arriveront
le plus commode à Biebrich pour prendre le bâteau
à vapeur du Rhin partant pour en-bas. Pour
faire le voyage à Mayence on prendra un ticket
pour Castel. Pour des voyages plus loins il faut
chercher les heures du départ sur le tableau de
service ou s'adresser aux employés, qui seront
certes toujours assez complaisants de donner les
avertissements nécessaires.

e. Les cultes, les écoles et l'institution privée.

Les habitants de Soden sont à trois quarts
environ des luthériens, le reste sont des catholiques. En outre il y en a encore 3 familles de
juifs demeurantes ici. Les deux communes chrétiennes possèdent chacune une église, dont celle-ci
des protestants a été bâtie déjà au commencement
du siècle passé et est reconstruite de fond en
comble depuis peu. Des aumônes charitables,

quêtées chez les fidèles, ont rendu possible l'achèvement de la chapelle catholique, consacrée en 1864.
Aussi une synagogue est en ville. La Gazette
des bains publie les avis concernants le service
divin. Pour les adhérents d'un autre culte il y a
la possibilité de satisfaire aux préceptes de leur
rite dans la ville voisine de Francfort, où l'on
trouvera p. e. une église anglicane et un temple
des réformés français. A Wiesbade dans la
»chapelle russe« on dit la messe selon les rites
de l'église catholique orientale.

Les écoles de Soden se divisent dans une
école primaire avec trois précepteurs et une seconde
école, soi-disante »collége«, avec deux professeurs.
Par là il ne manque pas ici d'occassion de prendre
des leçons privées soit de science générale soit
de musique. Un professeur d'une école d'industrie,
ci-devant demeurant à Paris et en Angleterre,
donne des leçons de chaque sorte de science. Le
détail sera annoncé dans la gazette des bains.

f. La liste des étrangers officielle.

Elle est le »Journal officiel« des bains. Publiée
deux fois par semaine durant la saison des bains,
à savoir au dimanche et au mercredi, elle annonce
principalement en spécification continuelle les noms,
les titres, l'état et les logements des étrangers
arrivés, arrangés sous l'ordre des hôtels et des
pensions, où ils logent. En outre elle publie aussi

les heures de bureau des autorités. comme les noms
des médecins faisants la pratique ici. leurs domi-
ciles et leurs heures de consultation et enfin les
notifications publiques et les annonces des industriels.
C'est dans l'intérêt des étrangers de dire leurs
noms et leurs adresses sitôt que possible. ou les
inscrire en caractéres lisibles au rapport de police.
parcequ'on n'aura pas la sûreté d'obtenir le plus
vite possible ses lettres et surtout ses dépêches
sans les mesures de précaution susdites. La liste
des étrangers est mise en vente aprés avoir quittée
l'imprimerie auprés des sources. Un numéro à
part coûte 20 Pfennig. On le vend aussi au cabinet
de lecture de Mr. *Oehler*, chez le marchand pape-
tier Mr. *Klauer* et à l'imprimerie de Mr. *Pusch*,
qui la fait imprimer aussi à ses dépens.

g. La société et les amusements.

Les bains de Soden sont en vérité des bains
de cure, qu'on fréquente seulement pour se rendre
aux remèdes. Sa déstination sérieuse exprimée
distinctement renonce absolument à ce carnaval
de fêtes publiques, machine de l'amusement général.
travaillante à haute pression dans les bains de
luxe et à la mode pendant la saison. Le repos,
la corroboration de la santé, en bref: un régime
hygiénique et curatif est incompatible avec une
vie dissipée et la chasse au plaisir. Un peu
d'ennui est ainsi présque nécessaire pour notre

vie aux eaux. Mais il ne faut pas croire, qu'il manque ici absolument de plaisirs.

Le centre de la vie aux eaux et de la société des étrangers présente depuis son achat par la commune l'établissement principal au but de réunir tout le monde:

1. *L'hôtel des bains communal avec les salles de conversation et les cabinets de lecture.*

L'hôtel des bains a été bâti en 1847 à l'ordre et aux dépens de la même compagnie, qui avait bâti aussi le chemin de fer. Après avoir changé les possesseurs mainte fois et usé comme hôtel privé en rendant de bons offices à une spéculation frivole, il n'est devenu un véritable hôtel des bains qu'après son incorporation opportune dans l'administration municipale des bains. En fermant le parc vers le nord, il tourne sa façade méridionale avec la grande tonnelle nouvelle et la terrasse magnifique aux jardins publics, outre cela le séjour favori de nos malades. Ses salons, la grande salle de conversation élégante, d'où on entre dans deux salles de jeu fashionables, voici un lieu de rendez-vous comme il faut, quand il fait du mauvais temps empêchant la promenade sur la terrasse. A gauche de l'entrée dans la salle de conversation on passe la tonnelle pour venir aux cabinets de lecture. L'entrée dans ces cabinets et l'usage de la bibliothèque sont graduits pour chaque étranger inscrit. On y trouve un grand choix de journaux politiques et des belles-lettres, environ soixante numéros des journaux les plus connus de l'Allemagne et de l'étranger. Les cabinets sont ouverts de 8 heures du matin pendant tout le jour. A droit de la salle de conversation il y a le café et la salle nouvelle à manger comfortable de l'hôtel, dont la partie rélative au logement, etc. est sous régie privée à bail. Les chambres des étages supérieurs sont des pièces à louer.

2. *L'orchestre des bains et les concerts, les réunions.*

L'orchestre des bains se compose de vingt musiciens sous la direction du maitre de la chapelle de musique Mr. *O. Kutschenreuter*. Le concert matinal est au parc du trinkhalle commençant avec un plein-chant à 6 $\frac{1}{2}$ heures du matin et finit à l'ordinaire à 8 heures. Le programme de ce concert (les programmes sont accrochés à ce propos comme toujours à quelques arbres) embrasse à l'ordinaire six pièces de musique. Les mardis, les vendredis et les dimanches l'orchestre concerte au parc des bains devant l'établissement des bains de 11 heures à 12¹/₂ heures de l'avant-midi. Sur la terrasse de l'hôtel des bains les amateurs de musique se rencontrent chaque jour pour assister au concert du soir, qui dure de 4 heures à 6 heures en embrassant un programme de 8 numéros environ. S'il fait du beau temps, nous avons aux samedis dès 8 heures du soir le plaisir de faire une promenade accompagnée de musique

au parc illuminé par des lampions et du feu
d'artifice. S'il fait du mauvais temps l'orchestre
concerte devant la société des étrangers réunie
à la salle de conservation de l'hôtel des bains.

Outre ces réunions musicales regulières il y
a encore quelquefois un grand concert militaire
au parc, exécuté par les chapelles de musique des
régiments étants en garnison à Francfort, Wiesbade et Mayence.

Enfin on réussit quelquefois à gagner des
artistes des villes voisines pour arranger une
soirée musicale à Soden ou on persuade l'un ou
l'autre des amateurs et des artistes présents par
hasard à ne plus garder leur incognito pendant
le temps d'une soirée. A ces distractions appartiennent aussi les réunions à la grande salle de
l'hôtel des bains, arrangées par les médecins ou
le commissaire des bains, où on écoute maintefois
des quatuors et des soli d'un membre virtuose de
l'orchestre donnants de la joie aux auditeurs. S'il
fait du temps brillant on arrange quelquefois une
excursion commune des étrangers, variation amusante de la vie un peu monotone aux eaux. Pour
arranger un bal ou un thé dansant il y manque
chez nous à Soden presque toujours des danseuses
et des danseurs.

3. *Un cabinet de lecture public* tient Mr. *N. Adam*,
établissement secondaire fondé de l'établissement
fameux de Mr. *Oehler* à Francfort s. M. L'entrée
est à côté du bureau des postes.

Le cabinet de lecture de Mr. *Oehler* à Francfort contient 100,000 tomes environ de la littérature allemande, française et anglaise: le cabinet secondaire à Soden d'en expose au choix une collection de 10,000 numéros, composée des œuvres les plus solides et nouveaux. Pour raison des connexions intimes avec le cabinet principal à Francfort on se peut fournir à volonté aussi des autres livres de la grande collection de cet établissement. Le catalogue principal embrasse la littérature des belles-lettres tout entière des romans, des nouvelles, des revues et des publications poétiques et dramatiques et aussi une collection très grande de tous les œuvres scientifiques renommés d'un intérêt général.

4. *Amusement de toutes sortes.* En général pour la santé il sera le mieux d'écouter dans les jardins publics, sur les prés et à la fôret le chant charmant des oiseaux, ou se contenter du concert pendant la promenade matinale en prennant les eaux ou sur la terrasse de l'hôtel des bains. Mais ce qui aimerait mieux faire de la musique lui-même, trouvera l'occasion abondante de toucher le clavecin dans le magasin de clavecins de *F. Prætorius,* domicilié dans la rue principale et celle de Kœnigstein.

Plus conformes à l'hygiène sont les jeux au grand air, parmi lesquels le *crocket anglais* est bien en usage ici. Des *quilliers* on trouve à l'hôtel d'Allemagne et à la taverne *Müller* auprès du Dachberg. Des *billards* sont placés dans les cafés des hôtels Uhrig et de l'Aigle. Aussi l'amateur de la chasse n'aura pas besoin de faire toujours le raconteur de ses aventures héroïques, mais il aura quand même la permission du côté du médecin après avoir apposé les clauses nécessaires au contrat de permission, de se dévouer mainte fois au divertissement de la chasse. Il peut chasser au lièvre, au chevreuil, au cerf et aux perdrix en société des preneurs de chasse de Soden, mais le plus de gibier on attrape ici comme partout à la chasse aux - canards!

Le plus souvent on fait l'usage à Soden des fiacres élégantes, placées en grand choix à l'ordinaire le long du parc des bains. Quel plaisir plus gentil pourrait on trouver que de faire ainsi une promenade en voiture conversant à son aise avec de bons amis en passant joyeusement le paysage charmant par monts et par vaux en carosse comfortable? Ces promenades en voiture je ne peux assez recommander aux malades. Il y a aussi *des chevaux de selle* de la petite race nommée »ponnies« et des mulets à la disposition des étrangers. Au dimanche ils présentent, placés à côté de l'hôtel des bains, une cavalcade imposante. Mais ce qui renonce à une expédition accélérée et tient le juste milieu quant aux proportions de son corps, sera content de faire une promenade monté à un des *ânes* très nombreux ici. Comme ça il trouvera tant plus de plaisir en se réjouissant à bon loisir des charmes de nos environs, que je viendrai à expliquer en bref dans le chapitre suivant.

Les promenades et les excursions aux environs de Soden.

1. Les jardins publics de Soden.

Si nous avons nommés déjà une fois Soden un grand jardin tout entier, il nous faut à présent — en continuant la diction en parabole — de faire le parallèle de ses rues (excepté les plus anciennes proprement dites rues de la ville, avec des chemins de jardin se divisants beaucoup de fois entre les bosquets à fleurs charmants et menants enfin aux jardins publics des parcs du trinkhalle et de l'hôtel des bains. Les maisons, entourées des roseraies fleurissantes exhalantes des odeurs délicieuses avec leurs tonnelles et leurs feuillées, présentantes des maisons de jardin véritables, accomplissent sans doute leur fonction de mettre en contact permanent nos malades ayants besoin de vivre au grand air avec ce remède suprême de notre traitement: pourtant on ne doit jamais oublier de faire les promenades grandes ou les marches sur un terrain montant selon l'ordonnance du médecin, séduit par le repos agréable aux chaises commodes du jardin.

Entrez maintenant avec moi dans le grand *parc des bains,* voilà un couple de vieux camarades, à savoir deux peupliers et les platanes devant la salle des inhalations, qui vous ferons bientôt rapport des jours de l'origine de notre parc. Elle date de l'année 1822, où on commençait de donner aux prés devant le village la façon d'un parc après avoir démoli la saunerie. Par occasion de la construction du chemin de fer et de l'hôtel des bains on avait agrandi et renouvelé les plantations pendant les derniers des ans quarantièmes de notre siècle, en répétant le même travail pendant la construction de l'établissement des bains. La munificence de S. A. R. le Grand-duc de Bade, envoyant après sa guérison (pendant la saison des bains de 1869) aux eaux de Soden dans l'année suivante une grande collection des arbres exotiques, des conifères rares et des autres arbres de décoration du jardin de son château à Soden, augmentait les groupes d'arbres et les bosquets du parc.

Tout ce que nous voyons au grand parc, c'est arrangé en manière simple mais charmante, l'épaisseur des arbres gardants l'inhalatoire offre de l'ombrage rafraîchissant aussi pendant la chaleur la plus haute d'été. Devant le couple des sources No. VI on a placé un monument au souvenir du feu Docteur *Thilenius*, conseiller supérieur de médecine bien mérité de Soden, montant sa figure en relief. A l'autre côté des sources le terrain monte jusqu'à la terrasse de l'hôtel des bains ornée des groupes charmants de la »*Robinia pseudacazia«* (acacias) et des platanes, agrandie considérablement à l'année dernière. Au milieu du boulingrin devant la terrasse on voit la source salée jaillissante, dont les eaux écumantes comme du lait forment de temps à temps une cascade superbe.

La vue magnifique de la terrasse au grand parc (comme la représente l'image à côté) embrassante les allées ouvertes se mettantes devant en forme de coulisses et contrastantes joliment des bosquets de sapins de couleur verte foncée, offre au malade, qui n'est pas en état de faire des excursions et de se réjouir des vues plus imposantes sur les montagnes, une petite indemnité quotidienne.

Le soi-disant *»parc du trinkhalle«* a été planté plus tard en manière plus simple, quoiqu'il entoure les sources les plus fréquentées (No. I, III, IV, XVIII). Au courant des dix années passées il a reçu un embellissement remarquable à la faveur de la construction du trinkhalle et des pavillons au-dessus de l'origine des sources No. IV et XVIII.

En quittant le parc du trinkhalle par son entrée auprès de l'hôtel de ville (station météorologique) et en allant vers le bout méridionale de la »rue principale«, on passera d'abord au côté droit d'un joli bosquet entourant la source mousseuse et on arrivera bientôt à l'entrée de l'allée de tilleuls après avoir continué la marche sur la rue principale jusqu'à la maison *Scheffler*. Il y a ici une petite place avec des bancs simples à reposer à côté du point, où les quatre rues se croisent, dont l'une remène à la ville, mais les autres mènent à la cimetière, au champs jusqu'à la route de Hœchst et à *l'allée des tilleuls*. Celle-ci est une promenade bien fréquentée et aimée à cause de sa situation exposée au soleil, surtout au temps de la floraison. Une couverture de feuilles formée par les tilleuls jeunes et forts nous ombrage jusqu'au coin de la route de Kœnigstein. Des oiseaux de chant nombreux nichants sur les arbres touffus y concertent gratuitement du matin jusqu'au soir.

Aux promenades et parcs publics des bains appartiennent encore le *Burgberg* et le *Dachberg*. A l'hauteur du premier mènent des sentiers nouveaux côtoyés des sapins et des arbrisseaux verts sortants du grand parc à côté de l'établissement des bains et de l'inhalatoire, offrants une occasion magnifique pour faire l'exercice méthodique de la gymnastique des poumons. Une vue superbe nous dédommage de nos fatigues. Voilà le grand parc à nos pieds avec l'établissement et l'hôtel des bains, un peu à gauche »le châtelet«, ci-devant en possession de la duchesse douairière de Nassau. On voit la trace du chemin de fer jusqu'à la gare de Hœchst. La situation à l'abri des vents de Soden vient ici à connaissance de chaque spectateur plus facilement qu'ailleurs. On voit tout distinctement chaque maison de la ville. De l'autre côté à l'horizon occidental la chaîne des hauteurs de Hornau s'en va en ligne droite, la cimetière et là-dessus la *»Wilhelmshöhe«* on reconnait sans difficulté. Derrière ces montagnes de Hornau le *»Kapellenberg«* de Hofheim se déborde encore. Vers le sud, cachée le plus souvent dans des fumées de charbons, on voit la ville de Hœchst et ses fabriques nombreuses; au-dessous de cette ville industrielle le Mein se courbe en formant une curvité aiguë. A l'autre côté du fleuve les montagnes nommées *»Odenwald«* jusqu'à le grand mont »Mélibocus« terminent l'horizon, dont les contours jolis on peut voir tout distinctement, s'il fait du beau temps. Vers la direction au-dessus de l'établissement des bains des pauvres »Béthésda« nous verrons les maisons innombrables de Francfort et comme les points les plus hauts on reconnait bientôt les contours du clocher de la cathédrale et de l'opéra.

A cause de sa configuration on a imposé au Burgberg le sobriquet »la pelote» (*»Nadelkissen«*). Des constructions de fondements antiques ci-devant déterrées à cet endroit ont été commentées comme des ruines d'une fortification (*castellum*) des Romains. Mais il y a beaucoup de raisons opposantes à cette conjecture et c'est plus vraisemblable, que ces débris soient les résidus d'un châtelet fortifié appartenant aux ci-devant baillis de Sulzbach. Pour cette raison on a donné sans doute au Burgberg son nom (*Burg*-châtelet). Une allée de cerisiers nous mène le long du chemin à la *»Schillerplatz«*

›Place de Schiller‹ tout près, qui porte son nom à cause du »tilleul de Schiller« (Schillerlinde), planté au 10. novembre 1859 dans son milieu. Ici on a un regard charmant de la partie de la route de Kœnigstein, située au nord de l'hôtel des bains. En vingt minutes nous arrivons d'ici aux »Trois tilleuls«, en dix minutes à la lisière du bois de Soden. Mais à présent il nous faut retourner et en descendant nous allons un peu vers le nord auprès de la »Villa Pommerania«. Après avoir passés cette maison nous allons autour de la chapelle catholique et du presbytère et nous prenons le chemin jusqu'à la route de Kœnigstein, chemin parfaitement à l'abri des vents d'est surtout au printemps. A la »Echostelle« (l'endroit de l'écho) le cri le plus à propos sera sans doute: »Rapiécez donc le chemin!«, car ce chemin, fréquenté aussi des cultivateurs comme chemin vicinal n'est point du tout dans un état idéal. Principalement il y manque du gravier, dont la couleur grise-blanche donne cette apparence de netteté à nos jardins publics. Quant à ce gravier ou sable blanc comme de l'argent, il vient de Laurenberg au vallon du fleuve Lahn, où on le gagne dans les bocards en bocardant et séparant les mines des gangues de quartz stériles.

Si nous voulons aussi faire une visite courte au *Dachberg*, il ne faut pas craindre la montée de la rue du Dachberg sur un escalier un peu primitif. Mais il n'est construit que de peu de degrés et la vue à l'entour de son sommet couronné d'un groupe de sapins nos dédommagera des fatigues de la montée à travers les plantations nouvelles d'arbres fruitiers. C'est un complément de la vue. qui nous a ravi au Burgberg. cette vue sur le sommet du Dachberg. Notre petite ville présente sa partie plus ancienne avec l'église des protestants. nous voyons justement dans l'intérieur du trinkhalle. On reconnait d'ici le mieux la ville de Francfort, que nous voyons en toute étendue dans la direction de la route de Sulzbach s'en allante devant nous. La vue au Rhin cache l'hauteur de Hornau. Quittant le groupe de sapins nous continuons notre excursion au Dachberg et nous arrivons bientôt à un carrefour formé de trois chemins de traverse, où nous aurons le choix d'aller plus loin soit en ligne directe sur le plateau du Dachberg jusqu'à la soi-disante »croix« à côté de la route de Neuenhain à Altenhain. Le sentier à droite nous ramenera le plus vite à Soden, après une marche de dix minutes nous arriverons déjà à la route de Kœnigstein auprès de la »Villa Teutonia«.

2. **Les promenades assez petites à faire sans employer trop de forces.**

(Avis au lecteur: Pour compléter son savoir topographique des environs de Soden et comme supplément du petit croquis ajouté à ce livret. je recommande à chaque promeneur la grande carte géographique détaillée de Mr. *Oppermann*, suspendue au trinkhalle, dont les proportions grandes le rendent possible de s'orienter à fond par rapport aux chemins vicinals, aux laies, etc.

a. En direction méridionale et occidentale.

Le prolongement vers le sud de la route de Kœnigstein c'est la chaussée allante en ligne directe jusqu'à *Hœchst*. Bordée d'une allée d'arbres en partie double à chaque côté et munie de bonnes banquettes elle invite à faire des promenades vers la plaine. Dans un quart-d'heure on arrive à son hauteur montante doucement. Devant ce point il y a deux chemins de traverse s'en allants à gauche, dont le premier plus large méne en direction de l'ouest à l'entrée de l'allée des tilleuls et de la rue principale, et le second vers le haut de l'elévation de Hornau jusqu'à l'hauteur »Guillaume« (*Wilhelmshœhe*). Si nous avançons encore jusqu'à l'endroit, où un ravin descend à gauche à Sulzbach en nous plaçant un peu à côté de la route, nous verrons devant nous le panorama magnifique des montagnes en groupe pittoresque, que nous avons dépeint dans l'introduction géographique de la situation de Soden.

Vers le nord-est le »*Herzberg*« termine les montagnes, marqué d'une tour de vue. Il suit »l'Altkönig« avec ses remparts orbiculaires, à ses

pieds se présente Cronberg. Le »Grosse Feldberg«,
le »Kleine Feldberg«. le »Glaskopf« et le »Steinkopf«. forment le centre couverts de bois, où on
voit à l'hauteur de Kœnigstein l'entrée du prolongement de notre chaussée montant assez roide.
La vallée de Soden creusée en forme d'une bouil-
loire offre. vue de ce point, un aspect bien caractéristique. A gauche on voit les sommets imposants
du »Rossert« et du »Stauffen«. Cette vue en
rond du paysage est tant magnifique que charmante.
A droite un peu derrière nous reluisent les toits
couverts de tuiles rouges de Sulzbach, au-dessus
de ce village on voit au lointain nébuleux la
cathédrale de Francfort. De ce point il nous
faudra encore une marche d'une bonne heure pour
arriver à Hœchst.

Auprès de la maison dernière de Soden. de
l'hôtel d'Allemagne (»*Deutscher Hof*«) une rue se
tourne vers le viaduc du chemin de fer. C'est la
rue de communication entre ces deux villages
Soden et Sulzbach. éprouvés tous les deux par
des siècles de la même histoire des souffrances.
La rue tout plaine mène dans une demi-heure à
cet ancien village impérial, mais il y manque de
l'ombrage. Le soir, au coucher de soleil c'est le
temps le plus convenable pour faire une promenade sur cette rue, où les rayons derniers du
soleil derrière le »Rossert« illuminants magnifiquement la chaîne des montagnes nous exhortent à

retourner. On trouvera une place commode à se reposer dans le jardin du cabaretier *Schaar*, qui régale ses hôtes de la bière en bouteilles, du cidre, du fromage et des beurrées. En retournant nous verrons, cinquante pas environ devant le tracé du chemin de fer, au côté droit de la rue un poteau indiquant le sentier au bois de Soden bien fréquenté, s'il fait du beau temps.

Nous connaissons déjà cette petite place pour se reposer au milieu des arbres touffus auprès du point de la conjonction du prolongement de la »Hauptstrasse« avec l'Allée des tilleuls. La chaussée à Niederhofheim s'en va d'ici vers le sud-ouest en passant la cimetière de Soden sur l'hauteur »Guillaume«. Nous renonçons à entrer dans la cimetière, parcequ'il y a beaucoup de monde, qui ne l'aime pas et on ne trouve pas de tombes »célèbres« dans cette cimetière d'une beauté paisible comme une idylle. Nous préférons donc l'observation de la vie et du paysage tout charmant, que nos pouvons admirer de notre point de vue sur la »Wilhelmshöhe«. La vie industrielle de la plaine du Mein, ce rendez-vous des trafiquants, se déclare partout là-bas; les cheminées innombrables envoient quand même jusqu'ici leurs saluts en forme de fumée, heureusement bien rares et seulement remarquables aux nez superfins. L'air meilleur et plus roboratif nous apporte le vent des montagnes s'élévantes devant nous en grâce

frappante. Peut-être il y a ici à côté de la
»Wilhelmshœhe« — il nous faut prendre position
un peu à droite dans le second chemin vicinal —
le point de vue le plus joli à Soden et aux montagnes derrière la ville. Les dernières semblent
d'être tout proche comme à portée, les détails
de leur construction se présentent tout clair. Le
petit village pittoresque au-dessus de Soden c'est
Neuenhain: les ruines de Kœnigstein brunies du
temps se levent derrière le sommet couvert de
bois devant nous au nord. A la pente gauche
des montagnes de Hornau, en avançant de plus
sur le tranchant de cette chaîne le long du chemin
vicinal jusqu'à ces trois arbres hauts, nommées
die Reih'-Bæum' (les arbres en ligne), nous verrons bientôt les villages de Niederhofheim, Münster
et Kelkheim, présentants un aspect charmant.
Nous pouvons continuer notre promenade jusqu'à
un sentier éloigné dix minutes de la «Wilhelmshœhe«, qui traverse en façon rectangulaire notre
chemin vicinal et méne de Kelkheim à Soden à
travers le vallon d'Altenhain. Le prolongement
direct de notre chemin vicinal entre dans le bois
de Hornau, qui s'étend jusqu'auprés du village
de Hornau (1 heure). A la cimetiére de Hornau
est la sépulture héréditaire des Barons *de Gagern*.
L'homme d'état célèbre, pére du président de la
ci-devant assemblée nationale à Francfort, le baron
Jean de Gagern, aussi son fils, le fameux général
Frédéric de Gagern, tué au champ de bataille

pendant l'insurrection de l'an 1848 en Bade, sont enterrés ici. Le domaine de Hornau, appartenant ci-devant à la famille *de Gagern*, est à présent en possession du *Duc de Nassau*. Chez un cabaretier rustique on sert les boissons du pays. Mais ce qui n'aimerait pas de marcher jusqu'à Hornau, pourrait se tourner à gauche de la »Wilhelmshøhe« et descendre le chemin vicinal jusqu'à la route de Hœchst. Mais comme ces chemins à traverse ne sont praticables qu'au beau temps, nous préférons au mauvais temps à retourner sur la route en passant la cimetière à Soden.

Une promenade d'une belle réputation mais pas si fréquentée par les étrangers, comme elle méritait à cause de la durée pas considerable et de l'abri qu'elle offre, c'est la promenade au *vallon d'Altenhain*. Sortant de la route de Niederhofheim susdite un grand-chemin, de la source mousseuse un sentier à travers les prés, de la rue du Dachberg enfin une allée mènent tous à un rond, dont le nom »*Am See*« (au lac) nous annonce, que le parterre rond de gazon devant nous ci-devant c'était un marais salant. De cette place paisible à reposer nous pouvons continuer notre marche directement jusqu'au point, où la rue allante à l'autre côté du vallon le long des vignes et ensuite à travers le vallon coupe notre chemin en montant plus haut jusqu'à Kelkheim (1 heure) et à Hornau (1 heure). Nous avons déjà raconté là-dessus de cette excursion. Justement vis-à-vis de cette montée de la rue une allée sort du côté droit du vallon, chemin assez roide, qui nous mène dans une petite demi-heure au plateau du Dachberg. Ici il se croise auprès d'un banc de pierres avec le sentier allant du groupe de sapins sur le Dachberg à la croix d'Altenhain. Avançant en ligne directe on arrive — comme dit là-dessus — à la »Villa Teutonia«.

L'aspect tant romantique que charmant de la vallée couverte de bois nous séduit à flâner encore plus loin jusqu'à Altenhain ($^3/_4$ h.). A gauche une fôret noire de pins sauvages, à droite des rochers d'ardoise escarpés en forme de cônes plantés des vignes, au milieu une vallée couverte de prairies avec le ruisseau jaillissant! Après avoir traversés le vallon étroit au point de sa division et montés un peu le long des vieux noyers en nous tournant toujours montants à gauche, nous arriverons à une croix, que nous passons à droite en prenant la direction vers la chapelle d'Altenhain, marchants le long des vergers. Qui aime à rêver au milieu d'un paysage ravissant — ici il trouvera tout le nécessaire — voici une idylle en vérité! . . . A travers une fondrière profonde le chemin mène au village d'Altenhain. L'auberge de *Henninger* nous régale de ses bons produits du pays.

On peut encore continuer la promenade d'Altenhain jusqu'au *moulin rouge* (une bonne demi-heure, maison solitaire, où ce troubadour malheureux, le chevalier Henry d'Ofterdingen, doit avoir fait séjour comme le suppose *Henninger*, poëte fantastique du Taunus. Brossons là-dessus! L'excursion au reste ne vaut pas la peine. Il sera plus convenable de prendre la route à Neuenhain malgré sa montée roide et de se dédommager des fatigues en admirant la vue superbe de *la croix d'Altenhain* au village de Neuenhain, à la ronde et au-dessus de celui-ci à la plaine du Mein. Dans une demi-heure nous marchons de la croix jusqu'à Soden, en descendant soit sur Neuenhain soit en ligne directe le Dachberg.

b. En direction d'est et du nord.

Après avoir fait notre visite au bois de sapins le plus prochain dans le vallon d'Altenhain *le bois de Soden* à l'opposite nous offre une occasion bien à propos de faire des promenades au bois sous des arbres à feuilles et à la chênaie. Malheureusement Mr. le garde général des bois en achevant inexorablement et en manière conséquente son plan d'administration des bois a déraciné les arbres de mainte petite place charmante, et l'étranger, qui fréquentait nos eaux ci-devant, cherchera p. e. en vain la place ombrageuse des pinsons. Ne qu'une seule table accrochée à un groupe d'arbres solitaire — voilà tout! Mais pourquoi donc ces lamentations, tandisqu'il y a tout près assez d'allées charmantes passantes le bois à droite et à gauche, à travers et en croix. Aussi une place tout nouvelle au bois nous surprend, du milieu de laquelle un chêne fier saille sur ses voisins. nommé *»Bismarckeiche«* chêne de *Bismarck)* à l'honneur et avec consentement du célébre chancelier de l'Empire! Nous arrivons au bois le plus vite en prenant de l'inhalatoire le chemin du parc montant à côté du châtelet: la route moins roide passante l'établissement *»Béthésda«* nous mène jusqu'à la lisiére ou à la laie transversale du bois. On trouvera aussi beaucoup de plaisir en se promenant sur le chemin vicinal sortant de la route de Sulzbach auprès du viaduc de Soden! Je viens à donner le conseil de faire très souvent ces visites au bois et de le parcourir en chaque direction sans craindre qu'on s'égare.

La rue divisante le bois se tourne bientôt en coude acutangle vers le sud jusqu'au village de *Schwalbach* ($^3/_4$ h.). Comme tous les villages des environs de Soden, Schwalbach aussi a son histoire en connexion comme toujours avec l'histoire de ses possesseurs nobles. Elle n'est intéressante pas du tout, quoiqu'elle commence déjà de l'an 782. Au cabaret *»du cygne»* (*Schwan*) de Mr. *Müller* et *»au cerf«* (*Hirsch*) de Mr. *Kraus* on trouve un régal à la mode du pays et des quilliers. De Schwalbach on peut aussi retourner par Sulzbach ($^1/_2$ h.)

D'abord nous voulons seulement regarder le bois de Soden. Voilà le chemin au bois à

Cronthal jusqu'à sa réunion avec la rue de Neuen-hain-Schwalbach, qui est le plus fréquenté. Le point de vue à la *»Cronberger Ecke«* (coin de Cronberg) mérite en vérité d'être visité. (¼ h. de Soden.) D'ici on voit Cronberg se présentant le plus pittoresque et »l'Altkönig«, mont magni-fique en forme d'une masse imposante et pourtant gracieuse à cause de ses contours agréables. La cime solitaire couverte de bois avec la tour noire c'est le mont de Falkenstein, devant lui le »Hart-berg« couronné d'une tour de vue; le petit village de Mammolshain se cache le plus dans les bois et les châtaigneraies. Le »Grosse Feldberg« est invisible d'ici. »l'Altkönig« le couvre tout-à-fait. Aussi la vue à gauche sur Francfort est cachée en partie. Dans un quart-d'heure on arrive à Neuenhain en quittant le coin de Cronberg sur la route ou mieux en montant à côté de la rue dans le bois.

Pour faire la marche du coin de Cronberg à *Cronthal* nous avons besoin d'aller encore une grande demi-heure. Après avoir suivi la rue en ligne directe à travers les prairies, nous nous tour-nons alors au point du commencement du bois vers le sentier gauche et arrivons sur lui, devant nos yeux le panorama magnifique de Cronberg, aux bains de Cronthal. L'hôtel des bains avec sa jolie terrasse et le petit étang vis-à-vis, fermant la vallée couverte de prairies se cachante dans les montagnes, présente un aspect bien gentil. Trois sources prennent leur origine ici. Les deux sources d'eaux minérales acides, nommées *»Apollinis«* et *»Wilhelms-brunnen«* (source »Guillaume«) sont des articles d'exportation à tous les pays européens et à un nombre des pays transatlantiques. La soi-disante source ferrugineuse contient très peu de fer (0,007 : 1000,0). L'hôtel des bains reçoit des pensionnaires, son amodiateur (Pfaff) nous sert la table sous le toit ombrageux des arbres sur la terrasse d'une grande collection de boissons et de plats délicats.

La rue passante l'hôtel des bains mène à *Kœnigstein* (1 heure), d'abord à Mammolshain (½ h.) Au-delà de ce village nous pourrions encore continuer notre promenade, si nous aurions encore envie de marcher plus loin. Dans ce cas il faudrait retourner par la source ferrugineuse de Neuenhain (de Cronthal à Soden sur ce détour = 1½ heures). Entre *Cronthal et Cronberg* on ne trouve qu'une petite hauteur en partie plantée d'une châtaigneraie. Le sentier serpente le long de l'hauteur dans une demi-heure à peine à la petite ville des peintres.

Le mouvement continuel d'une foule bariolée sur la route de Kœnigstein notre ville aux bains doit principalement au commerce vif entre Soden et le village prochain de *Neuenhain*, en partie la plus grande caché derrière les fruitiers, sur-tout pendant la saison. Il n'y aura sans doute pas un étranger, qui n'a pas fait pendant son séjour

à Soden une fois au moins à pied, en voiture ou
à quadrupède sa visite au village voisin en haut,
pour examiner qu'est ce qu'il y ait encore plus
de jolies choses derrière l'église émergante de
l'océan des feuilles! Et il n'était pas en vain là
haut. Après avoir passé la vigne charmante de
Mr. *Pfefferkorn* avec sa maison aux caves, dont
les tableaux murals le possesseur démontre avec
plaisir l'histoire fameuse de Noé, poème de Kopisch,
a donné le sujet des fresques, nous entrons dans
l'ombrage de l'allée de peupliers, côtoyante la
montée de la route jusqu'aux premières maisons
de Neuenhain. Quelques bancs à reposer sont
placés entre les arbres. En bas à gauche une
terre des prés de couleur verte foncée monte
doucement, bordée à l'autre du mont d'un petit
bois magnifique de marronniers: à droite nous
voyons les fruitiers, où on cueille les sortes les
plus délicieuses des fruits fameux de Neuenhain.
L'amateur de la pomologie regardera avec beaucoup de plaisir les troncs des arbres nettoyés
scrupuleusement: pour Neuenhain la culture des
arbres fruitiers présente la source principale de
gain. A l'entrée du village est à droite en belle
situation le pensionnat des demoiselles de *M.
Hillebrand*. Les autres maisons à la chaussés sont
des maisons à loger, où dans les chaleurs d'été
les habitants de Francfort et de Mayence, ayants
besoin d'un rétablissement à la campagne, aiment
bien à prendre domicile. Neuenhain est en vérité

le point de sortie le plus commode pour faire des promenades tout charmantes. Déjà de la rue on a une vue magnifique à la plaine, qui en mesure plus grande comme un panorama complet regardée du prochain point de vue superbe, les »trois *tilleuls*«, est d'une beauté frappante. Le chemin aux »trois tilleuls« (»*drei Linden*«) se sépare sortant à droite tout-à-l'heure au tournant de la rue vers le village: en 5 minutes nous sommes en haut. A ceux qui préfèrent d'abord de casser une croûte, nous recommandons pour ce propos louable la »*Batzenhaus*« (la maison de Batz, popularisée par la farce locale de Francfort »le voyage à Kœnigstein«), pareillement le cabaret vis-à-vis du bourguemestre Batz. Tous les deux possèdent des jardins ombrageux et servent la table avec des vins et plats bons. Le cidre des maisons Batz est d'une bonne renommée; aussi le vin rouge original de Neuenhain n'est pas mauvais. Le bourguemestre nous racontera quelque chose du temps passé de son village. On dit, que son prédécesseur le plus ancien avait administré le commune en 1191, où le village »Nuwenhagen« est mentionné la première fois. Après une réunion temporaire avec le bailliage de Sulzbach, il était plus tard placé sous l'abbaye de Limbourg en société du dit village, mais à l'époque de la réformation il s'est converti. Cette conversion lui causait beaucoup de misère, sur-tout après avoir échangé de ses seigneurs palatins et réduit sous la puissance de Mayence. Le presbytère évangélique moderne c'est encore une ancienne »*Amtskeller*« (chancellerie du bailliage) palatine. La culture des vignes florissante ci-devant à été ruinée presque totalement par les troupes françaises, qui campaient ici pendant les guerres de la révolution et brûlaient dans leurs bivouacs avec les échalas aussi les vignes.

L'église, que nous passons après notre sortie, c'est une église simultanée (commune des deux confessions chrétiennes). Nous voyons maintenant aussi la place des Trois tilleuls. Les deux tilleuls centenaires étaient encore témoins des jours d'audience du seigneur féodal sous la couverture de leurs feuilles : de la cour de justice aux tilleuls on emmenait les condamnés sur le »chemin de pénitence« (le chemin vicinal moderne à Soden) au lieu du supplice. C'était une satyre cruelle de laisser voir à ces pauvres diables pendant cette promenade triste encore une fois tous les charmes de la terre, qui enchantent les yeux du spectateur ici en haut à la ronde. On ne sait pas d'où se tourner d'abord. Les beautés des côtés différents s'efforcent à l'envi d'être admirées les premières. Voici devant nous allante en ligne directe vers le nord une vallée ravissante couverte de bois, la vallée »Ginsig«. A l'aide de la lorgnette on reconnait le point, où elle se termine auprès d'un bosquet artificiel, nommé »jardin de la forêt de Neuenhain«. Au-dessus de cette vallée la tour de vue nouvelle du *»Hartenberg«* se lève en haut, derrière lui les monts trigémeaux bien connus, le *»kleine Feldberg«* et *»l'Altkœnig«* et au milieu le *»grosse Feldberg«*, plus à droite le *»Herzberg«*. La vue sur Cronberg seule vaut bien une extase du paysagiste. Le long du bois couvrant le penchant de l'Altkœnig on voit une coupure du bois, c'est la laie laissante passer le grand-chemin d'Oberhœchstadt (à voir devant le bois) à Hombourg par Oberursel. Le clocher d'Oberursel on reconnaitra en possession de bons yeux aussi sans lorgnette. A l'horizon on voit les chaînes des *»Vogelsberge«* (montagnes des oiseaux), du *»Rhœn«* et du *»Spéssart«*, duquel sort le Mein en façon d'une bande argentine, parcourant la plaine en plusieurs tortillements. S'il fait du temps clair, on le voit jusqu'à Aschaffenbourg et encore plus loin jusque presque à son entrée au Rhin. Francfort, la vieille ville impériale, nous voyons tout détaillée dans cette position favorable. Au sud se joignent les montagnes de l'Odenwald au Spessart. La ville de Darmstadt située à son pied se marque tout claire en cas de beau temps en forme d'une bande longue de maisons. Le mont *»Mélibocus«* nous annonce la plaine du Rhin par ces penchants de forme magnifique. A l'aide de sa course directe et la largeur de la bande d'eau brillante on peut bien séparer le Rhin du Mein. Les monts du Hardt *(Donnersberg)* ne se montrent que rarement à l'horizon. Dans la direction de ces derniers on voit le »Kapellenberg« chez Hofheim, plus loin vers l'ouest le »Stauffen« et le »Rossert«. Entre les dits monts nous regardons dans l'intérieur de la vallée de Fischbach. Notre point de sortie, Soden, n'est visible qu'en partie tout étroite.

Dans ce grand territoire on reconnait là-et là des villages paisibles et gentils. Au lointain à la plaine des établissements et des villes industrielles rapportent partout de la vie industrielle, qui a introduit furtivement ses ateliers enfumés dans notre paysage ravissant. Des voies de chemins de fer traversent le terrain en chaque direction. Voilà une perspective pleine de vie, excitante et calmante au même temps par la grâce paisible des montagnes!

Ce qui veut finir aux Trois tilleuls sa première petite excursion aux montagnes, arrivera sur le chemin descendant à la plaine dans une demi-heure à Soden : au coude du sentier auprès du parc du Bourgberg une table montre le chemin.

Pour joindre à notre visite au point de vue une promenade à la *source ferrugineuse*, nous marchons en direction opposée, au nord des tilleuls (le troisième tilleul a été écrasé par une foudre dans les années cinquantaines de notre siècle et le petit tilleul de compensation ne fait pas trop d'honneur à ses compagnons antiques). En traversant la route à Schwalbach nous descendons entre des fruitiers fertiles à une vallée cachée, où on trouve au milieu d'un bosquet modeste le bassin de la source ferrugineuse. Deux tuyaux d'écoule-

ment se déchargent dans la petite fosse de la
source : de celui-ci à droite sort l'eau de la source
plus faible (contenu en fer dissous 0.038 gr. à
1 litre d'eau). L'eau a un goût piquant et un
peu d'encre : elle vaut mieux que l'inspection de
la propreté de la source toute entière.

De la source ferrugineuse nous pourrons
prendre le sentier montagneux se tortillant entre
les champs semés de seigle, sur lequel nous arriverons dans une bonne demi-heure à *Mammolshain*.
Ce qui veut retourner à la sortie (le mont est
désagréablement roide), peut choisir à volonté son
chemin de retour à Soden soit en allant *à gauche
sur la route de Schwalbach* jusqu'au coin de Cronberg et de de-là à travers le bois, soit en avançant
à droite de la cimetière par les champs au bois
de Soden.

Ce qui veut faire sa visite à *la vallée de
Ginsig*, doit marcher à l'hauteur le long des champs
à gauche de la source ferrugineuse en sortant de
la rue de Schwalbach au point, où elle envoie le
chemin à la dite source, pour arriver à la dernière
maison de Neuenhain. Après avoir passé à droite
le crucifix, qu'on voit à cet endroit, il faut prendre
le chemin qui descend à droite après cent pas
environ aux marronniers. Dans la carrière ouverte
en bas on trouve quelquefois des raretés minéra-
logiques très intéressantes. Il y a aussi dans la
vallée de Ginsig beaucoup d'espèces de champignons.

En continuant notre marche sur la route de Kœnigstein sortant de la »maison de Batz«, nous nous tournons à gauche auprès du jardin de la »Taunusruhe« (estaminet), passons les bosquets de la »maison de récréation« (»Erholungshaus«) des sœurs sectaires évangéliques, nommées »Méthodistes« ou »Baptistes«, et arriverons bientôt au milieu des châtaigniers énormes offrants une série de sièges commodes à reposer sous leur couverture de feuilles. Mais ici il faut s'informer exactement du chemin pour trouver dans ce brouillamini des *chemins à traverse du Dachberg* le juste, qui mène jusqu'au plateau du Dachberg, planté de sapins. Dans une demi-heure nous arrivons d'ici déjà au trinkhalle.

En visitant les points jolis des bornes de Neuenhain il ne faut pas oublier *le marché* pas trop éloigné. Nous y arrivons en quinze minutes sortants de la »maison de Batz«, en montant sur la route de Kœnigstein jusqu'à un poteau annonçant la promenade au marché avec une belle vue. Un vieux chêne entouré d'un banc est marqué comme *»Taunuseiche«* (chêne du Taunus). Deux fois par année il y a sur le terrain ouvert du bois les marchés au bétail et les foires de Neuenhain, et là, où autrefois les chanteurs ailés du bois chantent leurs ariettes devant le promeneur solitaire, concertent à ces jours les orgues de barbarie et les orchestres à la manière du pays parmi le charivari des hommes et leurs animaux domestiques favoris.

Ce qui avance plus parfois dans l'intérieur du bois de Neuenhain, découvrira même certes encore mainte partie charmante. dont l'action de compter toutes sera trop fatigant pas pour les jambes mais pour le lecteur.

3. Des tours de promenade plus grands à faire en partie de bons piétons dans un demi-jour, mais la plupart tout ou par partions en voiture, à cheval ou à l'âne.

a. Par Neuenhain à Schneidhain et de de-là retournant par Altenhain.

Chez la dernière maison de Neuenhain à la route de Kœnigstein se sépare le chemin alliant ce village avec Altenhain. Nous le prendrons jusqu'à la croix d'Altenhain, chez laquelle nous nous tournerons à droite et vers le nord. Bientôt commence le bois et nous descendons entre ses melèzes. ses pins sauvages et ses chênes dans un vallon joli pour continuer sur-le-champ, après avoir passé un petit étang, notre chemin en montant. A l'hauteur de ce dos de la montagne nous arrêtants un peu nous verrons à droite les ruines du château de Kœnigstein et la tour de Falkenstein situées devant les montagnes : on voit aussi la plaine du Mein. En descendant à l'autre côté du dos après avoir traversé la route de Kœnigstein à Hofheim, nous aurons une autre perspective.

Ici sont les monts les plus prochains le »Glaskopf«
et le »Steinkopf« avec le petit village de Ruppert-
hain à ses pieds couverts de bois : à gauche le
»Rossert« se joint aux dits monts.

Pour le minéralogue le chemin est bien intéressant à cause de l'ardoise du Taunus se trouvant
près du jour partout ici en façon décomposée par
l'air ressemblant à un morceau de bois cassant
et pourri. En bas on voit déjà le village de
Schneidhain et tout près les remparts du château
en ruines de Kœnigstein. Je ne veux pas décider
de la question, de quel côté ces ruines magnifiques
se présentent les plus avantageuses : l'aspect de
ce point est certes le plus rare.

Dans le coin du bois derrière la vallée couverte
de prairies devant nous se cache l'établissement
hydrothérapeutique de Kœnigstein ; en traversant
la vallée nous voyons aussi le moulin rouge à
gauche en bas dans le pré. Dans le cabarat net
de *Gregori* à Schneidhain on prendra un petit
goûter avec bon appétit. D'ici on peut prendre
le chemin de retour par Kœnigstein, en passant
la chapelle et alors continuant la marche au-delà
de la vallée. Mais si nous voulons exécuter notre
projet, il nous faut aller à reculons jusqu'au passage de la route Kœnigstein-Hofheim et prendre
cette route vicinale jusqu'à Altenhain en nous
tournant vers le chemin de village. Sur le chemin
déjà décrit en passant la chapelle d'Altenhain
nous finissons la promenade. Faite de cette manière

elle demande trois heures de temps. Cette excursion n'est pas commode à faire en voiture, parcequ'il y aurait besoin de faire un détour sur la grande-route par Kœnigstein à Schneidhain.

b. Au »jardin de la fôret« et à la tour de vue, retournant par Mammolshain et Cronthal.

Les montagnes avec leurs parties au bois variables et différentes sont aussi pour cette fois le but de notre promenade. Nous montons en haut la route de Kœnigstein jusqu'à l'hauteur de sa seconde terrasse. là où aux deux côtés d'une laie se faisante jour à gauche nous attendent sous l'ombrage des sapins des bancs à reposer après cet exercice de montage. Alors nous entrons à côté droit de la rue dans le pré au bois bordé des larix à la lisière du bois et marchons un certain temps le long de la route sur le chemin du pré, jusqu'il se tourne à droite vers le bois. En traversant d'abord des groupes épais de hêtres et de chênes, en marchant plus tard à travers des sapins de haute futaie, nous sommes après une petite demi-heure devant la porte du jardin de la fôret, à reconnaître à l'aide de sa clôture. Pendant les mois du printemps et de l'été il est ouvert à l'ordinaire, le garde-bois nous montrera donc volontiers les parterres ensemencés et la pepinière joliment plantée. Une vue charmante bordée des arbres du bois se présente d'ici à Neuenhain et son église. Nous quittons le jardin de la forêt par la porte au coin septentrional et marchons d'ici en ligne directe vers le haut, à gauche un taillis de sapins, à droite des buissons jeunes de chênes. En haut chez le banc à reposer il faut s'arrêter un peu, car nous sommes maintenant tout auprès de la tour de vue et je donne le conseil urgent à tout le monde, rendant visite à un endroit tellement exposé aux courants d'air, de se garder consciencieusement. Un poteau nous annonce le chemin à notre but par une laie nouvelle. La vue à la ronde de la rampe de la tour au-dessus des sommets des arbres est très imposante. Nous connaissons déjà ce terrain depuis notre excursion aux trois tilleuls, mais ici la vue est bien dilatée surtout vers le Rhin. Tout neuve c'est la vue à Falkenstein, Cronberg et Kœnigstein, moins cachée est la vue à Oberursel et Hombourg, duquel on voit quelques parties. La tour bâtie devant quelques années aux dépens du Club Alpin du Taunus c'est sans doute la tour de vue la plus prochaine et la plus aimée des étrangers à Soden, et on trouvera certes beaucoup de plaisir en lui rendant une visite!

L'excursion jusqu'ici peut être faite aussi bien commode en voiture, qui peut s'approcher jusqu'au pied de la tour; on prendra pour ce propos la route de Kœnigstein jusqu'auprès de ce village. Mais en marchant à pied on aura plus de plaisir, si l'on continue la promenade sans penser aux fatigues jusqu'à Mammolshain. A ce propos nous nous tournons à droite après avoir descendu de la tour, alors sur-le-champ de nouveau à droite et continuons la marche en cette direction jusqu'à la sortie du bois au commencement des marronniers. Le sentier descend encore plus en bas en traversant les marronniers dits et se termine justement chez la chapelle de Mammolshain pittoresque. Le petit village offre un aspect original situé au milieu des fruitiers, des bois de marronniers et des monts couverts de bois. Il y a à peine assez de place pour les maisons entre le mont et la rue du village. La dernière mène à gauche à Cronthal ($^1/_4$ h.), à droite entourante le terrain bas et passante l'école nouvelle et la cimetière à Neuenhain ($^3/_4$ h. mais une descente très roide dans le bois de marronniers devant la vallée de Ginsig). Toute la promenade demande $3^1/_2$ heures, il sera profitable, d'aller en voiture jusqu'au commencement du sentier au jardin de la fôret, et de faire le reste à pied.

c) A Kœnigstein, Falkenstein et Cronberg.

Où la nature a dissipée si prodigalement ses cadeaux comme dans ce paysage, que nous pouvons nommer à bonne raison la plus jolie de nos excursions, là se trouvent aussi à l'ordinaire les signes d'une activité augmentée des hommes travaillants, qui se donnaient déjà ci-devant la peine de s'assurer le droit de possession d'un pays à ravir. Kœnigstein, Falkenstein et Cronberg nous font beaucoup de plaisir en regardant leurs charmes naturels. mais leurs châteaux et leurs beffroix ruinés enlèvent nos pensées au même temps dans l'époque des siècles passés. dont chacun a laissé ses vestiges ici. Ainsi s'entrelacent dans le monde de nos idées les images du passé avec les impressions de la présence comme à la tour fendue le lierre jeune se file autour des pierres emiées.

Et si nous aurions vu déjà cent fois sortants du bois la partie de Kœnigstein-Falkenstein, nous serions pourtant surpris chaque fois de nouveau à cause de l'aspect imposant. Quels revirements de fortune ont-elles déjà vues au courant des temps, les pierres noires brisées de la vieille forteresse de Kœnigstein! L'histoire la plus antique du château fort se perd dans le temps des fabliaux. Les comtes de campagne de la famille des *Nuring* sont les possesseurs les plus anciens connus du château, et le village au-dessous du château portait le même nom. En 1225 il est mentionné la première fois sous le nom de »*Kuningstein*«. Après l'extinction des *Nuring*, les *Barons de Falkenstein* héritaient le château et après l'extinction de cette famille par le décès du dernier. nommé *Werner*, archevêque de Trèves, il venait en 1535 dans la possession des comtes de *Stolberg-Wernigerode*, et s'est converti sous le régime de cette famille. Les prétentions des électeurs de Mayence quant à la possession de ce château causaient un siége en 1581 et une

conquête, dont la conséquence était une contre-
réformation. Les Suédois le conquéraient dans
la guerre de trente ans, les seigneurs de Mayence
furent obligés de le rendre à *Stolberg*, mais les
troupes impériales le redonnaient bientôt à Mayence.
Dès ce temps-là Kœnigstein excepté des intervalles courts restait en possession de Mayence
jusqu'à son annexion au duché de Nassau (1803).
Pendant cet époque il fut emporté d'assaut trois
fois par les Français, la première fois en 1745,
alors par *Custine* en 1792 et la dernière fois en
1796. Les Prussiens en 1793 et les Autrichiens
en 1796 l'avaient arraché des mains des Français
et à propos du bombardement il y a reçu beaucoup de dommage et aussi la petite ville. Par
occasion de la capitulation de l'an 1796 les
Français en quittant ont fait sauter la forteresse — la voilà en ruines devant nous!

Aux pieds des ruines du château la famille
ducale de Nassau a bâti un châtelet, où elle a
encore aujourd'hui son domicile, donnant un
caractère gai au paysage en société des gentiles
villegiatures (demeures d'été) nombreuses des Francfortois y domiciliants en été. Kœnigstein, une
petite ville de 1500 habitants, est le siège d'un
bailliage et d'un tribunal. L'église a été bâtie
en 1289. Comme séjour d'été et station climatique elle est fort fréquentée d'étrangers, outre
cela elle présente un véritable Mecque pour les
voyageurs de dimanche à Francfort. L'hôtel

moderne »*Pfaff*« était ci-devant un monastère des capucins occupé des moines de 1682—1813. Du jardin ci-devant du couvent nous avons une vue magnifique sur les ruines. Outre l'hôtel Pfaff on peut recommander aussi d'aller loger à l'hôtel »Ville d'Amsterdam« et à »l'hôtel de Francfort« situé à l'entrée dans la ville. On ne doit pas oublier de rendre une visite au château: la vue d'en haut de la tour vaut bien la peine, surtout la plaine du Rhin se présente favorablement. Au portail on voit les armoiries des archevêques-électeurs de Mayence, à la porte intérieure celles de la vieille famille finie des comtes de *Nuring,* toutes les deux encore présque intactes. Les débris de la salle des chevaliers vaste et de la chapelle du château complètent nos idées fanta-stiques de la vie des chevaliers en cuirasse d'acier du moyen-âge dans ces halles à présent si dé-solées. Les casemates du temps plus avancé sont construites à mesure imposante. En sortant des ruines et de la porte-cochère nous entrons dans les allées ouvertes jolies du mont du château: la promenade au vallon du »*Pulver-brunnen*« (puits de la poudre) est aussi très jolie. Ce qui veut rendre une visite par occasion au ravin étroit s'en allant de l'établissement hydrothérapeutique aux montagnes, y trouvera la »*Stoltzeplätzchen*« (petite place de Stoltzé) charmante, où le poëte fameux faisant des vers en jargon de Francfort aimait à se cacher étant

en fuite à l'année »folle« (l'année de la révolution 1848).

Sans être obligé de descendre de la voiture,
on peut finir toute la partie en acquiesçant à
admirer seulement d'en bas les echauguettes hautes.
Mais ce qui aime à venir voir les vieux chateaux
en ruines, ne se contentera pas de la visite au
château de Kœnigstein, mais il nous accompag-
nera aussi avec beaucoup de plaisir à voir les
ruines de Falkenstein, tant plus de bon cœur,
que le chemin de Kœnigstein à Falkenstein menant
toujours à travers un bois ombrageux et passant
deux points de vue très fréquentés, c'est une promenade tout agréable à faire.

Après avoir quitté Kœnigstein en marchant
vers Soden nous verrons bientôt un sentier se
séparant à gauche à côté du bureau des postes
impériales, qui arrive déjà dans quelques minutes
au bout du bois. En montant dans le bois nous
prendrons la branche droite du sentier se divisant
et arriverons bientôt à la tonnelle exposée dange-
reusement au vent coulis de la maisonnette de
vue de Mr. *Dœrr,* où nous surprend une belle
vue tout-à-fait inopinée. A la perspective déjà
admirée se joint encore l'aspect nouveau de la
vieille ville et du château de Cronberg vu de
ce côté.

Une autre vue plus libre vers le nord et
plus étroite vers l'ouest se développe devant nous
déjà après quelques minutes, si nous quittons la

maisonnette *Darr* et grimpons sur un rocher prominent, la soi-disante »*Teufelskanzel*« (Chaire du diable). A nos pieds est situé le village de Falkenstein avec sa maison de santé déstinée pour des poitrinaires. La dernière appartenante à une société d'actionnaires de Francfort, bâtie et ajustée à la façon du fameux établissement pareil à Gœrbersdorf (en Silésie) est administrée aussi selon des principes semblables. Elle est ouverte pendant l'année tout entière. Quel contraste, qu'il y ait entre cet établissement tout moderne et la tour noire avec ses crevasses, qui se lève là en haut des murs ruinés, signe véritable de l'instabilité des temps. Seulement encore une petite montée et voilà le portail du vieux château devant nous! Un fondement digne d'envie lui a fourni le rocher d'ardoise, dont les gangues précipitantes se laissent voir prés du jour partout entre les broussailles.

Le château était ci-devant le bien allodial de la ligne principale de la famille fameuse des Comtes de campagne (»*Gaugrafen*«) nommées »*Nuring*«, plus tard des Chevaliers de *Falkenstein*.

Il y avait de temps en temps là-haut de véritables diables d'hommes, des chevaliers faisants un métier dangereux et vivants pour cette raison en démêlé perpétuel avec les marchands riches de Francfort et avec leurs voisins, les chevaliers de Niederreifenberg et Cronberg. A la fin on a emporté d'assaut ce repaire de brigands et l'a démoli. Reconstruit sous le nom de »*Neu-falkenstein*« (Falkenstein neuf), le château a supporté maint assaut et mainte usurpation pendant la guerre de succession palatine.

La vue à la ronde de la plaine, aux monts les plus hauts devant nous et dans les vallées charmantes, couvertes de bois et de prairies entre Falkenstein et Kœnigstein, nous fera certes beaucoup de plaisir. Là-bas dans le village s'épanouissante vîte contenant l'établissement climatique il y a quelques bons cabarets au choix. Au reste nous n'avons qu'une petite distance à marcher encore jusqu'à notre dernière etape, le village bien fréquenté de Cronberg, le »chez-soi« pittoresque des peintres de Francfort, bien connu dans l'univers à cause de ses vergers riches en fruits, ses pépinières d'arbres fruitiers et ses cultures de roses. En descendant le chemin du bois à côté du terrain fermé d'une haie de l'établissement climatothérapeutique nous arriverons à la route de Kœnigstein à Cronberg au point de sa séparation de la voie à Hombourg et sommes déjà après un petit quart-d'heure devant les constructions magnifiques du château de Cronberg. Les monuments les plus antiques datent du 13. siècle; le nom »Cronberg« ou »Cronenberg« originairement est mentionné la première fois en 1230. Son premier seigneur c'est un descendant de la famille noble d'Eschborne (»Eschborn«, à ce temps-là nommé »Eskeburne« c'est un petit village, éloigné une heure de Cronberg, déjà mentionné en 770). La conjecture, que le château soit construit sur des résidus d'un fort romain, n'est pas vérifiée. Il semble que la ville de Cronberg ait été bâtie peu à peu autour du château. Aussi les seigneurs de Cronberg c'étaient des chevaliers spadassins toujours en guerre avec la ville de Francfort. En 1389 il y avait auprès du château un combat plus grand entre les deux ennemis finissant avec la déroute des troupes de Francfort. On imposait une contribution considérable à cette ville. Mais avec cette bataille les hostilités n'étaient pas encore à la fin. Les chevaliers de Cronberg étaient de véritables brigands dans ce temps-là, qui dépouillaient les négociants en caravane chemin faisants. Ces violences perpétuelles ne cessaient plus tôt qu'au 15. siècle. Un siècle plus tard un chevalier de Cronberg, nommé *Hartmud*, jouait un rôle important. Comme partisan et parent de *François de Sickingen* il faisait parti bien courageux de la réformation, et était son allié fidèle dans les guerres contre l'archevêque de Trèves, le landgrave *Philippe de Hesse,* etc. A cause de cela une armée de ces princes alliés entrée en campagne pour assiéger Cronberg l'emporta d'assaut en 1522. *Hartmud* s'échappait, mais l'empereur le mit au ban et ne lui redonna ses biens qu'à l'an 1541 par intervention de *Philippe le Généreux de Hesse.* La tombe de ce héros de la réformation

se trouve dans la chapelle du château. A cause
de la conversion des descendants de *Hartmud* au
catholicisme il y avait des controverses perpétuelles avec les sujets de Cronberg, surtout au
régime de l'archevêque de Mayence, *Schweikard
de Cronberg.* Ces querelles ne se terminaient qu'à
la fin du siècle passé après que Cronberg soit
venu en 1704 sous la main de Mayence.

Le château mérite d'être regardé en détail
à cause de l'intérêt historique et aussi à cause de
la belle vue, qu'on ait de son hauteur. Nous sommes surpris premièrement de l'étendue frappante
des vergers dans et autour de la petite ville,
les marronniers forment de véritables bois. La
ville même s'adosse tout proche contre le château
comme cherchante l'abri et seulement depuis peu
on a bâti un nouveau quartier aéré, très fréquenté surtout des Francfortois y prenants un
séjour d'été. Les environs beaux à merveille de
Cronberg ont engagés sans doute à l'année passée
l'Impératrice douairière de l'empereur allemand
tolérant et noble, *Frédéric,* qui ne s'oublie pas,
à acheter la ci-devant »Villa Reiss« et un terrain
vaste couvert de bois au nord-est du village pour
y résider en été. Le »*Friedrichshof*« (château
Frédéric) nous en voisinage sera toujours un souvenir à l'homme le plus noble dans l'histoire
allemande! Après avoir quittés le château ruiné
de Cronberg nous traversons le village tout entier
et nous pouvons choisir dehors, où la rue se

divise, de faire un repos court à l'hôtel des Tireurs
(»Schützenhof«) ou à l'hôtel de Francfort, avant
de commencer le chemin de retour par Cronthal-les-
bains. Ce chemin va pour le piéton à droite le
long des jardins passant l'église catholique nouvelle, plus tard traversant le vallon à travers
les marronniers jolis plantés sur l'hauteur entre
Cronberg et Cronthal. Dans une demi-heure nous
sommes dans ce bourg charmant, dans une heure
de plus nous arrivons à Soden sur le chemin
déjà connu.

Pour faire l'excursion dans cette manière
en visitant tous les points jolis, on aura besoin
de plus qu'un demi-jour, mais c'est possible de
prendre jusqu'à Kœnigstein un fiacre ou la diligence sortante du matin et de marcher le reste
à pied après le diner pris dans ce village. En
voiture on peut faire l'excursion tout commodé-
ment après diner.

d. A Eppstein et à reculons par Hofheim en passant la vallée de Lorsbach.

Aujourd'hui nous nous promenerons en voiture dans une autre direction. Je dis à dessein
»en voiture«, car pour faire à pied cette excursion à la ronde, elle sera certes trop fatigante
pour la plupart des malades fréquentants Soden.
La voiture monte l'hauteur »Guillaume« et arrive
bientôt au village de Niederhofheim après avoir

passée la cimetière des juifs. Devant nos yeux
s'étend la chaîne joliment percée des derniers
monts s'abaissants du Taunus, vers la brèche
desquels chez Fischbach nos chevaux dirigent
leur course. D'abord nous passons les bourgs de
Münster et Kelkheim, deux villages déjà existants
au temps le plus ancien selon les documents.
Charles-magne déjà doit avoir fait une donation
au village dernier. Nous passons Hornau à droite.
Les deux monts, le »Rossert« et le »Stauffen«,
viennent toujours plus proche. Au pied du dernier est située la ferme de Gimbach, ci-devant
une église des pélerins. Aussitôt que nous sommes arrivés à l'hauteur de la route montante,
nous avons une vue magnifique à Fischbach situé
dans la vallée devant nous. A ce point la rue
de Kœnigstein se rejoint aussi à la grande route,
ainsi qu'on pourrait faire à volonté la partie en
voiture de Soden jusqu'ici par Kœnigstein. Ce qui
veut se promener à pied de Soden à Fischbach,
doit prendre le chemin direct menant de la vallée
d'Altenhain à Hornau et de là, sans possibilité
de manquer le chemin, à Fischbach (2 heures).
Le cabaret de *Berninger* est digne de recommandation. En remettant la visite du Stauffen et
du Rossert à une autre fois, nous continuons
notre voyage à Eppstein à travers la vallée de
Fischbach. Ce n'est pas merveille, que des rossignols nombreux aiment ici à fredonner, les
chanteurs certes prennent plaisir à ce vallon

ravissant. Voici à gauche la cime du Stauffen avec le rocher légendaire »Mannstein« couvert de bois vert jusqu'à bas. Notre route au côté droit de la vallée trouve à peine assez d'espace pour se percer à travers ce terrain étroit. Mais hélas! l'idylle est trop tôt à sa fin, le coup de sifflet d'une locomotive nous fait lever les yeux, nous sommes arrivés à Eppstein. Notre première besogne est de monter le château situé en haut au-dessus de la petite ville, ci-devant la résidence des comtes d'Eppstein. Aujourd'hui il n'y en a plus que des débris recouverts des branches de lierre se levantes là et là irrégulièrement parmi les broussailles et les groupes d'arbres ombrageux, ainsi qu'il soit bien difficile de se reconstruire le ci-devant aspect du château imposant du temps passé. Seulement une tour ronde est encore conservée en quelque sorte. Dans les anciens manuscrits le château n'est pas mentionné avant l'an 1120. Les comtes d'Eppstein c'était une famille célèbre au loin; quelques membres de la dite famille avaient la charge électorale de Mayence. Le château fort a passé autrefois pour inexpugnable, aujourd'hui il n'est plus qu'un tas de pierres, possedant au *Comte de Stollberg*. Là-bas dans le village à l'église ancienne du 15. siècle on peut regarder les tombes encore conservées de quelques chevaliers d'Eppstein. A la chapelle du château on trouve des sculptures de boiserie, dignes d'être vues, et des reliques prétendues

amenées par des chevaliers d'Eppstein d'une croi-
sade. La vue du château à la ronde est non-
seulement jolie mais encore bien amusante. Combien
de choses hétérogènes entassées là-bas dans
l'espace étroit! Des beautés de la nature et des
établissements industriels arrachent les uns aux
autres, pour ainsi dire, la place nécessaire. Le
chemin de fer avec un tunnel et un viaduc, des
fabriques, des rochers et un ruisseau venant des
montagnes avec des moulins cliquetants — voilà
un pêle-mêle assez bigarré! Et dans la petite
ville il n'y a pas assez de place pour une véritable rue! Aussi Eppstein c'est un séjour d'été
aux dimanches trop rempli de voyageurs de plaisir.
L'hôtel »Seiler«, l'hôtel au Soleil et le moulin à
l'huile situé charmant à l'entrée de la vallée de
Fischbach prennent soin des nécessités corporelles
des enthousiastes de la nature. Ce qui a de
chance aura servi sa table avec un plat de truites
pêchées tout à l'heure. Mais alors de nouveau
en avant dans la vallée de Lorsbach, nommée à
cause de ses rochers s'approchants tout étroits
et son aspect montagneux »la Suisse nassovienne«.
Sans doute, le chemin de fer à enlevé pour toujours une grande parti de la parure romantique
de ce paysage quand même encore ravissant. Les
charmes de cette vallée ont donc mis *Mendelssohn*
dans la disposition de composer cette chanson
celèbre commençante avec les mots *»Wer hat dich,
du schœner Wald«* (»Qui t'a bâti, beau bois?«).

De Soden, où il prenait les eaux en 1842 en société de son épouse, il avait fait une excursion avec un ami dans la »Suisse nassovienne« et traduit ici la belle nature en mélodie. Dans l'hôtel de la Couronne *(Krone)* à Hofheim il jouait la chanson composée tout-à-l'heure sur le clavecin, jusqu'avant peu de temps encore là conservé, à son compagnon de voyage.

Commençant de Lorsbach les charmes de la contrée se diminuent, seulement en haut la chappelle de Hofheim se présente magnifiquement devant nous sortante du bois. Elle a été bâtie comme église *ex voto* dans le 17. siècle pour repousser la peste, dépouillée par les Français au bout du siècle passé. Hofheim, au moyen-âge en possession de Mayence, est à présent une petite ville nette et bien fréquentée, en été le séjour régulier plus ou moins court de beaucoup de monde. Il y a aussi un établissement hydrothérapique. Tout près de la ville on a trouvé les débris d'un fort romain flanquant sans doute la route romaine de Kastel à Heddernheim (la rue d'Elisabet moderne).

D'Eppstein à Hofheim il faut aller deux bonnes heures, mais le chemin de fer nous y apporte en peu de temps. L'excursion toute entière est à faire en voiture tout commode pendant l'après-midi.

e. A Hœchst.

Les cheminées fumantes de cette ville industrielle nous persuadent pas en effet trop à faire une visite à cet endroit, mais la bonne route avec la vue au loin à la plaine jusqu'à Francfort et la vue charmante à la chaîne toute entière des montagnes nous séduit quand mêmes de faire une excursion à Hœchst, ville bien intéressante aussi pour le historiographe. La route nous y menante c'est la vieille grande route des postes de Francfort à Cologne, ci-devant bien fréquentée des diligences et d'un trafic énorme de personnes et de marchandises. Maintenant on voit rarement des voitures en nombre considérable et seulement vers le soir la route commence d'être fréquentée par les troupes des ouvriers de fabrique retournants. Avant que nous arrivons au village d'Unterliederbach situé à droite au milieu des champs, un chemin croise notre route menant de Hofheim à Praunheim et Heddernheim. C'est la susdite rue d'Elisabet, bâtie par les Romains au 1. siècle p. Chr., nommée plus tard par les caravanes des pélerins allants en pélerinage sur cette route à Marbourg à la tombe de la Sainte Elisabet après le nom de la Sainte.

Les établissements de fabrique vastes à droite devant nous sont les *»Hœchster Farbwerke«* (fabriques de substances colorantes). Ils emploient 1500 ouvriers environ avec la fabrication de corps colorants d'aniline et de drogues. Aussi l'Antipyrine fameux (remède moderne fébrifuge) on fabrique ici.

A Hœchst arrivait aussi une fois en vérité une grande part de ce conte de bonne femme bien connu dans les compagnies de fileuses, narrant de ce pauvre petit Savoyard quittant son village en société de sa marmotte et retournant un beau jour aux montagnes de sa patrie chargé d'argent innombrable. Le palais saillant sur la ville bâti en style de son époque (1775) c'est l'œuvre du ci-devant petit Savoyard *Bolongaro* devenu riche à l'aide de la fabrication de tabac en poudre. Maintenant la plus grande partie des grands appartements est louée aux particuliers. Les jardins sont dignes d'être vus. La partie la plus jolie de Hœchst nous avons devant nous en descendant au Mein le long de la maison *Bolongaro*. Voilà encore des antiquités en abondance! La connaissance de Hœchst date de la fin du 8. siècle, du même temps (790) date aussi la fondation de l'église St. Justinus. Son ambon est sculpté en style gothique avancé. Les évêques de Mayence en qualité de souverains résidaient au château de Hœchst, dont à présent n'est rien de reste qu'une grande tour seule. La petite ville a souffert beaucoup pendant les guerres à cause de sa situation au grand-chemin. Auprès de Hœchst il y avait une bataille furieuse en 1622 entre *Tilly* et le *Duc Chrétien de Brunsvic* finissante avec la déroute du dernier. Plus tard les Suédois bloquants Francfort logeaient ici, le roi *Gustave-Adolphe* lui-même occupait la grande tour. Ce que respectaient les Suédois, les troupes vindicatives de Francfort démolaient; le château appartenant à Mayence fut brûlé excepté la tour. Pendant les guerres contre les Français il y avait en 1795, 1799 et 1813 des batailles et des combats.

Par la porte vieille nous entrons du quai du Mein à l'intérieur de la ville. Les cabarets recommandables sont: »Belle vue« (»*Schœne Aussicht*«), »Hôtel Casino«, »Bommersheim« et le restaurateur à la gare. Le chemin de retour nous faisons montés en wagon, un train convenable nous transporte à Soden en 17 minutes.

Au lieu de retourner sur la route on pourrait aussi prendre le chemin de retour par Unter- et Oberliederbach, mais c'est un détour et par-dessus un simple chemin vicinal. Sur la chaussée il nous faut une marche de 1¼ heures.

4. Des parties d'un jour pour un bon piéton, en voiture demandantes un demi-jour au moins.

I. Le »Feldberg«.

»En avant montez les montagnes«! voilà notre mot d'ordre pour les excursions suivantes. Et parmi les montagnes le »Grosse Feldberg«, le plus haut mont de la chaîne c'est le plus fréquenté de tous ses camarades au Taunus et pour cela aussi le plus hospitalier. A son sommet se lève depuis présque trente années l'hôtel fameux du Feldberg et au mois de juillet de chaque année s'y rassemble une foule du peuple par milliers, pour assister à une honnête fête nationale sur sa cime populaire. Dès le temps légendaire les traditions de la croyance populaire s'attachent déjà au Feldberg. A ce propos un roc frappant au bord septentrional de la cime, mentionné déjà dans les manuscrits les plus anciens sous le nom de »*Brunhildenstein*« (rocher de Brunhilde) ou »*Brunhildisbett*« (*lectulus Brunhildis* — lit de Brunhilde) présente toujours le sujet favori. De ce roc p. e. un document de l'archevêque *Richolf* datant de l'année 812 fait mention. La tradition y ajoute, que Brunhilde, la valkyre, soit bannie à cet endroit par Wuotan et endormie pour faire pénitence. On reconnait encore la place sur le bloc formante son oreiller. Un régisseur de scène ne pourrait ainsi s'empêcher de faire le voyage au Feldberg pour chercher une esquisse véritable en copiant la contrée consciencieusement en faveur des coulisses de l'Opéra »La valkyre« de *Wagner*. Mais pour la légende chrétienne, cette pierre mystérieuse n'était qu'une pierre d'achoppement, quelle croyait d'être obligée d'ôter en changeant son nom païen. A ce propos elle substituait la légende pieuse, que la *Sainte Hildégard*, se couchante une fois sur ce rocher, ait faite l'impression de sa tête sur la pierre. En vérité il y a plusieurs cavités dans la pierre — creusées par l'eau des précipités atmosphériques, voilà l'opinion du minéralogue athée. Il y a encore des autres choses curieuses au terrain du Feldberg. Au penchant septentrional du grand et du petit Feldberg s'en va la fosse palissadée des Romains. Dans un creux en forme d'une mai se trouve le fort romain du Feldberg sans doute le fort situé le plus haut dans l'étendue tout entière de la fosse palissadée. Dans ce fort on a trouvé des briques de la 22. légion et de la cohorte IV *(Cohors Vindelicorum)*. Les mêmes troupes campaient à Heddernheim, où menait aussi une route romaine sortante du «Kleinen Feldberg». L'étendue derrière le Feldberg vers la »Salbourg« gardait une retranchement triple, et il y avait le long de la fosse beaucoup de petits affermissements, des guérites (»*speculae*«). Ainsi nous possedons ici au milieu du bois en hauteur de 881 m. des reliques romaines et les traditions des païens germaniques, réunies à celles des chrétiens des premiers siècles de notre ère.

Mais il ne faut pas oublier ici les ouvrages du temps récent et d'aujourd'hui. Principalement la Société géographique à Francfort s'a fait un grand mérite de la quête des fonds nécessaires à la construction de l'hôtel du Feldberg. Au mois d'août en 1860 on allait pendre la crémaillère chez l'hôtelier et l'hôtel a été ouvert au public. Maintenant il est amodié au traiteur *Ungeheuer* de Reifenberg et donne retraite hospitalière au monde allant voir le beau mont conforme à sa destination: »L'abri des voyageurs en bravant les orages!« *(Dem Wanderer zum Schutz, den Stürmen zum Trutz!)* Depuis l'année 1872 on lui a ajouté une salle vaste et des chambres pour les étrangers pour passer la nuit, grâce aux efforts du Club Alpin du Taunus et surtout du cartographe bien mérité *Ravenstein*. Le dit club alpin a aussi tarifé les prix du traiteur de l'hôtel du Feldberg.

Après avoir appris l'importance historique du Feldberg, nous venons maintenant à nous préparer de monter vers le haut! L'excursion peut être faite en manière de deux sortes, soit que nous voulions monter à pied, soit à cheval ou en voiture. En ce cas dernier on a coutume de prendre la chaussée de Kœnigstein jusqu'auprès de Niederreifenberg par »la croix rouge« et on peut se promener en voiture commode jusqu'à la porte de l'hôtel du Feldberg (2¹⁄₄ heures). Mais le voyageur κατ' ἐξοχήν (comme il faut) dédaignant la grande route large prendra gaiement son chemin chez Falkenstein à travers le bois. Deux membres versés du Club Alpin m'ont communiqués le résultat consciencieux de leur enquête concernante le nombre des pas de l'hôtel des bains à Soden jusqu'à la *»Fuchstanzhütte«* (cabane où les renards dansent). Selon cette enquête le nombre des pas en sortant d'ici sur la route de Kœnigstein, en

prenant alors le sentier à la chaussée de Falkenstein, en traversant la vallée couverte de prairies
à côté de l'église à Falkenstein jusqu'au poteau
à droite et de là en marchant jusqu'à la cabane
nouvelle de retraite du Club alpin au *Fuchstanz*
(où les renards dansent) monte à 13,600 pas.
Le Club alpin du Taunus a calculé à l'aide d'un
compte-pas le distance de la »Fuchstanzhuette«
jusqu'au sommet du Feldberg à 4598 pas. Si
nous voulions regarder les deux mesures comme
des équivalentes, il nous faudrait compter de
l'hôtel des bains à Soden jusqu'à l'hôtel du Feldberg 18,558 pas. Et parcequ'un bon piéton fait
6000 pas par heure, il faut une marche de trois
heures pour achever tout. Ces trois heures en route
ne sont guère fatiguantes à cause de la riche
variation animante des vues à la ronde de la
contrée. Jusqu'à Falkenstein nous connaissons
déjà les environs. Passant son église nous allons
dans la vallée jolie couverte de bois jusque presque
à sa fin. Une colonne itinéraire du Club alpin du
Taunus nous donne maintenant l'avis de monter
en haut, d'abord à notre aise à côté d'un bois
de haute futaie de hêtres magnifiques et d'un
ruisseau gargouillant venant des montagnes, plus
tard en montant hardiment dans un bois plus bas.
Bientôt les arbres à feuilles aciculaires se mettent
à la place des arbres à feuilles larges changeants
avec des clairières couvertes d'herbes, qui nous
procurent mainte fois l'aspect charmant d'un

chevreuil herbeillant, jusque nous arrivons à notre première étape de repos, la »Fuchstanzhuette«. L'hôtel du Feldberg se présente en haut au-dessus de nous. Nous achevons encore cette montée avec des forces refaites, et nous sommes arrivés à notre but. De la bruyère et des arbrisseaux bas couvrent la cime du mont. Ce que j'ai dit comme avertissement à rapport des tours de vue, vaut ici deux fois: »Prenez garde d'un refroidissement!« — A cause de cela il faut faire d'abord une pause pour se reposer dans l'hôtel du Feldberg et y prendre un »rechauffement interne« avant de sortir devant la porte pour admirer la vue à la ronde imposante. Additionnés en bloc on dit, que cent villages et douze villes soient visibles de ce point, la circonférence de notre horizon doit monter à 150 heures. A mesure de sa fantaisie chacun se dilate la vue; ce qu'ont vus des personnes sobres, commence à l'est avec la »*Vogelsgebirg*« (montagnes des oiseaux) et le Rhœn. plus au sud se présente le Spéssart se continuant dans l'Odenwald. Le »Mélibocus« et le »*Koenigstuhl*« (chaise royale) sont les portes de la plaine du Rhin. A l'autre côté de celle-ci se levent le montagnes de Haardt. les Vosges, alors les monts du Rhin, le »*Hundsrueck*« (Dos de chien) et le Westerwald vers le nord. Le paysage, que nous avons parcouru en chaque direction par occasion de nos excursions, se montre à nos pieds, souvenir des beautés simples des environs de Soden. Le Mein et le Rhin on voit en quelques parties;

on reconnait Mayence et le détail de ses constructions monumentales ; aussi le *»Siebengebirg«*
(Les sept monts) est à voir. Mais hélas ! trop
souvent il arrive, que devant nos yeux dupés tout
est caché ou au moins un côté de l'horizon derrière
les nuées et les brouillards et aussi l'étranger
ayant passé la nuit au Feldberg a souvent abrégé
son sommeil du matin en vain pour se réjouir au
lever du soleil de la beauté de ce point de vue.
Quel que soit le temps, que nous accorderait
St. Pierre pour notre excursion, de la partie à la
cime du Feldberg nous nous en souviendrons toute
notre vie comme un intermède reçu avec gratitude
pendant notre séjour à Soden, humoristique au
même temps, si nous profitons de l'occasion favorable
en faisant l'usage du téléphon de donner avis de
notre »sublimité« momentanée aux parents et amis
là-bas dans les plaines de la terre.

II. L'Altkœnig.

En comparaison de la visite du Feldberg
bien aimée à Soden, on monte très rarement l'Altkœnig. A cause de son abord difficile faisant
impossible d'y aller en voiture ce ne sont que
les piétons exercés, qui le fréquentent et la plupart
des derniers décourage le manque d'un logement
sur sa cime. Mais la vue du sommet de l'Altkœnig est
certes de même condition que celle du Feldberg —
outre cela ses remparts orbiculaires mystérieux
sont bien intéressants pour chaque antiquaire.

Allons donc en avant courageusement à Falkenstein, où nous pouvons aussi arriver en voiture ou à cheval, si nous voulons épargner nos forces pour la montée. Après avoir passé la maison de santé de Falkenstein, nous nous tournons à droite devant l'église auprès de la vieille cimetière. Un petit sentier étroit s'en va dans la première parcelle du bois. Nous prenons ce sentier jusque nous sommes arrivés à la route pierreuse du bois menante de Cronberg à la cime. Alors nous montons en haut gaiement sur cette route. Après une demi-heure un sentier se sépare à droite menant dans le taillis du bois vers l'Altkœnig selon l'avis du poteau ici placé. La montée du sentier commence bientôt à devenir assez roide et reste ainsi jusque nous arrivons au rempart de pierres extérieur. Au côté d'Oberursel nous cherchons le percement pour la porte et arrivons par là au second rempart circulaire. En effet, nous sommes frappés d'étonnement en regardant cette fortification de pierres primitive, construite au temps jadis par les autocthones comme rempart de défense de leur indépendance et comme garde de tout leur bien contre les invasions des usurpateurs étrangers. Selon les calculs faits de l'antiquaire versé, le Colonel de *Cohausen,* les diamètres de l'anneau intérieur font la somme de 330 à 245 m., ceux du rempart extérieur de 450 à 380 m. La distance de l'un à l'autre il a arpenté montante à 50—70 m. Au sud-ouest, de

cette fortification il y a une pièce ajoutée au bâtiment en forme d'un carré, d'une longueur de
285 m et d'une largeur de 350 m. Le Colonel de
Cohausen a aussi fait des recherches exactes à
rapport de la composition interne de ces remparts
de pierres et les a publié avant deux années.
Selon lui les blocs de pierres entassés irrégulièrement formaient ci-devant des murs ingénieux, dont
l'hauteur montait probablement quant au rempart
extérieur à 4 m. Faute du mortier et des autres
moyens à liaisonner on a été obligé de construire
un mécanisme à cramponner les murs à l'aide des
troncs d'arbres traversants le pied des murailles.
En conséquence les murs de l'Altkœnig étaient
construits en manière semblable à ces murs des
Gaulois rapportés par *César* et ceux des indigènes
de Dacia (ancienne province romaine) figurés en
bas-relief sur la colonne de Trajan. Je renonce
à ajouter des hypothèses nouvelles aux conjectures
nombreuses concernantes la définition exacte de
l'époque de l'édification de ces fortifications. Les
anciennes chroniques et les contes populaires
dénomment comme édificateur ce capitaine fameux
des tribus germaniques, *Arioviste,* bien connu à
chaque lecteur de l'ouvrage de *César* »*De bello
gallico*« (mémoires de la guerre en Gaule). On
dit que plus tard *Rando,* descendant du roi des
Alamannes *Macrian* ait fait une invasion à Mayence
sortant de la fortification de l'Altkœnig et qu'il
soit retourné chargé d'une proie romaine abondante.

De la démolition de la forteresse nous ne savons rien. Jetons alors un coup d'œil à la ronde nous plaçant sur l'éboulis de pierres chancelant! Ce que nous a caché brusquement l'Altkœnig de la vue au Feldberg. il nous donne à voir maintenant de sa propre cime. En effet la vue plus ouverte à la plaine c'est un avantage remarquable de l'Altkœnig. A gauche on voit Hombourg. devant lui la banlieue de la ci-devant ville libre de Francfort avec l'océan de maisons de la métropole imposante de l'Allemagne du sud, le grand bassin de Mayence tout entier. dans lequel les extortillements des fleuves brillants se présentent magnifiquement. les montagnes bordantes la plaine, tout ça nous connaissons déjà en partie la plus grande, mais chaque changement du point de vue groupe autrement les images seules du paysage en faisant plaisir de nouveau à nos yeux charmés. Vers le nord les buissons cachent la vue. Pour aller voir l'Altkœnig il faut marcher de Soden deux heures et trois quarts. de Falkenstein $1^1{}_2$ heure. Nous voulons espérer. qu'on bâtirait bientôt déjà sur la cime de l'Altkœnig. que nous quittons maintenant. la tour de vue projetée à l'honneur de *Louis Uhland*. Un lieu plus commode, où on voudrait placer la dite tour, ne fera guère du mal ni à nous ni au feu Mr. *Uhland,* ci-devant député de l'assemblée nationale à Francfort.

III. Le »Stauffen« et le »Rossert«.

Quelques mots encore concernants ces monts
jumeaux. La vallée gentile de Fischbach, qui les
sépare, nous avons déjà passés en voiture par
occasion de l'excursion à Eppstein. Cette fois
il faut se tourner à gauche et alors à droite en
montant, pour envoyer un salut au Feldberg et
à l'Altkœnig de la cime des monts! Pour monter
le Stauffen nous prenons le chemin direct menant
de la vallée d'Altenhain à Kelkheim (1 heure).
D'ici la *Gimbacher Hof* (la terre de Gimbach)
est tout près; le chemin après avoir passé la cour
de cette terre entre dans le bois. Nous continuons
à marcher sur ce chemin, jusqu'il se réjoint au
chemin de bois, sur lequel nous arrivons sain et
sauf au sommet. Au penchant du Stauffen on a
découvert quelques fosses en forme de tertres.
Sur le mont il y a un châtelet du Baron de *Reinach*;
son forestier y domicilié ne refusera pas de nous
donner une petite bouchée. Deux rochers d'une
forme drôle, nommés »le grand et le petit Mannstein« (pierre des farfadets) ont donnés lieu à
mainte fable. A l'endroit de la tour l'hauteur
du mont monte à 451 m. Nous pouvons prendre
le même chemin de retour ou retourner à Eppstein et de là en wagon. De Soden un bon piéton
aura besoin de $2^1/_2$ heures pour l'excursion au
Stauffen.

Pour rendre une visite au Rossert bien fait, valante la peine à cause de la vue charmante en bas de la cime et pas moins à cause de la trouvaille de l'asperule et des muguets pendant une promenade en printemps, nous faisons la marche la plus courte de Soden par Hornau (1 heure) et de là le long des sapins à Fischbach (³/₄ h.) Où se croisent les rues dans le village, nous prenons le chemin à droite joignant Fischbach et Ehlhalten. Il nous mène jusqu'à un poteau du Club alpin du Taunus avisant les chemins du bois à la *»Nickelskreuz«* (croix de St. Nicolas, 444 m). De la dernière le chemin monte encore 70 m jusqu'au point de vue, nommé *»Teufelsschlösschen«* (châtelet du diable) rocher aussi pourvu d'une fable: un monastère doit être métamorphosé à l'aide des paroles magiques en roche. Au lieu du cloître nous ne voyons en effet qu'un petit édifice, la cabane à retraite du Rossert bâtie en 1875 par le Club alpin. Au dimanche c'est bien agréable d'être assis ici en cassant une croûte. Du rocher on a une vue magnifique à la ronde des montagnes et aux vallées du Rhin et du Mein. En descendant on peut faire la marche à Eppstein tout comme retournant du Stauffen.

On a trouvé aussi des tombes semblables à des collines au pied de Rossert, à savoir dans la parcelle du bois, nommée *»Halbehl«*. Le ci-devant possesseur du domaine de Hornau, le Ministre de Gagern, a ouvert une fois une de ces tombes et

doit en avoir retiré beaucoup d'armes, de vases
et de nippes antiques. On voit tout clair, que
tout le territoire parcouru de nous par occasion
de nos excursions était peuplé de toute antiquité
et aussi cultivé depuis les temps les plus reculés,
comme nous verrons encore plus distinctement par
occasion de notre excursion suivante à Hombourg
et la »Salbourg«. Pour faire la marche de Soden
au Rossert on a besoin de trois heures, à Fischbach et à reculons on peut se rendre en voiture.

IV. A Hombourg et à Salbourg.

Au temps passé maint étranger fréquentant
les bains de Soden et maint bon citoyen de cette
ville se mettait en route à pied ou en voiture à
Hombourg, avec la bourse remplie d'or et en
attendant un grand bonheur, afin de retourner
ayant la bourse plate et un grand »mal aux
cheveux« moral en cachant son visage pâle dans
l'obscurité de la nuit. Aujourd'hui heureusement
la crainte d'un malheur pareil nous n'empêchera
plus de rendre une visite d'un après-midi à ces
bains du Taunus très-jolis. Ce que reste encore
des orgies du »démon de la passion pour le jeu«,
nous voyons dans l'hôtel des bains pompeux, dont
les murailles et les meubles dégouttent encore
aujourd'hui de l'or du ci-devant brelan. Avec
l'échange de la tendance des bains, le public les
fréquentant a heureusement changé aussi. Les

toilettes effrontées du demi-monde sont disparues et les bains présentent aujourd'hui outre leur déstination curative principalement le rendez-vous des Anglais sur le continent. Les bosquets charmants du grand parc des bains sont aussi en effet un séjour attirant pour chacun, qui fréquente Hombourg en été, soit pour se rendre aux remèdes soit comme nous autres pour faire seulement une visite d'un jour. Les cinq sources des bains se distinguent en partie par leur dehors extrêmement riche, plus ou moins de bon goût. Digne d'être vu est aussi le château du Landgrave, au temps passé un château des Chevaliers d'Eppstein ; la tour blanche a été bâtie au temps de possession des derniers. Un souvenir à l'époque suivante du régime hessois c'est le portrait de *Frédéric II de Hesse-Hombourg*, vainqueur dans la bataille de Fehrbéllin, placé à une aile du château. Le »Saint Sépulcre«, élevé sur la cimetière des réformés doit être érigé à Gelnhausen selon le modèle du Saint Sépulcre à Jérusalem par l'empereur *Frédéric Barbarossa* (avec la barbe rouge), d'où il venait jusqu'ici. Si nous voulions prendre un petit goûter avant de partir pour la Salbourg, l'hôtel des bains nous offre l'occasion la plus prochaine. D'ailleurs il y a encore un grand choix d'hôtels. Un cabaret très fréquenté est vis-à-vis de l'hôtel des bains assez frappant à cause de son nom drôle »*Kladdéradatsch*« (nom d'un journal amusant de Berlin). Dans l'hôtel des bains même il y a un musée renfermant une collection des reliques romaines, trouvées dans et autour de Hombourg près de la Salbourg. Ce qui en a assez vu, renoncera peut-être à l'excursion à l'endroit éloigné, où on les a trouvé. Le chemin à Hombourg de Soden une voiture attelée de deux chevaux peut faire en $1^1/_2$ heures. La route mène par Cronthal et Ober-hœchstadt, jusqu'où nous avons toujours la vue charmante aux montagnes à côté, à travers le bois à Oberursel. Cette petite ville nette, fréquentée aussi des personnes cherchantes un séjour d'été, est connue depuis l'année 781. Au moyen-âge elle était fameuse à cause de son industrie littéraire en deux manières, comme il y avait ici déjà en 1462 une imprimerie et aussi au 16. siècle une école latine renommée fondée par le poète *Erasmus Alberus*. Auprès de la ville (*»Hohe Mark«*, marche haute) il y a une grande filerie de coton. Jusqu'à Oberursel un marcheur versé peut faire la marche sur la grande route en deux heures, d'ici le chemin de fer le transporte en dix minutes à Hombourg. S'il veut encore continuer l'excursion jusqu'à la Salbourg, il ne s'efforcera trop en re-tournant en wagon par Francfort. Toujours la marche jusqu'à la Salbourg en cette manière de-mande encore quatre heures. Les environs de Hombourg sont en général très riches en reliques romaines, qu'on trouve partout dans le parc des bains et à propos de l'excavation des fondements et des canaux, mais la Salbourg c'est sans doute

la minière la plus abondante des reliques romaines,
que nous avons dans l'Allemagne à droite du Rhin.
Nous arrivons à ce point remarquable en prenant
le chemin du roi Guillaume sortant de Hombourg,
en passant le chêne de Luther ou sur le grand-
chemin à Dornholzhausen et par là en suivant
les avis des poteaux.

Premièrement il faut ici corriger selon les
résultats des recherches modernes l'erreur, que la
Salbourg soit bâtie déjà par *Drusus* et identique
avec ce château fort romain mentionné dans les
»annales« de *Tacitus*. La Salbourg c'était une
fortification de la fosse palissadée datante sans
doute du même temps, que nous avons déjà fixés
dans les »notes historiques« pour la construction
de la fosse dite. La fortification toute entière
en forme d'un rectangle est 200 pas large et 300
pas longue d'une circonférence de 1000 pas. Selon
Cohausen il y avait une garnison de plus que 1000
soldats. Un mur de clôture crénelé avec quatre
portes, chacune gardée de deux tours, entourait
tout le bâtiment, ainsi qu'une tranchée. La place
des sépultures est devant la »*porta decumana*«
auprès de la route à Heddernheim. Le »*praetorium*«
est bien conservé. A côté des bâtiments nécessaires pour l'usage militaire il y avait encore
assez de place pour les maisons des habitants
civils.

Quant aux trouvailles, elles sont très abondantes. Des vases d'argile, des verres, des armes,

des bronzes, des monnaies, des outils de fer, etc. sont exposées dans le musée à l'hôtel des bains. A l'aide des épigraphes sur les pierres votives trouvées et des estampilles nous savons, que les légions VIII. et XXII. et deux cohortes, recrutées l'une des Rhætiens l'autre des Vindeliciens, étaient en garnison à la Salbourg. Par occasion de l'invasion des tribus germaniques la Salbourg à été démolie sans doute au même temps que le *»limes«*.

Ce qui aime à étudier les antiquités, n'oubliera jamais l'aspect instructif de la riche collection, qu'il a vu pendant cette excursion à Hombourg-Salbourg.

5. Des excursions en chemin de fer aux villes voisines de Francfort, Mayence et Wiesbade, et sur le Niederwald.

Nous autres, les habitants fixes des bains décrits dans ce livret sont assez heureux de posseder une occasion à profiter d'une portion de toutes ces grâces sociales, que nous offre la vie dans une capitale, à la faveur du voisinage de trois grandes villes. Aussi pendant la saison des bains Soden profite de sa situation favorable, parceque non-seulement les voies directes des lignes de chemin de fer se croisent tout près de nous et facilitent bien ainsi le voyage jusque chez nous de toutes les contrées du monde, mais aussi parcequ'aux étrangers fréquentants les bains, avides

d'une distraction pendant le temps de leur vie
erémitique à Soden il est libre de se réjouir aussi
à volonté des plaisirs propres aux grandes villes.
Mais souvent, surtout au médecin à bonne intention, dit la réflexion, que le voisinage de ces
villes charmantes soit ruineux pour maint baigneur
comme l'était le présent des Grecs aux habitants
de Troja, parceque seulement une abstinence temporaire de chaque distraction existante pourrait
garantir au malade l'accomplissement de ses souhaits de guérison. Il faut donc laisser comme
à l'instance suprême à la bonne volonté et à l'in-
telligence de fuir tout ce que, regardé à la légère,
semblerait d'être pas une faute trop grande, dont
le refus fait à dessein serait cependant pour le
moment la première preuve désirable de la constance de la morale hygiénique, sans laquelle l'effet
des remèdes sera toujours problématique.

Je me borne à donner seulement en esquisse
la description des villes voisines en tant que ce
permettra le but de mon livret. Pour faire l'inspection détaillée je recommande un Guide des
voyageurs spécial ou le manuel de voyageur de
Heyl et *Bædecker*, nommé »*Die Rheinlande*« (la
province rhinlandique).

Francfort-sur-le-Mein.

Après avoir arrivés à la gare centrale (s'il
soit possible avec un train passant Hœchst sans

arrêt) il nous faut premièrement regarder en détail ce bâtiment colossal, ses beautés architectoniques et son arrangement comfortable. De la gare un cabriolet (pris à l'heure) nous amènera le plus vite aux choses dignes d'être vues mentionnées ci-dessous dans la vieille ville impériale libre. Celui qui n'est pas pressé, peut économiser beaucoup en prenant de temps à temps le *tramway* (chemin de fer américain). Nous passons d'abord la *»Kaiserstrasse«* (rue impériale) avec l'hôtel de Francfort (hôtel recommandable), le »Rossmarkt« avec le monument de *Gutenberg*, la statue de *Gœthe* par *Schwanthaler* sur la place de *Gœthe*, la statue de *Schiller*, la maison de naissance de *Gœthe* au »Grossen Hirschgraben«. La »Zeil« est la rue la plus fréquentée de Francfort : à droite de cette rue d'abord la halle du marché, plus loin la cathédrale (»Dom«), bâtie en commençant de l'an 1238. A son maître-autel on couronnait les empereurs; le tombeau de *Gonthier de Schwarzbourg*; la tour a été nouvellée. Les archives de la ville avec une collection abondante de reliques romaines et franconiennes. Le pont du Mein bâti au 14. siècle avec une statue de Charles-magne, qui résidait à l'hiver de l'an 793 à Francfort. Vis-à-vis de Francfort le faubourg de Sachsenhausen bien connu à cause de son jardinage et son esprit naturel. En amont le Mein la bibliothèque de la ville, facile à reconnaître à l'aide des colonnes en style de Corinthe de sa façade avec des documents et des manuscrits intéressants, des monnaies, etc. En aval le Mein au »Rœmer« (Romain), à présent l'hôtel de ville, ci-devant le palais, où se faisait l'élection des empereurs allemands, avec la salle des empereurs, dans laquelle l'empereur nouveau élu dînait au milieu des électeurs, cependant qu'on arrangeait des divertissements pour le public sur la place vaste devant le palais. Tout près l'église de St. Paul, de l'année 1848 jusqu'à 1849 résidence de l'assemblée nationale allemande. Des églises dignes d'être vues : Celle du St. Léonard, Notre Dame, et St. Nicolas. A l'autre côté de la »Zeil« (rue principale) il y a chez la porte de Friedberg le monument des Hesses, élevé à l'honneur des soldats Hessois tués aux combats contre les Français en 1792, et le musée de Mr. *Bethmann* avec la célèbre statue d'Ariadne, sculptée par *Dannecker*. Une vieille tour magnifique c'est la tour d'Eschenheim ; choses dignes d'être vues encore: l'Opéra, la Bourse nouvelle, la Synagogue (près d'elle les restes derniers du ghetto-rue des juifs). Les endroits les plus fréquentes sont le beau jardin zoologique et le jardin des plantes (»*Palmengarten*«) tous les deux avec de bons restaurants. Panorama. A l'autre côté du Mein l'institut des beaux arts de *Stædel* avec des galeries de tableaux, etc., très dignes d'être vues. Pas loin de là la station de départ de la voie électrique à Offenbach.

Mayence, Wiesbade et Niederwald.

Ce que nous avons chanté les chansons et les fabliaux allemands dès le temps de notre enfance, les beautés et les célébrités du fleuve le plus allemand : à nos dernières trois excursions nous voulons regarder au moins une petite part de tous les charmes du Rhin. Nous passons en voyageant à travers la plaine fertile la station de Hattersheim, au temps des grandes routes le relais le plus important d'Allemagne, Flœrsheim avec les bains voisins sulfureux de Weilbach (visibles à droite dans le parc) et alors le long des vignes et du Mein par Hochheim, petite ville nassovienne, fameuse à cause de son vin et surtout de son vin mousseux à la Champagne. Devant Kastel, ci-devant forteresse romaine, nous entrons dans les fortifications, formantes la portion à droite du Rhin des forts imposants de Mayence. De Kastel on peut faire le trajet dans le bac à vapeur, du pont tillac duquel nous avons une belle vue frappante à la ville devant nous, couronnée par les clochers du dôme, aux quais du Rhin bien fréquentés avec la halle de la ville et à travers les arches du nouveau pont splendide à la contrée du Rhin.

Mayence fondée par les Romains, est l'évêché le plus ancien d'Allemagne. Des reliques romaines nombreuses trouvées ici sont exposées au musée bien intéressant dans le château ci-devant électoral.

Outre cela l'»*Eigelstein*« (monolithe) élevé à la citadelle à l'honneur de *Drusus* et les débris d'un aqueduc antique chez Zahlbach, enfin les restes du ci-devant pont romain trouvés récemment par occasion de la construction du nouveau pont, prouvent l'activité productive des conquérants. L'édification du dôme (commencée en 978) date en partie de l'époque la plus ancienne des évêques. A cause d'une série d'incendies l'unité de son style a été perdue. Il vaut bien la peine de rendre une visite à la cathédrale en considération de ses tombeaux nombreux, de la statue de marbre de Frauenlob et du beau cloître. Aussi l'église de St. Etienne est digne d'être vue. Vis-à-vis du théâtre se lève le monument à l'honneur de *Gutenberg* (né et décédé à Mayence) sculpté par *Thorwaldsen*. Sur la »place de Schiller« le monument de *Schiller*. De lui nous arrivons à la »terrasse de Mathilde«, où nous avons une vue magnifique à la ville, au Taunus et à la campagne du Rhin. Au-dessous de la terrasse les caves du fabricant de vins mousseux à la Champagne, *Ch. A. Kupferberg*. La vieille ville de Mayence s'est agrandie beaucoup par le construction d'un quartier nouveau sur le terrain du »*Gartenfeld*«. Il y a maintenant les rues les plus jolies et aussi la nouvelle gare centrale. Ce qui veut voir l'entrée du Mein dans le Rhin sera obligé de faire une promenade à la »*Neue Anlage*« (Bosquet nouveau), joliment située. En été on donne ici de bons concerts.

Passants le pont monumental en chemin de fer américain ou en voiture nous retournons à Kastel, en admirant encore une fois le paysage du Rhin d'une beauté frappante. De Kastel le chemin de fer du Taunus nous expédie en 20 minutes à *Wiesbade*. Ces bains fréquentés en été et en hiver de 70000 étrangers sont sans doute les bains les plus fréquentés d'Allemagne comme aussi les plus anciens. Les sources, comme j'ai déjà raconté là-dessus, étaient déjà bien connues aux Romains au temps de *Plinius*. Les jardins publics de Wiesbade et ses environs sont très riches en beautés ; l'arrangement des bains et des eaux est conforme aux demandes les plus prétentieuses. Mais ici dans le vacarme d'une grande ville il ne peut plus être question d'un séjour aux eaux dans la tranquillité calmante de la nature. Dignes d'être vues sont: les colonnades, l'hôtel de ville nouveau, l'hôtel des bains avec ses salles superbes et le grand parc, où ont lieu les concerts et pendant l'été les fêtes champêtres les plus splendides. La source principale de Wiesbade est le »*Koch-brunnen*« (source bouillante) d'une température de 69 centigrades. Dans son trinkhalle pendant les heures à prendre les eaux on voit une foule énorme. Outre un musée avec des collections riches Wiesbade n'offre guère de choses remarquables particulières, les églises comme le château sont des bâtiments tout modernes sans propriété spéciale. Mais il nous faut encore rendre visite aux deux points les plus aimés de ses environs prochains. Nous nous promenons d'abord à la chapelle grecque à cause de son extérieur splendide visible au loin, mais aussi l'intérieur est digne d'être vu. Elle a été bâtie par le Duc de Nassau comme mausolée de son épouse décédée, née grande-duchesse de Russie. Dans cette chapelle on dit la messe selon les rites de l'église orientale.

De la place de la chapelle il y a une vue charmante s'élargissante encore beaucoup, quand nous avons passés la montée courte au »Néroberg«. Ici la vue à Wiesbade, à Mayence, au Rhin et aux montagnes situées de l'autre côté vaut bien la peine. Aussi un restaurant recommandable. En descendant nous nous tournons vers le »Néro-thal«, où nous prendrons le chemin de fer améri-cain. L'excursion à Mayence-Wiesbade peut être faite aussi dans un jour.

Niederwald.

Voilà la dernière excursion, que nous faisons ensemble. Nous avons commencés nos parties avec les montagnes et une excursion aux montagnes doit aussi les terminer. Mais cette fois nous ne voyagerons pas à l'aide de ces véhicules surannés: en voiture, à cheval ou à l'âne — nous prendrons le chemin de fer et le bateau à vapeur et dans le wagon de la voie à roue dentée nous monterons aujourd'hui sans craindre le vertige les hauteurs du Taunus, là où il descend magnifiquement confinant avec le Niederwald à la campagne riche du Rhin, où se lève sur sa cime couverte de bois le monument national des Allemands comme un gage de son union et un signe éternel de leur puissance!

Je donne l'avis de faire le voyage au Niederwald seulement, s'il fera du très beau temps. Un jour venteux et un ciel couvert de nuages ne sont pas convenables pour le voyage en bateau à vapeur sur le Rhin, que nous voulons joindre à notre excursion. En quittant Soden à neuf heures et demi nous avons, arrivés à Mayence, assez de temps pour prendre un lunch et alors de partir pour Ruedesheim en bateau à vapeur quittant Mayence à midi. A huit heures et demi au plus tard nous pourrons être déjà retournés à nos bains, sans qu'il faudrait se hâter trop pour regarder toutes les beautés de chaque section de la partie.

Le voyage même en bateau à vapeur de Mayence jusqu'à Ruedesheim c'est un grand plaisir. Les groupes bigarrés et gais sur le pont tillac rasérènent même le passager le plus sérieux et la variation riche des images de la contrée aux bords captive nos yeux sans cesser. Comme ça nous passons des maisons de campagne luxueuses, aussi le château célèbre »Johannisberg«; nous passons les petites villes bien accommodés du Rhin, jusque nous voyons en haut sur la cime des montagnes la statue imposante de la Germania, brillante en cuirasse de bronze. De Ruedesheim le chemin de fer à roue dentée nous mène à la cime en quelques minutes. Nous pouvons étudier à loisir l'œuvre imposant du professeur *Schilling* et admirer de la galerie la beauté de la campagne du Rhin. Le point de vue le plus beau du Niederwald c'est la soi-disante »Rossel«, où nous arrivons après une promenade de 20 minutes, guidés par les poteaux ou un guide. Outre cela le châtelet de chasse (bon restaurant) et la »*Zauberhoehle*« (antre des sorciers) sont encore des points qu'on fréquente. Si nous voulons descendre du Monument national à Assmannshausen, nous pourrons prendre aussi le chemin de fer à roue dentée. Mais où nous ferons la faute, soit à Assmannshausen, soit à Ruedesheim, d'oublier à goûter du vin du Rhin, ce serait donc un crime tout impardonnable à savoir d'avoir été au Rhin et d'avoir méprisé son don le plus délicieux: le jus de couleur d'or de ses treilles. Non-seulement le père Rhin garderait rancune pour cela, mais aussi le vieux Taunus tire vanité comme de ses eaux minérales et de son air salubre, ainsi surtout aussi du vin pétillant, qui coule au Niederwald des vignes nobles. Et parceque on fait ses adieux à une société gaie le plus aisément en buvant du vin, ainsi nous disons maintenant nos adieux sincères à nos compagnons fidèles!

Supplément

contenant tous les taux et les tarifs et les ordonnances de police des bains.

Taxe des eaux.

Selon le règlement concernant la perception des taxes des bains de Soden ont à payer:

1. Une personne . . . . 14 Mark
2. Une famille de 2 personnes . 21 «
3. Une famille de 3 et 4 personnes 28 »
4. Une famille de 5 personnes . 35 »

Chaque personne de plus doit payer 7 Mark de plus.

La carte à quittance autorise à l'usage des sources à boire, au séjour dans les jardins publics et au parc des bains, à l'entrée dans la salle de conversation, dans les appartements de jeu et dans le cabinet de lecture de l'hôtel des bains et à la visite des concerts exécutés par notre chapelle de musique des bains, spécialement sur la terrasse de l'hôtel des bains, au temps mauvais dans la grande salle de l'hôtel des bains.

Taxe des bains

dans l'établissement municipal des bains.

Un bain d'eau salée . .	1.50	Mark
Un bain d'eau de la source		
bouillonnante . . .	1.50	»
Un bain d'eau de fontaine	1.20	»
Un bain pour un enfant .	80	»
Un bain de douche . .	80	»

Taxe des inhalations.

Le billet pour une séance revient à 40 Pfennig. Des billets achetés on ne reprend pas au Comptoir. On les vend à la librairie et cabinet de lecture de Mr. *Oehler*.

Le petit-lait.

Le prix de 100 grammes du petit-lait monte à 20 Pfennig.

Taxe des eaux expédiées.

(La bouteille contient 750 grammes.)

L'eau de Soden — tout autant de quelle source — est expédiée par »l'administration des eaux de Soden-les Bains au Taunus« (Mrs. *Ph. Herm. Fay & Cie.)* au prix de 50 Pfennig la bouteille, emballage gratis de la gare de Soden en futailles à volonté.

Ordonnance de police du 20 Septembre 1867.

Règlement pour les commissionnaires.

a. Taxe

M. Pf.

Transport de la gare au logis.

1. Pour une caisse ou un coffre. sans différence du poids . . . . — 40
2. Pour un porte-manteau. un sac de voyage. sans différence du poids . — 20
3. Pour un étui de chapeau ou un autre pètit paquet ou bagage . . . . . — 20
4. Pour le transport d'un parapluie. d'un manteau. etc. on ne doit payer rien. s'ils sont ajoutés aux objects 1 à 3, mais pour le dit bagage seul ensemble . . . . — 20
5. Pour pousser un fauteuil à roulettes par heure 1.40
6. Pour aller en commission dans la ville. par heure . . . . — 70
7. Pour aller en commission dans la ville. par demi-heure . . . . . . — 40

M. Pf.

8. Pour s'acquitter d'une commission
seule, qui ne demande plus qu'un
quart-d'heure . . . . — 20

9. Pour item, hors de la ville, par heure
de marche 1.40

10. Les taxes susdites sub 1 à 4 valent
aussi inverse, à savoir: du logis
à la gare.

11. Des autres services selon convention.

b. Règlement.

1. Pour faciliter le trafic dans notre ville des
bains et ses environs on a installé à mesure
du besoin public 4—8 commissionnaires,
dont 2 les maîtres, choisis exclusivement du
nombre des individus, qui pourront se mani-
fester suffisament comme des personnes non-
seulement sobres et sûres, mais aussi vigou-
reuses et agiles.

2. Les commissionnaires s'occupent à transporter
le bagage des voyageurs de et à la gare,
à aider aux changements de domicile, au
transport des meubles, à aller en commission
dans et hors de la ville, à colporter, à aider
au service domestique, à pousser les fau-
teuils à roulettes des malades, etc.

Les maîtres-commissionnaires sont obligés d'avoir soin d'envoyer au moins 2 commissionnaires à la gare pendant la saison des bains (1. Mai jusqu'au 1. Octobre), pour aider aux voyageurs arrivants avec chaque train.

3. Les commissionnaires répondent à leurs commettants de chaque endommagement malveillant, fait à dessein ou par nonchalance évidente, solidairement jusqu'à la somme de 50 Mark.

4. Il est défendu sévèrement aux commissionnaires de s'occuper en commission au louage des chambres ou en général aux recherches des étrangers pour les locataires.

Il est aussi défendu aux commissionnaires de raconter aux étrangers souhaitants d'être guidés à une maison désignée des désavantages de la dite maison ou même de proposer un autre logement aux étrangers.

5. Les commissionnaires sont vêtus d'une blouse bleue d'ouvrier et d'un bonnet de drap noir avec une enseigne de laiton au devant du bonnet montrante le mot *»Dienstmann«* (commissionnaire) et le numéro comme signe de reconnaissance.

Les habits doivent être toujours propres.

Les utensiles nécessaires au transport le commissionnaire amène lui-même.

Ils doivent avoir toujours dans la poche
ce réglement et la taxe, marquée au poinçon
officiel et les suivre.

Les contrevenants seront punis d'une
amende de 1—9 Mark, en cas d'indigence
d'un arrêt en prison équivalent.

Quant aux controverses et plaintes on
s'adresse au Commissaire royal des bains.

Tarif des promenades en voitures attelées d'un seul cheval et de deux chevaux.

	D'un seul cheval M. Pf.	De deux chevaux M. Pf.
1. A Neuenhain	1.50	2.—
2. A Neuenhain et retour avec un séjour d'une demi-heure . .	2.—	2.50
3. Au bois de Neuenhain jusqu'au sentier à Kœnigstein . . .	2.—	2.50
4. A Hœchst	3.—	4.50
5. A Hœchst et retour avec un séjour de deux heures . . .	5.—	7.50
6. A Kœnigstein 1 ou 2 personnes	3.50	4.50
Item 3 à 5 personnes	4.50	6.—
Item pour chaque malle (excepté les sacs de voyage)	— 50	— 50

	D'un seul cheva.	De deux chevaux
	M. Pf.	M. Pf.
7. A Kœnigstein et retour avec un séjour d'une heure . . .	7.—	9.—
8. A Kœnigstein par Cronberg et retour (ou à Cronberg retournant par Kœnigstein) avec un séjour total de 2 heures	7.—	10.—
9. A Kœnigstein, Falkenstein, Cronberg (ou inverse) avec un séjour total de 2 heures . .	9.—	12.—
10. A Kœnigstein et retour par le Hartenberg, Mammolshain et Cronthal	7.—	10.—
11. A Falkenstein 1 et 2 personnes	4.—	6.—
Item 3 à 5 personnes	5.50	7.—
pour chaque malle (excepté les sacs de voyage)	—50	50
12. Par le Hartenberg à Mammolshain et Cronthal	6.—	8.—
13. A Cronberg	4.—	5.—
14. A Cronberg et retour avec un séjour d'une heure	6.—	7.—
15. A Cronthal	2.—	3.—
16. A Cronthal et retour avec un séjour d'une heure	4.—	5.—
17. A Francfort	8.—	10.—
En cas de départ après 9 heures du soir . . .	9.—	12.—

	D'un seul cheval	De deux chevaux
	M. Pf.	M. Pf.
18. A Francfort et retour avec un séjour de 4 heures	11.—	15.—
(Le cocher n'est pas obligé de conduire les étrangers aussi par dedans la ville de Francfort.)		
19. A Oberursel et retour avec un séjour de 2 heures	7.—	9.—
20. A Hombourg	8.50	12.—
21. A Hombourg et retour avec un séjour de 3 heures	12.—	15.—
22. A Altenhain et retour avec un séjour d'une heure.	4.—	5.—
23. A Hornau et retour avec un séjour d'une heure	5.50	7.—
24. A Hofheim	4.50	6.—
25. A Hofheim et retour avec un séjour d'une heure.	6.—	8.—
26. A Eppstein à travers la vallée de Lorsbach par Fischbach ou Hofheim avec un séjour de 2 heures	11.—	14.—
27. Au Feldberg	16.50	21.—

Pour tous les voyages contenants le retour, il faut payer
pour chaque heure qu'on attend
de plus 1 Mark, en tant que

	D'un seul cheval	De deux chevaux
	M. Pf.	M. Pf.
le temps désigné au tarif, soit outre-passé.		
Un tour à Soden	1.—	1.—
par chaque malle (excepté les sacs de voyage)	— 20	— 20
Tour à l'heure (excepté dans la direction à Königstein) la première demi-heure . .	1.20	1.50
chaque quart-d'heure . . .	— 60	— 75

Pris à l'heure le cocher doit faire voir sa montre au passager au commencement du tour, mais pendant une excursion, où il s'agit d'un séjour, il doit faire le même à l'arrivée et au départ de l'endroit de séjour.

Pour les excursions à un endroit pas nommé dans le tarif susdit, on doit convenir du prix par avance.

Le tarif susdit chaque cocher doit suivre et l'accrocher dans l'intérieur de la voiture tout à vue.

Les cochers contrevenants à ce règlement ou se rendants coupable d'une conduite indue contre les passagers, seront punis d'une amende de 1—9 Mark, en cas d'indigence d'un arrêt en prison équivalent, si non le Code pénal menace pas d'une peine plus grave.

Le cocher ne doit accepter plus que 4 passagers.

Quant aux plaintes concernantes les cochers on s'adresse au Commissaire Royal des bains.

Le bureau du Commissaire Royal des bains et de police.

Ordonnance de police,

concernante les promenades à cheval, à l'âne et à mulet à Soden pendant la saison des bains.

Selon les §§ 5 et 6 de l'Ordonnance Royale concernante l'administration de police dans les provinces annexées du 20 Septembre 1867, et selon §§ 37 et 76 du règlement des métiers pour la Confédération des Etats Allemands du nord du 21 Juin 1869 le tarif suivant des louages de chevaux, d'ânes et de mulets avec un règlement pour les meneurs de ces bêtes valables dans la banlieue de Soden sont émis après l'accord du conseil municipal.

Pour un tour à cheval à :	Pour un âne ou un mulet. M. Pf.	Pour un cheval M. Pf.
1. Neuenhain	— 70	— 80
2. » et retour avec un séjour d'une demi-heure	1.—	1.20

Pour un tour à cheval	Pour un âne ou un mulet. M. Pf.	Pour un cheval M. Pf.
3. aux 3 Tilleuls par la fôret et retour	1.50	1.70
4. par Mammolshain et Neuenhain et retour à Soden	2.50	3.—
5. à Kœnigstein	2.—	2.50
6. à Kœnigstein et retour avec un séjour jusque deux heures . .	3.—	3.50
7. par Kœnigstein ou Cronberg au château Falkenstein avec un séjour à volonté et retour à Soden	4.50	5.—
8. à Falkenstein	2.50	3.—
9. à Falkenstein et retour avec un séjour jusque deux heures .	3.50	4.—
10. à Cronberg	2.—	2.50
11. à Cronberg et retour avec un séjour jusque deux heures . .	3.—	3.50
12. à Cronthal	1.40	1.70
13. à Cronthal et retour avec un séjour jusqu'une heure . . .	2.—	2.40
14. par Cronthal à Königstein et retour avec un séjour jusque deux heures	3.50	4.—
15. à l'Altkönig par Cronberg ou Königstein à volonté avec un séjour et retour	5.50	6.50

Pour un tour à cheval	Pour un âne ou un mulet. M. Pf.	Pour un cheval M. Pf.
16. au Feldberg et retour avec un séjour à volonté	7.—	8.—
17. au Moulin rouge par Altenhain et retour avec un séjour jusque deux heures	3.—	3.50
18. à travers la vallée de Lorsbach à Eppstein par Fischbach ou Hofheim et retour avec un séjour à volonté	5.—	6.—
19. à Altenhain par la Croix et retour avec un séjour jusqu'-une heure	2.—	2.50
20. à Hœchst	2.—	2.50
21. à Hœchst et retour avec un séjour jusque deux heures . .	3.—	3.50
22. à Sulzbach	1.—	1.20
23. à Sulzbach et retour avec un séjour jusqu'une heure . . .	1.50	1.80
24. à Schwalbach	1.40	1.70
25. à la Wilhelmshœhe et retour .	1.—	1.20
26. à travers le bois de Soden et retour	1.—	1.20
Tours à cheval à l'heure: pour chaque quart-d'heure . .	—.50	—.50

Du prix pour les tours à cheval aux endroits pas nommés dans le tarif susdit, il faut convenir d'avance.

Des enfants plus jeunes que de 14 ans ne doivent pas conduire les ânes, etc.

Les meneurs doivent être en habits convenables et nets. Le tarif susdit chaque possesseur ou meneur de chevaux, de mulets et d'ânes, qui les offre au public pour aller à cheval dans les bornes de Soden, est obligé de porter dans la poche, de le montrer en cas de demande et de le suivre.

Les contrevenants contre ce règlement, qui sera éfficace au jour de sa publication au *Kreisblatt* (journal officiel du cercle), seront punis d'une amende de 1—9 Mark, en cas d'indigence d'un arrêt en prison équivalent.

Quant aux plaintes et controverses on s'adresse au Commissaire Royal des bains.

Le bureau du Commissaire Royal
des bains et de police
(signé)   *v. Schenk.*

Notification.

I. L'intérieur du Trinkhalle.

Le trinkhalle est recommandé à la protection du public. Son intérieur est désigné pendant les heures des eaux seulement pour les personnes, qui prennent les eaux. Des enfants pas accompagnés des adultes ne doivent pas y entrer.

Il est défendu sous peine de mener des chiens avec soi, aussi de fumer et de salir la halle en manière quelconque.

Il y a des crachoirs à la disposition du public.

On demande surtout un ordre rigoureux à la bure des sources.

Il y a des cuvettes aux deux coins du pavillon des sources pour désemplir les verres à boire trop pleins.

Au commencement de la nuit l'entrée dans le trinkhalle est interdite.

Il n'est pas interdit aux filles qui puisent à la source de recevoir des pourboires, mais c'est défendu tout-à-fait de les demander.

II. La bure extérieure des sources.

L'usage de la bure extérieure n'est réservé que pour les passants, les habitants de Soden et les ouvriers de l'administration municipale du tirage en bouteilles des eaux.

Il est défendu de placer des seaux ou des autres vases plus grands sous les découlements des sources, mais il faut se servir des vaisseaux plus petits.

Les contrevenants contre les ordonnances susdites seront punis d'une amende jusque 9 Mark.

Soden, le 1. Mai 1883.

Le Maire.

Ordonnance de police.

Selon les §§ 5 et 6 de l'ordonnance concernante l'administration de police du 20 Septembre 1867 j'ordonne, ouï le Conseil municipal, ce que suit:

1. Les rues et les trottoirs tous tant qu'ils sont, doivent être nettoyés parfaitement chaque jour au grand matin par les propriétaires de biens-fonds adjacents. Il est défendu de placer des voitures et des autres outils de labourage à la rue, aussi de déposer des matériaux, de la blocaille, etc., sans avoir reçu la permission d'avance, sur la rue. Le même est interdit de faire aux chemins vicinals et promenades publiques.

2. Il est défendu de chanter et de faire du bruit, aussi de faire claquer son fouet dans les rues et les promenades.

3. Les jardins publics ne doivent être fréquentés que des personnes habillées décemment et c'est défendu de transporter des fruits de la campagne et des outils du labourage à travers les promenades. Les bancs placés dans les jardins publics, aux eaux et dans les promenades publiques, premièrement déstinés pour les étrangers, ne doivent pas être usurpés par les domestiques d'ici et les garçons de métier.

4. Il est défendu de laisser rôder les chiens à la rue sans garde.

5. Il est défendu de faire la lessive aux eaux, aussi de salir les auges et les bassins des sources.

6. Les commissionnaires, les domestiques de places et les domestiques des hôtels et des pensions ne doivent entrer au perron de l'embarcadère au temps de l'arrivée des convois qu'en cas d'être appelés pour rendre des services. Les importunités de chaque sorte en relation avec les étrangers sont défendues.

7. Parceque la Liste des baigneurs ne vaut rien, si l'on néglige d'annoncer les étrangers arrivés et partis précisément et de faire savoir les noms et les adresses justes à l'imprimeur, chaque locataire de logements, à savoir les hôteliers et les personnes privées, est obligé d'annoncer à la Mairie par écrit lisible en 24 heures après l'arrivé et le départ des étrangers leurs noms, leurs demeures et eventuellement aussi le nombre des membres de famille et des domestiques.

8. Il est défendu de faire des travaux causants beaucoup de bruit auprès des logements des étrangers avant 6 heures du matin, afin qu'on ne les éveille pas.

9. Les tavernes seront fermées à 11 heures du soir.

Les contrevenants seront punis d'une amende de 1 à 9 Mark. En cas d'indigence on connaîtra d'un arrêt en prison équivalent.

Soden, le 27 Juin 1874.

Le Maire.

Ordonnance de police.

Selon les §§ 5 et 6 de l'Ordonnance Royale concernante l'Administration de la police du 20 Septembre 1867 j'ordonne, ouï le Conseil municipal, ce que suit:

1. Les rues et les trottoirs, tous tant qu'ils sont, doivent être nettoyés parfaitement par les propriétaires de biens-fonds adjacents chaque matin avant 6 heures.

   Les ruisseaux des rues doivent être nettoyés de chaque ordure.

   Les eaux de fumier, le fumier et les autres matières fétides doivent être enlevés consciencieusement.

2. Le charriage du fumier, de la fiente et des eaux de fumier est interdit pendant les heures, où on prend les eaux de 6 à 9 heures de l'avant-midi: le transport des excréments humains n'est permis que pendant la nuit de 11 heures du soir jusqu'à 5 heures du matin.

15*

3. Il est défendu de placer des voitures et des autres outils de labourage à la rue, aussi de déposer des matériaux, de la blocaille, etc. sur la rue, sans avoir reçu la permission d'avance.

4. Il est défendu de décharger des têts et des fragments de poterie, etc. sur les rues et les chemins : il faut au contraire les placer selon l'avis et sous les yeux du cantonnier (voyer) sur les endroits désignés pour ce but spécialement par le Maire.

5. Il est défendu de chanter et de faire du bruit, aussi de faire claquer son fouet dans les rues et les promenades.

6. Les jardins publics ne doivent être fréquentés que de personnes habillées convenablement ; il est défendu de transporter des fruits de la campagne et des outils de labourage dans les promenades, etc. Il est défendu de passer les promenades en voiture. Les bancs placés dans les jardins publics et les promenades, premièrement déstinés pour les étrangers, ne doivent pas être occupés par les domestiques d'ici et les garçons de métier.

7. Les animaux domestiques et la volaille ne sont pas admis aux jardins publics, les chiens il faut conduire au moyen d'une longe.

8. La marche incompétente sur les boulingrins et les parterres, aussi chaque endommagement

des arbres, des arbustes et des fleurs par couper, arracher ou briser seront punis.

9. On ne fume pas aux jardins publics pendant les heures où on prend les eaux.

10. Il est défendu de faire la lessive aux sources et de salir les auges et les bassins des sources.

11. Aux sources minérales, dont on prend l'eau, on ne puise qu'à l'aide de vases à boire.

Les contrevenants contre cette ordonnance de police, devenante efficace au jour de sa publication au *Kreisblatt* (journal officiel de l'arrondissement) seront punis d'une amende de 1—9 Mark, en cas d'indigence d'un arrêt en prison équivalent.

Soden, le 12 Juillet 1878.

Le Commissaire Royal des bains:

(signé)   *von Schenk.*

Corrections.

Pag. 50 (Note) lisez »analysée« au lieu de »analisée«.

Relativement aux »Bains des Philosophes«, mentionnés sur page 88, il faut suppléer, que l'Administration de l'hôpital israélite les a acheté à l'instant, c'est pourquoi qu'ils sont soustraits à l'usage public.

L'hôtel »Villegiatura«, mentionné sur page 121, a reçu le nom de »l'Hôtel de Russie« *(Russischer Hof)* pendant l'impression de ce livre.

Table des matières.

Imprimé de R. Morgenstern à Francfort s. M.

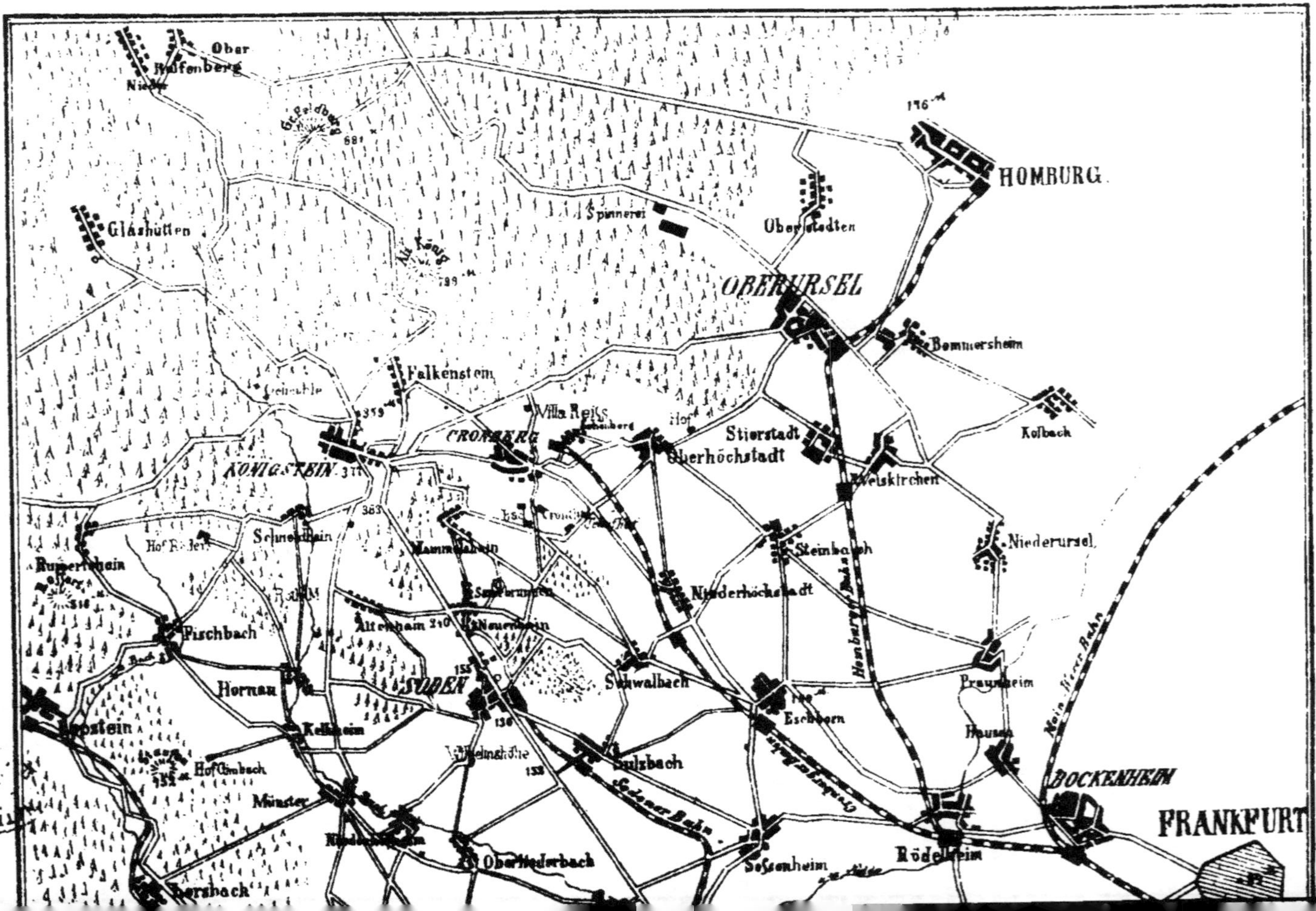

Ober Falkenberg
Nieder
Gr. Feldberg
681
Glashütten
Spinnerei
Oberstedten
116
HOMBURG
OBERURSEL
Bommersheim
Falkenstein
Steinmühle
359
Villa Reits
Schönberg
Hof
Stierstadt
Kolbach
CRONBERG
Oberhöchstadt
Weisskirchen
KÖNIGSTEIN 311
383
Ls. Cronberger Hütte
Schneidhain
Steinbach
Niederursel
Ruppertshain
Mammolshain
Niederhöchstadt
Nassau
310
Hof Reifen
Fischbach
Altenhain 210
Neuenhain
Esch Grunden
155
Hornau
SODEN
Schwalbach
Eschborn
Praunheim
136
Hausen
Eppstein
Kelkheim
Vilbeinghöhe
155
Sulzbach
BOCKENHEIM
Hof Cimbach
352
Münster
Rödelheim
Niederhofen
Ober Niederbach
Sossenheim
FRANKFURT
Nied. Liederbach
Homburger Bahn
Soderer Bahn
Kön. Preuss. Main Neckar Bahn

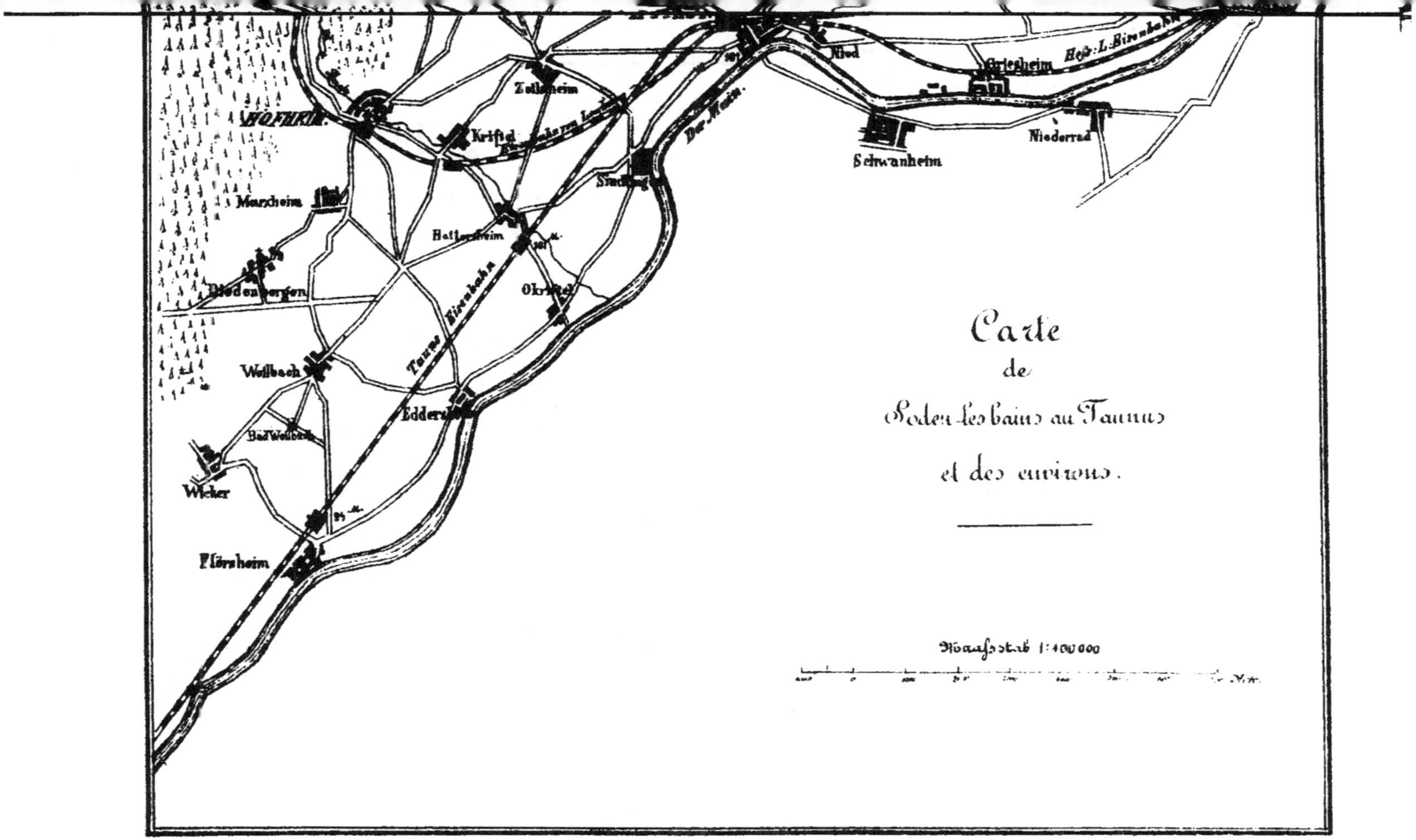

A. Stuber's Verlagshandlung in Würzburg.

Aubeldruck-Anstalt von C. F. Kaiser, Köln-Lindenhöhe.

A.Stuber's Verlagshandlung in Würzburg.

Autotypie-Anstalt von C.F.Kaiser, Köln-Lindenthal.